中文翻译版

Lever皮肤组织病理学图谱与概要

Atlas and Synopsis of Lever's Histopathology of the Skin

第3版

原著者　David E. Elder　　Rosalie Elenitsas　　Adam I. Rubin

　　　　Michael Ioffreda　　Jeffrey Miller　　O. Fred Miller III

主　译　杨蓉娅

科学出版社

北京

图字：01-2013-2762号

内 容 简 介

　　本书为*Altas and Synopsis of Lever's Histopathology of the Skin*(3rd edition)的中文译作，原著堪称皮肤组织病理学的经典著作之一。全书所介绍的运用模式分析方法诊断皮肤疾病的理念，经过数代皮肤病理学家的不断努力，已渐趋完善、成熟。在具体内容上，本书通过简要的文字对疾病的临床和组织病理特征进行了概括，配合精选的临床与组织病理图片，尽可能全面地对临床常见皮肤疾病进行了介绍。本书显著的特色和优势在于，根据病变累及皮肤和皮下组织层次的不同，以及病变所表现出来的主要形态学模式和细胞类型，对疾病进行分类和编排，有助于读者形成较为系统、基于皮肤组织形态学的诊断和鉴别诊断思维体系。有关上述分类和编排方式的优点，以及本书的使用方法，在本书的前言和简介中给予了详细的解读。

　　本书不仅适用于初学者对于皮肤病理诊断思维的培训和提高，也可作为皮肤病理医师案头便于翻阅的工具书。

图书在版编目（CIP）数据

Lever 皮肤组织病理学图谱与概要：第 3 版 /（美）戴维·埃尔德（David E. Elder）等著；杨蓉娅主译 . —北京：科学出版社，2021.4
书名原文：Atlas and Synopsis of Lever's Histopathology of the Skin
ISBN 978-7-03-067288-9

Ⅰ.①L… Ⅱ.①戴…②杨… Ⅲ.①皮肤病—病理学 Ⅳ.① R751.02

中国版本图书馆 CIP 数据核字（2020）第 268756 号

责任编辑：戚东桂　许红霞／责任校对：杨　赛
责任印制：肖　兴／封面设计：陈　敬

David E. Elder et al: Atlas and Synopsis of Lever's Histopathology of the Skin, 3rd Edition
ISBN: 978-1-4511-1344-0

科学出版社 出版
北京东黄城根北街 16 号
邮政编码：100717
http://www.sciencep.com
北京汇瑞嘉合文化发展有限公司　印刷
科学出版社发行　各地新华书店经销
＊
2021 年 4 月第　一　版　开本：889×1194 1/16
2021 年 4 月第一次印刷　印张：31 1/2
字数：836 000
定价：328.00 元
（如有印装质量问题，我社负责调换）

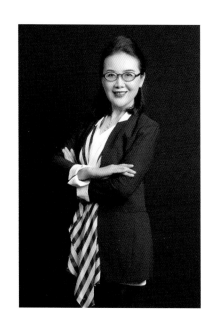

杨蓉娅　教授、博士研究生导师，享受国务院政府特殊津贴。现任中国人民解放军总医院第七医学中心（原陆军总医院）全军皮肤损伤修复研究所所长，国家临床重点专科学科带头人，《实用皮肤病学杂志》总编。第八、第九、第十、第十一届全国人大代表。

学术任职：现任泛亚地区面部整形与重建外科学会中国分会副主席；中国整形美容协会副会长；中国女医师协会副会长兼皮肤病专业委员会主任委员；中华预防医学会皮肤病与性病预防与控制专业委员会主任委员；中华医学会医学美容分会候任主任委员；全军皮肤病专业委员会主任委员；中华医学会皮肤性病学分会常委兼激光学组组长、激光技术应用研究中心首席专家；北京医学会常务理事；北京医学会皮肤性病学分会副主任委员；北京医疗整形美容业协会副会长等。

科研成果：先后承担国家及军队基金课题17项，发表学术论文300余篇，主编及参编专业书籍25部，获得军队和地方医学科技奖及成果奖17项，获得国家发明专利及实用新型专利24项。

所获殊荣：中国首届医美行业科技人物奖——终生成就奖；国之名医——卓越建树奖；"中国最美女医师"提名奖；中国人民解放军总医院优秀教师奖；第五届"十佳全国优秀科技工作者"称号；"全国妇女创先争优先进个人"称号；全国"三八红旗手"称号；中国女医师协会首届"五洲女子科技奖——临床医学科研创新奖"；全军首届"杰出专业技术人才奖"；获得中央军委授予的荣誉称号1次，荣立个人二等功2次，三等功1次；享受军队优秀专业技术人才一类岗位津贴；所带领的团队曾荣获"全国三八红旗集体"荣誉称号1次，集体三等功4次，基层达标先进单位及先进科室8次。

《Lever皮肤组织病理学图谱与概要》
（第3版）翻译人员

主　译　杨蓉娅

副主译　王文岭　郝震锋　田艳丽　刘振锋

译　者　（按姓氏汉语拼音排序）

敖俊红　解放军总医院第七医学中心

巴　伟　解放军总医院第一医学中心

丛　林　解放军总医院第七医学中心

樊　昕　解放军总医院第七医学中心

郝震锋　解放军总医院第七医学中心

李海涛　解放军总医院第七医学中心

廖　勇　解放军总医院第七医学中心

刘振锋　南方医科大学皮肤病医院

田艳丽　解放军总医院第七医学中心

王聪敏　解放军总医院第七医学中心

王文岭　解放军总医院第七医学中心

王晓彦　首都医科大学附属北京天坛医院

夏志宽　解放军总医院第七医学中心

杨蓉娅　解放军总医院第七医学中心

祝　贺　解放军总医院第七医学中心

简要目录

前　言

在此新版图书中，亦如本书先前的两个版本，我们基于对新近文献的回顾，以及最新一版《Lever皮肤组织病理学》（第10版）的内容资料，对本书的内容做了大范围的更新，对于本书第1版中未提及或粗略带过的一些疾病，给予了更为充分的论述。本版新书还增加了1000多幅新的显微图片，同时也力求将本书的篇幅控制在合理的范围内，使之易于查阅，并且定价合理。我们保留并优化了本书原有的整体组织架构和格式，如增加了彩色编码，以便于读者在不同的章节之间查阅。

最为重要的是，得益于新技术的发展，使本书的图片质量几乎达到了艺术作品的水准，对于绝大多数病例，我们进行了完整的切片数字扫描，作为本书新图片的母本，这就使得本书的图片质量得到了惊人的提高，特别是低倍镜图像。在无法获得原始切片的情况下，我们以更高的分辨率重新扫描了原始的透明胶片，使图片质量也得到明显提升。通过上述方法，本书90%的图片质量得到了提高，另外，我们还提供了在线图像资料库，以方便读者查阅。

我们借鉴了Sara Edward于2011年出版的优秀著作《皮肤病理学基础》（*Essential Dermatopathology*）中所采用的编写风格，在一部分显微照片（图片）上添加了箭头和图注，感谢该书的作者给予了我们创新的灵感。此外，我们还增加了一些表格，用于归纳总结那些具有相似组织形态学表现的疾病的最为显著的诊断学特征。

一如既往，我们要向此版新书和此书过去两个版本的作者们表示诚挚的感谢，他们的名字见于本书的致谢部分。

正如我们在本书先前的两个版本中所强调指出的，我们创作此书的目的并不是为了全面、详尽地讨论皮肤病的临床和组织学特征的所有细节问题。尽管如此，本书对于我们个人参考资料库和皮肤病理学教学资料来说，无疑是一个有益的补充，特别是对于实习学生而言，其可帮助他们更好地理解皮肤反应模式和提出鉴别诊断，当然，也包括那些富有经验的皮肤病理学医师。我们希望读者朋友们也能在各自的工作实践和教学活动中发现本书的价值所在。

David E. Elder

费城

2012年6月

正如书名所表述的，本书是按照《Lever皮肤组织病理学》一书概要和图谱的体裁来策划和编写的。皮肤组织病理学是一门重要的、同时归属于皮肤病学和病理学的亚专业学科，融合运用着源自上述两个专业的术语和概念。内容详尽的皮肤病理学书籍通常体量宏大（无论是文体风格还是实际重量），此类书籍对大部分已知的皮肤疾病进行了详细的论述，具有很高的参考价值。然而，此类大部头的书籍所包含的知识，对于那些准备参加非皮肤病理专业考试的备考生或者是处于皮肤病理学专业学习早期阶段的住院医师而言，往往过于繁杂，而更为简要的读本，恰好可以满足此类读者的需求，通过提供精选的知识与信息，帮助读者们构建起有利于未来进一步学习的知识框架，同时也可以为皮肤病理学基本诊断技能的形成与提高打牢基础。

本书的概要内容源自1997年出版的第8版《Lever皮肤组织病理学》，并有所节略。因此，作为本书的编写者，谨向前述书籍的原作者们表示诚挚的谢意，他们的名字详见本书的致谢部分。本书中的一小部分病例引用了第8版《Lever皮肤组织病理学》中的显微照片（由原书作者以外的其他学者提供），我们在本书相应图片的图题中对照片的提供者表示了特别的感谢。书中的大多数彩色显微照片由Michael Ioffreda精心准备，正是因为他异常艰苦的工作，使本书的图片实现了色彩协调、一致。书中显微照片相关的病例资料几乎全部来源于宾夕法尼亚大学医院皮肤科病理学部，Bernett Johnson（已故）、Rosalie Elenitsas和Michael Ioffreda（现就职于宾夕法尼亚州Milton S. Hershey医学中心）承担了病例资料的遴选工作。另有一部分病例资料来源于Elenitsas和Johnson

医师开设的年度皮肤病理学教程；此外，还有一些增补的病例资料来源于宾夕法尼亚大学医院外科病理学部。本书中其他新的病例资料，包括一系列高质量的临床图片，绝大多数来自我们的同事O. Fred Miller和Jeffrey J. Miller父子，这些临床图片，有代表性地呈现了皮肤疾病的大体病理征象，对于不经常接触皮肤病患者（包括各种常见和少见疾病）的医师们来讲，无疑提供了特别的帮助。

传统的皮肤病理学书籍，其疾病分类和内容编排是根据疾病的病理生理学与临床病理学特征来进行的。正如我们在本书的简介中所分析的，上述分类方法可以很好地概括论述某一疾病的多方面特点，但是这种分类方法并不能很好地与我们在皮肤病理活检组织中所常见到的反应模式相对应，换而言之，这些反应模式在不同种类的疾病中常可以具有相似的表现，因而很难从组织学表现上将这些疾病区分开。传统的皮肤病理学书籍将组织病理学上表现相近的疾病分列于不同的章节，因此，通过阅读上述按传统分类方法编排的参考书籍，读者往往难以构建起组织病理学层面上的鉴别诊断。因此，本书根据病变累及皮肤和皮下组织层次的不同，以及病变表现出来的主要形态学模式和细胞类型，对疾病进行分类和编排，这种分类和编写方式可以帮助读者更好地去理解不同的疾病是如何在皮肤组织内引起相似的反应模式的，同时，也有助于读者对某一给定（待诊断）疾病做出更为全面的鉴别诊断。

在本书的选材方面，我们尽力做到了为每一种可能出现的皮肤反应模式，至少提供一个重要的典型疾病作为范例，同时，我们为那些可以被视为某种特定反应模式原型代表的疾病提供了简略的临床信息和组织病理学概述，此外，我们还努力尝试通过提供相关的文字概要来介绍那些需要与典型疾病进行鉴别诊断的重点疾病。通过上述方式，我们尽可能地在本书中对绝大部分重要的皮肤疾病进行了论述。当然，本书并未打算做到像大部头的皮肤病理书那样全面而详尽。

　　本书适用于所有皮肤病理学专业的学生，也包括一些其他专业的医学生，特别是病理学和皮肤病学专业的住院医师、执业医师等。此外，本书也可以为开展皮肤组织活检工作的家庭医生提供有益的帮助，有利于他们更好地理解皮肤病理检查报告的内容。本书对于读者学识经验的积累和诊断思维能力培养方面的特别贡献在于，可以使读者更好地理解常见皮肤疾病的临床表现与显微镜下形态学表现之间的关系，以及不同的皮肤疾病可以具有相似的病理反应模式而彼此相似这一现象，这将有助于提高读者对于性质未知的（待诊断）皮肤病鉴别诊断形成过程的理解，从而提高诊断的准确性。

David E. Elder

费城，宾夕法尼亚州

1998年6月

致谢

本册图谱与概要的编写资料，部分来源于第8、9、10版《Lever皮肤组织病理学》。因此，在这里，我们要对上述书籍的编撰者表示感谢，正是因为有了他们提供的资料，才使我们得以将此书以尽可能高的编写质量呈现给广大读者。如果上述资料中存在任何错误，其责任应归咎于我们，而不是那些资料的原作者和提供者。

在下文按字母排序的编者当中，我们首先要感谢的是本系列书籍的原创作者——医学博士Walter Lever和他的夫人同时也是合作伙伴——医学博士Gundula Schaumberg Lever，感谢他们夫妇二人为本系列书籍做出的卓越贡献。

我们也要感谢在本书编辑出版的筹备过程中曾经为我们提供过帮助的人，他们或是参与了富有价值的讨论，或是为本书提供了可用的素材资料，这些人包括我们宾夕法尼亚州Hershey和Geisinger医学院的同事、住院医师和研修人员们。一些同事慷慨地将个人收集的材料提供给我们，以协助完成此著作，在本书的正文中，我们表达了对上述人士的谢意。

感谢医学博士Liqat Ali在筹备切片的过程中所做的宝贵工作，使我们得以用最先进的数字图片替换了大多数原有的图片。

下文列出了先前几版《Lever皮肤组织病理学》的作者，他们为本书的创作做出了不可或缺的贡献，谨以此方式表达我们对他们的诚挚谢意。

Edward Abell，MD

Tamer Salah Salama Ahmed，MD

Zsolt Argenyi，MD

Elias Ayli，DO

Sarah Barksdale，MD

Trevor W. Beer，MB，ChB，MRCPath，FRCPA

Heather A. Brandling-Bennett，MD

Raymond Barnhill，MD

Martin Black，MD

Walter Burgdorf，MD

Klaus Busam，MD

Eduardo Calonje，MD

Edward Chan，MD

Lianjun Chen，MD，PhD

Wallace H. Clark，Jr.，MD

Lisa Cohen，MD

Jacinto Convit，MD

Felix Contreras，MD

A. Neil Crowson，MD

Joseph Del Priore，MD

Molly Dyrson，MD

David Elder，MB，ChB，FRCPA

Rosalie Elenitsas，MD

Lori Erickson，MD

Robert J. Friedman，MD

Earl J. Glusac，MD

Thomas D. Griffin，MD

Eckart Haneke，MD

Terence J. Harrist，MD

John L.M. Hawk，MD

Peter J. Heenan，MB，BS，FRCPath，FRCPA

Edward R. Heilman，MD

Kim M. Hiatt，MD

Molly Hinshaw，MD

Paul Honig，MD

Thomas D. Horn，MD

Mei-Yu Hsu，MD，PhD

Michael D. Ioffreda，MD

Christine Jaworsky，MD

Bernett L. Johnson，Jr.，MD

Waine C. Johnson，MD

Jacqueline M. Junkins-Hopkins

Hideko Kamino，MD

Gary R. Kantor，MD

Nigel Kirkham，MD，FRCPath

Walter Klein，MD

Christine J. Ko，MD

Carrie L. Kovarik，MD

Min H. Lam，MD

Philip LeBoit，MD

Walter Lever，MD

B. Jack Longley，MD

Sebastian Lucas，FRCPath

Cynthia Magro，MD

John C. Maize，MD

John C. Maize，Jr.，MD

Timothy McCalmont，MD

N. Scott McNutt，MD

John Metcalf，MD

Martin C. Mihm，Jr.，MD

Michael K. Miller，MD

Michael E. Ming，MD，MSCE

Narciss Mobini，MD

Abelardo Moreno，MD

George F. Murphy，MD

Narayan S. Naik，MD

Carlos H. Nousari，MD

Neal Penneys，MD，PhD

Donald R. Pulitzer，MD

Bruce D. Ragsdale，MD

Richard J. Reed，MD

Brian Schapiro，MB，ChB

Gundula Schaumberg Lever，MD

Roland Schwarting，MD

Klaus Sellheyer，MD

John T. Seykora，MD

Philip E. Shapiro，MD

Debra Skopicki，MD

Neil Smith，MD

Richard L. Spielvogel，MD

Sonya Toussaint，MD

Elsa Velasquez，MD

Edward Wilson Jones，FRCP，FRCPath

Harry Winfield，MD

Hong Wu，MD，PhD

Xiaowei Xu，MD，PhD

Albert Yan，MD

Bernhard Zelger，MD

如何使用本书所采用的模式分类方法

模式分类方法介绍

本书采用模式分类方法对疾病进行分类，而不是通常所使用的基于病理生理学的分类方法。依照该模式分类方法对疾病做出如下分类：

位置（病变在皮肤组织中所处的位置）——低倍镜下的特征——用罗马数字标识（Ⅰ、Ⅱ、Ⅲ等），并用作每一章的标题。

形态学模式——中倍镜下的特征——用大写字母标识（A、B、C等），在本书中采用红色标题。

细胞类型——高倍镜下的特征——用阿拉伯数字标识（1、2、3等），在本书中采用绿色标题。

典型（原型、代表性）**疾病**——单独列出的疾病（诊断），其名称采用蓝色标题，每一种典型疾病均给出了临床特征概述和组织病理学描述。

我们假定本书的读者在阅读和使用本书之前已经具备了对基本病理过程（如形态学表现）的辨识能力，如化脓、肉芽肿性炎症、肿瘤形成等。

本书根据病变在皮肤组织中所处的位置、组织学结构模式，以及细胞学特征对皮肤疾病进行形态学分类，每一分类当中所罗列的所有疾病，可作为具有该分类形态学特征、待诊断疾病的鉴别诊断。每一分类当中所罗列的疾病，按照每种疾病在日常的皮肤病理实际工作中的预期发生概率的高低进行了大致的排序。本书中，对每一分类中的典型（原型、代表性）疾病都进行了简要的描述和图片说明，而本书的母本《Lever皮肤组织病理学》对这些典型疾病和各分类中所罗列的其他病变进行了更为深入的论述。有关此模式分类方法更为详细的信息请参阅xxiii页的介绍。

病变位置（病变在皮肤组织中所处的位置）

书中设定了八个不同的位置，分别使用罗马数字Ⅰ~Ⅷ来进行标识，具体如下*：

Ⅰ.主要局限于表皮和角质层的病变

Ⅱ.表皮或黑素细胞局限浅表增生性病变

Ⅲ.浅层皮肤反应单元病变

Ⅳ.棘层松解、水疱和脓疱性病变

Ⅴ.真皮网状层血管周围、弥漫性和肉芽肿性浸润

Ⅵ.真皮和皮下组织肿瘤与囊肿

Ⅶ.皮肤附属器炎症和其他良性病变

Ⅷ.皮下组织病变

当参考本书，观察某一未知（待诊断）疾病的组织切片时，首先要明确的是该疾病过程主要累及了皮肤组织的哪个部位。

模式（形态学结构模式）

在明确了某一未知（待诊断）疾病主要累及了皮肤组织的哪个部位之后，接下来，我们可以通过对本书相关章节的浏览来尝试确定待诊断疾病的主要模式类型，此过程可通过浏览本书相关章节的目录或者图片的方式来完成，旨在从本书中找出那些与待诊断疾病镜下图像相似的疾病。在最初使用此方法时，可能会有些困难，但是，此模式识别方法可能会帮助我们快速找到所要诊断（目标）疾病的相关章节。在使用罗马数字标识的各章之中，发生于皮肤不同部位的、不同的形态学模式，采用大写字母A、B、C等来加以标识。形态学模式因疾病发生部位的差异而有所不同，如在非常重要的浅层皮肤反应单元的炎症性疾病分类中，形态学模式包括了累及表皮的反应模式，如海绵水肿，这是常见的湿疹类疾病的基本模式；病变累及高反应性的浅层血管，如血管周围淋巴细

---

*在一部分"病变位置"的分类概念中，也融入了一些（形态学）模式，这是因为此类形态学模式往往具有特别广泛的意义。例如，Ⅱ.表皮或黑素细胞局限浅表增生性病变；Ⅳ.棘层松解、水疱和脓疱性病变；Ⅴ.真皮网状层血管周围、弥漫性和肉芽肿性浸润。上述描述性术语，均采用了病变部位结合一个或多个形态学模式的表述方式，其中的形态学模式也可以采用如下表述方式：细胞增生形成斑块或浅表结节（Ⅱ）；表皮细胞间或表皮与真皮分离形成间隙（水疱、大疱或脓疱）（Ⅳ）；由上皮样组织细胞聚集形成的肉芽肿（Ⅴ）或是由大量的肿瘤细胞构成的团块状损害，即肿瘤（Ⅵ）等。

胞性炎症，这是许多皮肤病常见的一种模式；发生于真皮表皮界面的反应，如空泡化和苔藓样模式；以及间质改变，如硬化等。所有的这些模式分类框架之下均有着各自的所属疾病，庞杂且缺少特异性，如ⅢF章节中论述的苔藓样模式，具有该形态学模式的疾病包括扁平苔藓（该模式的典型疾病）、苔藓样药物反应、苔藓样光线性角化病及其他一些疾病。作为皮肤病理学范畴中的一种常见模式，"苔藓样"一词并非来源于直观的组织学印象，而是源自皮损的临床表现和临床术语。

细胞类型

　　根据细胞类型，对疾病进行第三级分类，采用阿拉伯数字1、2、3等来标识。上文中所论及的浅层炎症性疾病中的细胞类型包括仅有淋巴细胞（如扁平苔藓，见于ⅢF1章节）、淋巴细胞伴嗜酸性粒细胞（如苔藓样药疹，见于ⅢF2a章节）、淋巴细胞伴浆细胞（如梅毒，见于ⅢF2b章节）；或者在其他模式中，细胞类型还可以中性粒细胞为主（如Sweet综合征，见于ⅤC2章节）、嗜酸性粒细胞为主（如Wells综合征，见于ⅤC6章节）等。肿瘤性疾病往往具有较为特异的细胞学特征，在按照病变部位和模式分类的基础上，进一步根据细胞学进行区分，通常可以将待诊断疾病的鉴别诊断缩减至极小的范围，甚至直接做出特异性的诊断。

举例

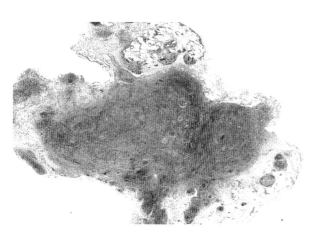

举例图1. 低倍镜下的病变，可见不规则团块位于皮下组织（位置）。提示应参考本书的第8章"皮下组织病变"

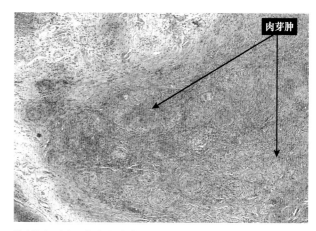

举例图2. 同一病变在中倍镜下，可见肉芽肿（形态学模式）。在第8章范围内，提示应参考C7节"小叶性脂膜炎，肉芽肿性"和D6节"混合性小叶和间隔性脂膜炎，伴有肉芽肿"

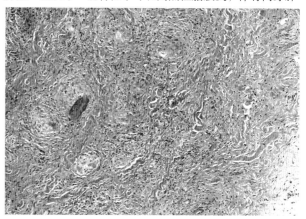

举例图3. 同一病变在高倍镜下可见巨细胞（细胞类型），提示应参考C7节"皮下结节病"

　　举例图1至举例图3所显示的病变，送检时的病情描述为"皮下结节，需要排除恶性肿瘤"。

　　在扫视放大倍率下观察（举例图1），皮下组织内可见一不规则团块。中倍镜和高倍镜下观察（举例图2、举例图3），可见群集的上皮样组织细胞构成的肉芽肿，并可见散在的巨细胞。上皮样细胞肉芽肿不伴有坏死，通常伴有巨细胞，特征性的见于结节病，但其他一些情况，如结核病和真菌感染等应予以甄别与排除，此时，对于该病的诊断转入临床与病理相结合的分析推定过程。找到本书第8章"皮下组织病变"，累及皮下脂肪小叶的肉芽肿性损害在C7节"小叶性脂膜炎，肉芽肿性"和D6节"混合性小叶和间隔性脂膜炎，伴有肉芽肿"中进行了论述。C7节中，皮下结节病被列为典型病例，同时将以下疾病列为鉴别诊断：

硬红斑/结节性血管炎（当血管炎不明显时）

皮下环状肉芽肿/假类风湿结节

类风湿结节

皮下结节病

分枝杆菌、真菌及其他感染

Crohn病

上皮样肉瘤

　　仔细考量上述鉴别诊断名录中所列疾病，必要时，可以参考本书其他章节的相关内容——有关上述疾病的显微图片和描述（借助索引或在线检索功能），结果表明结节病是最可能的诊断。将结节病的诊断建议提供给临床医师，引导其进一步完善临床信息和相关检查，结合患者持续存在的咳嗽症状、胸部X线检查的特征性改变、抗酸染色结果呈阴性等特点，拟诊中考虑的结节病诊断得以确认。通过上述方法，识别和正确地解读某一未知（待诊断）疾病的组织学表现，就可以对某一重要的系统性疾病做出诊断。

　　即使不能做出特异性的诊断，模式分类方法也常有助于提出鉴别诊断，随后结合临床表现、基于临床与病理的联系，最终做出特异性的判断。本书中，在每一章节的最后均列出了需要考虑的鉴别诊断名录，所罗列的疾病可作为做出一份尽可能详细的病理报告的基础，即尽可能全面地考虑到待诊断疾病的所有可能性。在上述鉴别诊断列表中，每个小节中的"典型疾病"（最具特征的、通常也是最常见的疾病）用斜体标识，可作为额外的诊断参考点。

应用模式分类方法的优势

　　在实践中我们发现，使用本分类方法的受训人员，在跟随老师阅片、做出病理诊断的过程中，往往能提出更为全面的鉴别诊断。同样的，有经验的病理医师通过使用此书，可以保证他们给出的鉴别诊断充分完备，同时，也可向学生们介绍具有与（具体诊断过程中见到的）显微镜下组织学形态模式相类似的一系列疾病。

　　我们希望并期待着通过运用本书所介绍的模式分类方法使病理诊断过程变成不断学习和经验积累的过程，从而更富有价值，最终该模式分类方法将植根于学习者的经验中，而那时该模式分类方法也就完成了自己的使命，其本身也就变得不再那么重要。到那时，经过对此模式分类方法长时间、反复的练习，我们的医生就能够在很短的时间内完成对疾病的识别工作，如扁平苔藓、深在性红斑狼疮、大疱性类天疱疮、浅表扩散性黑素瘤等疾病，这就好比在容貌相似的人群中快速找出自己的老朋友。当达到此种境界时，我们就能够很好地完成自己所从事的工作，并且使我们的人生时光处于不断的学习进步当中，而由卓有成效的工作所带来的成就感和乐趣也将随之而来。

目录

第3章/Ⅲ　浅层皮肤反应单元病变　65

第6章/Ⅵ 真皮和皮下组织肿瘤与囊肿 275

第7章/Ⅶ　皮肤附属器炎症和其他良性
病变 **395**

第8章/Ⅷ　皮下组织病变　430

我们编写此书，旨在向读者更为深入地介绍运用模式分析方法诊断皮肤疾病的理念。这一理念是由其他学者提出来的，迄今已有30多年的时间，我们对其进行了优化，并且以介绍的形式写入了最近三个版本的《Lever皮肤组织病理学》的第5章的内容当中。

正如我们在上述书籍相关章节中所表述的，对于疾病的诊断，其重点在于对疾病进行正确的归类，进而对疾病的重要临床特征做出评估，如疾病的预后、治疗反应等，这样我们就有可能为某一特定的患者制定恰当的干预措施。而要想全面掌握上述诊断操作过程，则需要医师具备以下诸多方面的知识，包括疾病分期、病变组织形态学表现随时间发生变化的机制，造成疾病表现之间出现差异的分子、细胞、临床和流行病学原因等。然而，在具体的临床实践活动中，医师往往仅需要利用某几个诊断特征，就可以完成许多疾病的诊断。

皮肤病种类繁杂，每种疾病都有着各自潜在的多种诊断学特征，显然必须采用有效的策略来帮助我们考虑、排除或者暂时保留某些可能的诊断以供进一步甄别。通过对富有经验的皮肤病理学医师诊断过程的观察发现，快速准确的诊断需要同时对多个变量（诊断特征）进行考量。经验丰富的医师与初学者在诊断疾病的过程中存在明显的差别，前者的诊断过程是建立在对多项诊断特征（标准）的组合或模式做出快速识别的基础上的[1, 2]，正如对老朋友的辨认，此过程并不需要逐一评估观察对象的特定面部特征，这种基于广泛参数（诊断特征）的模式识别过程几乎可以在瞬间完成，而对于这些参数并不需要逐项做出细致的评估，至少在识别过程的最初阶段是这样的。

在临床医学工作中，具有诊断预测价值的模式可以是症状和体征的组合，以及实验室检查结果。而在皮肤病理学中，最具诊断预测价值的模式则是在显微镜的扫视倍率（低倍）镜头下观察到的图像，甚至在进行显微镜检查之前，检查者将切片举到光线下就可以依据病变的轮廓和颜色分布做出对疾病性质的初步评估。有时，在上述

模式识别的初始阶段，通过即刻识别的过程[或格式塔法（by a process of "gestalt"）]，就可以做出特异性的诊断，但是此过程应该与随后稳步展开的病情分析评估配合起来。更为常见的情况是，在扫视放大倍率下所观察到的形态学模式为我们锁定了少数可能的疾病，即"鉴别诊断"，然后，可以利用在更高放大倍率下更容易识别的特征对各种可能的诊断加以甄别。用专业术语来说，在扫视放大倍率下所观察到的模式提示了一系列（诊断）假设，然后再通过进一步的观察对这些假设进行验证[1]。验证的方法包括在高倍镜下进一步观察特殊检查试验的结果（如免疫组织化学）、临床发现（如患者的临床表现或实验室检查结果）等。例如，在邻近真皮表皮交界处出现宽大的斑块状聚集的蓝色小点，提示病变可能为苔藓样皮炎或苔藓样光线性角化病。在高倍镜下，蓝点被证实为淋巴细胞，接下来，观察者可能会尝试在皮损中寻找角化不全、非典型角质形成细胞和浆细胞，这一系列的组织学特征可以帮助排除扁平苔藓，并确定诊断为光线性角化病。

皮肤病理学中的大多数诊断要么是通过即刻识别的方法（格式塔法—"gestalt" method），要么是通过刚刚阐述过的提出假设，随后给予验证（提出鉴别诊断，随后加以论证）的过程来确定的，上述两种方法的基础都是通过扫视放大倍率镜头观察识别出简单的（形态学）模式，从而形成一个具有可操作性的简短的鉴别诊断列表。这种模式识别方法最初是由已故学者Wallace H.Clark[3]在波士顿所做的一系列讲座中提出来的，后来，由Ackerman[4]针对炎症性皮肤病、Mihm[5]针对炎症性和肿瘤性皮肤病，以及最近由Murphy[6]对上述模式分类方法进行了改进。上述几位学者也编写出版了或多或少基于模式分类方法的书籍。

在本书所参考的著作《Lever皮肤组织病理学》中，疾病还是按照传统的方法进行分类，根据疾病的发病机制、病因及反应模式给予了分门别类的讨论。我们认为，这种分类方法具有一个显著的优势，即将疾病（如感染性疾病）彼此置于一个

共同的关系中，有助于描述某一类疾病许多共同的特征。但是，初学者必须要了解的是，从组织病理学的角度来看，一些感染性疾病，如梅毒，其组织学表现可以类似于银屑病、扁平苔藓、皮肤淋巴瘤或肉芽肿性皮炎等性质完全不同的疾病。

因为皮肤中的反应模式种类数量有限，所以完全不同的疾病过程可能出现相似的组织形态学改变，这在皮肤组织中较为常见，也和其他解剖部位的情况相类似。因此，基于形态学模式的分类方法和基于发病机制的分类方法仅存在松散的相关性。一位正在研究待诊断病例的皮肤病理医师所能利用的只有形态学模式，而直到明确了诊断才有可能联想到疾病的发病机制。因此，在实际工作当中，很难用一部基于病因学分类的参考书籍来指导对未知疾病做出诊断。为了在一定程度上避免这个问题，本书提出了一套基于病变形态学模式（病变在皮肤组织中的位置，组织学反应模式，以及细胞类型）的疾病分类方法。该分类方法源自已故的Wallace H.Clark医学博士在1965年编写的原始讲稿（我们已获得授权），以及前文中所提及的已经公开发表的著作，特别是Hood、Kwan、Mihm和Horn等学者的著作[5]。这本书也与大部头的《Lever皮肤组织病理学》紧密关联，事实上，亦可以将本书作为该书的一个以形态学为基础的索引。

这种以组织形态学模式为基础的分类方法最初是以表格的形式编写的，其缺点在于内容过于冗余，某一特定疾病可能出现在表格中多个不同的位置，导致出现这种现象的原因在于绝大多数疾病的过程（同一种疾病的不同阶段）存在形态学上的异质性，病变的形态学表现通常随着疾病的进展和消退而出现相应的变化。在每个形态学分类当中，一种或多种疾病被认为是该模式分类范畴的"典型"（原型代表性）疾病，因此给予了论述和说明。例如，扁平苔藓是"典型"的苔藓样皮炎。对每一分类中的"典型"疾病均给予了详细描述，因为这些疾病构成了该模式分类的描述标准，同时也是与其他疾病相鉴别的评价标准。例如，药疹可以有多种不同的形态学表现，因此可以出现在苔藓样模式分类当中，也可以出现在银屑病样、血管周围浸润和大疱模式，以及其他模式分类当中。"裸"的上皮样细胞肉芽肿提示可能为结节病，即典型的上皮样细胞肉芽肿，

而除肉芽肿外，出现淋巴细胞和坏死提示可能为结核病，浆细胞提示可能为梅毒，神经炎则提示可能为麻风。

在讨论了每一分类的典型疾病之后，本书给出了一个可能的鉴别诊断列表，我们按照自己对某个疾病相对发生概率高低的评估，对可能的鉴别诊断进行了排序，与通常的皮肤病理工作中的实际情况相一致。例如，对于大多数出现在医院内的病例，苔藓样药疹可能比扁平苔藓更为常见。由于一些罗列在鉴别诊断中的疾病，其本身同样具有一定的重要性，因此我们对其中一些重要的鉴别诊断疾病也进行了详细的讨论。例如，在包括结节性黑素瘤的章节中，也对Spitz痣、角化棘皮瘤和鳞状细胞癌进行了论述。

本书的分类目录可作为鉴别诊断推演过程的基础，或者作为在其他一些参考书籍中寻找相关内容的索引，包括第8、9、10版《Lever皮肤组织病理学》，当然，本书的内容也是来自上述书籍，并有所节略。例如，由淋巴细胞构成的苔藓样皮炎，可能是扁平苔藓、移植物抗宿主病或蕈样肉芽肿的斑块/斑块期，关于这些疾病的论述分别见于大部头的《Lever皮肤组织病理学》的第7、9和31章，但在本书第Ⅲ F1章节中则是将上述内容集中在一起讨论。本书对"银屑病样"和"苔藓样"等术语给出了简要的定义和充分的说明，以便于读者了解到更为具体的、用于区分具有相似形态学表现的疾病的标准。这种先提出假设，随后给予验证的（诊断）方法，不仅可以提高对于待诊断疾病的评估和诊断效率，也促进了模式识别技能的养成与提升，随着更多细微的诊断线索被纳入到诊断条件当中，将有越来越多的疾病可以通过改良后的即时识别的方法（格式塔法将即刻识别的过程与随后稳步展开的病情分析评估配合起来）来获得诊断。

我们编写此书，旨在为鉴别诊断提供指南，因此不宜将本书视为一部鲜有缺漏的诊断工具书。对于某一疾病的诊断不应该仅仅基于本书所提出的诊断考虑，还应当综合参考其他文献资料中所讨论的相关内容，并且要结合每一位患者的临床和流行病学背景资料来通盘考虑。

（祝　贺　敖俊红　刘振锋　郝震锋　译，

王文岭　杨蓉娅　审校）

参 考 文 献

1. Sackett DL, Haynes RB, Guyatt GH, et al. Clinical Epidemiology. A Basic Science for Clinical Medicine. 2nd ed. Boston:Little Brown, 1991.

2. Foucar E. Diagnostic Decision-Making in Surgical Pathology.Chapter 1 in Te Difcult Diagnosis in Surgical Pathology. Weidner N, ed. Philadelphia: W.B. Saunders, 1996.

3. Reed RJ, Clark WH Jr. Pathophysiologic reactions of the skin. In: Dermatology in General Medicine. Fitzpatrick TB, ed. New York: McGraw-Hill, 1971:192–216.

4. Ackerman AB. Histologic Diagnosis of Inflammatory Skin Diseases. A Method by Pattern Analysis. Philadelphia: Lea & Febiger, 1978.

5. Hood AF, Kwan TH, Mihm MC, Horn TD. Primer of Dermatopathology. Boston, Toronto, and London: Little, Brown & Company, 1993.

6. Murphy GF. Dermatopathology. Philadelphia: Saunders, 1995.

主要局限于表皮和角质层的病变 第1章/1

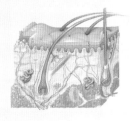

角质层通常排列成别致的网状或"网篮"样结构。角质层可以脱落（剥脱）或增厚（角化过度），伴有或不伴有残留的细胞核（分别为角化不全和正角化过度）。颗粒层可以正常、增多（颗粒层增厚）或者减少（颗粒层减少）。通常，角质层的改变是由于炎症或肿瘤对整个表皮层的影响所导致的，真皮浅层亦常被累及。仅有少数疾病（本章节中所论及的病变），其病理改变大部分或完全局限于角质层。

A 角化过度伴颗粒层减少

角质层增厚，颗粒层消失或变薄。

A1 不伴有炎症

真皮层血管周围可见正常散在的淋巴细胞，表皮无海绵水肿或炎症细胞外渗，寻常性鱼鳞病为原型代表性疾病。

寻常性鱼鳞病

临床特征 鱼鳞病是一种常染色体显性遗传性疾病，常自儿童期发病，包括一组亚型，从病情较重的先天性亚型如丑角样鱼鳞病，到病情较轻的非先天性亚型如寻常性鱼鳞病。寻常性鱼鳞病丝聚合蛋白基因突变造成透明角质颗粒缺陷，导致角化过度，使皮肤失去屏障功能，对特应性皮炎的易感性增加[1]。皮损表现为四肢伸侧大片的黏着性鳞屑，状似鱼鳞，其他部位的鳞屑相对较小，屈侧褶皱部位皮肤较少累及。

组织病理 特征性表现为中度致密的角化过度、角蛋白失去正常的网篮状结构，伴颗粒层变薄或消失，角化过度可累及毛囊，形成大的毛囊角栓，真皮正常。

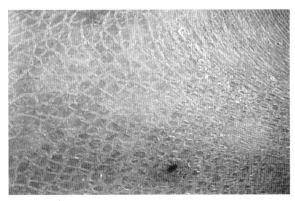

临床图｜A1. *寻常性鱼鳞病（常染色体显性遗传）*。中年男性大腿部非炎症性鱼鳞样皮屑，有寻常性鱼鳞病家族史

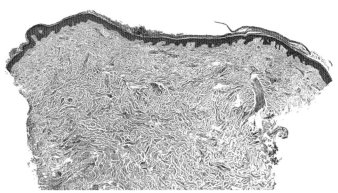

图｜A1.a. *寻常性鱼鳞病、低倍镜*。在此放大倍率下，除角质层增厚外，表皮外观正常，真皮正常

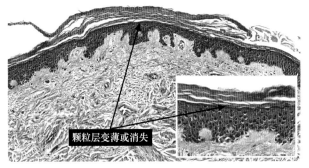

颗粒层变薄或消失

图｜A1.b. *寻常性鱼鳞病，高倍镜*。角质层内无角化不全的细胞核，形成正角化过度，伴颗粒层减少或完全缺失，如本例所示（箭头所指原本应为正常颗粒层区域）

ⅠB 角化过度伴颗粒层正常或颗粒层增厚

角质层增厚，颗粒层正常或增厚，真皮血管周围稀疏淋巴细胞浸润，表皮无海绵水肿和炎症细胞外渗。

1. 不伴有炎症
2. 伴有轻微炎症

ⅠB1 不伴有炎症

角化过度，真皮上部血管周围仅有稀疏淋巴细胞浸润。

X连锁鱼鳞病

临床特征　X连锁鱼鳞病属隐性遗传性疾病，90%患者的病因为基因缺失造成类固醇硫酸酯酶缺乏、水解胆固醇硫酸盐的功能受损，导致胆固醇3-硫酸盐在表皮聚积[1, 2]。本病患者出生时鲜有临床表现，尽管女性杂合子常受累，但男性患者病情往往更为严重。儿童期黏着性鳞屑厚度逐渐增加，

与寻常性鱼鳞病不同的是，患者屈侧褶皱部位也可被累及。

组织病理　表皮可轻度增厚，角化过度，颗粒层正常或轻度增厚，而非显性遗传的寻常性鱼鳞病所表现的颗粒层变薄。

表Ⅰ.1　鱼鳞病的三个典型代表性疾病[1]

疾病（严重程度）	分子	病变部位	模式
IV（轻度）	丝聚合蛋白	透明角质颗粒	角化过度，无透明角质颗粒
XLI（中度）	类固醇硫酸酯酶	角化的细胞被膜	角化过度，透明角质颗粒正常
HI（重度）	ABCA12	细胞间脂质运输	角化过度伴异常的颗粒层

IV，寻常性鱼鳞病；XLI，X连锁鱼鳞病；HI，丑角样鱼鳞病或丑胎

表皮松解性角化过度

临床特征　此类组织学反应模式特征鲜明，也被称为表皮颗粒变性，见于某些线状表皮痣和先天性大疱性鱼鳞病样红皮病，由编码基底层上方表皮角蛋白的角蛋白基因*K1*、*K10*基因突变所致（分别

位于12号染色体和17号染色体）。基因突变致使角蛋白张力丝错误组装，影响其插入桥粒，妨碍细胞骨架的正常发育，导致表皮"松解"，而趋于形成水疱[3]。类似的变化也被认为是Grover病的反应模式之一，偶可见于该病，被称为"灶状棘层松解性角化不良"[4]。

组织病理　显著的组织学特征为：①棘层和颗粒层细胞核周空泡形成；②空泡化的胞质周围可见不规则的细胞边界；③形状不规则的、体积较大的透明角质颗粒数量增多；④致密的角化过度。

疣状表皮发育不良

临床特征　疣状表皮发育不良（EV）是一种遗传性疾病。患者感染的人乳头状瘤病毒（HPV）类型鲜见于健康人群[5]，常自儿童期发病。全身广泛的特定亚型的HPV（通常称为"EV HPV"）感染常伴发皮肤肿瘤，以及细胞免疫异常。临床上分为两型，一种由HPV-3和HPV-10感染所致，表现为持续存在的、全身泛发的类似扁平疣样丘疹，趋于融合形成斑块。部分患者为家族性患病，本型患者无恶性转化趋势。另一种主要与HPV-5感染有关，患者

常有常染色体隐性遗传疾病或X连锁隐性遗传疾病的家族史，除扁平疣样丘疹外，可见不规则、轻微脱屑的褐色、红色、白色花斑糠疹样和脂溢性角化病样皮损。光暴露部位皮损常可发生Bowen病（原位鳞状细胞癌），偶见鳞状细胞癌侵袭性皮损。HPV-5和HPV-8致癌潜能最高。肾移植和HIV感染患者可见EV样皮损。EV1和EV2为本病两个已知的易感位点，属于跨膜通道基因家族，是EV HPV的限制因子。EV患者上述基因发生突变和功能障碍，导致抗特定类型病毒感染的细胞免疫功能缺陷[6]。

组织病理　表皮变化类似于扁平疣，但病变更为严重，范围更广泛，受累的角质形成细胞肿胀，形状不规则，胞质丰富，呈轻度蓝灰色嗜碱性，部分细胞含有较多圆形嗜碱性透明角质颗粒。表皮下部可见少量角化不良细胞，部分细胞核出现固缩，部分核因染色质边集，而呈大而圆的空泡状。在免疫功能低下的患者中，EV皮损往往见不到扁平疣的组织学特征，灶状颗粒层增厚是提示进行病毒感染检测的标志，皮损中发生发育不良的风险远高于与获得性免疫抑制无关的疣状表皮发育不良患者。

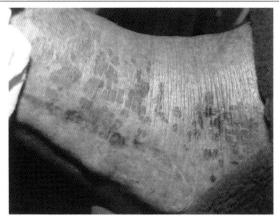

临床图 | **B1.a.** *X连锁鱼鳞病*。踝部大片污秽的鳞屑，具有特征性

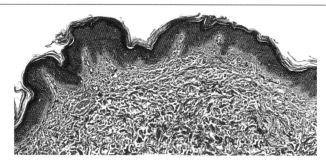

图 | **B1.a.** *X连锁鱼鳞病*，*低倍镜*。在扫视放大倍率下，除角质层均匀增厚之外，表皮外观正常

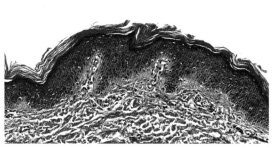

图 | **B1.b.** *X连锁鱼鳞病*，*中倍镜*。角质层增厚，未见角化不全细胞核，构成正角化过度

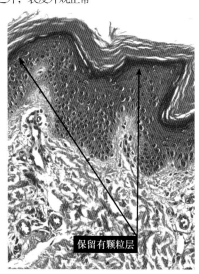

保留有颗粒层

图 | **B1.c.** *X连锁鱼鳞病*，*高倍镜*。颗粒层存在，表现为表皮上部蓝色细线状结构（箭头所示）

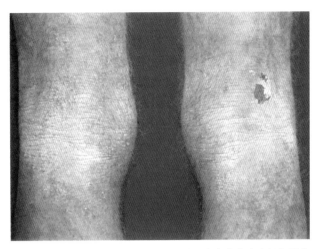

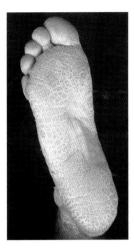

临床图┃**B1.b.** *先天性大疱性鱼鳞病样红皮病中的表皮松解性角化过度*。腘窝皮肤角化，呈疣状外观，伴臭味鳞屑，水疱部位可见糜烂面

临床图┃**B1.c.** *先天性大疱性鱼鳞病样红皮病*。同一患者的足跖部可见特征性黄色角皮病，患者的儿子有类似症状，为常染色体显性遗传

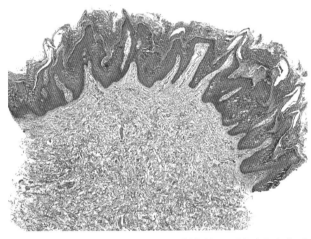

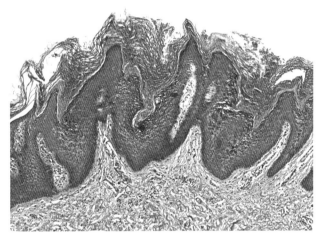

图┃**B1.d.** *表皮松解性角化过度，低倍镜*。可见致密角化过度、表皮增厚、乳头状瘤样增生（此类变化在局灶性棘层松解性角化不良中并不常见）

图┃**B1.e.** *表皮松解性角化过度，中倍镜*。致密角化过度，表皮内可见空泡化的角质形成细胞，含有粗大的透明角质颗粒

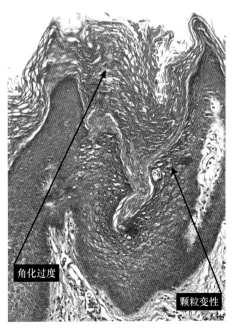

图┃**B1.f.** *表皮松解性角化过度，高倍镜*。正角化过度，空泡化的角质形成细胞内含有粗大的、不规则的透明角质颗粒，细胞边界模糊（箭头所示）

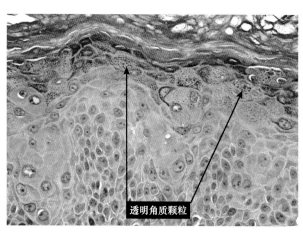

透明角质颗粒

图 | B1.h. *疣状表皮发育不良，中倍镜*。表皮浅层受累的角质细胞肿胀，形状不规则，真皮浅层有少量淋巴细胞浸润

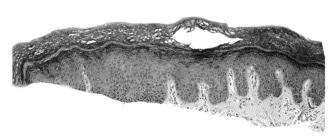

图 | B1.g. *疣状表皮发育不良，低倍镜*。角化过度，颗粒层增厚，表皮上层角质形成细胞胞质呈蓝灰色

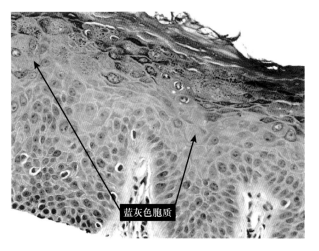

蓝灰色胞质

图 | B1.i. *疣状表皮发育不良，高倍镜*。细胞核变大，染色质开放，可见显著的嗜碱性透明角质颗粒（箭头所示）

角化过度伴颗粒层正常或颗粒层增厚   Ⅰ B

鉴别诊断
板层状鱼鳞病
X连锁鱼鳞病
表皮松解性角化过度
表皮松解性棘皮瘤
眼皮肤酪氨酸病（酪氨酸血症）
黑棘皮病
大细胞棘皮瘤
疣状表皮发育不良
持久性豆状角化过度症（Flegel病）

∣B2 伴有轻微炎症

角化过度，真皮浅层血管丛周围淋巴细胞略有增多，角质层可以出现少量中性粒细胞。

苔藓样淀粉样变病和斑状淀粉样变病

临床特征　苔藓样淀粉样变病[7]和斑状淀粉样

变病是同一种疾病的不同表现形式。苔藓样淀粉样变病典型的皮损表现为密集分布的、孤立性的褐红色瘙痒性丘疹和斑块，略有脱屑，最常见于小腿，特别是胫前。斑块表面常呈疣状外观，类似于肥厚性扁平苔藓和慢性单纯性苔藓。有学者认为，本病是瘙痒诱使搔抓导致角质形成细胞损伤继而产生淀粉样蛋白所致。

组织病理　苔藓样淀粉样变病和斑状淀粉样变病的组织学改变表现为真皮乳头层淀粉样蛋白沉积，绝大多数淀粉样蛋白位于真皮乳头层内。苔藓样淀粉样变病的淀粉样蛋白沉积物较斑状淀粉样变病更多一些，但并不能借此来区分这两种类型的淀粉样变病。两种疾病的区别仅在于表皮的外观不同，苔藓样淀粉样变病存在表皮增生和角化过度。有时，斑状淀粉样变病的淀粉样蛋白数量过少以致被忽略，即使是冰冻切片、特殊染色，也会出现类似情况。因此为明确诊断，往往需要多次取材。

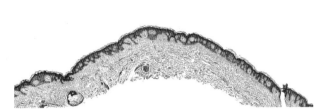

图 | B2.a. *斑状淀粉样变病，低倍镜*。在扫视放大倍率下，可见轻微角化过度和轻微炎症

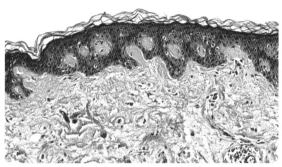

图 | B2.b. *斑状淀粉样变病，中倍镜*。除了轻度、均匀的棘层肥厚之外，表皮外观大致正常，真皮乳头层可见粉红色无定形物质（淀粉样蛋白）沉积

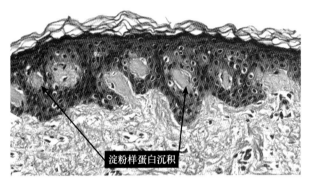

淀粉样蛋白沉积

图 | B2.c. *斑状淀粉样变病，高倍镜*。正角化过度，颗粒层正常，真皮乳头层淀粉样蛋白沉积（箭头所示）

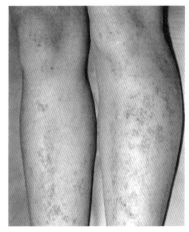

临床图 | B2.a. *苔藓样淀粉样变病*。胫前瘙痒性丘疹

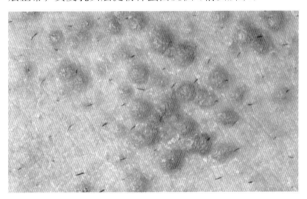

临床图 | B2.b. *苔藓样淀粉样变病*。散在分布的色素性丘疹，由来源了角质形成细胞的淀粉样蛋白沉积所致

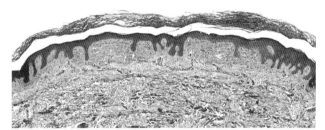

图 | B2.d. *苔藓样淀粉样变病，低倍镜*。与斑状淀粉样变病不同，苔藓样淀粉样变病可见角化过度，不规则棘层肥厚，乳头状瘤样增生，真皮乳头层由于嗜酸性无定形物质沉积而扩张，血管周围可见轻微的炎症细胞浸润

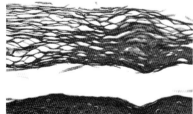

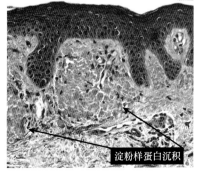

淀粉样蛋白沉积

图 | B2.e. *苔藓样淀粉样变病，高倍镜*。真皮乳头层可见无定形物质——淀粉样蛋白沉积（箭头所示），并可见噬黑素细胞

鉴别诊断
皮肤癣菌病
苔藓样淀粉样变病和斑状淀粉样变病

胞外渗。伴有角化不全的皮肤病大多伴有显著的真皮炎症（参见ⅢA-E章节）。某些肿瘤性皮肤病（如光线性角化病）出现角化不全，通常还伴有表皮增厚和真皮炎症（参见ⅡA章节）。

Ⅰ C 角化过度伴角化不全

角质层增厚，颗粒层减少，可见角化不全。真皮内可仅见血管周围稀疏淋巴细胞浸润，此处所列疾病是其中的一部分，在某些情况下，也可见到更为明显的炎症。表皮无海绵水肿和炎症细

Ⅰ C1 伴有轻微炎症或不伴有炎症

浅层血管丛周围淋巴细胞略有增多，角质层可见少量淋巴细胞和（或）中性粒细胞，皮肤癣菌病为典型疾病[8]，然而，一些皮肤癣菌病病例伴有显著炎症，类似于其他浅表炎症性皮肤病（参见第Ⅲ章节）。

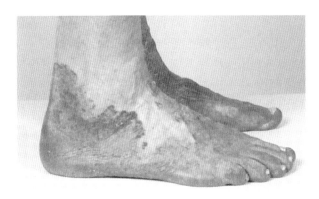

临床图 | **C1.a.** *足癣*。红斑呈 "moccasin" 鞋（一种无跟软底鞋）样外观、边缘覆有鳞屑，为此类感染的特征，最常见的病因是皮肤红色毛癣菌感染

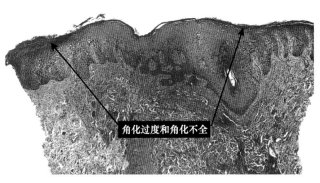

角化过度和角化不全

图 | **C1.a.** *皮肤癣菌病，中倍镜*。在此放大倍率下，表皮外观可近于正常或轻度增厚（如本例所示），也可出现海绵水肿和（或）银屑病样改变，角质层轻度均匀增厚

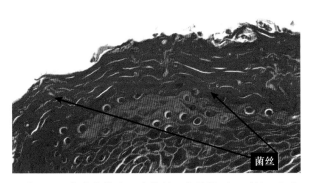

菌丝

图 | **C1.b.** *皮肤癣菌病，高倍镜*。高倍镜下，可见正角化过度位于角化不全层上方，形态类似三明治，颗粒层正常，甚至在HE切片即可见到菌丝（箭头所示）

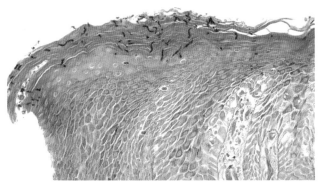

图 | **C1.c.** *皮肤癣菌病，高倍镜——真菌Grocott（六胺银）染色*。PAS或Grocott染色可在角质层突出显示出真菌菌丝。在远离中性粒细胞外渗区域易于见到更多的菌丝

皮肤癣菌病

　　临床特征　　常见的发生于7个不同解剖部位的真菌感染包括头癣（包括黄癣）、须癣、面癣、体癣（包括叠瓦癣）、股癣、手足癣、甲癣。体癣可由任何种类的皮肤癣菌感染引起，在美国最常见病原菌为红色毛癣菌，其次是小孢子菌属、须癣

毛癣菌。红色毛癣菌感染表现为大斑片，中央消退，边缘呈多环状，可以很窄或呈线状，伴有脱屑。
　　组织病理　　真菌可表现为菌丝、分节孢子、酵母相或假菌丝。菌丝为丝状结构，可分隔或不分隔。分节孢子是由分隔菌丝自隔膜处裂断而形成的孢子，通常呈圆形、盒子状或短圆柱状。酵母菌为单细胞结构，形态呈圆形、细长形或卵圆形，

靠出芽的方式生长，子细胞相互依附形成狭长链状的假菌丝。

如果真菌在角质层出现，常表现为"三明治"样结构，即菌丝存在于两层角化细胞之间，上层为正角化，下层含有部分的角化不全细胞。"三明治"样结构常提示应进行真菌特殊染色来确认是否存在真菌感染。角质层出现中性粒细胞是真菌感染的另一个有价值的诊断线索。当切片中观察不到明显的真菌时，光滑无毛皮肤的真菌感染仅凭组织学图像是无法做出诊断的。根据皮肤对真菌感染反应的不同，组织学上可表现为急性、亚急性和慢性海绵水肿性皮炎。

颗粒状角化不全

临床特征　早期报道的颗粒状角化不全患者的皮损均局限在腋窝部位，因而本病最初被描述为腋窝颗粒状角化不全。后期有报道表明本病亦可发生于腹股沟、乳房下，以及其他非间擦部位[9]，男女均可发病，以女性更为多见。典型的皮损表现为红色或色素沉着性斑块，表面可结痂或呈疣状，可伴有瘙痒或烧灼感。皮损数量通常较少，无口腔黏膜损害。基于上述临床表现，本病的临床鉴别诊断包括Hailey-Hailey病、Darier病、黑棘皮病、接触性皮炎。早期认为本病可能与接触除臭剂有关，但从后期的报道来看，这种可能性非常小。目前认为颗粒状角化不全是一种角化异常性疾病，可能为丝聚合蛋白合成异常所致。

组织病理　颗粒状角化不全组织病理具有特征性，角质层显著增厚伴角化不全，残存大量嗜碱性颗粒，表皮可正常或轻度增厚，真皮无炎症或少量血管周围单核细胞浸润。除曾报道有1例与癣症相关的颗粒状角化不全外，其他病例真菌特殊染色均为阴性。

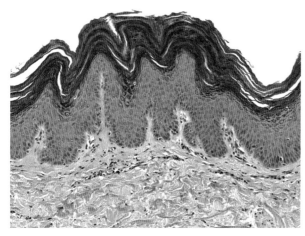

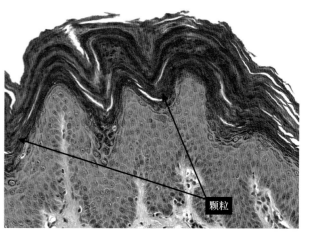

图 | C1.d. *颗粒状角化不全，低倍镜*。表皮棘层肥厚，伴轻度或无海绵水肿，角质层显著增厚、致密，真皮浅层血管周围有少量淋巴细胞浸润

图 | C1.e. *颗粒状角化不全，高倍镜*。角质层显著增厚、致密，呈嗜碱性外观。增厚的角质层内可见残存的、来源于颗粒细胞层的嗜碱性颗粒（箭头所示）

鉴别诊断

皮肤癣菌病

颗粒状角化不全

毛发红糠疹

鱼鳞病

脂溢性皮炎

黑棘皮病

坏血病

维生素A缺乏症

糙皮病（烟酸缺乏症）

Hartnup病

副肿瘤性肢端角化症（Bazex综合征）

表皮发育不全（epidermal dysmaturation）（细胞毒性化疗有关的多种角蛋白改变）

表皮松解性角化过度

表皮痣

汗孔角化性小汗腺导管痣

皮角

口腔白斑

外阴白斑

梅毒性角化（syphilis cornee）/点状角皮病

D 局限性或弥漫性色素增多

基底层角质形成细胞色素增加，无黑素细胞增生。

1.不伴有炎症

2.伴有轻微炎症

D1 不伴有炎症

真皮浅层仅见血管周围稀疏淋巴细胞浸润，黏膜黑斑（黑变病）为典型疾病[10]。

局限性或弥漫性色素增多 ｜D

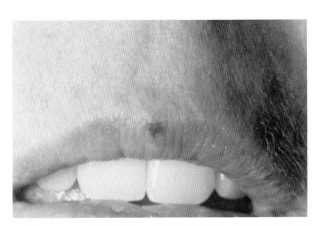

临床图｜**D1.a.** *唇部黑斑*。中年女性患者，近唇缘处出现良性获得性棕色斑疹，色素均匀，边缘不规则，需要与黑素瘤相鉴别

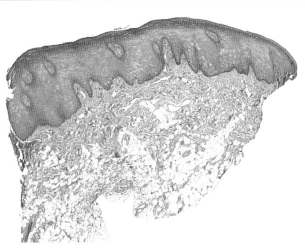

图｜**D1.a.** *唇部黑子，低倍镜*。于此放大倍率下，皮损部位除了与周边正常表皮内黑素含量不同之外，表皮外观可完全正常，亦常见如本例所示的轻度棘层肥厚，真皮乳头层可见片状淋巴细胞浸润和噬黑素细胞，炎症细胞也可完全缺如

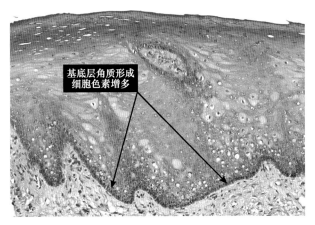

图｜**D1.b.** *唇部黑子，高倍镜*。基底层角质形成细胞棕色色素增加（箭头所示），黑素细胞可轻微增多，但是无黑素细胞连续性增生（见于色素痣和黑素瘤），真皮乳头层有少量噬黑素细胞

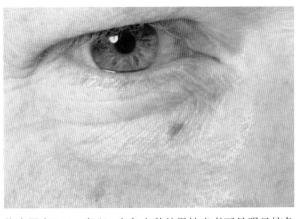

临床图｜**D1.b.** *雀斑*。白色人种的男性患者可见明显棕色斑疹，日晒后皮损颜色变深

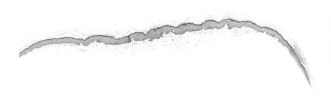

图｜**D1.c.** *雀斑，低倍镜*。于此放大倍率下，除皮损部位与邻近的正常表皮内黑素含量不同外，表皮外观可完全正常

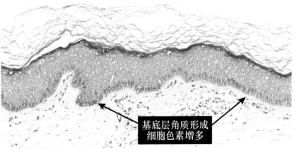

图｜**D1.d.** *雀斑，中倍镜*。基底层角质形成细胞黑素增加，但黑素细胞数量无增加

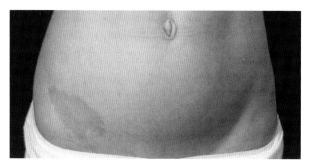

临床图｜D1.c. *咖啡斑*。 色素均一的褐色斑疹，可见于健康个体，多发的咖啡斑需要考虑神经纤维瘤病

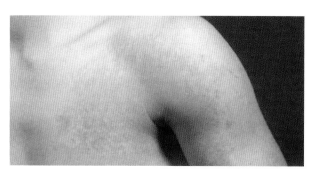

临床图｜D1.d. *Becker* 痣。 青年男性患者肩部、胸部出现逐渐增大的褐色斑，边缘呈锯齿状，表面毛发增多

黏膜黑斑

临床特征　本病为良性病变，表现为黏膜部位色素斑，通常发生于下唇唇红边缘、口腔、外阴，少数发生于阴茎，统称为黏膜黑子或黏膜黑斑。女阴黏膜黑斑（女阴黑子）可表现为大片、不规则、非对称性的棕色或蓝黑色斑片，类似于黑素瘤，与侵袭性黑素瘤不同，皮损均为斑疹性。所谓的唇部黑子（唇部黑斑）是发生于下唇的色素斑，呈均匀的棕色，通常完全为斑疹性，直径通常不超过6mm。

组织病理　初视切片，活检标本近乎正常。轻度棘层肥厚，表皮突无延长，与周围正常上皮相比较，可见基底角质形成细胞色素增加，真皮可见散在噬黑素细胞。黑素细胞数量可正常，但大部分病例的黑素细胞数量有少量增加。基于上述组织病理学变化，有学者提出将此类皮损定义为"生殖器黑子病"。尽管这些病变在临床表现上与黑素瘤相似，但组织学上没有连续的黑素细胞增生和显著的异型性。阴茎和女阴部位皮损，有时可见到明显的黑素细胞树突状分支在色素增多的角质形成细胞之间延伸。由于轻度的角质形成细胞增生，真皮乳头层可见片状淋巴细胞浸润和散在的噬黑素细胞，使本病的皮损呈蓝黑色，临床表现与黑素瘤相类似。

雀斑

临床特征　雀斑表现为散在分布于光暴露部位皮肤上的褐色小斑疹，日晒后皮损颜色加深，这与单纯性黑子不同，后者日晒后颜色无明显改变。

临床上雀斑、单纯性黑子、日光性黑子很难区分（组织学上亦存在重叠），因此临床和流行病学研究中多将上述情况归为一类问题来考虑。这些损害构成了发生黑素瘤的高危因素[11]。

组织病理　雀斑表现为基底细胞层色素增多，与单纯性黑子不同的是，表皮突无延长，黑素细胞数量无明显增加。与周边正常皮肤相比，雀斑皮损处黑素细胞多巴染色阳性细胞数量减少，但黑素细胞体积较大，有较多的长树枝状突起。

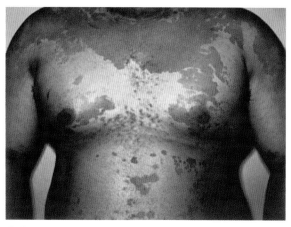

临床图｜D2. *花斑糠疹*。 色素斑通常如本例所示分布于躯干，轻轻搔刮可见糠状鳞屑，本例KOH检查发现大量菌丝和孢子，临床上需与白癜风等疾病相鉴别

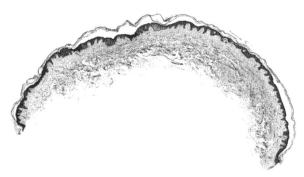

图｜D2.a. *花斑糠疹，低倍镜*。 在扫视放大倍率下，表皮近乎完全正常，真皮乳头层血管周围可有少量淋巴细胞浸润或无淋巴细胞浸润

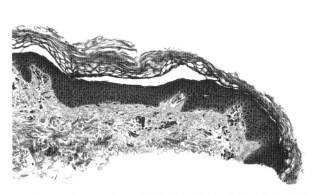

图 | D2.b. *花斑糠疹，中倍镜*。镜下仔细观察可见角质层角化过度，其内可见微生物体

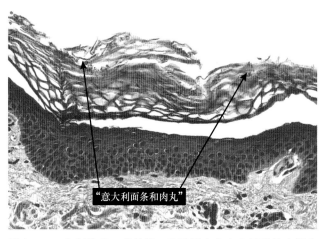

图 | D2.c. *花斑糠疹，高倍镜*。角质层内含有大量酵母（箭头所示，在之前的低倍镜观察中被无意间遗漏的）和菌丝，形成经典的"意大利面条和肉丸"外观

鉴别诊断

雀斑

黏膜黑斑

咖啡斑

日光性黑子

色素型光线性角化病

黄褐斑

Becker痣

先天性弥漫性黑变病

网状色素沉着

Addison病

黑酸尿症褐黄病

血色素沉积症

| D2 伴有轻微炎症

真皮浅层血管周围淋巴细胞数量轻微增多，角质层可能有少量淋巴细胞和（或）中性粒细胞，真皮乳头层可见噬黑素细胞，以花斑糠疹为典型疾病[12]。

花斑糠疹（花斑癣）

临床特征 由于花斑糠疹的致病菌糠秕马拉色菌不属于皮肤癣菌，因而将花斑糠疹称为"花斑癣"并不准确。花斑糠疹的皮损常累及上躯干部，表现为多发的淡红色至褐色斑疹，可表现为色素增加或色素减少，轻轻搔刮，皮损表面可出现细小脱屑。

组织病理 与其他光滑无毛皮肤真菌感染不同的是，在HE染色切片中，花斑糠疹皮损的角质层可见到较多真菌成分，表现为轻度嗜碱性结构，马拉色菌（糠秕孢子菌）常以菌丝和孢子的组合形式出现，通常被形容为"意大利面条和肉丸"。花斑糠疹

的炎症反应通常较轻微，偶尔可见轻度角化过度，海绵水肿或者真皮浅层血管周围少量淋巴细胞浸润。

鉴别诊断

花斑糠疹（花斑癣）

苔藓样淀粉样变病

炎症后色素沉着

持久性色素异常性红斑

糖尿病胫前色素斑

| E 局限性或弥漫性色素减少

基底层角质形成细胞黑色素减少，伴有黑素细胞减少（如白癜风）或不伴有黑素细胞减少（如化学性脱色早期）。

| E1 伴有或不伴有轻微炎症

真皮表皮交界处淋巴细胞可轻度增加，如白癜风活动期，或无炎症细胞浸润，如白化病。以白癜风为典型疾病[13, 14]。

白癜风

临床特征 白癜风是获得性损容性皮肤病，皮肤色素呈片状或完全脱失。稳定期皮损边缘通常不规则，与周围正常皮肤分界清楚。进展期皮损边缘偶可见到红斑和窄带状暂时性部分色素脱失。

组织病理 白癜风发病的核心环节是真皮表皮交界处黑素细胞的破坏，通过银染色或者多巴染色，可见充分发展的白癜风皮损内黑素细胞完全缺失，而进展期皮损边缘可见色素减少，而不

是完全的色素缺失，在基底细胞层仍可见少许多巴染色阳性的黑素细胞及一些黑素颗粒。白癜风皮损外部边缘的黑素细胞通常清晰可见，具有长树枝状突起，并充满黑素颗粒。少数情况下，色素脱失皮损边缘可见浅层血管周围伴有界面空泡化改变的苔藓样单核细胞浸润。

鉴别诊断

白癜风

化学性色素脱失

特发性滴状色素减少症

白化病

花斑糠疹

斑驳病

白细胞异常色素减退综合征（Chediak-Higashi 综合征）

色素减少型蕈样肉芽肿

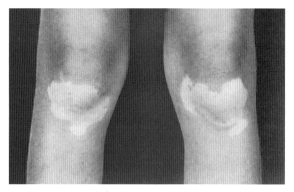

临床图｜**E1.** *白癜风*。获得性、界线清楚的色素脱失斑，通常具有明显的对称性

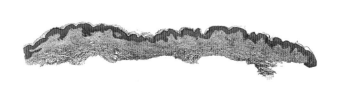

图｜**E1.a.** *白癜风，低倍镜*。在扫视放大倍率下，除了与周围皮肤相比皮损处黑色素减少之外，表皮可近乎完全正常

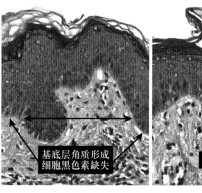

图｜**E1.b.** *白癜风，高倍镜*。在高倍镜下，左图可见基底层黑素细胞缺失，右图可见色素脱失斑外缘常有少量淋巴细胞浸润

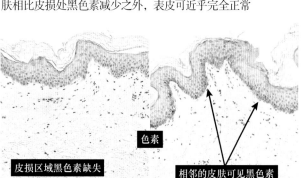

图｜**E1.c.** *白癜风，Fontana染色，中倍镜*。左图可见基底层角质形成细胞黑色素缺失，为典型的白癜风组织病理改变；右图可见相邻的皮肤基底层黑色素正常分布

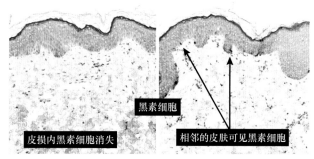

图｜**E1.d.** *白癜风，Melan-A染色，中倍镜*。与图｜E1.c.相似，左图：白癜风皮损区域黑素细胞缺失，邻近皮肤Melan-A染色阳性黑素细胞（箭头所示）正常分布

（巴　伟　刘振锋　郝震锋　译，王文岭　杨蓉娅　审校）

参 考 文 献

1. Akiyama M, Shimizu H. An update on molecular aspects of the non-syndromic ichthyoses. *Exp Dermatol* 2008;17(5):373–382.
2. Richard G. Molecular genetics of the ichthyoses. *Am J Med Genet C Semin Med Genet* 2004;131C:32–44.
3. Lane EB, McLean WH. Keratins and skin disorders. *J Pathol* 2004;204:355–366.
4. Ackerman AB. Focal acantholytic dyskeratosis. *Arch Dermatol* 1972;106:702.
5. Nuovo GJ, Ishag M. The histologic spectrum of epidermodysplasia verruciformis. *Am J Surg Pathol* 2000;24:1400.
6. Dubina M, Goldenberg G. Viral-associated nonmelanoma skin cancers: a review. *Am J Dermatopathol* 2009;31:561–573.
7. Jambrosic J, From L, Hanna W. Lichen amyloidosus. *Am J Dermatopathol* 1984;6:151.
8. Kwon-Chung KJ, Bennett JE. Dermatophytosis. In: Kwon-Chung KJ, Bennett JE. *Medical Mycology.* Philadelphia: Lea & Febinger, 1992:105.
9. Scheinfeld NS, Mones J. Granular parakeratosis: pathologic and clinical correlation of 18 cases of granular parakeratosis. *J Am Acad Dermatol* 2005;52(5):863–867.
10. Maize JC. Mucosal melanosis. *Dermatol Clin* 1988;6:283.
11. Titus-Ernstoff L, Perry AE, Spencer SK, et al. Pigmentary characteristics and moles in relation to melanoma risk. *Int J Cancer* 2005;116:144–149.
12. Galadari I, el Komy M, Mousa A, et al. Tinea versicolor: Histologic and ultrastructural investigation of pigmentary changes. *Int J Dermatol* 1992;31:253.
13. Zhang XJ, Chen JJ, Liu JB. The genetic concept of vitiligo. *J Dermatol Sci* 2005;39:137–146.
14. Fisher AA. Differential diagnosis of idiopathic vitiligo: Part III. Occupational leukoderma. *Cutis* 1994;53:278.

局限性或弥漫性色素减少

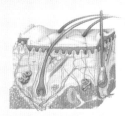

表皮和黑素细胞局限浅表增生可以是反应性的，但以肿瘤性更为常见。表皮（角质形成细胞）增生可以进入或不进入真皮，可呈鳞状或基底细胞样。表皮内的黑素细胞增生可伴有或不伴有细胞的非典型性（色素痣、发育不良痣、原位黑素瘤），位于增生的表皮内（如浅表扩散性原位黑素瘤、Spitz痣），或位于萎缩的表皮内（如恶性雀斑样痣）；表皮内的黑素细胞增生也可扩展至真皮层，即增生性浸润，如侵袭性黑素瘤，伴有或不伴有垂直生长期，可以伴有不同程度的混合性炎症细胞浸润或基本没有炎症。

Ⅱ A　表皮局部不规则增厚

表皮局部不规则性增生往往是肿瘤性的。
1. 局部表皮增生
2. 浅表黑素细胞增生

Ⅱ A1　局部表皮增生

表皮增厚源于角质形成细胞的局灶性增生（棘层肥厚）。增生可具有细胞的非典型性，如原位鳞状细胞癌；或者细胞形态温和，如小汗腺汗孔瘤。可呈乳头状瘤样改变如脂溢性角化病和疣，或者呈现高度不规则改变如假上皮瘤样增生，光线性角化病和鳞状细胞癌是此类疾病的典型代表，透明细胞棘皮瘤也可以归于此类疾病中，或者类似于某种炎性改变。

光线性角化病

临床特征　光线性角化病[1]多发生于日光暴露部位，皮损多发，常见于肤色白皙的中老年人群。皮损直径通常小于1cm。皮损表现为红斑，表面常有黏附性鳞屑，除肥厚型之外，本病其他类型皮损多数仅可触及。光线性角化病在概念上可以视为局部角质形成细胞肿瘤性增生，具有组织结构异常和细胞非典型性等特征，组织病理学上，本病涵盖了从轻度不典型增生到原位癌的谱系性改变[2]。

组织病理　光线性角化病有五种组织学类型：肥厚型、萎缩型、Bowen样型、棘层松解型和色素型。肥厚型，可见明显角化过度，混杂有角化不全区域；多数区域表皮增生，不规则向下增生，但仅限于真皮最浅层，无明显侵袭；表皮下部角质形成细胞失去极性，排列紊乱，其中一些细胞排列拥挤，具有多形性及细胞核的非典型性，包括明显的核大、

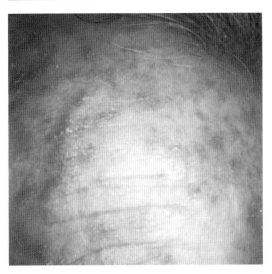

临床图 Ⅱ A1.a. 光线性角化病。 常见于面部和手背等长期日光暴露部位，表现为脱屑性红斑、丘疹，有"砂纸"样质感

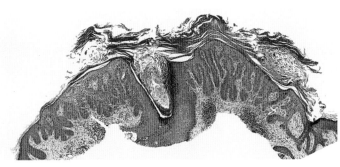

图 Ⅱ A1.a. 肥厚型光线性角化病，低倍镜。 可见交替出现的角化过度与角化不全，表皮不规则增厚。在真皮中，有片状淋巴细胞和浆细胞浸润

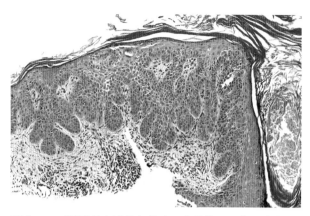

图 Ⅱ A1.b. *肥厚型光线性角化病，中倍镜*。正常的表皮细胞的成熟模式被搅乱，伴有基底层增厚

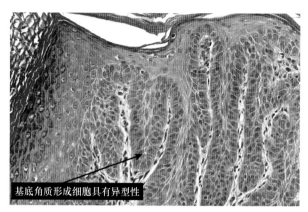

图 Ⅱ A1.c. *肥厚型光线性角化病，高倍镜*。基底角质形成细胞表现出发育不良或原位恶性特征，如细胞核拥挤、增大、深染和多形性改变。图片中部，增生的毛囊漏斗部上方可见正角化过度柱

（图中标注：基底角质形成细胞具有异型性）

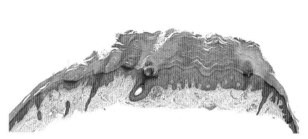

图 Ⅱ A1.d. *光线性角化病，低倍镜*。可见明显的角化过度柱和角化不全柱相交替的现象，同时可见表皮不规则增厚

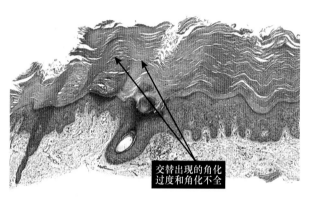

图 Ⅱ A1.e. *光线性角化病，低倍镜*。增生的皮肤附属器表皮（本例为汗腺导管）上方可见正角化过度柱，全层增厚的发育不良表皮上方可见角化不全，表皮全层均可见异型性改变（如Bowen样型光线性角化病/原位鳞状细胞癌）

（图中标注：交替出现的角化过度和角化不全）

不规则、深染等改变，有些细胞出现角化不良或凋亡，有丝分裂增多，并伴有异常有丝分裂。根据细胞非典型性和结构异常（即发育不良）的程度可以分为轻度、中度和重度，与细胞周期标志物的表达相关[3]。与表皮的角质形成细胞相反，穿行于表皮的毛囊和小汗腺导管上皮细胞保持正常外观及角化，从而形成柱状角化过度和角化不全相交替的特征性改变。

萎缩型光线性角化病缺乏类似肥厚型所见到的表皮增生肥厚；Bowen样型的特点是几乎表皮全层均出现高度的细胞非典型性改变（原位鳞状细胞癌）；棘层松解型出现细胞间黏附障碍，形成类似腺样的外观；色素型病理改变可以类似于上述几种类型，但黑色素含量增加。

在全部五种类型的光线性角化病中，真皮上部通常可见致密的慢性炎症细胞浸润，以淋巴细胞为主，常伴有浆细胞。真皮上部通常可见日光性或嗜碱性变性。

小汗腺汗孔瘤

临床特征　小汗腺汗孔瘤[4]是较为常见的单发性肿瘤，好发于足底或足侧缘，其次为掌、指部位，也可见于其他部位，如颈部、胸部和鼻部。本病通常发生于中年人，肿瘤质地较硬，隆起，常略微呈现蒂状结构，无自觉症状，直径常小于2cm。小汗腺汗孔瘤病在掌跖部可见到超过100个以上的丘疹。

组织病理　典型小汗腺汗孔瘤起源于表皮下部，并向下延伸进入真皮，肿瘤团块由宽幅、结网状细胞条带构成。肿瘤细胞比鳞状细胞小，呈均一的立方形外观，核圆，呈深嗜碱性，通过细胞间桥相连接。除了肿瘤表面，肿瘤内部的细胞没有角化倾向，肿瘤和基质之间界线清晰，团块

周边的肿瘤细胞不呈栅栏状排列。肿瘤细胞含有丰富的糖原，通常呈不均匀分布，是本病的一种特征性病理改变。在大多数但不是所有的小汗腺

汗孔瘤的瘤体内可见由单层细胞构成的管腔样结构，偶尔可呈囊腔状，内衬有嗜酸性、PAS阳性、耐淀粉酶的护膜，类似于小汗腺导管腔的护膜。

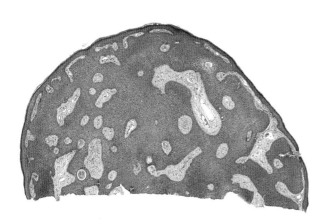

图 Ⅱ A1.f. *小汗腺汗孔瘤，低倍镜*。境界清晰的表皮增生团块，与邻近表皮分界清楚

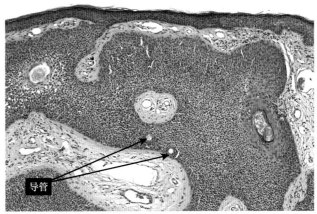

图 Ⅱ A1.g. *小汗腺汗孔瘤，高倍镜*。在更高的放大倍率下，肿瘤团块由均匀一致、表型温和的上皮细胞组成，此类皮损常可见到内衬嗜酸性护膜的管状结构，类似于正常的小汗腺导管

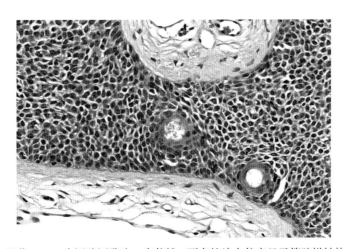

图 Ⅱ A1.g1. *小汗腺汗孔瘤，高倍镜*。更高的放大倍率显示管腔样结构

原位鳞状细胞癌和Bowen病

　　临床特征　Bowen病通常表现为孤立的缓慢增大的红斑片，边缘清楚、形态不规则，皮损表面通常可见脱屑和结痂。本病可以发生于光暴露或非光暴露部位，富色素或少色素皮肤均可发生。发生在暴露部位的Bowen病可能与日晒相关（如Bowen样型光线性角化病），而非暴露部位的皮损可能与砷剂摄入相关。某些病例，特别是免疫抑制患者，或者是生殖器和肛周部位，本病的发生可能与致癌病毒相关，包括HPV[5]和Merkel细胞多瘤

病毒[6]。

　　组织病理　Bowen病[7]是一种发生于表皮内的鳞状细胞癌，也可理解为原位鳞状细胞癌。光线性角化病，当表皮全层均表现出非典型性时，将其称为原位鳞状细胞癌更为恰当。Bowen样型光线性角化病与Bowen病从组织学上难以区分。在Bowen病中，可见表皮内明显的细胞核排列紊乱、核浓缩及角化不良。表皮棘层增厚，细胞排列紊乱，呈"风吹样"外观。许多细胞表现出高度异型性，核大、深染，常可见到多个细胞核呈簇状排列。角质层通常变厚，可见具有非典型性及核深染的

角化不全细胞。与光线性角化病——附属器上皮出现增生不同，Bowen病时非典型细胞经常浸润延伸至毛囊漏斗部，毛囊上皮被异型细胞所取代，直至皮脂腺导管开口。少数Bowen病（3%～5%）可发展为侵袭性鳞状细胞癌。

Bowen样丘疹病

临床特征　如文献综述中所描述的[8]，Bowen样丘疹病表现为发生于女性外阴或阴茎的丘疹和斑块，常可自行消退和复发。最好将本病视为原位鳞状细胞癌的一种形式，具有相对较低的转化为侵袭性癌的风险。本病具有传染性，可以通过性接触传播或围产期垂直传播。多种高危型HPV病毒，包括HPV-16型和HPV-18型，与本病有关。

组织病理　同Bowen病一样，本病的特征性病理改变包括表皮银屑病样增生、角化过度和局灶性角化不全。可见全层表皮发育不良，即角质形成细胞排列拥挤、结构紊乱。病灶处表皮细胞体积大、核深染，可见多形核、细胞极性消失及异常成熟现象。常可见到有丝分裂，其中一些为异常有丝分裂。角质层及颗粒层通常可见凹空细胞样的部分空泡化细胞，有时可见细小的、圆形嗜酸性包涵体样小体，周围有空晕。与Bowen病相比，Bowen样丘疹病的组织学改变相对轻微，也更局限。真皮可见淋巴细胞浸润。免疫过氧化物酶染色表明浅层表皮细胞核内存在乳头瘤病毒抗原。

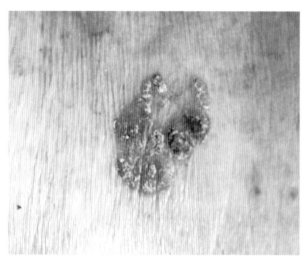

临床图 Ⅱ A1.b. *原位鳞状细胞癌。* 长期存在的略微隆起的肉色斑块，其上可见鳞屑。尽管Bowen病常见于头部和颈部，但它也可出现在非曝光部位的皮肤上（由宾夕法尼亚大学皮肤科William K.Witmer提供）

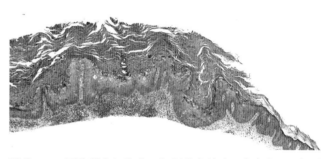

图 Ⅱ A1.h. *原位鳞状细胞癌，扫视放大倍率。* 表皮出现不规则增厚和角化过度。真皮中可见致密的炎症细胞浸润和日光性弹力纤维变性

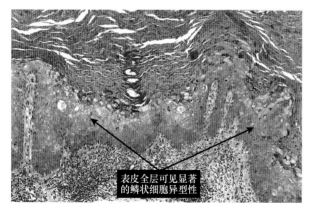

表皮全层可见显著的鳞状细胞异型性

图 Ⅱ A1.i. *原位鳞状细胞癌，中倍镜。* 表皮角质形成细胞的正常成熟模式被扰乱，肿瘤上皮呈现"风吹样"外观，可见角化不全鳞屑

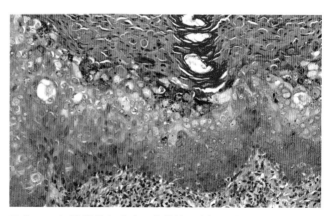

图 Ⅱ A1.j. *原位鳞状细胞癌，高倍镜。* 皮损细胞核表现出恶性特征：核大、深染，具有多形性及角化不良。临床所见病例表现出来的异型性程度通常会比本例低些（参见图 Ⅱ A1.o）

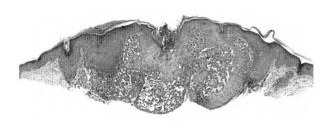

图 Ⅱ A1.k. *原位鳞状细胞癌伴棘层松解，低倍镜*。图片中可见界线相对较为清楚的棘细胞增生，在表皮中下部可见到明显的裂隙

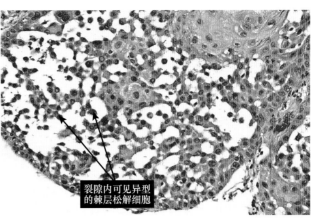

裂隙内可见异型的棘层松解细胞

图 Ⅱ A1.l. *原位鳞状细胞癌伴棘层松解，高倍镜*。可见棘层松解，本病可见到细胞的非典型性，这是与其他棘层松解性疾病相鉴别的主要特征

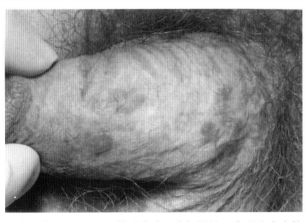

临床图 Ⅱ A1.c. *Bowen样丘疹病*。中年男性，表现为病史较长的无症状性红褐色丘疹

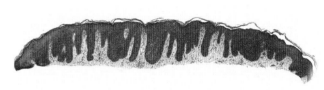

图 Ⅱ A1.m. *Bowen样丘疹病，低倍镜*。可见表皮轻度不规则增厚和色素增多

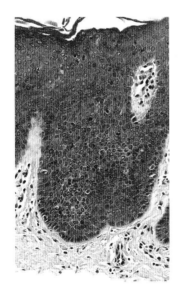

图 Ⅱ A1.n. *Bowen样丘疹病，中倍镜*。局部可见类似于尖锐湿疣皮损中的核周空泡化改变

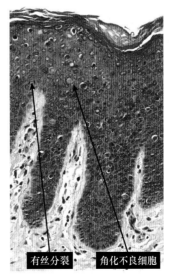

有丝分裂　　角化不良细胞

图 Ⅱ A1.o. *Bowen样丘疹病，高倍镜*。与尖锐湿疣不同，Bowen样丘疹病可见核异型和较多的有丝分裂及角化不良细胞。在此区域，很难和Bowen病相区别

表皮局部不规则增厚　Ⅱ A

原位透明细胞鳞状细胞癌

参见图 Ⅱ A1.p。

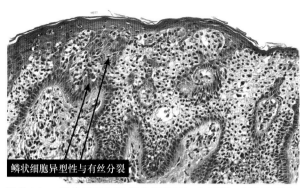

鳞状细胞异型性与有丝分裂

图 Ⅱ A1.p. *原位透明细胞鳞状细胞癌，中倍镜*。此类亚型中，非典型的角质形成细胞有丰富的透明胞质。通常情况下，基底层角质形成细胞不受累。角质细胞的异型性是区分本病与透明细胞棘皮瘤的关键

透明细胞棘皮瘤

临床特征　本病并不少见[9]，典型皮损表现为下肢单发的红色结节或斑块，缓慢生长，界线清晰，直径为1～2cm，表面附着薄痂和少量渗出。皮损边缘可见领口状结构。皮损看似黏附于皮肤表面，状似脂溢性角化病，同时也可表现出血管源性皮损特征，类似化脓性肉芽肿。

组织病理　表皮内可见边界清晰的区域，该区域内，除基底层以外的表皮细胞出现轻度增大和显著的透明化改变，这些细胞的细胞核外观正常，PAS染色显示细胞内含有大量糖原。表皮突延长并相互交织。表皮角化不全，伴有少量或无颗粒细胞。位于肿瘤内的顶端汗管和毛囊上端以保持其正常的着色性。大多数病变的一个显著特征是整个表皮中存在大量中性粒细胞，许多伴有碎核，常在角化不全的角质层中形成微脓肿。透明细胞之间可见轻微海绵水肿。上延的真皮乳头内可见扩张的毛细血管，也常见于肿瘤下方真皮。此外，真皮层可见轻至中度淋巴细胞浸润。有些透明细胞棘皮瘤呈乳头状瘤样外观，形态类似脂溢性角化病。

鉴别诊断

不伴有细胞非典型性

脂溢性角化病

疣

黑色丘疹性皮病

灰泥角化病

大细胞棘皮瘤

透明细胞棘皮瘤

表皮痣

小汗腺汗孔瘤

单纯性汗腺棘皮瘤

口腔白色海绵状痣

口腔黏膜白色水肿（leukoedema of the oral mucosa）

口腔黏膜疣状增生（口腔乳头状瘤病）

伴有细胞非典型性改变

光线性角化病

砷角化病

原位鳞状细胞癌

Bowen病

Queyrat增殖性红斑

口腔黏膜红斑（erythroplasia of the oral mucosa）

Bowen样丘疹病

假上皮瘤样增生

卤素皮炎

深部真菌感染

颗粒细胞瘤上方的表皮

Spitz痣

疣状黑素瘤

Ⅱ A2　浅表黑素细胞增生

此类疾病表皮可增厚（棘层肥厚），伴有单个或成巢的黑素细胞增生，增生可为恶性，如浅表扩散性黑素瘤；或为良性，如色素痣，上述两种疾病为此类病理改变的典型疾病。

浅表色素痣和黑素瘤

临床特征　色素痣[10, 11]临床表现上有相当大

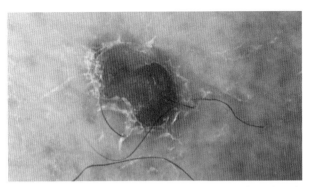

临床图 Ⅱ A1.d. *透明细胞棘皮瘤*。老年男性患者，小腿出现无症状的良性红色斑丘疹，表面有侵蚀，周边有领口状脱屑。鉴别诊断包括无黑素性黑素瘤、鳞状细胞癌和小汗腺汗孔瘤

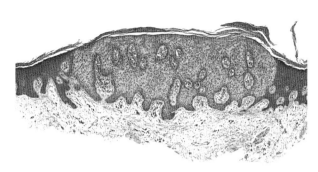

图 Ⅱ A1.q. *透明细胞棘皮瘤，低倍镜*。可见局域性的表皮增生和轻微的角化过度，苍白淡染的肿瘤组织与周边正常表皮界线清晰

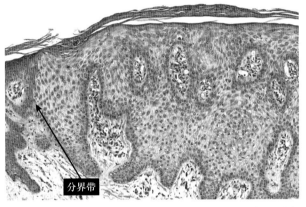

分界带

图 Ⅱ A1.r. *透明细胞棘皮瘤，中倍镜*。病变由淡染、形态温和的角质形成细胞构成。肿瘤细胞之所以苍白、淡染是因为其含有丰富的糖原

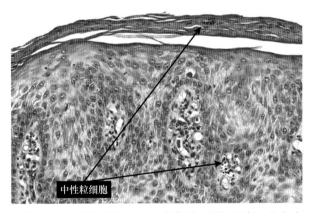

中性粒细胞

图 Ⅱ A1.s. *透明细胞棘皮瘤，高倍镜*。仔细观察，整个皮损中均可见到中性粒细胞，肿瘤上方的角质层内亦可见到中性粒细胞聚集

的差异，可分为五种类型：①扁平皮损，占绝大多数，组织学表现为交界痣；复合痣包括以下四种形态。②稍隆起的皮损，中央凸起、周边扁平，其中许多在组织学上表现为发育不良痣。③圆顶形皮损。④乳头状瘤样皮损。⑤有蒂皮损。前两种类型通常伴有色素增多，组织学上病灶所处层次较表浅（局限于表皮和真皮乳头层）；后三种类型可伴有或无色素增多，病变可累及真皮网状层。大多数小而扁平的皮损可能是单纯性黑子或交界痣；扁平皮损或周边扁平的皮损，直径大于5mm，边界不规则且不清晰，色素不均匀，临床上多为发育不良痣，因其与黑素瘤相似，且提示发生黑素瘤风险增大，故具有重要临床意义。虽然约1/3的黑素瘤可能发生于发育不良痣，但是发育不良痣的发病率远远高于黑素瘤，这说明对于单个发育不良痣而言，恶化的风险非常低[12]。

黑素瘤是细胞学呈恶性的黑素细胞的肿瘤性增生[13]。黑素瘤的发生过程可分为两个主要步骤

或阶段，第一阶段为非致瘤性或水平（或放射状）生长阶段，临床表现为形态不规则、色素不均匀的斑片或斑块。此阶段的组织学，黑素瘤可以表现为原位或微浸润，属于非致瘤性（未在真皮内形成团块）和非有丝分裂性（无真皮内有丝分裂）。第二阶段为垂直生长期，肿瘤细胞获得了在真皮内增生的能力，临床上常可见到明显的肿瘤团块形成（致瘤性的黑素瘤可见或无有丝分裂），通常是在前期水平生长期的斑块范围之内形成肿瘤。少数病例可以是非致瘤性的，但可存在真皮内有丝分裂（存在有丝分裂，但并非致瘤性黑素瘤）。致瘤性或有丝分裂性黑素瘤具有转移能力，这在非致瘤性或非有丝分裂性水平生长期黑素瘤中是极少见的[14]。水平生长期所形成的斑块，组织学上对应皮损的边缘或水平成分，位于垂直生长期肿瘤团块的（外侧）边缘。原位水平生长或微浸润黑素瘤包括三种主要临床病理类型：①浅表扩散或Paget样；②恶性雀斑样痣；③肢端雀斑样痣型。第四种类型的黑素瘤由

于缺乏可明确辨识的邻近的水平生长期成分，被定义为结节性黑素瘤，相关内容在ⅥB3章节讨论。相似的皮损发生于黏膜部位时，当出现水平生长期时，通常呈雀斑样痣表现。

组织病理　色素痣是由痣细胞的存在来定义和识别的，尽管痣细胞的本质同样是黑素细胞，与普通黑素细胞不同的是，至少一部分痣细胞成"巢"或簇集排列，细胞形态倾向圆形而非树突状，痣细胞倾向将所产生的黑色素保留在自身胞质中，而不是将其传输给相邻的角质形成细胞。虽然人们已普遍接受在组织学上将色素痣分为交界痣、复合痣和皮内痣这一分类方法，但我们应当意识到，上述三者不过是色素痣"生命周期"的不同发展阶段，开始表现为交界痣，在发展为皮内痣之后开始退化[15]，正如经历了一次衰老的过程。单纯性黑子被视为黑素痣的早期或尚处于进化过程中的一种形式，临床上表现为小的扁豆状或凸透镜状的色素斑（本病亦因此而得名），组织学特征表现为单个黑素细胞排列于延长的表皮突与真皮交界处。组织学上，黑子无痣细胞巢，可以借此和色素痣相区别。黑子样模式常见于黑子交界痣，组织学上同时可见痣细胞成巢和黑子样分布。发育不良痣也可表现出部分黑子样模式，但主要为巢状结构，皮损较大（组织切片上皮损直径大于4～5mm），散在分布的痣细胞偶尔可见到细胞的非典型性。临床和（或）组织学上的发育不良痣发展为黑素瘤的风险增大[16-18]。

雀斑样痣增生模式也可见于雀斑样痣黑素瘤。与色素痣相比，可见到较一致的细胞非典型性，细胞排列不规整，常伴有无序的角质形成细胞增生所造成的表皮不规则增厚和变薄。浅表扩散性黑素瘤是黑素瘤的最常见类型，其增生模式称为Paget样，即单个或成群的肿瘤细胞向上延伸进入角质形成细胞所构成的表皮，与雀斑样痣黑素瘤相似，表皮趋向于出现不规则增厚和变薄。雀斑样痣黑素瘤常可见到不同程度的Paget样增生，常较为轻微，Paget样增生也可偶尔见于良性色素痣，尤其是Spitz痣（参见ⅡD2和ⅥB3章节）和色素性梭形细胞痣（见下文）。雀斑样痣样、Paget样和巢状分布等组织模式，色素增多的程度，出现日光性弹力纤维变性，以及其他易于辨识的组织学、临床和流行病学因素已发现均与黑素瘤的*BRAF*和*NRAS*基因突变相关[19]；其他的癌基因尚处于分类研究当中，可能被用于转移性黑素瘤的靶向治疗。

交界痣包括发育不良痣可表现出不规则表皮增厚，但以表皮突规则延长更为常见，此内容将在后面的章节讨论（ⅡC1章节）。色素性梭形细胞痣（Reed痣）常见表皮突明显不规则增厚的模式，下文作为典型疾病予以讨论。浅表扩散性和肢端雀斑样痣黑素瘤的原位和微浸润类型中，表皮同样倾向于出现不规则增厚和变薄，前者在Paget样增生的章节中讨论（ⅡD2章节），后者将在下文中予以讨论。

色素性梭形细胞痣

临床特征　色素性梭形细胞痣首先由Richard Reed报道，可视为经典Spitz痣的一种异型。皮疹直径通常为3～6mm，颜色较深、平坦或呈轻微隆起的圆顶状。本病好发于年轻人，最常见于下肢。因为本病皮损颜色较深且皮损出现较为突然，所以临床上常被疑诊为黑素瘤。皮损突然出现、经过短暂的生长期后往往趋于稳定。

组织病理　此类皮损特征包括尺寸相对较小，具有对称性，真皮表皮交界处可见形态均一、细长、呈梭形，通常着色较深的黑素细胞增生。表皮倾向不规则增厚，伴有角化过度及明显的角质层黑色素。梭形细胞巢长轴垂直于表皮，倾向与相邻的角质形成细胞混杂在一起，而不是如我们在Spitz痣中所看到的形成裂隙。可见到Kamino小体，亦如在Spitz痣中所见。在真皮乳头层，痣细胞呈紧密的簇状分布模式，向外周推挤结缔组织。Spitz痣中常可见到真皮网状层受累，而在色素性梭形细胞痣中并不常见。部分皮损可见单个或成巢的黑素细胞呈Paget样模式向上方表皮扩散。与浅表扩散性黑素瘤相比，色素性梭形细胞痣相对较小、对称，侧缘边界清晰。整个皮损中的肿瘤细胞形态非常均一。如果色素性梭形细胞痣的痣细胞向下延伸至真皮乳头，可见成熟现象，这一点与黑素瘤不同。本病通常可见到表皮内有丝分裂，但真皮内有丝分裂少见，异常有丝分裂则更为少见。

肢端雀斑样痣黑素瘤

临床特征　肢端雀斑样痣黑素瘤发生于手掌和足跖等无毛皮肤，以及甲和甲周区域，以足跖部最常见[20]。亚裔、西班牙裔、波利尼西亚人与黑种人，黑素瘤的整体发生率低，其中大多数为肢端型。然而，上述族群肢端黑素瘤的绝对发生率与黑素瘤高发的高加索人相似。此外，本类型黑素瘤在遗传学上，常可见到细胞周期蛋白D扩增[21, 22]，此特点与常见的浅表扩散性黑素瘤不同。黑素瘤中*Kit*基因突变相对较为常见，39%黏膜部位黑素瘤，36%肢端黑素瘤，

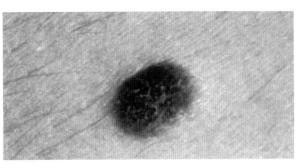

临床图 Ⅱ A2.a. *色素性梭形细胞痣*。境界清楚的、对称、尺寸较小、色素均匀的皮损，突然发生于青年女性的股部，随后保持稳定。皮损呈深蓝黑色，不同于绝大多数经典 Spitz 痣的粉红色或褐色，临床上提示存在黑素瘤的可能性

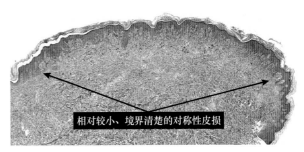

相对较小、境界清楚的对称性皮损

图 Ⅱ A2.a. *色素性梭形细胞痣，低倍镜*。皮损可完全位于表皮内（交界性），或为复合性，对于后一类型，倾向于局限于真皮乳头层。在扫视放大倍率下，皮损境界清楚，可见大量棕色色素，位于增厚的表皮层和真皮浅层

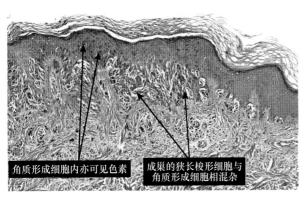

角质形成细胞内亦可见色素

成巢的狭长梭形细胞与角质形成细胞相混杂

图 Ⅱ A2.b. *色素性梭形细胞痣，中倍镜*。在更高的放大倍率下，此类色素痣由单一或成巢的形态均一的黑素细胞增生所构成，细胞含有大量黑色素。与经典 Spitz 痣特征性的形成痣细胞巢周围的人工裂隙不同，此类色素痣细胞倾向于与周围的角质形成细胞相混合

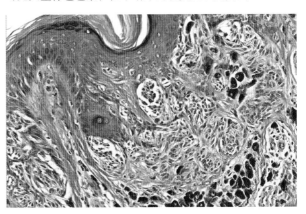

图 Ⅱ A2.c. *色素性梭形细胞痣，高倍镜*。黑素细胞呈梭形，通常垂直于皮肤表面。角质形成细胞和角质层也含有丰富的黑色素，在真皮浅层有大量的噬黑素细胞

28% 慢性日光损伤部位黑素瘤病例中存在 *Kit* 基因突变，而在非慢性日光损伤部位发生的黑素瘤中未检测到该基因的突变[23]。这表明，除日光之外的一些其他致病因素，可能在肢端型黑素瘤发病中发挥着作用。肢端型黑素瘤患者的生存率低，可能与该病诊断时即已处于相对较晚的显微和临床分期有关。

　　临床上，原位或微浸润肢端雀斑样痣黑素瘤表现为不均匀的色素斑，边界不规则且常常模糊不清。足跖部位最常受累。如果肿瘤位于甲母质，甲单位可出现纵向色素条带（纵向黑甲），色素可以延伸到甲皱襞（Hutchinson 征）。出现结节性皮损提示疾病进入致瘤性垂直生长期，并伴有溃疡形成。然而，一些肢端型黑素瘤可能在已出现深部浸润时，仍保持着扁平外观，这是因为过厚的角质层阻碍了肿瘤的外生性生长。

　　组织病理　此类皮损之所以称为"雀斑样痣"，是因为大多数病变细胞呈单个分布于真皮表皮交界处，尤其是病变的周边区域。然而，在表皮上部通常会出现一些肿瘤细胞，特别是在靠近皮损中心具有侵袭性的区域。本病的组织学表现有别于恶性雀斑样痣，可见不规则的棘层增厚，真皮缺乏弹性组织变性，肿瘤细胞常可见到树突状结构特征。在原位和微浸润性病变早期，特别是在病灶周边，组织学上可见到看似良性的组织学表现，包括基底层黑素细胞和黑色素增多，仅出现局灶性的黑素细胞异型性。然而，在病变中心，通常已存在明显的、较为一致的、重度细胞非典型性。有时可见到真皮表皮交界处苔藓样淋巴细胞浸润，导致界面模糊不清，一些病例的炎症细胞浸润较为致密，以致看上去更像是某类炎症改变。在大多数病灶中，可同时见到梭形和圆形肿瘤细胞，许多病例中可见到明显的含有色素的树突状细胞。色素沉着通常较为显著，因此在真皮上部可见噬黑素细胞、角质层中有粗大黑素颗粒聚集。与恶性雀斑样痣类似，当肿瘤已进入致瘤性垂直生长

阶段时,常表现为梭形细胞型,结缔组织增生和(或)嗜神经性等特征并不少见。有些情况下,真皮内具有侵袭性和致瘤性的肿瘤细胞可出现向色素痣的方向发展分化的特征,具有一定的迷惑性。

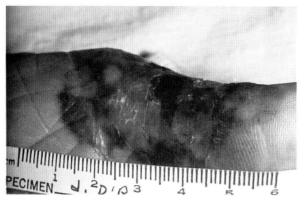

临床图‖A2.b. *肢端雀斑样痣黑素瘤*。肢端皮肤可见不规则的杂色斑片,包括棕褐色、棕色、灰白色、红色、蓝黑色。虽然皮损的大部分表现为非致瘤性的水平生长阶段,也可见到延伸至真皮网状层1.4mm深度的侵袭性成分(W. Witmer)

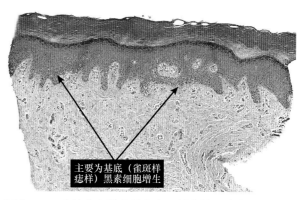

图‖A2.d. *肢端雀斑样痣黑素瘤,低倍镜*。本例肢端皮肤的环钻活检标本可能取自于肢端雀斑样痣黑素瘤皮损的周边区域,增厚的角质层为该部位皮肤的特征,可见表皮内黑素细胞增生,伴有真皮浅层轻度的炎症细胞浸润

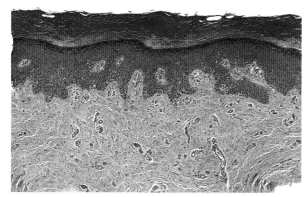

图‖A2.e. *肢端雀斑样痣黑素瘤,中倍镜*。在表皮内,可见杂乱的着色较深的黑素细胞增生,主要为单个细胞,局部呈簇状,未见到有序排列的细胞巢。真皮浅层常可见到淋巴细胞浸润和大量噬黑素细胞(本例不显著)

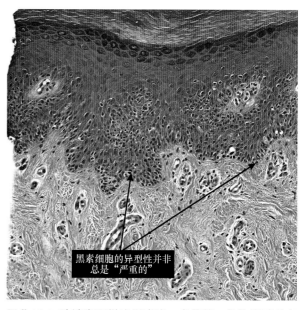

图‖A2.f. *肢端雀斑样痣黑素瘤,高倍镜*。高倍镜下观察发现,增生细胞几乎均为单个的、非典型黑素细胞,常呈树突状,绝大多数位于表皮的下1/3处。组织病理改变相对轻微,容易被忽视,如仅通过低倍镜扫视阅读切片

鉴别诊断

交界痣

复发性黑素细胞痣

色素性梭形细胞痣

交界性和浅表复合Spitz痣

复合痣或皮内痣,乳头状瘤样

交界或浅表复合发育不良痣

原位或微浸润恶性黑素瘤,浅表扩散型

原位或微浸润恶性黑素瘤,肢端雀斑样痣型

ⅡB　局灶性病变伴表皮变薄

表皮变薄是皮肤老化和慢性光损伤的特征性表现，表皮变薄可以由角质形成细胞数量减少或体积缩小所导致。

1. 伴有黑素细胞增生
2. 无黑素细胞增生

ⅡB1　伴有黑素细胞增生

表皮变薄（萎缩），伴有单个或小簇状具有非典型性的黑素细胞增生，导致黑素细胞在表皮基底层彼此相邻排列，以恶性雀斑样痣为典型疾病。

恶性雀斑样痣黑素瘤，原位或微浸润

临床特征　恶性雀斑样痣黑素瘤[24]约占全部黑素瘤的10%，老年人长期曝光部位皮肤为本病常见发病部位，最常见于面部。本病的遗传发生机制显然不同于更为常见的浅表扩散性黑素瘤，通常涉及*NRAS*而不是*BRAF*基因。病变进展需经历若干年缓慢的进程，开始时表现为色素不均匀的斑疹，逐渐向周边扩大，直径可达数厘米。皮损边界不规则，当处于原位或微浸润阶段时，不会出现硬化性结节性改变。皮损颜色从浅棕色到棕色，伴有深棕色、黑色或灰白色斑点。细网状纹理通常可见，此特点有助于区分此类病变与日光性黑子。

组织病理　本病最初阶段病理改变可以很轻微，充分发展的恶性雀斑样痣病理特点包括表皮萎缩变平，伴有黑素细胞的连续性增生。表皮的结构模式与浅表扩散性黑素瘤不同，后者表皮出现不规则的增厚和变薄，亦不同于日光性黑子和发育不良痣，后两者表现为表皮突延长。某些皮损被称为痣样恶性雀斑样痣，组织学上可能与发育不良痣有重叠，此类情况在ⅡC章节中予以讨论。细胞学方面，典型恶性雀斑样痣黑素瘤皮损细胞形态倾向于呈痣样或上皮样，有时细胞变长或呈梭形。细胞核可出现轻至中度非典型性改变，有时亦可见到细胞核明显增大、深染和多形性改变。与发育不良痣相比，此类黑素瘤的细胞异型性是"均匀的"（即存在于绝大多数肿瘤细胞中）。非典型黑素细胞常沿着毛囊的基底细胞层延伸，往往延伸至相当远的距离，常可达到活检标本的底部。通常可见到一些非典型黑素细胞呈Paget样向上扩散，尽管以单个细胞为主，亦可在基底层看到成巢的肿瘤细胞。细胞巢内的异

型黑素细胞通常保持其梭形外观，往往形似雨滴，"悬垂"于真皮表皮交界处。真皮上部几乎总能见到显著的日光性弹力纤维变性，同时可见大量的噬黑素细胞和显著的、通常呈带状的炎症细胞浸润。在真皮炎症区域有可能寻找到微浸润的证据。

恶性雀斑样痣黑素瘤的鉴别诊断包括黑子交界痣和发育不良痣，以及日光性黑子。上述三种病变的共同特征是表皮突呈雀斑样痣样延伸（参见ⅡC章节），与之相反，恶性雀斑样痣黑素瘤经典模式的表皮变化则近似于日光性萎缩。交界痣很少出现或没有细胞非典型性改变，发育不良痣可表现出轻度至中度非典型性，与之相反，大多数恶性雀斑样痣黑素瘤会出现均匀的中度至重度非典型性。还有一些归属于广义范畴的恶性雀斑样痣黑素瘤皮损，保留有表皮突结构，此类皮损曾被称为"痣样恶性雀斑样痣"或"雀斑样痣黑素瘤"，相关内容在ⅡC章节中予以讨论。

复发（"永久"）痣，雀斑样痣模式

临床特征　本病最初由Kornen和Ackerman描述为"假性黑素瘤"，相对常见，常常出现在色素痣刮取活检术之后[25]。临床上，活检部位色素斑复现，则有可能出现一些类似于黑素瘤的组织学改变。复发常发生在色素痣不完全切除之后，尤其是刮取活检术或电刀切除术后，或表面上看来已经完全切除之后。复发痣中的色素增多一般局限于瘢痕部位，常于术后数周内出现，突然出现之后，色素改变趋向稳定。与之相反，复发性黑素瘤则并不局限于瘢痕区域，经过一段时间后，会扩散至邻近皮肤。矛盾之处在于，复发性黑素瘤发生较为缓慢，需历时数月或数年，但必然会出现不断进展。

组织病理　尽管大多数复发痣没有细胞异型性，但在少数情况下，也可以出现非典型黑素细胞，可单个或成巢分布，多位于真皮表皮交界处，偶尔可扩散进入真皮上部或在表皮内出现Paget样扩散（参见ⅡD2章节）[26]。可能是因为生长在与瘢痕组织邻近的萎缩表皮内，位于交界处的细胞巢往往由色素增多的上皮样黑素细胞所组成，且形态不规则。在瘢痕下方的真皮网状层可见到色素痣的残余成分[27]。真皮上部可有淋巴细胞浸润，伴有噬黑素细胞。真皮中的痣细胞可表现出成熟迹象，Ki67增殖率比较低[28]。尽管如此，有丝分裂也偶可见到。如果没有确切的病史资料，明确区分复发痣与黑素瘤较为困难。但是，真皮上

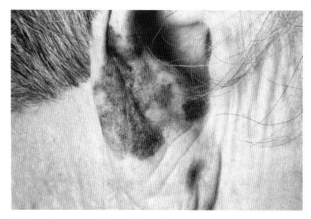

临床图 ‖ **B1.a.** *恶性雀斑样痣黑素瘤*。老年女性患者，耳部出现皮损多年，表现为逐渐增大的、颜色不均匀的棕色斑，边界不规则

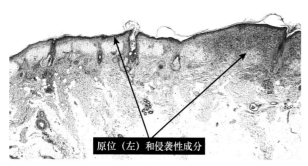

图 ‖ **B1.a.** *恶性雀斑样痣，低倍镜*。在扫视放大倍率下，病变范围较宽，境界不清，表皮萎缩，很多区域表皮突变平，图片右侧可见具有侵袭性和致瘤性的成分

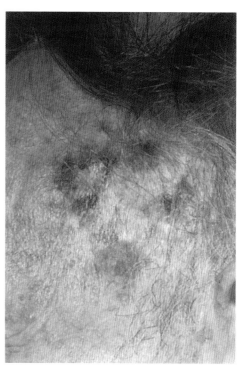

临床图 ‖ **B1.b.** *恶性雀斑样痣黑素瘤*。长期存在于颞部的皮损，逐渐增大，颜色斑驳，尺寸较大，可见丘疹成分，边界不规则

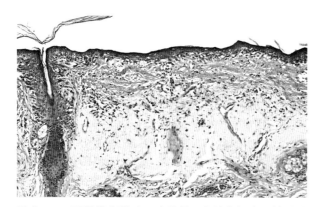

图 ‖ **B1.b.** *恶性雀斑样痣，中倍镜*。在基底细胞区域可见具有均一非典型性的黑素细胞增生，以单个细胞为主，局部可见融合性或连续性生长分布模式，其下方真皮内可见大面积的日光性弹力纤维变性

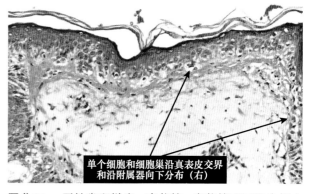

图 ‖ **B1.c.** *恶性雀斑样痣，高倍镜*。高倍镜下可见皮损内的大多数黑素细胞核增大、深染、不规则（均一的细胞非典型性）

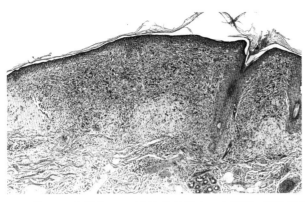 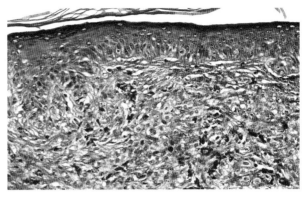

图Ⅱ B1.d. 和图Ⅱ B1.e. *恶性雀斑样痣，中倍镜*。可见致瘤性成分，由具有均一非典型性的细胞组成，本例色素较深

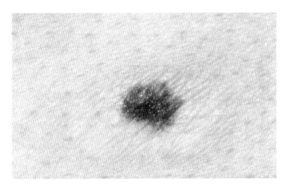

临床图Ⅱ B1.c. *复发痣*。十几岁女孩，在之前的色素痣刮取活检手术部位出现深褐色斑疹，边界不规则

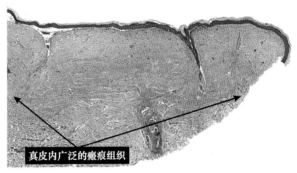

真皮内广泛的瘢痕组织

图Ⅱ B1.f. *复发痣，雀斑样痣模式，低倍镜*。在扫视放大倍率下，可见表皮突变平，可视为前期创伤或手术的线索。表皮内可见黑素细胞增生，不超出瘢痕外侧边缘

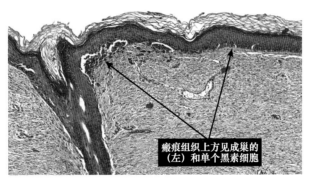

瘢痕组织上方见成巢的（左）和单个黑素细胞

图Ⅱ B1.g. *复发痣现象，雀斑样痣模式，中倍镜*。在真皮表皮交界处，真皮浅层瘢痕组织的上方，可见单个的和成巢的、富含色素的黑素细胞呈雀斑样痣模式增生，细胞体积可增大、细胞核大、核仁明显，主要为单个细胞，可延伸到真皮表皮交界处的上方。综合上述特点，提示可能是呈雀斑样痣模式的黑素瘤，但（黑素细胞）增生不超出瘢痕外侧缘，并且复习之前的活检资料，原有的痣完全为良性

部纤维化、纤维化区域下方残存的黑素细胞痣成分，以及清楚的双侧边缘界线通常可帮助我们做出正确的诊断。临床上，复发痣局限于瘢痕上方的表皮，而复发性黑素瘤常延伸进入邻近的表皮。尽管如此，复发痣经过部分活检后，也可能累及与瘢痕相邻近的表皮。在这种情况下，则需要采用常规标准来区分黑素瘤和色素痣。对任何诊断存在疑问的病例，应当查对其最初的活检结果。

不确定意义的浅表非典型黑素细胞增生，雀斑样痣模式

　　临床特征　不确定意义的浅表非典型黑素细胞

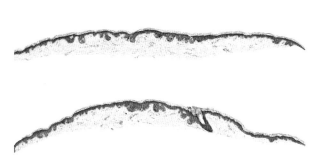

图Ⅱ B1.h. *不确定意义的浅表非典型黑素细胞增生，雀斑样痣模式。* 在光损伤部位皮肤，黑素细胞呈雀斑样痣样或巢状增生。表皮突未完全变平，可见表皮突局灶性延长

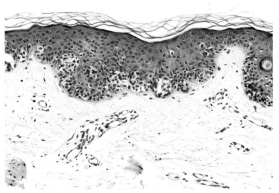

图Ⅱ B1.i. *不确定意义的浅表非典型黑素细胞增生，雀斑样痣模式。* 接近真皮表皮交界处可见单个的黑素细胞增多，其上方亦可见到一定数量的黑素细胞

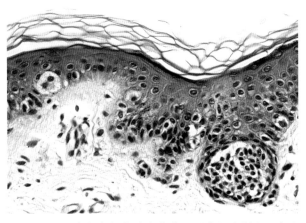

图Ⅱ B1.j. *不确定意义的浅表非典型黑素细胞增生，雀斑样痣模式。* 可见成巢的或单个黑素细胞，但基底层黑素细胞增生并不连续

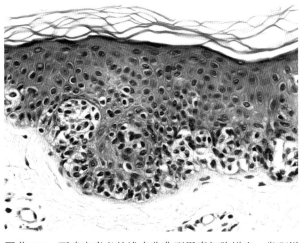

图Ⅱ B1.k. *不确定意义的浅表非典型黑素细胞增生，雀斑样痣模式。* 在另一个区域，提示有连续和灶状Paget样增生。可见中等程度的、相对较为均一的细胞非典型性

增生，雀斑样痣模式——是一个描述性词语，用于描述那些介于黑素瘤和与其相类似的良性疾病之间、表现出矛盾性或临界特征的皮损，如伴有非典型性的日光性黑子、发育不良痣伴有融合性或连续性的基底雀斑样痣模式的增生，尚无充分证据给出更为确切的诊断。此类情况，应该进行鉴别诊断，以便给予合适的治疗。那些完全存在于表皮内的损害可称为"不确定意义的表皮内黑素细胞增生"。"不确定意义的浅表非典型黑素细胞增生"一词用于反映那些已侵入真皮，但没有真皮内的致瘤性和（或）有丝分裂性增生、不具有转移能力的病变[14]，另见Ⅱ D2章节。此类病变的鉴别诊断包括发育不良痣或进展期肢端雀斑样痣黑素瘤。后者因具有局部复发的潜质，建议最好给予完全切除。上述两种疾病均具有风险提示意义，所以需要对患者进行随访，尤其是临床

上伴有其他非典型痣和家族中或个人有黑素瘤病史者。

鉴别诊断

原位黑素瘤（恶性雀斑样痣型）

日光性黑子（萎缩性损害）

复发痣

Ⅱ B2　无黑素细胞增生

表皮变薄，不伴有角质形成细胞或黑素细胞增生。黑素细胞被数个角质形成细胞分隔开来。以萎缩型光线性角化病和汗孔角化症[29]为典型疾病。

萎缩型光线性角化病

另见Ⅱ A.1章节。萎缩型光线性角化病缺少表皮增生，而表皮增生可见于多数光线性角化病皮损，尤其是肥厚型光线性角化病。

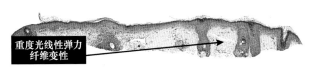

图 ‖ B2.a. *萎缩型光线性角化病，低倍镜*。角化过度伴片状角化不全，其下方表皮变薄

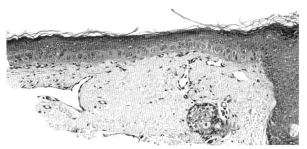

图 ‖ B2.b. *萎缩型光线性角化病，中倍镜*。基底角质形成细胞轻度非典型性，真皮乳头层可见片状或带状淋巴细胞浸润伴有浆细胞（本例图片未见此类改变），以及光线性弹力纤维变性

汗孔角化症

临床特征 汗孔角化症[30]的特征是皮损周边明显的角化性嵴状结构，与之相对应的组织学表现为鸡眼样板。本病可以分为5种不同类型，以播散性浅表性光化性汗孔角化症最为常见。损害于光暴露部位最为显著，日晒可导致病情加重，临床表现为小斑片，周围绕以狭窄的、轻微隆起的角化性嵴，不伴有清楚的沟槽状结构。

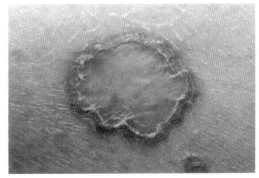

临床图 ‖ B2.a. *播散性浅表性光化性汗孔角化症*。本图片所展示的是发生于下肢曝光部位的许多椭圆形斑块和丘疹性皮损中的两处，可见轻微隆起的角化性边缘，中央萎缩

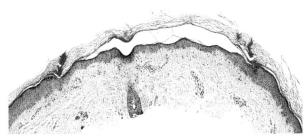

图 ‖ B2.c. *汗孔角化症，低倍镜*。扫视放大倍率下，在此活检标本的两侧边缘，可见两处鸡眼样板，表现为两处孤立的灶状角化不全，角化不全柱向皮损中心部位倾斜

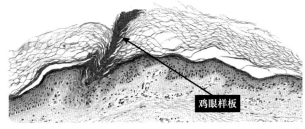

鸡眼样板

图 ‖ B2.d. *汗孔角化症，中倍镜*。角化不全柱的特征是境界清楚的角化不全角质物层叠堆积在表皮内陷处，在角化不全柱下方可见局灶性颗粒层消失和角化不良

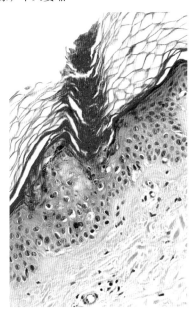

图 ‖ B.2.e. *汗孔角化症，高倍镜*。汗孔角化症可伴有真皮浅层片状或带状单个核细胞浸润，但本例图片未见此类改变

组织病理　皮损周边角化性嵴状隆起对应的组织学表现为充满角化物的表皮内陷。在斑块型汗孔角化症中，表皮内陷以一定的角度向下延伸，其顶点常偏离损害中心。Mibelli汗孔角化症的最主要特征是在充满角化物的沟槽中央出现角化不全柱，即所谓的鸡眼样板。角化不全柱下方的表皮角质形成细胞排列紊乱，一些细胞胞质由于出现提前角化而呈嗜酸性。角化不全柱所处部位一般没有颗粒层，而充满角化物的、内陷的表皮的其他部位颗粒层发育较好。播散性浅表性光化性汗孔角化症具有相似的组织学改变，但相对轻微一些，皮损中心表皮内陷很浅。

鉴别诊断

萎缩型光线性角化病

汗孔角化症

‖C 局灶性病变伴表皮突延长

局限性的皮损，表皮突延长、不伴有黑素细胞增生被称为乳头状瘤样增生，每个真皮乳头结构形似于手套（表皮）罩在手指（基质）上。表皮突延长伴黑素细胞增生，且主要以单个细胞为主，超过细胞巢的数量，这种改变称为雀斑样痣样模式。这种模式可见于黑子交界痣或复合痣，或发育不良痣和雀斑样痣黑素瘤。然而，黑素瘤中表皮突通常出现不规则的增厚和变薄，而不是规则延长。

1.伴有黑素细胞增生

2.无黑素细胞增生

‖C1 伴有黑素细胞增生

表皮突延长，伴有表皮突内黑素细胞增生，典型疾病包括日光性黑子、单纯性黑子、黑子交界痣和发育不良痣[31]。

日光性黑子

临床特征　黑子临床上表现为色素性斑疹，组织学表现为表皮中黑素细胞数量增加，但不形成痣细胞巢。日光性黑子绝大多数发生于老年人，通常皮损多发，且好发于光暴露部位。与单纯性黑子相比，日光性黑子皮损相对较大，直径通常在5mm左右，一部分皮损可超过1cm。日光性黑子的皮损不对称，边界不清，颜色呈深浅不一的褐色色调，通常不呈黑色。当皮损的不对称性和色泽差别非常显著时则需要活检，以便与恶性雀斑样痣相鉴别。日光性黑子是在严重光损伤个体中出现的典型"雀斑"样皮损，是提示黑素瘤风险的重要标志，和单纯性雀斑一样，其发病与*MCIR*基因的多态性有关，*MCIR*基因被称为"雀斑基因"，参与黑色素合成调节[32]。日光性黑子的发病可能与脂溢性角化病发病相关基因突变有关，支持日光性黑子和脂溢性角化病之间存有一定联系的观点[33]。

组织病理　在较大的皮肤损害中，可见到表皮突轻度至中度延长，黑素细胞和基底细胞内黑色素显著增加，真皮浅层常可见到噬黑素细胞。有些情况下，表皮上部和角质层可见黑色素。黑素细胞数量可出现一定程度的增加，这已在一些严谨的定量研究中得到证实。

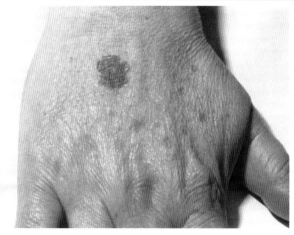

临床图 ‖C1.a. *日光性黑子*。在慢性光损伤的背景下，可见一处1cm大小、形态不规则的斑片，伴有轻微色调不一的色素增多

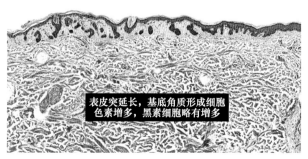

图 ‖C1.a. *日光性黑子，低倍镜*。在扫视放大倍率下，可见表皮突均匀一致的延长，伴色素增加，无明显炎症

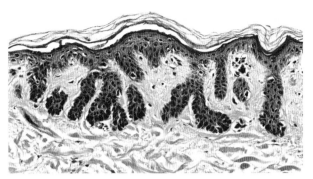

图 Ⅱ C1.b. *日光性黑子，中倍镜*。黑素细胞数目略有增加，但与恶性雀斑样痣不同，可见表皮突延长，无显著的、具有均一非典型性的黑素细胞增生

单纯性黑子

临床特征　黑子表现为色素增多性斑疹，组织学上可见表皮黑素细胞数量增加，但不像色素痣那样出现成巢的黑素细胞。单纯性黑子绝大多数自幼年发生，只有少数散在的损害，无发生于光暴露部位的倾向。皮损较小，通常为2 ～ 3mm，对称、界线清楚、色素均匀，但存在个体差异，呈褐色至黑色。单纯性黑子是一个组织学上的定义，在临床上，单纯性黑子与交界痣难以区分。

组织病理　在一些直径为2 ～ 3mm甚至更小的皮损中，表皮突呈轻度至中度延长，基底层黑素细胞密度增多，黑素细胞和基底细胞内的黑色素增多，真皮上部可见噬黑素细胞。有些情况下，表皮上部和角质层可出现黑色素颗粒。由于存在这些过渡性的表现，有学者认为单纯性黑子是进化中的色素痣。近期有研究发现，单纯性黑子缺乏常在色素痣中出现的*BRAF*基因突变，这对上述假说来讲是一个挑战，但并不足以推翻上述观点[34]。

黑子交界痣

临床特征　"黑子"因该病的皮损在临床上表现为扁豆状或透镜状的色素性斑点而得名，黑子（雀斑样痣）模式的典型改变可见于单纯性黑子，而单纯性黑子被认为是色素痣的早期或进化中的表现形式。本病临床上具有单纯性黑子的特征，而组织学上，在真皮表皮交界处，尤其是表皮突的最低点，可见到呈小巢状分布的痣细胞。此类皮损

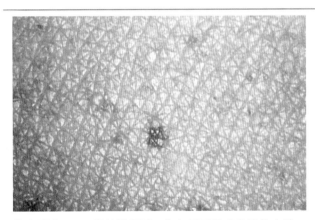

临床图 Ⅱ C1.b. *单纯性黑子*。分布于正常或光损伤皮肤大小为2 ～ 3mm，颜色呈均匀褐色或深褐色，乃至黑色的色素斑

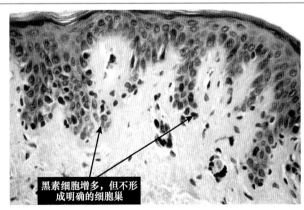

黑素细胞增多，但不形成明确的细胞集

图 Ⅱ C1.c. *单纯性黑子，中倍镜*。与日光性黑子不同，真皮表皮交界处黑素细胞显著增加，至少在某些局部可见黑素细胞呈连续性的排列，与发育不良痣和恶性雀斑样痣不同，本病皮损较小，无显著的细胞非典型性

兼具单纯性黑子和交界痣的特征（可称为黑子交界痣）。如果真皮层存在痣细胞，而交界成分水平延伸超过真皮内成分，常用"黑子样复合痣"这一术语来表述此类情况。典型的黑子交界痣和复合痣的皮损大小一般为2～5mm，超过5mm的多为发育不良痣。

组织病理　虽然"黑子"一词源于临床，但该称谓还有着组织学上的含义，在延长的表皮突中黑素细胞出现连续性分布，正如单纯性黑子中所见。组织学上缺少成巢的痣细胞，将黑子与色素痣区分开来。在黑子交界痣中，痣细胞位于境界清楚的痣细胞巢内，而痣细胞巢完全位于表皮下部或向下呈芽蕾状突入真皮，但仍与表皮相连。此外，在表皮最下部，特别是基底细胞层，可见到数量不等的单个痣细胞呈分散排列。表皮突倾向于均匀一致的延长，即呈黑子样（雀斑样痣）模式。发育不良痣也呈现出黑子样（雀斑样痣）结构，但皮损相对较大（组织学切片上超过4～5mm），可见随机、散在分布的非典型性痣细胞。偶尔可遇到皮损小于4mm，组织学上呈黑子样结构，并存在细胞非典型性的病例。之所以将此类皮损在这里做单独叙述，旨在提醒对于此类患者需要做进一步评估以排除临床上其他非典型痣的可能，对于有家族或个人黑素瘤病史的患者，同样需要给予进一步的评估。如果发现上述或其他黑素瘤危险因素，就需要根据临床上对危险因素的评估情况，对患者进行周期性随访。

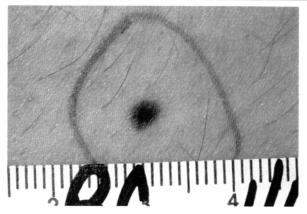

临床图‖C1.c. 黑子交界痣。2～5mm均匀一致的褐色或深褐色，乃至黑色的色素斑

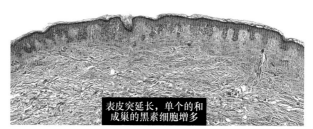

表皮突延长，单个的和成巢的黑素细胞增多

图‖C1.d. 黑子交界痣，低倍镜。扫视放大倍率下，可见一局限于表皮内的、小的黑素细胞性损害，伴有表皮突延长和稀疏的真皮浅层淋巴细胞浸润

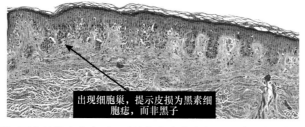

出现细胞巢，提示皮损为黑素细胞痣，而非黑子

图‖C1.e. 黑子交界痣，中倍镜。更高的放大倍率下，可见在真皮表皮交界处单个或成巢的黑素细胞呈黑子样（雀斑样痣）模式增生，细胞巢主要分布于表皮突的顶端，未见黑素细胞的非典型性

斑痣

临床特征　斑痣表现为出生时即存在的浅褐色斑片或条带，儿童期上述皮损表面出现小的、深褐色斑点。

组织病理　片状或带状淡褐色斑的基底层角质形成细胞色素增加，类似于咖啡斑，斑点处可见交界性的痣细胞巢，位于某些表皮突的最底部、散布的真表皮交界活性及真皮内痣细胞聚集，类似于单纯性黑子。

交界性或浅表复合性发育不良痣

临床特征　发育不良痣[35]从临床和组织学上来讲，体现了从普通色素痣到浅表扩散性黑素瘤的连续性谱系演化过程。该病可发生于身体任何部位，但多见于躯干。发育不良痣临床诊断需根据：①完全为斑疹或斑疹环绕着中心的丘疹；②尺寸较大，超过5mm；③边界不规则或境界模糊不清；④皮损内不均匀的色素增多。发育不良痣的重要性在于个别患者存在发生黑素瘤的危险[30, 36]，同时发育不良痣也可能是黑素瘤的前驱损害。尽管如此，多数情况下皮肤损害性质是稳定的，并不建议为了预防黑素瘤而将此类皮损统统切除，多数手术切除的发育不良痣是为了从组织学上排除黑素瘤。发育不良痣发生黑素瘤的风险与痣的非典型性程度有关，中度至严重的发育不良与黑素瘤的关系可能更密切，而轻微的发育不良与黑素瘤未必有明确关系。活检更多的是为了帮助评估

发生黑素瘤的风险和制订随访计划。

　　组织病理　此类皮损的组织学特征包括黑子样表皮突延长伴黑素细胞数量增多。黑素细胞单个或成巢分布，细胞巢长轴倾向与皮面平行，相邻的表皮突之间形成桥连结构。位于交界处成巢的黑素细胞多为梭形，但也可以相对较大，呈上皮细胞样，胞质丰富，含有细腻、灰尘样黑素颗粒。如果皮损为复合性，真皮乳头层中的黑素细胞巢随着向真皮深入而显示出成熟的特征。复合性发育不良痣，表皮内成分向两侧的延伸会超过真皮成分的横向边界，形成组织学上的"肩样"结构，临床上呈现出"靶样"或"煎蛋样"外观。真皮中可见片状淋巴细胞浸润。黑素细胞表皮内Paget样扩散缺如或较轻微，且仅限于表皮的最底层。

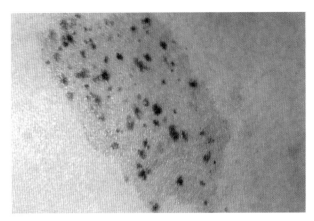

临床图 Ⅱ C1.d. *斑痣*。通常为先天性，表现为浅褐色斑片，儿童期斑片表面出现散在的褐色斑疹

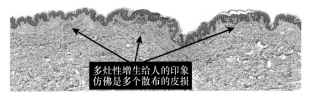

多灶性增生给人的印象仿佛是多个散布的皮损

图 Ⅱ C1.f. *斑痣，低倍镜*。扫视放大倍率下，可以仅表现为局限于表皮内或局限于表皮和真皮乳头层内的小的、单发的黑素细胞性损害。对于尺寸大一些的活检标本（如果是为了排除黑素瘤而取材送检），标本中可能出现不止一处这样的小损害。在这些损害之间，表皮色素增加，但此变化在组织学上并不明显，除非标本中同时见到可用作对照的位于皮损边缘的正常皮肤组织

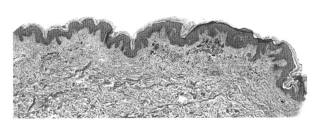

图 Ⅱ C1.g. *斑痣，中倍镜*。在局灶性损害中，可见表皮突延长和稀疏的、浅层淋巴细胞浸润，其表现与黑子相同

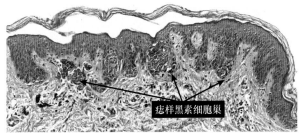

痣样黑素细胞巢

图 Ⅱ C1.h. *斑痣，高倍镜*。更高的放大倍率下，可见单个或成巢的黑素细胞沿真皮表皮交界处呈黑子样模式增生，未见黑素细胞的非典型性

细胞学方面，除了黑素细胞黑子样增生外，黑素细胞核的非典型性是诊断本病的必要条件，包括某些黑素细胞核大、不规则、深染等。绝大多数非典型黑素细胞呈单个或小灶状分布，皮损内仅有少数黑素细胞具有非典型性（"随机的"细胞非典型性）。外观表现出非典型性的黑素细胞可扩散至棘层下部，如上述现象较为突出则提示可能已发生向原位黑素瘤的转化。

痣样恶性雀斑样痣

1997年Kossard 描述了一组痣样黑素瘤，其特征是肿瘤细胞小，呈痣样外观[37]。表皮突倾向于保持其原有形态，细胞巢显著，至少在损害中央可见到上述变化特征。最近把这类损害描述为雀斑样痣黑素瘤，强调呈雀斑样痣样是黑素瘤的一种模式，需要与雀斑样痣相区分[38]。另一项有借鉴意义的研究发现，43%原位恶性雀斑样痣皮损具有显著的发育不良痣的特征[39]。其结论是：发生在光暴露部位和年长者的那些较大的、色素性损害需要考虑恶性雀斑样痣黑素瘤的可能，即使组织学上呈现出发育不良痣的特征。活检，特别是从损害中央取材时可能导致将此类情况误诊为发育不良痣，造成原位黑素瘤残存（被遗漏）的可能，后者可持续存在，复发，进展为更严重的损害。至少在损害周边可呈现更典型的雀斑样痣黑素瘤的病理改变，其主要的病理改变模式表现为在真皮表皮交界处出现连续分布的单个黑素细胞。

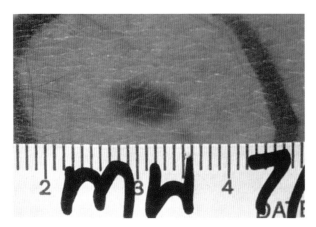

临床图 ‖C1.e. *发育不良痣*。本例色素性损害符合发育不良痣的标准：①境界不清楚的斑疹；②大小超过5mm；③边缘不规则；④色素不均匀

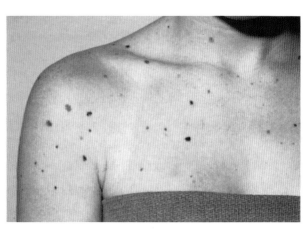

临床图 ‖C1.f. *发育不良痣*。本例年轻患者从儿童时期开始接受随访。患者在青春期时出现多个发育不良痣，从拍摄此照片起，有数个皮损发展成为原发性黑素瘤，一直处在可治愈的非致瘤性和水平生长阶段

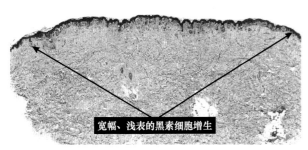

宽幅、浅表的黑素细胞增生

图 ‖C1.i. *复合发育不良痣，低倍镜*。在扫视放大倍率下，可见一宽幅的复合痣。在皮损中央，可见该色素痣由表皮和真皮成分组成。在皮损的两侧边缘，可见仅由交界性成分构成的"肩样"结构

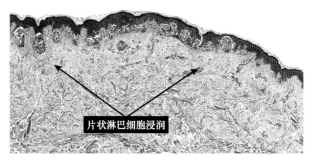

片状淋巴细胞浸润

图 ‖C1.j. *复合发育不良痣，低倍镜*。表皮突均匀延长，黑素细胞巢在延长的表皮突之间形成"桥连"结构。皮损的真皮成分位于图片左侧，交界性成分延伸至右侧，形成了所谓的"肩样"结构

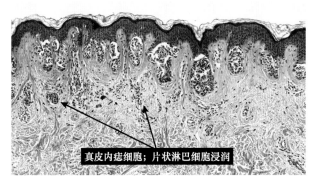

图 Ⅱ C1.k. *复合发育不良痣，中倍镜*。表皮内成分由单个或成巢的黑素细胞组成。真皮内稀疏的淋巴细胞浸润，常可见明显的小血管，本例尚可见散在的噬黑素细胞

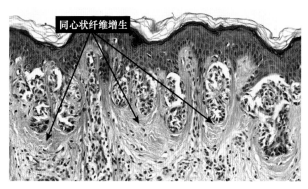

图 Ⅱ C1.l. *复合发育不良痣，中倍镜*。在皮损的细胞巢下方可见板层状的纤维增生，比较具有特征性的是可以见到嗜酸性胶原区域，以及类似于成纤维细胞的梭形细胞，其走向与表皮突上皮相平行。真皮内有稀疏的淋巴细胞浸润，常伴有显著的小血管和散在的噬黑素细胞

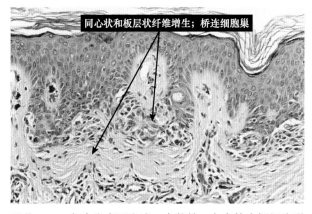

图 Ⅱ C1.m. *复合发育不良痣，高倍镜*。大多数皮损细胞形态温和，但可见一些随机散在的细胞具有轻微核异型性，其特征包括：细胞核增大、不规则、深染，上述变化仅见于少数皮损细胞。板层状纤维增生中的某些梭形细胞含有黑色素，提示其可能起源于黑素细胞，而不是成纤维细胞

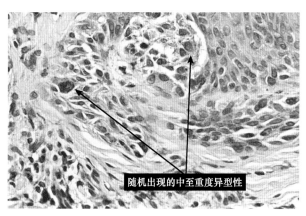

图 Ⅱ C1.n. *复合发育不良痣，高倍镜*。另外一个视野，数个皮损细胞的细胞核出现中等程度的增大和深染，尽管如此，大多数细胞核并无非典型性，上述表现即所谓的"随机的"细胞非典型性。真皮内可见嗜酸性的呈同心圆和板层状的纤维增生，其内含有层状排列的梭形细胞

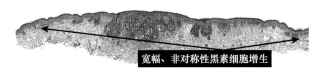

图 Ⅱ C1.o. *痣样恶性雀斑样痣，低倍镜*。皮损相对较宽，所含细胞成分变化较大，所处区域可见中度至重度日光性弹性组织变性

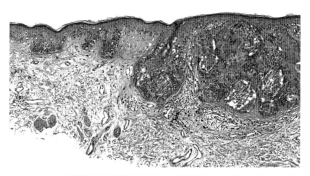

图 Ⅱ C1.p. *痣样恶性雀斑样痣，低倍镜*。图片左侧，损害由小细胞构成，分布于延长的表皮突顶端和侧缘，所有区域，至少在表皮突之间未见连续性增生；图片右侧，呈大细胞型，可见均一的非典型性和明显的细胞巢

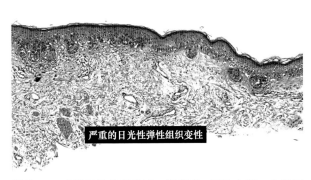

严重的日光性弹性组织变性

图 ‖ C1.q. *痣样恶性雀斑样痣，低倍镜*。图片右侧，在皮损的边缘处，可见两个细胞巢，状似悬垂于界面，呈下落的雨滴状，其他区域，相类似的细胞巢沿真皮表皮交界处不均匀的散在分布，其间混杂有一些单个黑素细胞

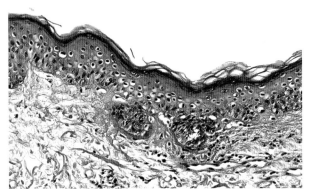

图 ‖ C1.r. *痣样恶性雀斑样痣，高倍镜*。皮损周边，位于细胞巢内的细胞呈现出中度至重度、均一的非典型性

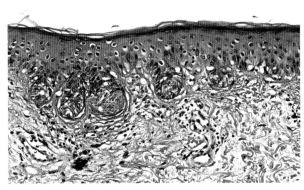

图 ‖ C1.s. *痣样恶性雀斑样痣，高倍镜*。细胞巢更加紧致，细胞非典型性同样可见。可能有人会考虑将此类病理变化看作某种形式的发育不良，然而，对于发生于年长患者的光损伤部位的皮损，给予审慎评估则更为恰当。笔者认为，本例患者最为合适的诊断为痣样恶性雀斑样痣（原位黑素瘤，恶性雀斑样痣型）；尽管如此，也可以将其界定为"不确定意义的表皮内非典型黑素细胞增生"，鉴别诊断包括原位黑素瘤，并给予合适的治疗推荐。对于该皮肤损害，给予再次切除（之前的切除范围较狭窄），3年后出现局部复发

鉴别诊断
单纯性黑子
斑痣
黑子交界痣
交界痣

发育不良痣
Meyerson痣
痣样恶性雀斑样痣
肢端雀斑样痣黑素瘤
黏膜雀斑样痣黑素瘤

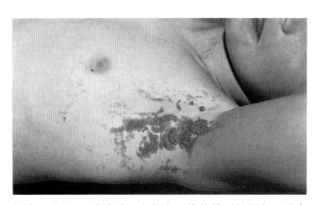

临床图 Ⅱ C2.a. *表皮痣*。患儿出现线状排列的褐色、融合成斑块的疣状丘疹，无骨骼、眼或中枢神经系统受累

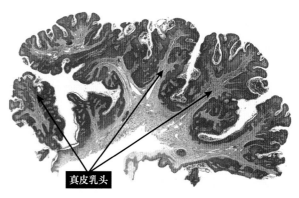

图 Ⅱ C2.a. *表皮痣，低倍镜*。扫视放大倍率下，表皮痣病理改变有乳头状瘤样增生和角化过度，其下方真皮基本上无明显变化

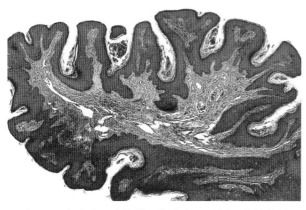

图 Ⅱ C2.b. *表皮痣，中倍镜*。表皮出现不同程度的棘层肥厚和乳头状瘤样增生伴角化过度，常常会有假性角囊肿形成，类似于脂溢性角化病

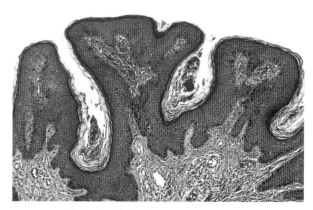

图 Ⅱ C2.c. *表皮痣，高倍镜*。表皮的成熟状态基本正常，伴有不同程度的色素增加。真皮乳头纤维组织增生，伴有轻微的或不伴有炎症

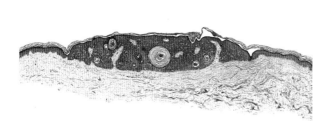

图 Ⅱ C2.d. *脂溢性角化病，低倍镜*。与表皮痣相比，脂溢性角化病皮损界线更为清楚，并多位于（皮损两侧）毗邻的表皮所构成的平面之上

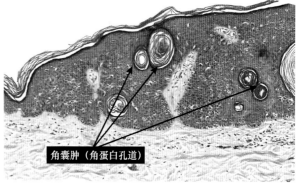

图 Ⅱ C2.e. *脂溢性角化病，中倍镜*。脂溢性角化病的皮损由基底样细胞构成，只是在接近皮肤表面才出现鳞状分化。在表皮痣中则较完整地保留了起源于单一的基底层的正常角化成熟模式

‖C2　无黑素细胞增生

表皮增厚（棘层增生），黑素细胞和角质形成细胞形态均正常，唯一的变化是棘层增厚。表皮痣为典型疾病[40]。鉴别诊断包括黑棘皮病。

表皮痣

临床特征　表皮痣或称为疣状痣，可以是局限型，也可以是系统型。局限型：通常出生时就已存在，但不绝对，如仅有一处线状损害，常称为单侧痣。皮损由密集的呈乳头状瘤样、角化过度性丘疹组成。系统型：乳头状瘤样角化过度性丘疹通常呈线性分布，皮损数量较多。这些皮损多呈线状平行排列，尤其在躯干部。偶可见到"豪猪状鱼鳞病"一词，用于描述广泛双侧分布的皮损。线状表皮痣偶伴有骨骼畸形和中枢神经系统缺陷，如神经发育迟缓、癫痫、神经性耳聋，以及少数情况下伴发基底细胞癌或鳞状细胞癌。上述情况可能与表皮松解性角化过度这一特定类型有关（参见Ⅰ B1章节）。各种表皮痣综合征及其相关分子病理机制可参考近期的一些综述[41]。

组织病理　几乎所有局限型线状表皮痣和一些系统性病例均表现为良性乳头状瘤样组织学改变。可以观察到相当程度的角化过度、乳头状瘤样增生、棘层肥厚和表皮突延长，改变类似于脂溢性角化病，但皮损通常要明显大一些。另外一些病例，乳头状瘤样改变可能不太明显，正角化过度可能是其主要表现。

脂溢性角化病

另见Ⅱ E2章节。

黑棘皮病

临床特征　黑棘皮病可分为八种类型：恶性黑棘皮病[42]、良性先天性、肥胖相关、综合征相关——通常与胰岛素抵抗综合征相关[43]、肢端型、单侧型、药物诱发型和混合型。临床上，黑棘皮病表现为乳头状瘤样外观的褐色斑片，主要分布于间擦部位如腋窝、颈部、生殖器和乳房下。在恶性型的泛发病例中，黏膜表面如口腔、外阴、眼结合膜可能受累。在肢端型中，手背、足背可见天鹅绒样色素增多性皮损。

组织病理　可见轻度角化过度和乳头状瘤样增生，不规则棘层肥厚，通常无色素增多，所以"黑棘皮病"一词没有明显病理学意义。在典型皮损中，真皮乳头向上形成指状突起，两侧指状突起之间凹陷区域有轻度至中度的棘层肥厚，并充满角质物。部分病例可见假性角囊肿。位于乳头顶部及乳头两侧的表皮变薄。一部分病例硝酸银染色可见基底层色素增多，但不是所有的病例都具有此特征。黑棘皮病皮损呈褐色，主要与角化过度相关，与黑色素关系不大。

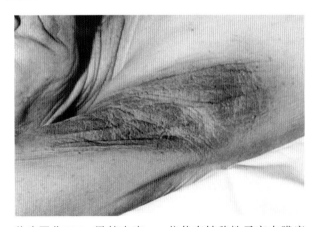

临床图 ‖C2.b. *黑棘皮病*。一位伴有转移性子宫内膜癌的老年妇女，皮肤皱褶部位突然出现天鹅绒样色素增多性斑块

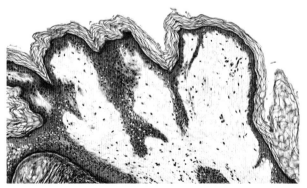

图 ‖C2.f. *黑棘皮病，中倍镜*。乳头状瘤样增生伴明显角化过度，主要为正角化过度

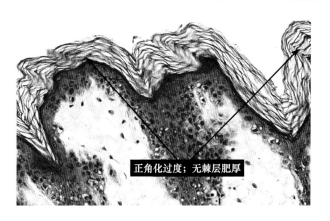

正角化过度；无棘层肥厚

图 ‖ C2.g. *黑棘皮病，高倍镜。*与脂溢性角化病相比，黑棘皮病表皮并没有明显的棘层肥厚

鉴别诊断

表皮痣

银屑病

慢性单纯性苔藓

黑棘皮病

日光性黑子

‖D　局灶性病变伴Paget样增生

良性表皮内，某种类型的肿瘤细胞呈单个或网状增生称为Paget样增生，因类似乳房Paget病而得名（乳腺癌细胞在乳头皮肤内增殖）。

　　1.角质形成细胞增生

　　2.黑素细胞增生

　　3.腺上皮增生

　　4.淋巴样增生

‖D1　角质形成细胞增生

非典型角质形成细胞散在分布于成熟的表皮全层或分布于多个层面，正常的成熟状态缺失，有丝分裂增多伴个别角质形成细胞坏死。Paget样原位鳞状细胞癌为典型疾病。

Paget样原位鳞状细胞癌

另见Ⅱ A1章节。原位鳞状细胞癌（Bowen病[21]）的表皮内偶可发现细胞空泡化现象，特别是在表皮上部。此外，在特殊情况下，多巢状的非典型细胞在表皮全层散在分布，有时基底层细胞可不受累及。

局灶性病变伴 Paget 样增生　‖D

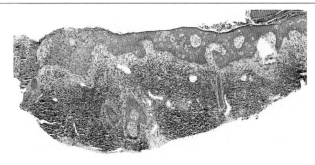

图 ‖ D1.a. *Paget样原位鳞状细胞癌，低倍镜。*表皮不规则的增厚和变薄，表皮突变平，伴角化不全痂屑。真皮浅层可见致密的淋巴细胞、浆细胞带状浸润

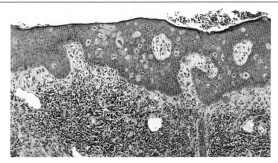

图 ‖ D1.b. *Paget样原位鳞状细胞癌，中倍镜。*大而苍白的细胞出现在致密排列的嗜酸性角质形成细胞之间

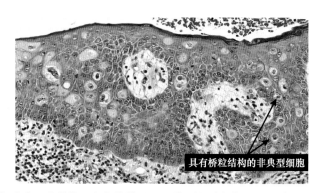

具有桥粒结构的非典型细胞

图 Ⅱ D1.c. *Paget样原位鳞状细胞癌，高倍镜*。在高倍镜下，寻找到细胞间桥——通常位于肿瘤细胞和邻近的无明显异型性的角质形成细胞之间，可确定原位鳞状细胞癌的诊断，并排除黑素瘤和Paget病

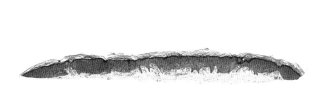

图 Ⅱ D1.d. *克隆型脂溢性角化病，低倍镜*。与原位鳞状细胞癌相比，表皮出现均匀一致棘层肥厚，伴显著的网篮状角化

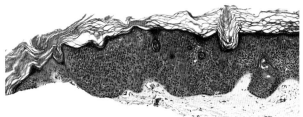

图 Ⅱ D1.e. *克隆型脂溢性角化病，中倍镜*。在增厚的表皮内，可见聚集、成簇分布的、形态温和的角质形成细胞

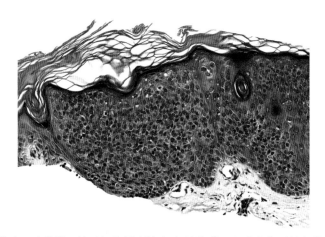

图 Ⅱ D1.f. *克隆型脂溢性角化病，高倍镜*。缺乏细胞异型性和有丝分裂，以及非典型的角化不全痂屑，有助于与克隆型原位鳞状细胞癌相鉴别

克隆型脂溢性角化病

　　在克隆型或巢状脂溢性角化病中，表皮内可见到界线清楚的细胞巢[44]。在某些情况下，这些细胞巢类似于基底细胞上皮瘤，细胞核小而深染，细胞间桥只在少数部位可见。在另外的一些克隆型脂溢性角化病中，细胞巢由大的淡染细胞构成，有明显细胞间桥，这些细胞巢之间间隔以细胞条索，条索内的细胞核较小且深染。

鉴别诊断

Paget样原位鳞状细胞癌

克隆型脂溢性角化病

表皮内上皮瘤（Borst-Jadassohn病）

Ⅱ D2 黑素细胞增生

非典型黑素细胞可见于成熟表皮的全层，常伴有表皮增生。原位黑素瘤或微浸润（浅表扩散性）黑素瘤为典型疾病[45]。需重点鉴别的疾病为色素性梭形细胞痣[46]。

原位黑素瘤或微浸润，浅表扩散性

临床特征　皮损可发生于光暴露部位，尤其是间歇性光暴露部位，非光暴露部位很少发生。最常受累的部位是上背部，特别是男性，以及女性下肢。皮损轻度或明显高出周围皮肤，边界可触及，轮廓不规则，略呈拱状。通常有颜色上的变化，不仅包括褐色、黑色、还可以呈粉红色、蓝色和灰色。在自发消退的部位可观察到灰白色区域。微浸润模式在临床上无明显表现，但出现丘疹和随后出现的结节甚至溃疡则提示已发生了致瘤性垂直方向的生长，且溃疡常提示病情已到了相对后期阶段。

组织病理　结构模式特点包括皮损直径较大、边界不清（皮损边缘的拖尾细胞通常形态较小、单个、散在分布），而且不对称。表皮不规则增厚和变薄，表皮突结构模式变形。形态较一致的大而圆的黑素细胞分布于真皮表皮交界处，或呈Paget样散布于表皮全层，这些大细胞成巢或散在分布，巢的大小和形状差别较大。正如前面所讨论的，

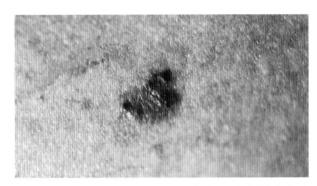

临床图 Ⅱ D2.a. *浅表扩散性原位黑素瘤*。中年男性患者胸部出现一缓慢增大的深色皮损，该皮损有不对称、边界不规则、颜色不均匀等特点，再根据皮损的大小，此均提示该皮损有可能为黑素瘤

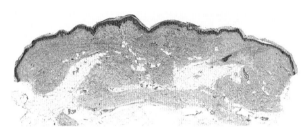

图 Ⅱ D2.a. *浅表扩散性原位黑素瘤，中倍镜*。皮损横径较宽，边界不清，其特征是表皮内可见均匀增大的黑素细胞，其数量明显增多。与本病相类似的严格的原位皮损，一般仅有轻微或无真皮炎症浸润

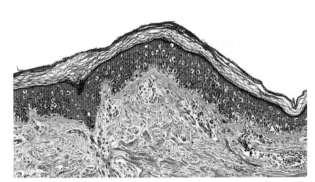

图 Ⅱ D2.b. *浅表扩散性原位黑素瘤，中倍镜*。表皮内可见广泛的皮损细胞呈Paget样分布，这些细胞形态一致（均一的细胞异型性）

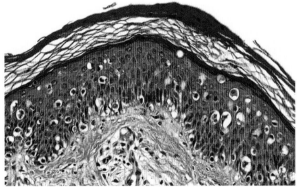

图 Ⅱ D2.c. *浅表扩散性原位黑素瘤，高倍镜*。细胞具有异型性，如本例所示，特征为细胞核增大，深染且不规则，可以为中等程度（如此图所见），也可以较为严重

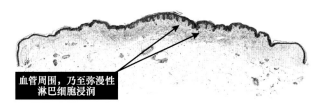

图 Ⅱ D2.d. *浅表扩散性黑素瘤，伴侵袭，低倍镜。* 表皮不规则增厚，伴有表皮突模式的破坏，真皮乳头层可见血管周围，乃至弥漫性的淋巴细胞浸润

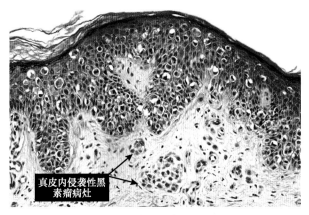

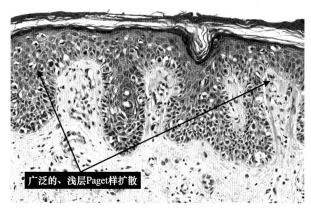

图 Ⅱ D2.e. *浅表扩散性黑素瘤，伴侵袭，中倍镜。* 在表皮角质形成细胞之间，大的上皮样黑素细胞呈 Paget 样（散弹样）模式分布。真皮乳头层可见一定数量的、成簇分布的皮损细胞，构成（黑素瘤的）侵袭部分

图 Ⅱ D2.f. *浅表扩散性黑素瘤，伴侵袭，高倍镜。* 皮损细胞体积较大，细胞质丰富，胞质内常含有细腻的黑素颗粒。细胞核均匀一致的增大，出现一定程度的深染，核仁明显

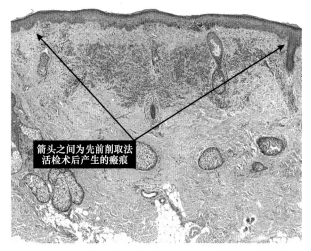

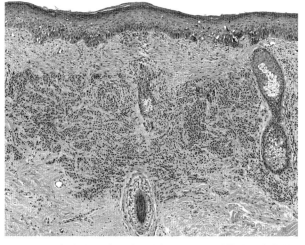

图 Ⅱ D2.g. *复发痣现象，雀斑样痣和 Paget 样模式，低倍镜。* 在扫视放大倍率下，可以观察到表皮突变扁平，这种现象可以视为之前受过外伤或取过活检的线索。表皮内黑素细胞增生，其范围不超过瘢痕两侧的界线

图 Ⅱ D2.h. *复发痣现象，雀斑样痣和 Paget 样模式，中倍镜。* 在真皮表皮交界处，单个或成巢的、富含色素的黑素细胞呈雀斑样痣或局灶性的 Paget 样增生，其下方浅层真皮内为瘢痕组织区域。皮损细胞体积大、核大、核仁明显，单个细胞较为显著，并且有细胞扩散至真皮表皮交界处上方。这些特征均提示该皮损可能为黑素瘤，但是黑素细胞增生的范围并未超过瘢痕两侧的界线，回顾先前的色素痣亦为良性

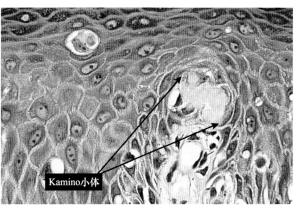

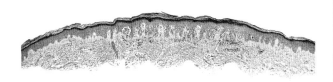

图 Ⅱ D2.i. *交界性Spitz痣，低倍镜*。与恶性黑素瘤相比，皮损较小且对称

图 Ⅱ D2.j. *交界性Spitz痣，高倍镜*。黑素细胞Paget样增生在Spitz痣中并不少见，特别是年轻患者。球形嗜酸性小体（Kamino小体）是经典的Spitz痣的特征，尤其是聚集在一起的时候，如本图所示。但是在黑素瘤中偶尔也可以见到此类情况

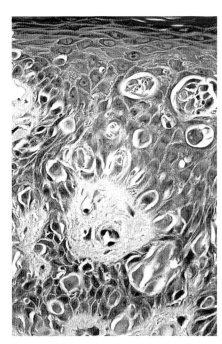

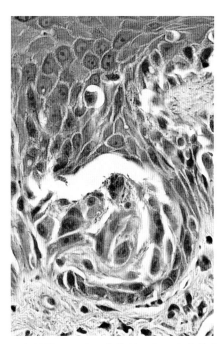

图 Ⅱ D2.k. *交界性Spitz痣，高倍镜*。存在于Spitz痣的痣细胞巢和周围角质形成细胞之间的人工裂隙，是该病的特征之一

图 Ⅱ D2.l. *交界性Spitz痣，高倍镜*。Spitz痣由体积较大的痣样黑素细胞构成，细胞质丰富，呈双嗜性，细胞核大，核仁明显，呈嗜酸性

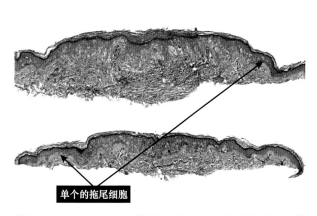

单个的拖尾细胞

图 Ⅱ D2.m. *不确定意义的浅表/表皮内非典型黑素细胞增生，Paget样模式*。15岁女性患者的腕部皮损，在扫视放大倍率下，皮损相对较小，但界线欠清晰，且不太对称

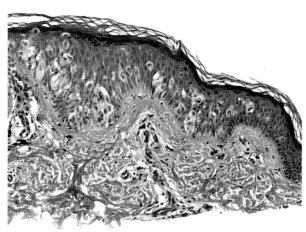

图 Ⅱ D2.n. *不确定意义的浅表/表皮内非典型黑素细胞增生，Paget样模式*。皮损的周边，拖尾细胞更多的是呈单个分布而不是成巢分布（界线不清）

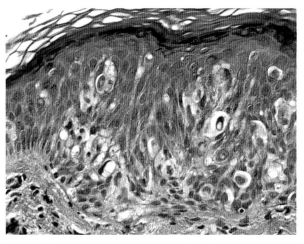

图 Ⅱ D2.o. *不确定意义的浅表/表皮内非典型黑素细胞增生，Paget样模式*。皮损细胞表现为大的梭形或上皮样细胞，有丰富的双嗜性细胞质，是Spitz痣的特征，但本图片中未见Kamino小体

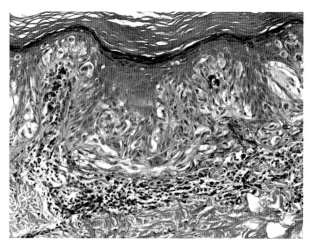

图 Ⅱ D2.p. *不确定意义的浅表/表皮内非典型黑素细胞增生，Paget样模式*。表皮内皮损细胞呈Paget样扩散，局部浸润至角质层，此时需要考虑到原位黑素瘤的可能。另外，鉴别诊断也要考虑到Paget样Spitz痣或者严重的发育不良痣。在处理此类皮损时，需要考虑到原位黑素瘤局部复发的可能性，还要考虑到发育不良痣或者黑素瘤的风险提示意义。因此，要考虑完整的切除皮损，同时要综合患者的其他一些危险因素来评估是否需要对患者的痣样皮损进行随访

在上述类型的黑素瘤中呈Paget样或成巢分布模式倾向于与*BRAF*癌基因突变相关[33]。除了一些严格意义上的原位黑素瘤外，往往可以观察到真皮内噬黑素细胞和真皮内浸润。淋巴细胞常呈致密带状浸润，特别是在侵袭性皮损中。细胞形态学方面，肿瘤细胞形态较一致，并具有非典型性，细胞核深染，胞质丰富，细胞质内有数量不同的黑素颗粒，通常为小的、粉尘状黑素颗粒。这种一致的细胞非典型性具有重要的诊断意义，可区别于发育不良痣中出现的随机的非典型性。与发育不良痣的鉴别要

点包括皮损尺寸更大、不对称，细胞学特征，位置较高的、广泛的Paget样增生或基底部具有一致非典型性细胞的连续性增生，中度至重度且均匀一致的细胞异型性，而且在一些黑素瘤中可以观察到有丝分裂。

复发痣（假性黑素瘤），Paget样模式

非典型细胞的增生在复发痣中可以呈雀斑样痣样，类似雀斑样痣黑素瘤（在Ⅱ B1章节中讨论），或Paget样，类似浅表扩散性黑素瘤。

交界性Spitz痣伴Paget样增生

尽管大部分Spitz痣是复合痣，均累及真皮网状层（在ⅥB3章节中讨论），交界性的Spitz痣亦不少见，特别是在儿童，偶见于成人。部分交界性Spitz痣病例中可见到皮损细胞在表皮内呈Paget样分布[47]，当出现此类改变时，需要注意与黑素瘤相鉴别，鉴别要点包括皮损大小、对称性、患者年龄、是否存在嗜酸性小体（Kamino小体，参见图Ⅱ D2.i）、主要是以细胞巢还是单个细胞为主。Spitz痣细胞在表皮内呈Paget样增生，偶见于成人，更多见于儿童。

不确定意义的浅表/表皮内非典型黑素细胞增生，Paget样模式

不确定意义的浅表/表皮内非典型黑素细胞增生是一个描述性的词语，适用于那些介于黑素瘤及其良性近似疾病（如Paget样Spitz痣，发育不良痣伴少数Paget样细胞）之间具有矛盾性或交界性特征的病例，尚不足以给出一个明确的诊断。此时需要进行鉴别诊断，以便给予恰当准确的治疗，见Ⅱ B1章节。"不确定意义的浅表/表皮内非典型黑素细胞增生"一词反映了这样一种事实，即出现真皮内浸润，但不伴有致瘤性和（或）有丝分裂性增生，亦不具有转移的能力。

鉴别诊断
原位黑素瘤（浅表扩散性）

色素性梭形细胞痣
复发痣（假性黑素瘤）
明确的Spitz痣伴Paget样增生
明确的肢端痣伴Paget样增生

Ⅱ D3 腺上皮增生

在正常成熟状态的表皮内出现具有非典型性的大的透明细胞伴腺样分化增生（产生黏液、空腔形成）。Paget病（乳房或乳房外）为典型疾病[48, 49]。

Paget 病

临床特征 乳房Paget病的皮肤损害初发于乳头或乳晕，缓慢向周围皮肤扩展。皮损通常单侧分布、界线清楚，表现为轻度浸润的红斑，表面可见脱屑、渗液、结痂，伴或不伴有溃疡和乳头回缩。皮肤损害几乎都与潜在的乳腺癌有关。乳房外Paget病常发生于男性或女性生殖器部位，临床表现与乳房Paget病类似，但通常与潜在的恶性肿瘤无关。

组织病理 乳房Paget病的早期皮损，表皮内仅有少数散在的Paget细胞。这些细胞体积较大，呈圆形，无细胞间桥，细胞核大、胞质丰富。这些细胞与邻近的鳞状细胞相比，胞质明显淡染。随着Paget细胞数量的增多，不断推挤周围的鳞状细胞，使后者仅存网状结构，网孔中充满单个或群集分布的Paget细胞。需要特别提及的是，我们经常可以观察到扁平的基底细胞位于Paget细胞和其下方的真皮之间。尽管Paget细胞通常不会自表皮侵入真皮，但是可以看到Paget细胞自表皮延伸至毛囊上皮。

鉴别诊断
Paget病（乳房或乳房外）
浅表扩散性黑素瘤
Paget样原位鳞状细胞癌
Paget样网状细胞增多症

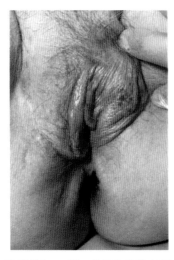

临床图‖D3. *乳房外Paget病*。老年女性的左侧大阴唇出现红色斑块伴散在的糜烂面1年，进一步检查没有发现潜在的恶性肿瘤

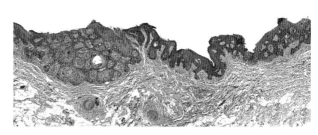

图‖D3.a. *乳房外Paget病，低倍镜*。表皮可呈正常形态或不规则增厚（如本例所示），即使在扫视放大倍率下，也可在成熟的角质形成细胞之间见到大而淡染的细胞

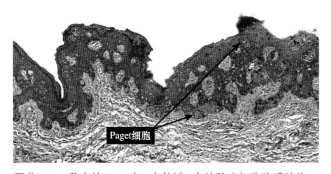

图‖D3.b. *乳房外Paget病，中倍镜*。大的肿瘤细胞胞质淡染，有时伴有明显的黏液性空泡。细胞核倾向于增大、深染、核仁明显

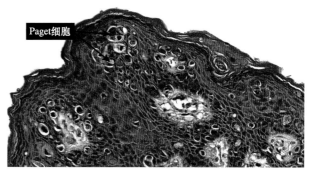

图‖D3.c. *乳房外Paget病，中倍镜*。普通染色使皮损细胞内由糖蛋白构成的细胞内黏液变得更为明显，这使得表皮内肿瘤细胞在良性表皮细胞间的Paget分布模式变得更加明显。当HE染色所显示的黏液不如此例明显时，给予PAS染色或黏蛋白胭脂红染色会有一定的帮助

表‖.1　交界性发育不良痣与Paget样原位黑素瘤、雀斑样痣样原位黑素瘤比较

特点	交界性发育不良痣	Paget样原位黑素瘤（原位浅表扩散性黑素瘤）	雀斑样痣样原位黑素瘤（原位恶性雀斑样痣黑素瘤）
黑素细胞	自痣细胞样到上皮细胞样，小	上皮细胞样，大	自痣细胞样到上皮细胞样，中等大小
异型性	轻度至中度，随机	中度至重度，均匀	中度至重度，均匀
Paget样扩散	极少	明显	通常极少
成巢	为主	明显	少或无
角质形成细胞	表皮突延长	不规则	变窄
真皮纤维化*	同心圆样	弥漫性	很轻微
淋巴细胞*	血管周围片状浸润	带状浸润	片状至带状浸润

*在某些严格意义上的原位黑素瘤，纤维化和炎症可以非常轻微，痣样恶性雀斑样痣与交界性发育不良痣可具有相互重叠的特征

‖D4　淋巴样增生

正常成熟状态的表皮内可见具有非典型性的、大的、淡染的淋巴样细胞增生。

鉴别诊断

Paget样网状细胞增多症
　　局限型（Woringer-Kolopp病）
　　播散型（Ketron-Goodman病）
Paget病（乳房或乳房外）
浅表扩散性黑素瘤
原位Paget样鳞状细胞癌

ⅡE　局部乳头状瘤样上皮性病变

乳头状结构形似于戴着手套的手指，"手指"由基质构成，包括一些血管、胶原纤维和成纤维细胞，"手套"则是覆盖于其上方的上皮，此类皮损可以是反应性或肿瘤性的，可为良性或恶性。

1.伴有病毒细胞病性效应（cytopathic effects）

2.无病毒细胞病性效应

ⅡE1　伴有病毒细胞病性效应

表皮棘层增厚，伴有空泡化的细胞（凹空细胞），颗粒层通常增厚，伴有粗大的透明角质颗粒，增厚的表皮上方可见柱状角化不全。传染性软疣中可见大的包涵体。寻常疣[50]和传染性软疣[51]为典型疾病。

寻常疣

临床特征　寻常疣表现为局限的、质硬的、隆起性丘疹，表面角化过度，呈乳头状瘤样（或疣状）。可单发或群发，最常见于手指伸侧、手背等部位。疣体可在细胞免疫和体液免疫的共同作用下自行消退；多数患者局部应用免疫调节剂咪喹莫特可加速其消退过程。

组织病理　寻常疣病理特征包括棘层肥厚、乳头状瘤样增生和角化过度。表皮突延长，疣体周边表皮突通常向内弯曲，呈指向皮损中心的放射状外观。区别寻常疣与其他乳头状瘤的主要特征是位于表皮生发层上部及颗粒层的空泡化细胞，称为凹空细胞，垂直层状排列的角化不全细胞，以及群集的透明角质颗粒。这三种改变在早期的寻常疣中尤为突出。凹空细胞内有小的、圆形、深嗜碱性核，周围有清晰空晕，胞质淡染。呈垂直层状排布的角化不全细胞一般位于乳头状瘤样突起的表皮生发层的顶端，覆盖于灶状空泡化细胞的上方。

扁平疣

临床特征　扁平疣临床表现为稍高出皮面、扁平、表面光滑的丘疹，可以有色素增多，最常累及面部和手背。少数情况下，皮损可泛发，躯干及四肢皮肤亦可受累。

组织病理　扁平疣可表现有角化过度、棘层肥厚，但不同于寻常疣，本病皮损无乳头状瘤样增生，仅有轻度的表皮突延长，无角化不全。在表皮生发层的上部，包括颗粒层，可见弥漫的空泡化细胞，其中一些细胞体积会增大至正常细胞大小的2倍。空泡化细胞的细胞核位于细胞中央，一部分细胞核呈深嗜碱性。颗粒层均匀增厚，因角质形成细胞空泡化，角质层呈现明显的网篮状外观，真皮外观正常。

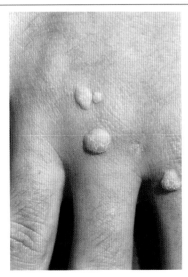

临床图 ⅡE1.a. *寻常疣*。儿童手部，多发、成群分布的、境界清楚的皮色丘疹

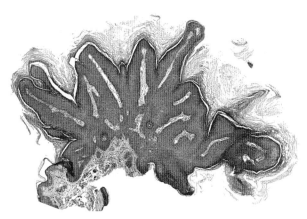

图 ⅡE1.a. *寻常疣，低倍镜*。皮损周围向下延伸的表皮突，呈顶端朝向皮损中心方向走行

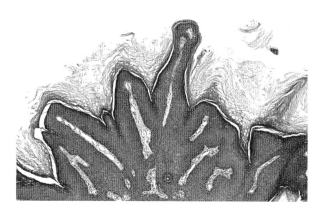

图 ‖ E1.b. *寻常疣，中倍镜*。呈垂直层状排列的角化不全细胞一般位于呈乳头状瘤样隆起的表皮生发层的顶端

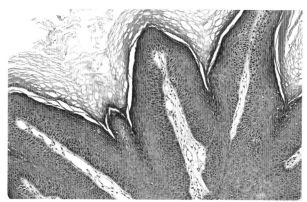

图 ‖ E1.c. *寻常疣，中倍镜*。尽管在乳头状瘤样结构的顶端无颗粒层细胞，但在乳头状瘤样结构之间的凹陷处颗粒细胞数量增多、体积变大，其内含有粗大、不规则的透明角质颗粒团块

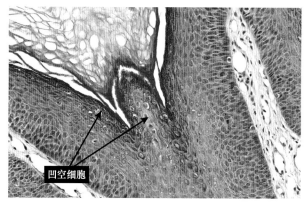

凹空细胞

图 ‖ E1.d. *寻常疣，高倍镜*。受病毒侵袭的细胞称为凹空细胞，细胞核较小、呈圆形、深嗜碱性，核周有空晕，胞质淡染

深在型掌跖疣（蚁冢状疣）

临床特征　深在型掌跖疣可以有触痛，偶尔会有红肿。尽管可以多发，但本病皮损并不会像镶嵌型疣一样发生融合，后者属于寻常疣。深在型掌跖疣不仅可发生于手掌和足跖部，还可发生于指和趾的侧缘及顶端，不像浅表型或镶嵌型掌跖疣，深在型掌跖疣表面通常会有厚层胼胝。用手术刀去除胼胝后可更清楚地暴露疣体。

组织病理　浅表的、镶嵌型掌跖疣与寻常疣的组织病理相似，为HPV-2或HPV-4感染，而深在型掌跖疣为HPV-1感染，此类型皮损也称为蚁冢状疣或蚁丘状疣，其特点是具有大量嗜酸性的透明角质颗粒，与正常透明角质颗粒不同。从表皮较底层的位置开始，许多细胞的胞质内即含有嗜酸性颗粒，在生发层的上层逐渐增大并融合成较大的、形状不规则的、均质的包涵体。除了较大的胞质内嗜酸性包涵体外，棘层上部的一些细胞可见空泡化的细胞核，其内含有小的核内嗜酸性包涵体。此类包涵体呈圆形，与核仁大小相近，不同的是核仁呈嗜碱性。在空泡化的细胞核变成更小的深嗜碱性结构的过程中，胞核内的嗜酸性包涵体和嗜碱性核仁逐渐消失。

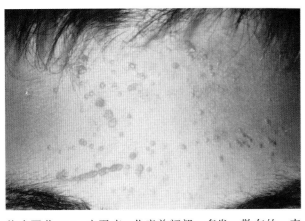

临床图 Ⅱ E1.b. *扁平疣*。儿童前额部，多发、散布的、表面光滑的皮色丘疹，在受到外伤后的区域出现呈线状排列的丘疹

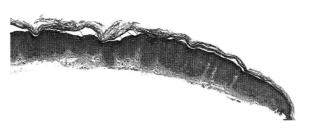

图 Ⅱ E1.e. *扁平疣，低倍镜*。不规则的棘层肥厚伴有角质层增厚

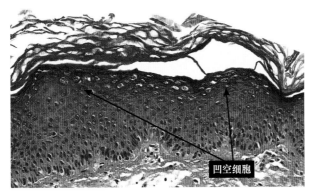

凹空细胞

图 Ⅱ E1.f. *扁平疣，高倍镜*。可见明显受到病毒细胞病性效应影响的角质形成细胞，病理改变包括空泡化、细胞体积增大、细胞核呈嗜碱性，可见明显的颗粒层

尖锐湿疣

临床特征　尖锐湿疣或称为肛门生殖器疣，可发生于阴茎、女性生殖器及肛周部位[52]。发生于皮肤的尖锐湿疣由质软的疣状丘疹组成，有时可融合形成菜花状肿块。尖锐湿疣好发于黏膜表面。有文献对肛周病变病理诊断中存在的问题进行了回顾，包括发生于尖锐湿疣的非典型性改变的意义等[53]。

组织病理　角质层仅有轻度增厚，黏膜表面的皮损可见角化不全，表皮生发层可有乳头状瘤样增生和明显的棘层肥厚，伴有表皮突增厚和延长，真皮乳头趋向于呈钝圆形，而不像寻常疣中较为尖锐，可见有丝分裂。因为上皮细胞排列规则，而且增生的表皮与真皮之间界线清楚，所以一般

可以排除侵袭性鳞状细胞癌。诊断上较为重要的、最具特征性的表现是某些区域上皮细胞可见明显的核周空泡化改变，但是此病理变化在某些皮损并不明显或者缺如。这些空泡化的上皮细胞相对较大、核圆、深染，类似于我们在寻常疣表皮上部所见到的细胞核。需要注意的是，空泡化改变在所有黏膜上皮的上部都会出现，所以尖锐湿疣中的空泡化只有出现在上皮生发层较深层次时才可被认为是病毒感染的征象。可见葡萄干形核、双核、凋亡的角质形成细胞，但不如子宫颈皮损中表现突出。对于诊断存疑的病例，应给出描述性诊断。发育不良性病变具有结构紊乱和细胞学异型性等特征，此时应该给予重视并对其进行分级评估，尤其是肛周皮损。免疫组化检查P16和Ki-67有助于病情评估[54]。

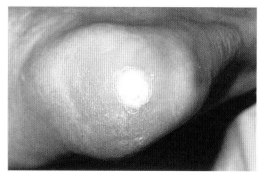

临床图 ‖ E1.c. *跖疣*。足跖部皮肤可见一境界有些模糊的角化过度性结节，伴有轻微触痛，照片由 William K. Witmer提供

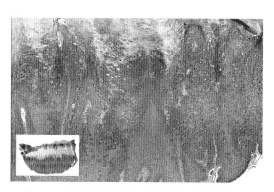

图 ‖ E1.g. *深在型掌跖疣，低倍镜*。可见乳头状瘤样增生，伴有表皮增厚和角质层增厚

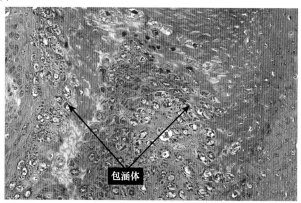

图 ‖ E1.h. *深在型掌跖疣，高倍镜*。在生发层的上部，受到病毒影响的角质形成细胞胞质内，可以看到体积较大、形状不规则的、均质化的包涵体

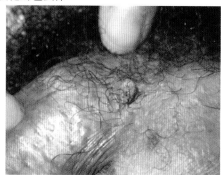

临床图 ‖ E1.d. *尖锐湿疣*。阴茎根部可见一带蒂的乳头状瘤样肿物

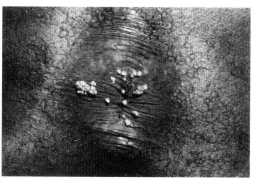

临床图 ‖ E1.e. *尖锐湿疣*。HIV阳性患者，肛周可见多发的乳头状瘤样肿物

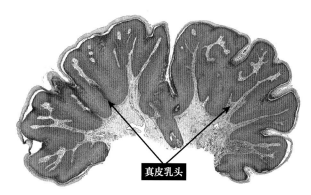

图 ‖ E1.i. *尖锐湿疣，低倍镜*。表皮增厚，表皮突变成钝圆形并增厚，角质层轻微或无增厚，可有局灶性角化不全

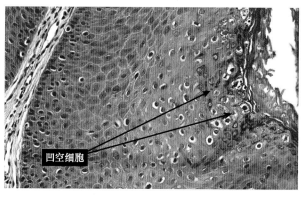

图 ‖ E1.j. *尖锐湿疣，高倍镜*。受病毒影响的角质形成细胞出现凹空细胞样改变，包括颗粒层增厚、核周空泡化及不规则的核膜

传染性软疣

临床特征　传染性软疣[55]大多发生于儿童期，表现为数量不等的散布的、有蜡样光泽、表面带有凹陷的半球形皮色小丘疹，直径一般为2～

4mm，成人的传染性软疣主要通过性接触传播。对于免疫功能正常患者，皮损可自行消退，消退过程中皮损可能会出现轻微炎症和疼痛。如患者存在免疫抑制情况，如HIV感染，传染性软疣皮损可长得较为巨大且广泛播散。

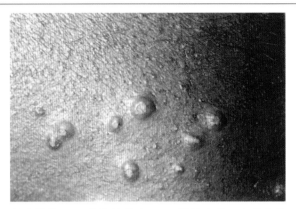

临床图 Ⅱ E1.f. *传染性软疣*。HIV阳性患者，出现多发的带有脐凹的丘疹，含有细胞内包涵体（软疣小体）

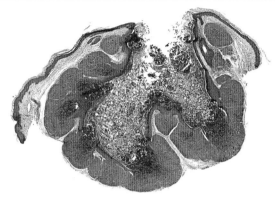

图 Ⅱ E1.k. *传染性软疣，低倍镜*。传染性软疣常可见到一增生性表皮内陷形成的陷窝状结构

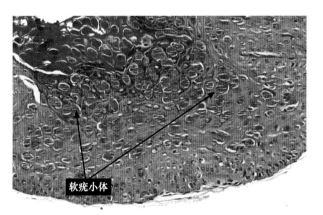

软疣小体

图 Ⅱ E1.l. *传染性软疣，高倍镜*。被传染性软疣病毒感染后的角质形成细胞，细胞体积变大，可见嗜酸性胞质内包涵体，即软疣小体

组织病理　表皮棘层肥厚，许多表皮细胞内可见较大的胞质内包涵体，即所谓的软疣小体，也称为Henderson-Patterson小体。最初表现为单个的、小的、卵圆形的嗜酸性结构，位于基底细胞层上方1～2层的表皮生发层细胞中。随着被感染的细胞向皮肤表面移动，软疣小体逐渐增大并且出现在表皮上层，它们取代细胞核的位置，并压迫细胞核，使其表现为细胞周边的纤细月牙状结构。在颗粒层水平，软疣小体由嗜酸性染色转变为嗜碱性；在角质层，嗜碱性的软疣小体存在于嗜酸性的角质纤维网络中；在皮损中央，角质层最终崩解，释放出软疣小体，形成火山口样外观。

副痘病毒感染（挤奶人结节、羊痘）

临床特征　挤奶人结节、羊痘和牛痘口腔炎的临床表现相同，由难以区分的副痘病毒感染引起。挤奶人结节是因牛或羊的乳房感染了假牛痘或副牛痘病毒感染所致。当感染来源于牛且伴有口疮时，称为牛痘口腔炎。羊痘（传染性脓疱）由感染病毒的绵羊或山羊传播，其唇或口腔可见结有厚痂的皮损，在3～7天的潜伏期之后，副痘病毒感染会引起手指部位1～3个（极少数情况下会更多）疼痛性皮损，直径为1～2cm，偶尔也会因自体接种发生于其他部位。大致在6周的时间里，皮损会经历以下6个临床阶段，每个阶段持续约1周：①斑丘疹期；②靶形期，此时期皮损呈现中央红色、边缘白色，周围有红晕；③急性渗出期；④结节期，表现为质硬，无触痛性结节；⑤乳头状瘤期，此时期结节表面不规则；⑥消退期，此时期皮损消退且不留瘢痕。

组织病理 在斑丘疹期和靶形期，位于表皮生发层上1/3的细胞出现空泡化改变，形成多房性水疱。嗜酸性包涵体位于空泡化的表皮细胞胞质内，这是区别于疱疹病毒感染的一个特征。部分病例可见核内嗜酸性包涵体。在靶形期，空泡化的、其内含有包涵体的表皮细胞仅出现在皮损周围白色环状区域中。表皮突延长，真皮内可见许多新生、

扩张的毛细血管，以及单核细胞浸润。在急性渗出期，表皮出现广泛坏死，真皮内大量单核细胞弥漫性浸润。后期皮损，表皮棘层肥厚，表皮突呈指状向下延伸，真皮内可见血管扩张和慢性炎症，随后皮损逐渐消退。

鉴别诊断

寻常疣

羊痘

尖锐湿疣

传染性软疣

Bowen样丘疹病

图 ‖ E1.m. *羊痘疮，低倍镜*。乳头状瘤样损害，顶部覆有鳞屑痂

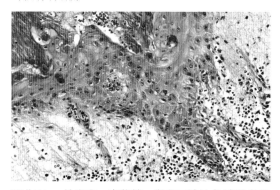

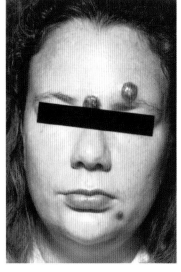

临床图 ‖ E1.g. *羊痘疮*。一位饲养山羊的农民，身上逐渐出现多发、疼痛性红色结节，通过兽医对山羊口腔部位的检查，确定了病毒的来源

图 ‖ E1.n. *羊痘疮，高倍镜*。病变区域的角质形成细胞肿胀，细胞内嗜酸性包涵体不易辨识

‖ E2 无病毒细胞病性效应

表皮局灶性增生，增生的细胞可呈嗜碱性或"基底样"（脂溢性角化病）；可出现角质层增厚和真皮乳头上延（鳞状细胞乳头状瘤）；或出现基底部角质形成细胞异型性（光线性角化病）。以脂溢性角化病[56]为典型疾病。

脂溢性角化病

临床特征 脂溢性角化病临床常见，有时单发，但往往多发。常自中年以后发病，主要分布于躯干和面部，也可见于四肢，手掌和足跖部除外。脂溢性角化病多表现为边界清晰、褐色的微隆起性皮损，看上去就好像皮损黏附于皮肤表面一样。大多数皮损表面呈疣状，质地柔软、松脆。然而，有些皮损表面光滑，但可见特征性角质栓。大多数皮

损直径只有数毫米，偶尔有皮损可达到数厘米大小。部分皮损可出现炎症性改变。有证据表明，脂溢性角化病存在角质形成细胞生长因子突变因素[47]。

组织病理 组织病理改变包括七种类型：刺激型、腺样型或网状型、扁平型、克隆型、黑素棘皮瘤型、倒置性毛囊角化病及良性鳞状角化病。同一皮损往往可见到多种类型的病理学改变。所有类型的共同特点是角化过度、棘层肥厚、乳头状瘤样增生。大多数病例棘层肥厚完全由肿瘤向上延伸所致，因此从肿瘤一侧的正常表皮向另一侧正常表皮划一条线，肿瘤组织的下缘一般位于直线之上且底部较为平直。棘层肥厚的表皮中常可见到两种类型的细胞：基底样细胞，类似于正常表皮的基底层细胞，脂溢性角化病以此类细胞为主，其比例超过鳞状细胞。

融合性网状乳头瘤病（Gougerot-Carteaud综合征）

临床特征 融合性网状乳头瘤病病因不明，本病最早于1927年由Gougerot和Carteaud描述。临床上表现为群集的棕灰色角化过度性的丘疹和斑块[57]。这些皮疹中央区域逐渐融合，而周边呈网状。最初的皮疹往往位于背部正中并逐渐外扩，累及腋下、颈部和腹部。本病多见于有色人种妇女。推测本病可能的病因包括内分泌因素，以及微生物（糠秕孢子菌）等。鉴别诊断包括黑棘皮病、花斑糠疹、脂溢性角化病、表皮痣和Naegeli-Franceschetti-Jadassohn综合征。该综合征是一种罕见的常染色体显性遗传性外胚层发育不良性疾病，特点是没有皮纹、皮肤网状色素增多，少汗，不耐热，伴有掌跖角化、甲营养不良和牙釉质缺陷[58]。

组织病理 表现为角化过度、颗粒层减少、基底层色素增多。表皮颜色加深是由基底层和表皮角质形成细胞黑素颗粒数量增加所致。真皮无明显变化。

疣状黑素瘤

临床特征 结节性黑素瘤偶尔会出现疣样或疣状外观，伴有显著角化过度。当皮损出现色素增多时，往往易于诊断，但少数情况下，其表现可以与疣相类似。

组织病理 角质形成细胞构成的上皮呈乳头状瘤样增生，伴有显著角化过度，病变细胞由于显著的色素增多而变得非常明显。

鉴别诊断

脂溢性角化病

黑棘皮病

融合性网状乳头瘤病

光线性角化病，肥厚型

非特异性的鳞状（细胞）乳头状瘤

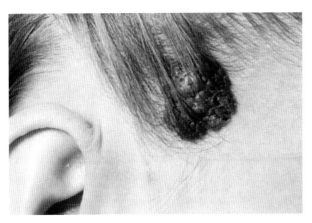

临床图 Ⅱ E2.a. *脂溢性角化病*。中年女性，出现色素增多性丘疹，具有蜡样质感，状似黏附于皮肤表面，充满角化物的小孔，有助于识别此类常见皮损。皮损表面有轻微脱屑，摩擦或者轻刮可使脱屑变得更为明显

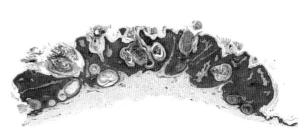

图 Ⅱ E2.a. *脂溢性角化病，低倍镜*。肿瘤组织向上扩展，完全位于其两侧正常表皮之间连线的上方，内含漩涡状角蛋白的假性角囊肿（角质隧道或角囊肿）是本病的一个突出的病理特征

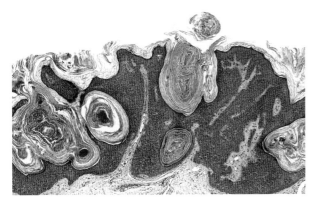

图 Ⅱ E2.b. *脂溢性角化病，中倍镜*。皮损主要由基底样细胞构成，角质层下方可见鳞状分化

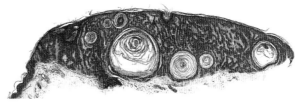

图 Ⅱ E2.c. *网状型脂溢性角化病，低倍镜*。皮损由相互交织的细胞条索构成，呈网状或腺样模式，伴有散在的角囊肿

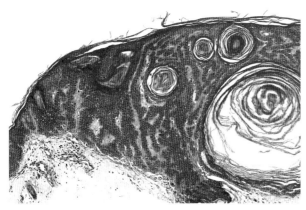

图 ‖ E2.d. *网状型脂溢性角化病，中倍镜*。条索中的细胞可见基底样和鳞状分化。本例图片，基底样细胞中可见中等程度的黑色素增多

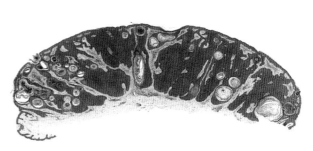

图 ‖ E2.e. *色素型脂溢性角化病，低倍镜*。皮损中含有丰富的呈褐色的黑色素，临床表现类似于结节性黑素瘤

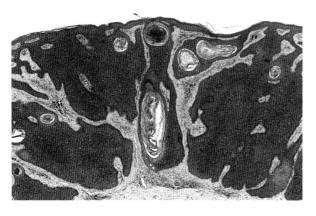

图 ‖ E2.f. *色素型脂溢性角化病，中倍镜*。色素主要存在于基底样细胞中，由皮损内的黑素细胞产生

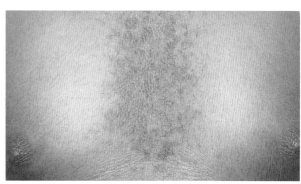

临床图 ‖ E2.b. *融合性网状乳头瘤病*。深褐色的网状斑片，常被误认为是花斑糠疹

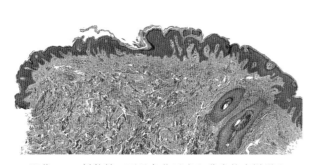

图 ‖ E2.g. *低倍镜*。可见角化过度和乳头状瘤样增生

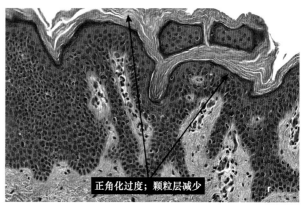

正角化过度；颗粒层减少

图 ‖ E2.h. 角化过度伴颗粒层减少，真皮内伴有极轻微的炎症或没有炎症

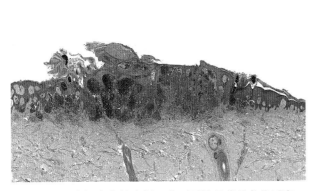

图 Ⅱ E2.i. 一个相当大的皮损，表面可见显著的角化过度

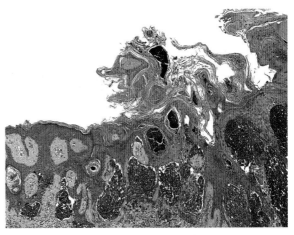

图 Ⅱ E2.j. 外观类似于某种类型的疣状角化病

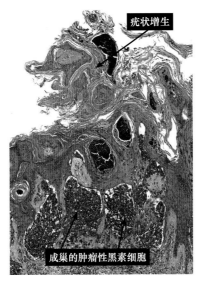

图 Ⅱ E2.k. 本例图片中可见大量富含色素的肿瘤性黑素细胞，据此易于对皮损的性质做出正确判断

上皮细胞痣/表皮痣
乳头和乳晕角化过度症
疣状黄瘤
疣状黑素瘤

Ⅱ F　延伸至浅层真皮的不规则增生

角质形成细胞不规则或非对称性增生延伸进入真皮层，通常是肿瘤性的。鉴别诊断包括反应性假上皮瘤样增生，后者多见于慢性溃疡周围或与其他炎症性疾病相关（参见ⅥB1章节）。

1. 鳞状分化
2. 基底样分化

Ⅱ F1　鳞状分化

表皮不规则增厚，伴有成熟异常，可见角质形成细胞异型性（鳞状细胞癌）。增生常伴有较厚的角化不全性鳞屑。浅表鳞状细胞癌为典型疾病[16]（另见ⅥB1章节）。

倒置性毛囊角化病

鉴别诊断
慢性单纯性苔藓
鳞状细胞癌，浅表性
角化棘皮瘤
结节性痒疹
光线性痒疹

延伸至浅层真皮的不规则增生　Ⅱ F

倒置性毛囊角化病

疣状癌

　　口腔黏膜

　　生殖器、肛周部位（Buschke-Lowenstein巨

　　　大尖锐湿疣）

　　足跖皮肤（*穿掘性上皮瘤，epithelioma cun-*

　　　iculatum）

假上皮瘤样增生

　　深部真菌感染

卤素皮炎

慢性溃疡

颗粒细胞瘤

Spitz痣

疣状黑素瘤

‖F2　基底样分化

　　表皮的基底细胞增生，延伸进入真皮。表皮可增厚、正常或萎缩。基底细胞癌为典型疾病[59]。

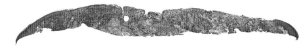

图 ‖ F1.a. *鳞状细胞癌，侵袭性，低倍镜*。非典型上皮增生起源于表皮的基底部，呈内生性、小叶状，伴有片状淋巴细胞浸润

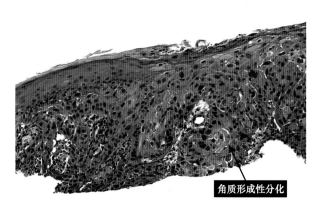

图 ‖ F1.b. *鳞状细胞癌，侵袭性，中倍镜*。不同形状和大小的（肿瘤细胞）小叶杂乱排布，在真皮内呈浸润性生长模式

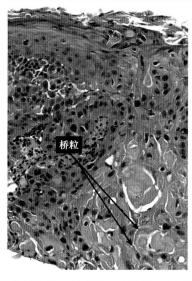

桥粒

图 ‖ F1.c. *鳞状细胞癌，侵袭性，高倍镜*。在更高的放大倍率下，可见界线欠清晰的鳞状细胞角化珠形成，即上皮细胞岛内可见呈漩涡状积聚的未完全角化的角质物和非典型角质形成细胞，其异型性可以见到从轻度到重度的谱系性变化

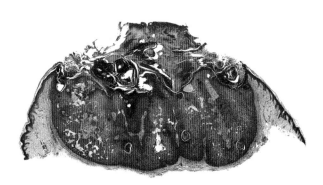

图 ‖ F1.d. *倒置性毛囊角化病，低倍镜*。此类上皮性肿瘤起源于表皮，呈内生性的分叶状结构，轮廓对称、边界规则。增生的上皮嵌入纤维基质中，与毗邻的真皮网状层胶原界线清楚

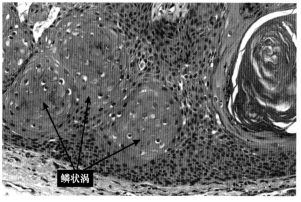

鳞状涡

图 ‖ F1.e. *倒置性毛囊角化病，高倍镜*。在增生的上皮内可见充满角蛋白的囊性结构，本图所示的鳞状涡是倒置性毛囊角化病的一个典型特征

基底细胞癌

临床特征 基底细胞癌包括五个临床类型：结节溃疡型，开始表现为小的、具有蜡样光泽的结节，皮损表面常可见到少量扩张的毛细血管，结节通常缓慢增大，中心常发生溃疡、四周绕以珍珠样光泽的卷边，即所谓的侵蚀性溃疡。色素型基底细胞癌不同于结节溃疡型基底细胞癌之处仅仅在于该类型皮损含有褐色色素。硬斑病样型或纤维化型基底细胞癌表现为孤立、扁平或略有凹陷的，质硬、界线模糊、表面光滑的淡黄色斑块，此类型基底细胞癌的局部复发率较高。浅表型基底细胞癌由一个或数个红色、伴有脱屑的、中央萎缩的斑片构成，缓慢增大并向周边扩展，皮损至少部分环绕以纤细的、线状、珍珠样光泽的边缘，此类型斑片通常可见小片的浅表溃疡和结痂。纤维上皮瘤表现为隆起的、中等硬度的、微红带蒂的结节，类似于纤维瘤。

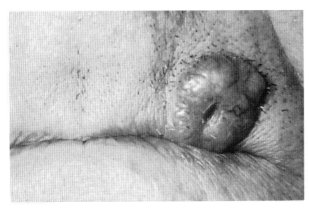

临床图 Ⅱ F2.a. *结节溃疡型基底细胞癌*。基底细胞癌是最常见的皮肤恶性肿瘤，典型的临床表现包括皮损周围卷曲隆起的珍珠样边缘，伴有毛细血管扩张和中央溃疡形成

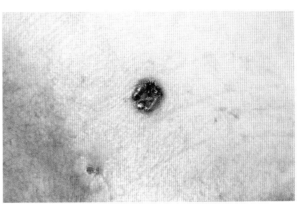

临床图 Ⅱ F2.b. *色素型基底细胞癌*。老年男性患者，前额部色素性丘疹，边缘卷曲隆起，中央凹陷

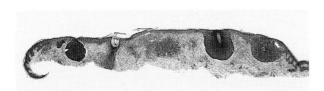

图 Ⅱ F2.a. *浅表的"多中心性"基底细胞癌，低倍镜*。不规则的嗜碱性细胞团块自表皮延伸进入真皮

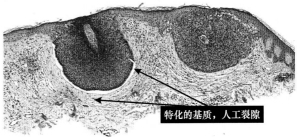

特化的基质，人工裂隙

图 Ⅱ F2.b. *浅表的"多中心性"基底细胞癌，中倍镜*。肿瘤团块周边的细胞呈栅栏状排列，在肿瘤团块与其周围特征性的细腻的胶原基质之间可见裂隙

Ⅱ F 延伸至浅表层真皮的不规则增生

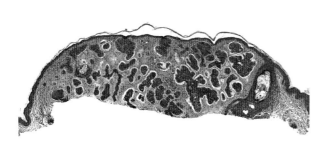

图 ‖ F2.c. *结节型基底细胞癌，低倍镜*。肿瘤组织源自上皮的基底部，非典型的基底样细胞呈结节状聚集分布，伴有裂隙形成

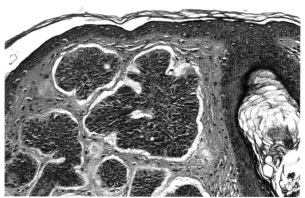

图 ‖ F2.d. *结节型基底细胞癌，中倍镜*。裂隙内可见蓝色的黏蛋白样物质，基底细胞癌的基质可出现纤维化，如本例图片所见，或者基质疏松伴有丰富的黏蛋白样物质

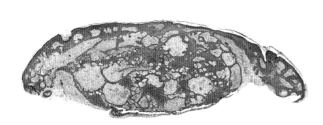

图 ‖ F2.e. *Pinkus纤维上皮瘤，低倍镜*。此型为基底细胞癌的变异型，可见大量源自于表皮基底部的纤细的上皮细胞条索交织呈网状

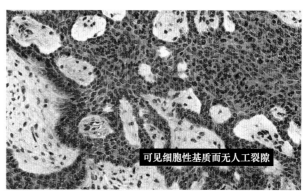

可见细胞性基质而无人工裂隙

图 ‖ F2.f. *Pinkus纤维上皮瘤，中倍镜*。可见上皮细胞条索形成小的嗜碱性芽蕾状结构，周边细胞呈栅栏样排列，基质中可见较多细胞成分和纤维化

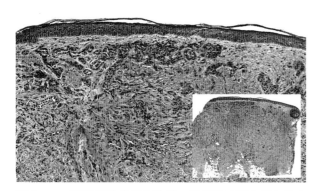

图 ‖ F2.g. *硬斑病样基底细胞癌，低倍镜（嵌入图）和中倍镜*。这种具有侵袭性的基底细胞癌的变异型由众多的小岛状的基底细胞癌瘤团构成，通常浸润至真皮网状层

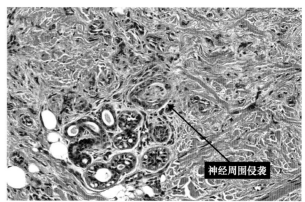

神经周围侵袭

图 ‖ F2.h. *硬斑病样基底细胞癌，高倍镜*。在更高的放大倍率下，病变由嵌入于纤维化基质中的、呈微小岛状的非典型基底样细胞构成，可存在周围神经受累，如本例图片所示

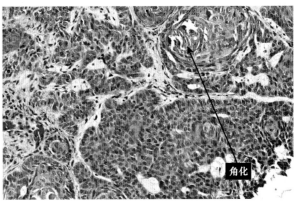

图 Ⅱ F2.j. *角化型基底细胞癌，中倍镜*。皮损中的角化区域可以类似于角囊肿或角珠，如果仅对皮损进行部分取材活检，此类组织学变化可能会导致基底细胞癌和鳞状细胞癌之间的诊断混淆

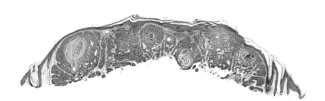

图 Ⅱ F2.i. *角化型基底细胞癌，低倍镜*。基底细胞癌，在非典型基底样细胞小叶内部可见灶状角化

组织病理　临床常见的结节溃疡型基底细胞癌组织学上表现为实体型的基底细胞癌，结节状基底样细胞团块延伸进入真皮，伴有细腻的、特化的、多少有些呈黏液样的肿瘤基质，两者之间可见特征性的人工收缩间隙，可形成囊性腔隙。典型基底细胞癌肿瘤细胞具有大的、椭圆形或细长的细胞核，细胞质相对较少。细胞核类似于表皮基底细胞，不同之处在于肿瘤细胞核质比更大，同时缺乏细胞间桥。虽然大多数基底细胞癌界线清晰，但有些皮损可表现为浸润性生长至真皮网状层，此类皮损现已被广泛认为是一个独特的组织学亚型（浸润型基底细胞癌）。

浅表型基底细胞癌表现为周边细胞呈栅栏状排列的基底样细胞团块呈芽蕾状或不规则增生，位于表皮下方和轻微侵入真皮，其上方表皮通常萎缩。增生的肿瘤细胞团块通常被相当多的成纤维细胞所围绕。此外，真皮上部可见轻度或中度的非特异性的慢性炎症浸润。

Pinkus纤维上皮瘤，基底细胞癌的肿瘤细胞条索呈细长的分支网状结构镶嵌于纤维化的基质中。许多细胞条索与表皮相连。沿着上皮细胞条索可看到小团块状分布的深染的细胞团块，其外围细胞呈栅栏状排列，形似树枝上的芽蕾。通常，肿瘤相当表浅，肿瘤下缘边界清晰。Pinkus纤维上皮瘤兼具乳房管内纤维腺瘤、网状型脂溢性角化病、浅表型基底细胞癌的某些特征，目前大多认为Pinkus 纤维上皮瘤是基底细胞癌的一个变异型。

分子病理　基底细胞癌的发病与下列抑癌基因和原癌基因相关，包括人类同源染色体的果蝇修补基因（PTCH），Smoothened 基因（SMOH），TP53肿瘤抑制基因和RAS原癌基因家族[60]。具有PTCH多态性的患者，患本病的风险增加[61]。

鉴别诊断

基底细胞癌，浅表型

浅表性息肉样病变

ⅡG

ⅡG　浅表性息肉样病变

息肉由"手指"状的基质和覆盖于其表面的"手套"状上皮结构所构成，本病需要与表现为真皮乳头向上延伸的乳头状瘤相区别。

1. 黑素细胞性病变
2. 梭形细胞和基质性病变

ⅡG1　黑素细胞性病变

息肉中可含有成熟痣细胞（如复合痣）或非典型黑素细胞（如息肉样黑素瘤）。以息肉样皮内痣和复合痣为典型疾病[24]。色素痣是黑素细胞的良性肿瘤，常存在癌基因BRAF的激活突变，此类皮损会经历成熟、衰退的过程，而不是持续的增生[62]。

息肉样皮内痣和复合痣

另见 ⅡA.2章节。复合痣同时具有交界痣和皮内痣的特点。痣细胞巢既存在于表皮内，也存在于真皮内。分布在真皮上层、中层和下层的痣细胞，具有不同的形态学特征，分别称为A型、B型和C型痣细胞。通常情况下，A型痣细胞位于真皮上部，呈立方形，胞质丰富并含有数量不等的黑素颗粒。B型痣细胞体积明显小于A型痣细胞，含有较少的胞质和黑色素，一般呈境界清楚的聚集性分布。位于真皮深部的C型痣细胞形态类似于成纤维细胞或施万细胞，通常细胞呈细长状、细胞核呈梭形。对于具有明显施万细胞样分化特征的皮损，被定义为"神经化"。如果皮内痣痣细胞局限于真皮乳头层，细胞团块常常与基质间保持有界线，或者与基质间出现"推挤"状边界。然而，痣细胞进入真皮网状层往往以单个细胞分散于胶原纤维束之间或呈单行排列，此类痣细胞的真皮浸润模式不同于黑素瘤，在黑素瘤中肿瘤细胞团块往往以更宽泛的模式穿插和取代胶原束。当皮损内的痣细胞延伸至真皮网状层深部和皮下脂肪层，或位于神经、毛囊、汗腺和皮脂腺内时，被称为先天性（模式）色素痣。皮内痣基本没有交界活性，真皮上部可见类似于上文所描述的痣细胞巢和条索。皮内痣，偶尔可见明显的呈梭形的施万样细胞嵌入于丰富的、排列疏松的胶原组织中，如果此处还存在有少数痣细胞巢，则将此类皮损称为神经痣。然而，如果细胞巢完全缺失，则更可能是神经纤维瘤。

鉴别诊断

息肉样皮内痣和复合痣

息肉样黑素瘤（另见ⅥB.3章节）

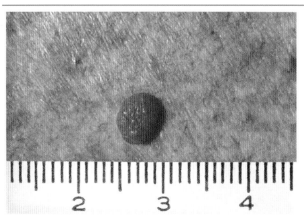

临床图ⅡG1.a. *皮内痣*。临床上表现为稳定的、界线清楚的、形态对称的皮色丘疹

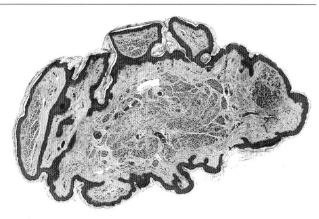

图ⅡG1.a.*息肉样皮内痣，低倍镜*。在此横向切片标本中，皮内痣痣细胞的分布位置及皮损的息肉样特征更为明显

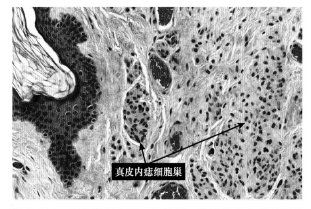

图ⅡG1.b.*息肉样皮内痣，中倍镜*。息肉样皮内痣与纤维上皮性息肉、息肉样神经纤维瘤区别在于：真皮内存在有痣细胞，可通过该类细胞呈立方形外观和成巢分布等特征来加以辨识

ⅡG2　梭形细胞和基质性病变

息肉性皮损的真皮内可以见到三种类型的基质细胞，包括成纤维细胞、脂肪细胞和施万（细胞）样细胞。以神经纤维瘤为典型疾病[63]。

神经纤维瘤

临床特征　神经系统外散发皮肤神经纤维瘤（常见的散发神经纤维瘤），皮损特征包括质软、息肉状，呈皮肤颜色或淡棕褐色，体积较小（直径很少超过1cm）。本病通常发生于成年期。如果某一患者皮肤神经纤维瘤体积较小，且数量在4个以内，在没有其他确诊依据时，不能将此类皮损视为神经纤维瘤病的皮肤表现。

组织病理　绝大多数散发神经纤维瘤呈轻微

嗜酸性，病变局限但无包膜，属于神经系统外病变。具有波纹状细长胞核的窄梭形细胞，规则地分布于细长的波浪状胶原束间。胶原束可紧密排列（均质型），或者疏松排列于透明基质中（疏松型）。两种模式经常在同一皮损中混合出现。皮肤神经纤维瘤中皮肤附属器仍保持其规则排列。陷于瘤体中的小神经偶尔增大并且富含细胞成分。通过常规染色切片，难以区分本病与向神经分化的色素痣，但是，当除梭形细胞外还有一些A型或B型痣细胞存在时，或者用免疫组化方法进行髓鞘碱性蛋白染色（仅神经纤维瘤呈阳性染色），将有助于区分上述两种疾病。任何给定的神经纤维瘤可以是散发的，也可以与神经纤维瘤病相关。有比较性研究提示，神经纤维瘤病相关

的神经纤维瘤与散发的神经纤维瘤相比，前者常常与黑素细胞增生、单纯性黑子样改变，以及弥漫和丛状神经纤维瘤模式（参见ⅥC2章节）具有更高的相关性[64]。

纤维上皮性息肉

临床特征　纤维上皮性息肉，也被称为软纤维瘤、软垂或皮赘，可分为三种类型：①多发的、表面有沟纹的小丘疹，特别是在颈部和腋下，一般长1～2mm；②单个或多个丝状、光滑的皮损，可生长于不同的部位，宽约2mm，长约5mm；③孤立的袋状结构，有蒂，通常直径约为1cm，偶尔可更大，最常见于躯干下部，有可能与糖尿病和肢端肥大症相关。

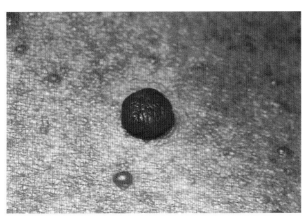

临床图 Ⅱ G2.a. *神经纤维瘤*。神经纤维瘤病患者呈现出该病的典型表现——躯干部多发的皮色、质地柔软的丘疹和结节

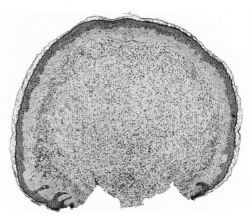

图 Ⅱ G2.a. *神经纤维瘤，低倍镜*。在扫视放大倍率下，表现为息肉样皮损，表皮大致正常，真皮内可见梭形细胞均匀、对称性增生

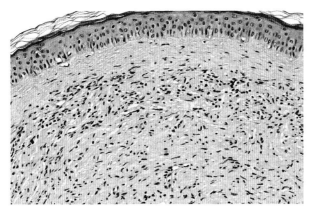

图 Ⅱ G2.b. *神经纤维瘤，中倍镜*。在更高的放大倍率下，皮损中小的梭形细胞呈波纹状，表型温和，镶嵌在嗜酸性基质中

组织病理　多发的、表面带有沟纹的小丘疹，通常表现为乳头状瘤样增生、角化过度、规则的棘层肥厚，偶尔在棘层肥厚的表皮中可见到角囊肿。因此，此类皮损与带蒂的脂溢性角化病存在较高的相似性。常见的丝状、表面光滑的皮损表现为轻至中度的棘层肥厚和偶见的轻度乳头状瘤样增生，其结缔组织干由松散的胶原纤维构成，并且通常包含有大量充满红细胞的扩张毛细血管。许多呈丝状生长的纤维上皮性息肉中可见到痣细胞，提示部分此类皮损的性质为消退中的黑素细胞痣。袋状的软纤维瘤一般表现为松散排列的胶原纤维和皮损中央成熟的脂肪细胞，上方被覆扁平化的表皮。在某些情况下，真皮相当薄，因此脂肪细胞构成了肿瘤的绝大部分，此类皮损也可被视为脂肪纤维瘤。

鉴别诊断

神经纤维瘤

神经化痣

软纤维瘤（纤维上皮性息肉、软垂、皮赘）

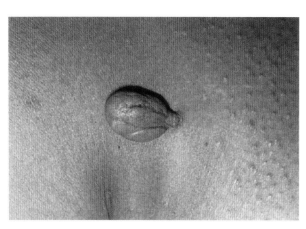

临床图 ‖ G2.b. *软纤维瘤*。沿胸罩线处，可见一个受损伤的有蒂丘疹

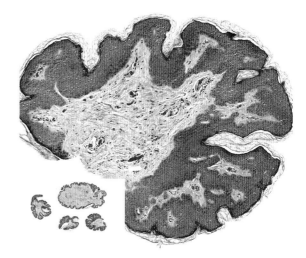

图 ‖ G2.c. *纤维上皮性息肉，低倍镜*。在扫视放大倍率下，此息肉样皮损可类似于色素痣或者神经纤维瘤。然而，仔细观察后可发现该皮损的基质内没有痣细胞，也没有波纹状的神经细胞

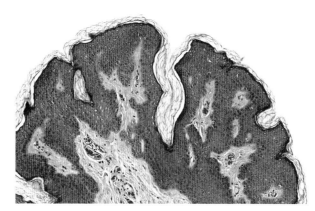

图 ‖ G2.d. *纤维上皮性息肉，中倍镜*。皮损的核心区域由充分血管化的结缔组织构成，被覆表皮可见轻度棘层肥厚和乳头状瘤样改变，真皮乳头可比较明显，如本例图片所见，也可不甚明显

（刘振锋　田艳丽　郝震锋　译，王文岭　杨蓉娅　审校）

参 考 文 献

1. Sober AJ, Burstein JM. Precursors to skin cancer. *Cancer* 1995; 75:645.

2. Davis DA, Donahue JP, Bost JE, et al. The diagnostic concordance of actinic keratosis and squamous cell carcinoma. *J Cutan Pathol* 2005;32:546–551.

3. Shin JW, Kim YK, Cho KH. Minichromosome maintenance protein expression according to the grade of atypism in actinic keratosis. *Am J Dermatopathol* 2010;32(8):794–798.

4. Penneys NS, Ackerman AB, Indgin SN, et al. Eccrine poroma. *Br J Dermatol* 1970;82:613.

5. Gormley RH, Kovarik CL. Dermatologic manifestations of HPV in HIV-infected individuals. *Curr HIV/AIDS Rep* 2009;6(3): 130–138.

6. Kassem A, Technau K, Kurz AK, et al. Merkel cell polyomavirus sequences are frequently detected in nonmelanoma skin cancer of immunosuppressed patients. *Int J Cancer* 2009;125(2):356–361.

7. Callen JP, Headington J. Bowen's and non-Bowen's squamous intraepidermal neoplasia of the skin. *Arch Dermatol* 1980; 116:422.

8. Dubina M, Goldenberg G. Viral-associated nonmelanoma skin cancers: a review. *Am J Dermatopathol* 2009;31(6):561–573.

9. Degos R, Civatte J. Clear-cell acanthoma: experience of 8 years. *Br J Dermatol* 1970;83:248.

10. Elder DE, Clark WH Jr, Elenitsas R, et al. The early and intermediate precursor lesions of tumor progression in the melanocytic system: common acquired nevi and atypical (dysplastic) nevi. *Semin Diagn Pathol* 1993;10:18.

11. Xu X, Elder DE. A practical approach to selected problematic melanocytic lesions. *Am J Clin Pathol* 2004;121(Suppl):S3–S32.

12. Elder DE. Dysplastic naevi: an update. *Histopathology* 2010; 56(1):112–120.

13. Elder DE. Pathology of Melanoma. *Clin Cancer Res* 2006;12 (7 Pt 2):2308s–2311s. Review.

14. Gimotty PA, Van BP, Elder DE, et al. Biologic and prognostic significance of dermal Ki67 expression, mitoses, and tumorigenicity in thin invasive cutaneous melanoma. *J Clin Oncol* 2005; 23:8048–8056.

15. Gray-Schopfer VC, Cheong SC, Chong H, et al. Cellular senescence in naevi and immortalisation in melanoma: a role for p16? *Br J Cancer* 2006;95(4):496–505.

16. Arumi-Uria M, McNutt NS, Finnerty B. Grading of atypia in nevi: correlation with melanoma risk. *Mod Pathol* 2003;16:764–771.

17. Shors AR, Kim S, White E, et al. Dysplastic naevi with moderate to severe histological dysplasia: a risk factor for melanoma. *Br J Dermatol* 2006;155(5):988–993.

18. Hussein MR. Melanocytic dysplastic naevi occupy the middle ground between benign melanocytic naevi and cutaneous malignant melanomas: emerging clues. *J Clin Pathol* 2005;58:453–456.

19. Broekaert SM, Roy R, Okamoto I, et al. Genetic and morphologic features for melanoma classification. *Pigment Cell Melanoma Res* 2010;23(6):763–770.

20. Coleman WP III, Loria PR, Reed RJ, et al. Acral lentiginous melanoma. *Arch Dermatol* 1980;116:773.

21. Curtin JA, Fridlyand J, Kageshita T, et al. Distinct Sets of Genetic Alterations in Melanoma. *N Engl J Med* 2005;353:2135–2147.

22. Sauter ER, Yeo UC, Von Stemm A, et al. Cyclin d1 is a candidate oncogene in cutaneous melanoma. *Cancer Res* 2002;62:3200–3206.

23. Curtin JA, Busam K, Pinkel D, et al. Somatic activation of KIT in distinct subtypes of melanoma. *J Clin Oncol* 2006;24(26):4340–4346.

24. Clark WH Jr, Mihm MC Jr. Lentigo maligna and lentigo-maligna melanoma. *Am J Pathol* 1969;55:39.

25. Kornberg R, Ackerman AB. Pseudomelanoma recurrent melanocytic nevus following partial surgical removal. *Arch Dermatol* 1975;111:1588–1590.

26. Haupt HM, Stern JB. Pagetoid melanocytosis: histologic features in benign and malignant lesions. *Am J Surg Pathol* 1995;19: 792–797.

27. Park HK, Leonard DD, Arrington JHI, et al. Recurrent melanocytic nevi: clinical and histologic review of 175 cases. *J Am Acad Dermatol* 1987;17:285–292.

28. Hoang MP, Prieto VG, Burchette JL, et al. Recurrent melanocytic nevus: a histologic and immunohistochemical evaluation. *J Cutan Pathol* 2001;28:400–406.

29. Kaur S, Thami GP, Mohan H, et al. Co-existence of variants of porokeratosis: a case report and a review of the literature. *J Dermatol* 2002;29:305–309.

30. Schwarz T, Seiser A, Gschnait F. Disseminated superficial actinic porokeratosis. *J Am Acad Dermatol* 1984;11:724.

31. Elder DE, Elenitsas R, Murphy GF, et al. Benign pigmented lesions and malignant melanoma. Lever's Histopathology of the Skin. In: Elder DE, Elenitsas R, Johnson BL, Murphy GF, eds. Philadelphia, Lippincott Williams & Wilkins, 2005:715–805.

32. Bastiaens M, ter Huurne J, Gruis N, et al. The melanocortin-1-receptor gene is the major freckle gene. *Hum Mol Genet* 2001; 10(16):1701-1708.

33. Hafner C, Stoehr R, van Oers JM, et al. FGFR3 and PIK3CA mutations are involved in the molecular pathogenesis of solar lentigo. *Br J Dermatol* 2009;160(3):546–551.

34. Hafner C, Stoehr R, van Oers JM, et al. The absence of BRAF, FGFR3, and PIK3CA mutations differentiates lentigo simplex from melanocytic nevus and solar lentigo. *J Invest Dermatol* 2009;129(11):2730–2735.

35. De Wit PEJ, Van't Hof-Grootenboer B, Ruiter DJ, et al. Validity of the histopathological criteria used for diagnosing dysplastic naevi. *Eur J Cancer [A]* 1993;29A:831.

36. Tucker MA, Halpern A, Holly EA, et al. Clinically recognized dysplastic nevi. A central risk factor for cutaneous melanoma. *JAMA* 1997;277:1439–1444.

37. Kossard S, Wilkinson B. "Small cell (naevoid) melanoma: a clinicopathologic study of 131 cases." *Australas J Dermatol* 1997; 38(Suppl 1):S54–S58.

38. King R, Page RN, Googe PB, et al. Lentiginous melanoma: a histologic pattern of melanoma to be distinguished from lentiginous nevus. *Mod Pathol* 2005;18(10):1397–1401.

39. Farrahi F, Egbert BM, Swetter SM. Histologic similarities between lentigo maligna and dysplastic nevus: importance of clinicopathologic distinction. *J Cutan Pathol* 2005;32:405–412.

40. Su WPD. Histopathologic varieties of epidermal nevus. *Am J Dermatopathol* 1982;4:161.

41. Happle R. The group of epidermal nevus syndromes Part I. Well defined phenotypes. *J Am Acad Dermatol* 2010;63(1):1–22; quiz 23–24.

42. Wilgenbus K, Lentner A, Kuckelkorn R, et al. Further evidence that acanthosis nigricans maligna is linked to enhanced secretion by the tumour of transforming growth factor alpha. *Arch Dermatol Res* 1992;284:266.

43. Cruz PD, Hud JA. Excess insulin binding to insulin-like growth factor receptors: proposed mechanism for acanthosis nigricans. *J Invest Dermatol* 1992;98:82S.

44. Okun MF, Edelstein LM. Clonal seborrheic keratosis. In: Okun MF, Edelstein LM. Gross and microscopic pathology of the skin. Vol. 2. Boston: Dermatopathology Foundation Press, 1976;576.

45. Elder DE, Murphy GF. Malignant tumors: Melanomas and related lesions. In: Elder DE, Murphy GF, eds. Melanocytic tumors of the skin. Washington, DC: Armed Forces Institute of Pathology, 1991;103.

46. Barnhill RL, Barnhill MA, Berwick M, et al. The histologic spectrum of pigmented spindle cell nevus: a review of 120 cases with emphasis on atypical variants. *Hum Pathol* 1991;22:52.

47. Busam KJ, Barnhill RL. Pagetoid Spitz nevus. Intraepidermal Spitz tumor with prominent pagetoid spread. *Am J Surg Pathol* 1995;19:1061–1067.

48. Raiten K, Paniago-Pereira C, Ackerman AB. Pagetoid Bowen's disease vs. extramammary Paget's disease. *J Dermatol Surg Oncol* 1976;2:24.

49. Wilkinson EJ, Brown HM. Vulvar Paget disease of urothelial origin: a report of three cases and a proposed classification of vulvar Paget disease. *Hum Pathol* 2002;33:549–554.

50. Silverberg NB. Human papillomavirus infections in children. *Curr Opin Pediatr* 2004;16:402–409.

51. Smith KJ, Skelton H. Molluscum contagiosum: recent advances in pathogenic mechanisms, and new therapies. *Am J Clin Dermatol* 2002;3:535–545.

52. Rock B, Shah KV, Farmer ER. A morphologic, pathologic, and virologic study of anogenital warts in men. *Arch Dermatol* 1992;127:495.

53. Longacre TA, Kong CS, Welton ML. Diagnostic problems in anal pathology. *Adv Anat Pathol* 2008;15(5):263–278.

54. Pirog EC, Quint KD, Yantiss RK. P16/CDKN2A and Ki-67 enhance the detection of anal intraepithelial neoplasia and condyloma and correlate with human papillomavirus detection by polymerase chain reaction. *Am J Surg Pathol* 2010;34(10):1449–1455.

55. Forghani B, Oshiro LS, Chan CS, et al. Direct detection of Molluscum contagiosum virus in clinical specimens by in situ hybridization using biotinylated probe. *Mol Cell Probes* 1992;6:67.

56. Sanderson KF. The structure of seborrheic keratoses. *Br J Dermatol* 1968;80:588.

57. Jimbow M, Talpash O, Jimbow K. Confluent and reticulated papillomatosis: clinical, light and electron microscopic studies. *Int J Dermatol* 1992;31(7):480–483.

58. Sprecher E, Itin P, Whittock NV, et al. Refined mapping of Naegeli—Franceschetti–Jadassohn syndrome to a 6 cM interval on chromosome 17q11.2-q21 and investigation of candidate genes. *J Invest Dermatol* 2002;119(3):692–698.

59. Rubin AI, Chen EH, Ratner D. Basal-cell carcinoma. *N Engl J Med* 2005;353:2262–2269.

60. Reifenberger J, Wolter M, Knobbe CB, et al. Somatic mutations in the PTCH, SMOH, SUFUH and TP53 genes in sporadic basal cell carcinomas. *Br J Dermatol* 2005;152:43–51.

61. Strange RC, El-Genidy N, Ramachandran S, et al. Susceptibility to basal cell carcinoma: associations with PTCH polymorphisms. *Ann Hum Genet* 2004;68:536–545.

62. Michaloglou C, Vredeveld LC, Soengas MS, et al. BRAFE600-associated senescence-like cell cycle arrest of human naevi. *Nature* 2005;436:720–724.

63. Requena L, Sangueza OP. Benign neoplasms with neural differentiation: a review. *Am J Dermatopathol* 1995;17:75–96.

64. Ball NJ, Kho GT. Melanocytic nevi are associated with neurofibromas in neurofibromatosis, type I, but not sporadic neurofibromas: a study of 226 cases. *J Cutan Pathol* 2005;32(8):523–532.

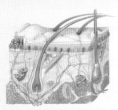

在许多皮肤病中，表皮、真皮乳头层、浅层毛细血管-小静脉丛同时发生反应，Clark将其命名为"浅层皮肤反应单元"。许多皮肤病与浅层血管周围淋巴细胞（伴或不伴有其他类型的细胞）浸润相关。病理状态下，表皮可出现变薄（萎缩）、增厚（棘层增厚）、水肿（海绵水肿）和（或）细胞浸润（细胞外渗）。表皮可因慢性刺激、感染（细菌、酵母菌、深部真菌或病毒）而增生。表皮增生也可以是皮肤病的表现，如银屑病、特应性皮炎及痒疹等。真皮乳头层和浅层血管丛中可含有不同种类的炎症细胞，可出现水肿、基质（透明质酸）增多、硬化或均质化。

ⅢA　浅层血管周围皮炎

许多皮肤病与浅层毛细血管-小静脉丛的小血管周围淋巴细胞（伴或不伴有其他类型细胞）浸润相关，Clark将其命名为浅层皮肤反应单元。血管壁变化可不明显或有轻度至中度的内皮肿胀。除真正血管炎外，无嗜酸性改变（纤维素样坏死）。"淋巴细胞性血管炎"这一概念涵盖了本节内容中所提及的部分疾病，但在没有血管壁损伤的情况下，使用上述概念是否准确合理尚存有争议。表皮厚度、外渗细胞的数量和类型及基底层的完整性（液化变性），可出现不同的变化。下文中所列疾病的一部分，血管周围炎症细胞浸润可累及中层及深层血管，这些内容也会出现在第5章。

1. 浅层血管周围皮炎，淋巴细胞浸润为主
1a. 浅层血管周围皮炎，伴嗜酸性粒细胞浸润
1b. 浅层血管周围皮炎，伴中性粒细胞浸润
1c. 浅层血管周围皮炎，伴浆细胞浸润
1d. 浅层血管周围皮炎，伴红细胞外渗
1e. 浅层血管周围皮炎，噬黑素细胞显著增多
2. 浅层血管周围皮炎，肥大细胞浸润为主

ⅢA1　浅层血管周围皮炎，淋巴细胞浸润为主

浅层血管丛周围可见淋巴细胞，其他类型细胞罕见或缺如。以病毒疹为典型疾病[1]。

病毒疹

临床特征　　至少有五组病毒可感染皮肤或毗邻的黏膜：①疱疹病毒组，为可在宿主细胞核内复制的DNA病毒，包括Ⅰ、Ⅱ型单纯疱疹病毒，水痘-带状疱疹病毒；②痘病毒组，为可在细胞质内复制的DNA病毒，包括天花、挤奶人结节、羊痘和传染性软疣；③乳头多瘤空泡病毒组，包括各种疣，其病毒DNA在细胞核内复制；④小RNA病毒组，包括柯萨奇病毒A，可导致手足口病，其核样体内含有RNA；⑤反转录病毒，包括人类免疫缺陷病毒（human immunodeficiency virus，HIV），是导致获得性免疫缺陷综合征（acquired immunodeficiency syndrome，AIDS）的病原体。原发性HIV感染可导致皮肤和黏膜发疹，组织学上表现为非特征性淋巴细胞浸润。一系列HIV相关皮肤损害的出现通常是该病最终造成免疫抑制的结果。脂溢性皮炎、银屑病、干燥症、瘙痒性丘疹性皮疹等可见于该病早期。随着感染进展、CD4/CD8比值下降，口腔毛状白斑、慢性单纯疱疹、复发性带状疱疹、Kaposi肉瘤及其他机会性感染也很常见[2]。已有HIV感染相关皮肤表现的综述[3]。HIV皮肤感染缺乏特征性的组织学表现，其原发皮疹表现为淋巴样细胞浸润，伴有轻微表皮改变，主要为海绵水肿[4]。艾滋病患者的脂溢性皮炎，其病理表现无特异性，包括角质形成细胞点状坏死、白细胞外渗、浅层血管周围浆细胞浸润[5]。丘疹性皮疹可表现为非特异性血管周围嗜酸性粒细胞浸润，伴有轻微毛囊炎，也可出现上皮样细胞肉芽肿[6]。界面皮炎表现为基底细胞层空泡化改变，伴有散在角质形成细胞坏死和浅层血管周围淋巴组织细胞浸润。空泡化改变和角质形成细胞坏死较药疹更显著。艾滋病相关皮疹的组织病理改变通常是非特异的。

麻疹的发疹性皮损属于典型的病毒疹。麻疹病毒是单链RNA病毒，属于副黏病毒科。麻疹是传染性疾病，在全球均有分布。麻疹病毒通过呼吸道分泌物传播，主要以气溶胶形式传播，也可通过直接接触传播。症状一般会持续10天，可完全康复，无后遗症状。但对于免疫缺陷者发展成为严重疾病的风险升高，如肺炎和脑炎。

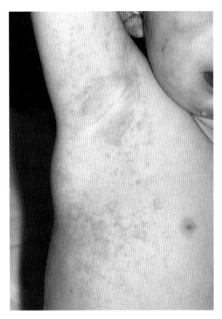

临床图 III A1.a. *病毒疹*。可以见到单侧胸外侧病毒疹（unilateral laterothoracic viral exanthem）的特征性皮疹：压之褪色的红色斑疹和丘疹

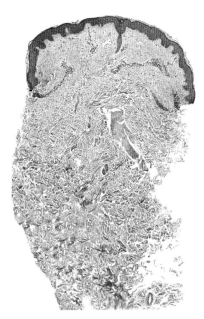

图 III A1.a. *麻疹样病毒疹，低倍镜*。真皮网状层血管周围炎症浸润

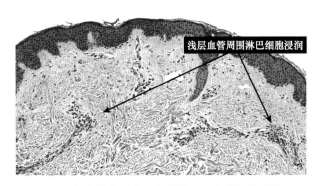

浅层血管周围淋巴细胞浸润

图 III A1.b. *麻疹样病毒疹，中倍镜*。表皮棘层轻度增厚，上覆薄层角质鳞屑，真皮网状层上部可见血管扩张

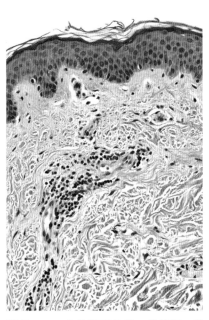

图 III A1.c. *麻疹样病毒疹，高倍镜*。真皮血管周围淋巴细胞浸润，未见嗜酸性粒细胞和浆细胞

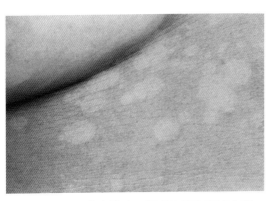

临床图 Ⅲ A1.b. *花斑糠疹*。躯干上部色素减少斑，轻刮淡色区，可出现细微鳞屑

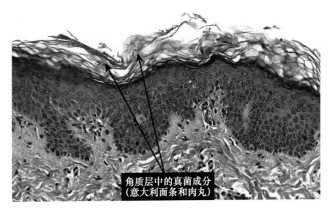

图 Ⅲ A1.d. *花斑糠疹，中倍镜*。角化过度的角质层可见嗜碱性染色的菌丝和孢子，棘层增厚，基底层色素增多，稀疏淋巴细胞浸润

角质层中的真菌成分
（意大利面条和肉丸）

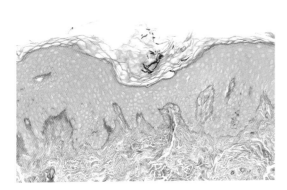

图 Ⅲ A1.e. *花斑糠疹，中倍镜*。Grocott（六胺银）染色显示角质层内真菌成分

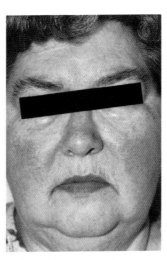

临床图 Ⅲ A1.c. *红斑狼疮，急性*。女性面颊部因光敏感出现水肿性红斑-蝶形红斑。无丘疹、脓疱，有助于与玫瑰痤疮相鉴别

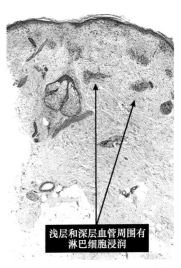

图 Ⅲ A1.f. *红斑狼疮，急性，低倍镜*。角化过度，表皮变薄伴有局灶性表皮增厚，界面空泡化改变，真皮网状层血管周围有炎症浸润

浅层和深层血管周围有淋巴细胞浸润

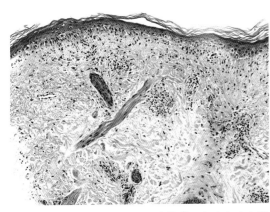

图 Ⅲ A1.g. *红斑狼疮，急性，中倍镜*。真皮表皮交界处空泡化改变，上覆角化过度性鳞屑，真皮内可见淋巴细胞浸润

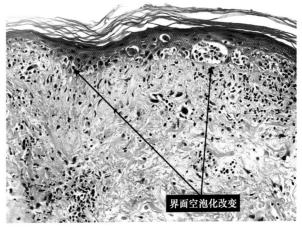

图 Ⅲ A1.h. *红斑狼疮，急性，中倍镜*。真皮表皮交界处明显空泡化改变，炎症细胞外渗至棘层增厚和萎缩交替出现的表皮

界面空泡化改变

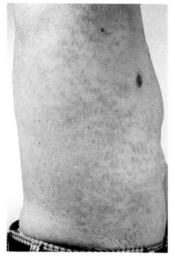

临床图ⅢA1.d. *副银屑病*。伴有细微脱屑、呈指状外观的棕色斑（伴有萎缩）是本病良性指状亚型的特征

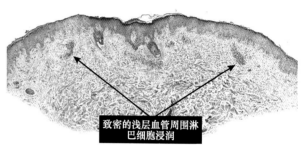

图ⅢA1.i. *点滴状副银屑病，低倍镜*。棘层增厚的表皮上覆有局灶性角化不全性鳞屑，真皮浅层血管周围可见局灶性、致密的炎症浸润

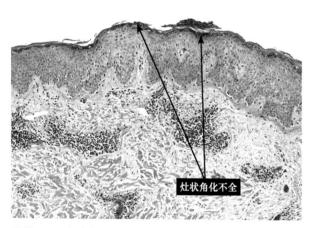

图ⅢA1.j. *点滴状副银屑病，中倍镜*。棘层增厚的表皮上覆有角化不全性鳞屑，可见稀疏的炎症细胞外渗和轻微海绵水肿。真皮血管周围可见致密的炎症细胞浸润

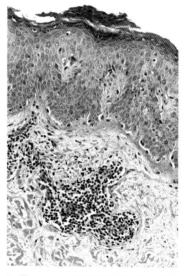

图ⅢA1.k. *点滴型副银屑病，高倍镜*。真皮血管周围可见致密的单核细胞浸润

组织病理　皮疹的组织病理改变表现为非特异性血管周围淋巴细胞浸润，伴有表皮海绵水肿、轻微水疱形成及散在变性的角质形成细胞。发生于艾滋病患者的麻疹表现为表皮棘层上部和颗粒层成簇的角质形成细胞坏死，与多形红斑所表现的基底层角质形成细胞坏死不同。麻疹中多核的角质形成细胞可有或无显著增多，即使多核细胞较为稀少，也可见到颗粒层角质形成细胞的胞质出现肿胀。

花斑糠疹

　　参见临床图ⅢA1.b 和图ⅢA1.d、图ⅢA1.e。

红斑狼疮，急性

　　参见临床图ⅢA1.c 和图ⅢA1.f ～图ⅢA1.h。

点滴状副银屑病

　　参见临床图ⅢA1.d 和图ⅢA1.i ～图ⅢA1.k。

鉴别诊断

麻疹样病毒疹

丘疹性肢端皮炎（Gianotti-Crosti综合征，常见海绵水肿）

淤积性皮炎

急性痘疮样苔藓样糠疹，早期

Jessner皮肤淋巴细胞浸润症

花斑糠疹

念珠菌病

浅表性回状红斑（superficial gyrate erythemas）

红斑狼疮，急性

混合性结缔组织病

皮肌炎

早期单纯疱疹，带状疱疹

麻疹样药疹

巨细胞病毒包涵体病

多形性药疹

进行性色素性紫癜

副银屑病，小斑块型（指状皮炎）

点滴状副银屑病

朗格汉斯细胞组织细胞增生症（早期皮损）

皮肤黏膜淋巴结综合征（川崎病）

二期梅毒

Ⅲ A1a　浅层血管周围皮炎，伴嗜酸性粒细胞浸润

除了淋巴细胞，在血管周围和间质内还有数量不等的嗜酸性粒细胞浸润。麻疹样药疹和荨麻

疹反应为典型疾病[7]。

麻疹样药疹

临床特征　实际上任何药物都可引起麻疹样药疹。由于麻疹样药疹的临床和组织学改变都是非特异性的，因此想要确定该病与某一特定药物之间的关系是较为困难的[8, 9]。导致麻疹样药疹的最常见药物是抗细菌的抗生素类药物。麻疹样药疹表现为突然发生的、对称分布的细小的、压之褪色的小丘疹，在高加索人中皮疹通常呈鲜红色。

组织病理　典型的麻疹样药疹表现为数量不等的、常为稀疏分布的血管周围淋巴细胞和嗜酸性粒细胞浸润，嗜酸性粒细胞也可缺如。最近的一篇研究报道显示，在108例药疹病例中（经病理学诊断），82%的可见到局限于真皮浅层的炎症细胞浸润。80%的表现为真皮血管周围和间质型炎症浸润模式。其中，约29%的病例为淋巴细胞和嗜酸性粒细胞浸润，约10%为淋巴细胞和中性粒细胞浸润，约21%为淋巴细胞、嗜酸性粒细胞、中性粒细胞浸润。可见，只有约50%的病例有嗜酸性粒细胞浸润。约53%的病例可见真皮表皮交界处（空泡化）改变[10]。可有不同程度的荨麻疹性水肿（变应性荨麻疹性发疹，见下文）。麻疹样药疹在无嗜酸性粒细胞浸润时很难与病毒疹相鉴别。角化不良细胞数量超过偶尔可见的程度时，应考虑多形红斑及其相关疾病的可能，如中毒性表皮坏死松解症、Stevens-Johnson综合征或固定性药疹。

变应性荨麻疹反应（麻疹样药疹）

参见临床图Ⅲ A1a.a和图Ⅲ A1a.a～图Ⅲ A1a.c。

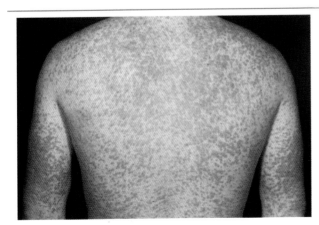

临床图Ⅲ **A1a.a.** *麻疹样皮疹（药物性）*。十几岁的男孩，因咽喉疼痛服用了氨苄西林，数日后突然出现红色斑丘疹性皮损，压之褪色，部分区域皮损融合成片

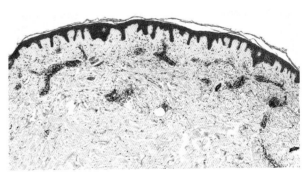

图Ⅲ **A1a. a.** *变应性荨麻疹反应，低倍镜*。角质层和表皮几乎无变化（随着时间推移，可出现角化过度和棘层肥厚），真皮可见血管周围致密的炎症浸润

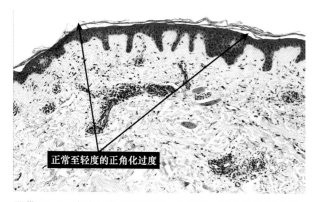

图 Ⅲ A1a.b. 变应性荨麻疹反应，中倍镜。真皮乳头层水肿，真皮厚壁血管周围致密的炎症细胞浸润

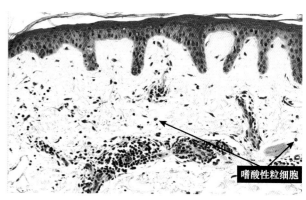

图 Ⅲ A1a.c. 变应性荨麻疹反应，高倍镜。真皮血管周围可见淋巴细胞和嗜酸性粒细胞浸润

荨麻疹

临床特征　荨麻疹的特征是出现暂时性、复发性高出皮肤的风团和水肿性红斑，常伴有瘙痒。出现大风团时，水肿可扩展至皮下组织，称为血管性水肿[11]。荨麻疹急性发作常常只持续数小时。当皮疹持续存在时间超过24小时且反复发作超过6周时，可诊断为慢性荨麻疹。荨麻疹和血管性水肿可同时发生，此种情况有发展为慢性病程的倾向。有15% ～ 25%的荨麻疹患者可找到疾病的诱发因素和潜在的易患因素，包括食物中的可溶性抗原、药物、昆虫毒液和接触性致敏原，物理刺激如压力、震动、日光照射和低温，隐匿性感染和肿瘤，以及一些遗传性综合征。荨麻疹的反应模式亦可见于其他疾病，如大疱性类天疱疮[7]。

组织病理　急性荨麻疹可见真皮间质水肿，小静脉扩张，伴有内皮肿胀，少量炎症细胞。慢性荨麻疹可出现真皮间质水肿，血管周围和间质内混合细胞浸润，包括数量不等的淋巴细胞、嗜酸性粒细胞和中性粒细胞。血管性水肿，水肿和炎症浸润扩展至皮下组织。遗传性血管性水肿可见皮下和黏膜下水肿，不伴有炎症细胞浸润。

荨麻疹样大疱性类天疱疮

参见临床图 Ⅲ A1a.c 和图 Ⅲ A1a.f ～ 图 Ⅲ A1a.h.

鉴别诊断
节肢动物叮咬反应
变应性荨麻疹反应（药物）
大疱性类天疱疮，荨麻疹样期
荨麻疹
新生儿中毒性红斑
Wells综合征
肥大细胞增多症/持久性发疹性斑状毛细血管扩张
伴嗜酸性粒细胞增多的血管淋巴样增生
木村病
朗格汉斯细胞组织细胞增生症（早期皮损）

Ⅲ A1b　浅层血管周围皮炎，伴中性粒细胞浸润

除淋巴细胞外，还有数量不等的中性粒细胞，血管周围及间质内均有分布。蜂窝织炎和丹毒为典型疾病（另见 ⅤC.2章节）。

丹毒

临床特征　丹毒是由A组链球菌感染所导致的急性浅表蜂窝织炎[12]，表现为界线清楚、轻微变硬的暗红斑，可触及性边缘逐渐外扩。部分患者具有在相同部位反复发作的趋势。在使用抗生素治疗该病的早期，丹毒的发病率呈下降趋势，大部分丹毒见于面部。但近年来本病发病率有所升高，且发生在面部的丹毒已不常见，以发生在腿部的丹毒为主。对于抵抗力差或未能得到充分恰当治疗的患者，可能出现并发症，包括脓肿形成、广泛的软组织坏死、偶见坏死性筋膜炎和败血症。丹毒主要病原菌为非致肾炎和非致风湿病的链球菌。

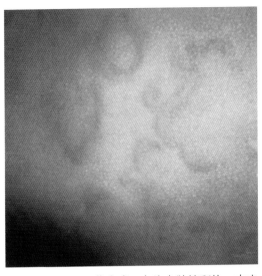

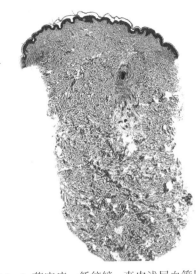

临床图 Ⅲ **A1a. b.** *荨麻疹*。大片水肿性斑块，中央外观变化不明显和地图样形态是荨麻疹的典型表现

图 Ⅲ **A1a.d.** *荨麻疹，低倍镜*。真皮浅层血管周围和间质稀疏的炎症细胞浸润，水肿液导致胶原束彼此分离

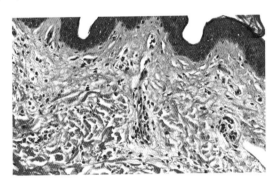

图 Ⅲ **A1a.e.** *荨麻疹，高倍镜*。间质内嗜酸性粒细胞、中性粒细胞和淋巴细胞浸润

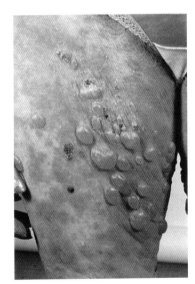

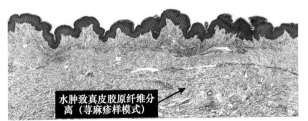

水肿致真皮胶原纤维分离（荨麻疹样模式）

临床图 Ⅲ **A1a.c.** *大疱性类天疱疮，荨麻疹样和大疱期*。股部荨麻疹样斑块发展为张力性大疱

图 Ⅲ **A1a.f.** *荨麻疹样大疱性类天疱疮，低倍镜*。棘层增厚的表皮覆有正角化性鳞屑。真皮乳头层水肿，在此早期皮损中无真皮、表皮分离现象。真皮血管周围有炎症细胞浸润

Ⅲ A 浅层血管周围皮炎

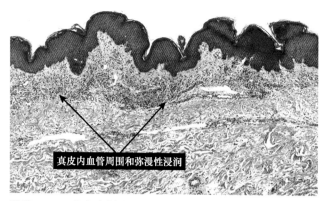

图Ⅲ A1a.g. 荨麻疹样大疱性类天疱疮，*中倍镜*。真皮乳头层水肿，伴有弥漫性和血管周围淋巴细胞与嗜酸性粒细胞浸润

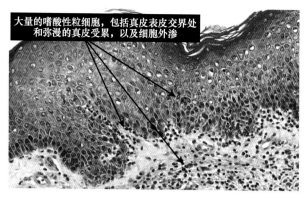

图Ⅲ A1a.h. 荨麻疹样大疱性类天疱疮，*高倍镜*。表皮棘层增厚和海绵水肿。真皮乳头层水肿，伴嗜酸性粒细胞和淋巴细胞浸润。部分嗜酸性粒细胞渗出至上方海绵水肿的表皮

　　组织病理　真皮明显水肿，淋巴管和毛细血管扩张。以中性粒细胞为主的炎症细胞在真皮中弥漫性浸润，偶尔可进入皮下脂肪组织。炎症细胞松散地分布于扩张的血管和淋巴管周围，这种组织病理模式被描述性地命名为"蜂窝织炎"，而不是特异性地诊断为"丹毒"。丹毒患者的吉姆萨和革兰氏染色切片中，组织和淋巴管内可见链球菌。

丹毒/蜂窝织炎

　　参见临床图Ⅲ A1b和图Ⅲ A1b.a ～图Ⅲ A1b.c。
鉴别诊断
蜂窝织炎
丹毒

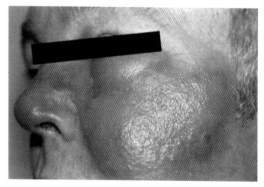

临床图Ⅲ A1b. *丹毒*。51岁男性患者出现发热、寒战，面颊出现逐渐向外扩展的边界清晰的水肿性红色斑块

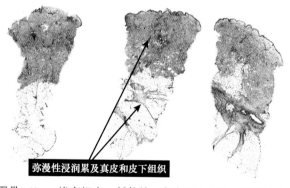

图Ⅲ A1b.a. *蜂窝织炎*，*低倍镜*。真皮明显水肿，胶原束分离，真皮和皮下组织炎症细胞弥漫性浸润

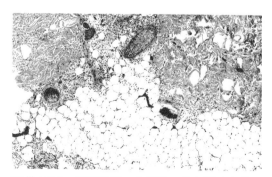

图Ⅲ A1b.b. *蜂窝织炎*，*中倍镜*。真皮明显水肿，淋巴细胞和中性粒细胞弥漫性浸润，可见碎裂的中性粒细胞

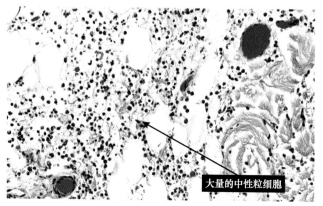

图Ⅲ A1b.c. *蜂窝织炎*，*中倍镜*。真皮和皮下组织可见显著的、以中性粒细胞为主的炎症细胞浸润，亦可见组织细胞、淋巴细胞浸润，偶见浆细胞。可见细菌，然而，未见到明显细菌并不能排除败血症

Ⅲ A1c 浅层血管周围皮炎，伴浆细胞浸润

真皮血管周围和间质内可见浆细胞浸润，常与淋巴细胞相混合。二期梅毒为典型疾病。

二期梅毒

临床特征 二期梅毒[13, 14]通常可特征性的表现为泛发性皮疹，包括棕红色斑疹、丘疹，类似点滴状银屑病的丘疹鳞屑性皮损，罕见脓疱。皮损可呈毛囊性、环形或匐行性，尤其是复发皮损。其他皮损包括脱发和扁平湿疣，扁平湿疣表现为肛门生殖器部位的灰色融合性丘疹性损害，皮损宽大、隆起；掌跖部点状角化过度性丘疹，被称

为梅毒性角化（syphilis cornee）；在罕见的严重病例中出现的溃疡性损害，称为恶性梅毒。部分患者可出现黏膜斑，由多发浅表无痛性溃疡构成。

组织病理 梅毒两种基本的组织病理改变：①内皮细胞肿胀、增生；②以血管周围为主的淋巴细胞和浆细胞浸润。在晚期二期和三期梅毒还可见到上皮样组织细胞和巨细胞呈肉芽肿样浸润。病理活检常可见到不同程度的苔藓样浸润和银屑病样表皮增生，以及不同程度的海绵水肿与基底层空泡化改变。也可见到淋巴细胞外渗、海绵状脓疱形成和角化不全，伴有或无角质层内中性粒细胞脓肿。可见散在坏死的角质形成细胞。真皮改变包括不同程度的真皮乳头层水肿、血管

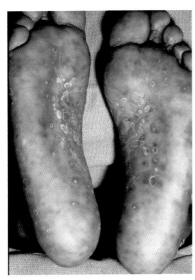

临床图 Ⅲ A1c.a. 二期梅毒。注意足底部的特征性棕色鳞屑性斑疹

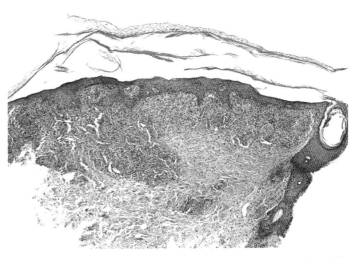

图 Ⅲ A1c.a. 二期梅毒，低倍镜。棘层增厚的表皮上覆有薄层角质鳞屑。真皮表皮交界处及真皮浅层血管周围有致密的炎症浸润

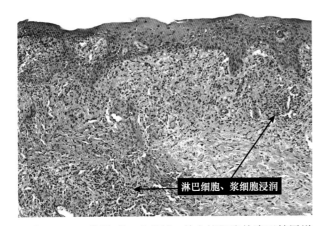

淋巴细胞、浆细胞浸润

图 Ⅲ A1c.b. 二期梅毒，中倍镜。单个核细胞外渗至棘层增厚的表皮内。真皮水肿，真皮血管周围和间质内有致密的炎症细胞浸润

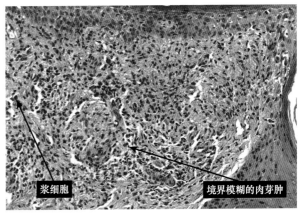

浆细胞   境界模糊的肉芽肿

图 Ⅲ A1c.c. 二期梅毒，高倍镜。真皮内浸润的炎症细胞有浆细胞、淋巴细胞和组织细胞，后者形成境界模糊的肉芽肿

周围和（或）附属器周围炎症细胞浸润，通常含有浆细胞，可以是淋巴细胞为主、淋巴细胞和组织细胞混合为主或组织细胞为主，或表现为真皮乳头层致密分布的单纯肉芽肿样改变，并扩展至真皮网状层，稀疏分布于血管周围。大约半数病例可出现内皮肿胀和管壁水肿等血管改变，伴有以血管为中心的炎症浸润。1/3 的病例通过银染色可发现梅毒螺旋体，主要见于表皮内，也可见于浅层血管丛周围。免疫组化和特殊显微镜的应用提高了梅毒螺旋体的检出率[15]。扁平湿疣的皮损可以呈现出上述在斑疹、丘疹和丘疹鳞屑性皮损中所观察到的所有类型的病理变化，但上皮增生更为显著，并可见表皮内微脓肿形成。银染色或免疫组化染色可见较多梅毒螺旋体。早期二期梅毒的丘疹性皮损可出现小的、结节病样肉芽肿，除此之外，晚期二期梅毒可出现广泛的淋巴细胞、浆细胞和组织细胞浸润，类似三期结节性梅毒。

Kaposi 肉瘤，斑片期

Kaposi 肉瘤的组织学改变可大致根据其皮损的临床类型（早期和晚期斑疹、斑块、结节和晚期侵袭性皮损）分为不同的阶段。早期斑疹，在真皮上部血管周围常可见片状、稀疏的淋巴细胞和浆细胞浸润。可见具有血管腔分化特征的、细狭的细胞条索穿插于胶原束之间。通常，可见少量扩张的呈不规则状或多角形的淋巴管样腔隙，衬有内皮细胞。"锯齿状"外观的血管呈现出分

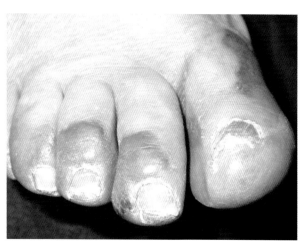

临床图Ⅲ A1c.b. *Kaposi 肉瘤*。发生于一位意大利老年男性患者足部的紫色斑疹和斑块

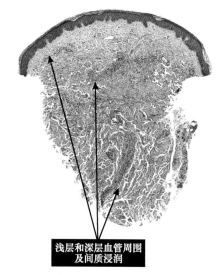

浅层和深层血管周围
及间质浸润

图Ⅲ **A1c.d.** *Kaposi 肉瘤，斑片期，低倍镜*。表皮变平，真皮内细胞成分明显增多

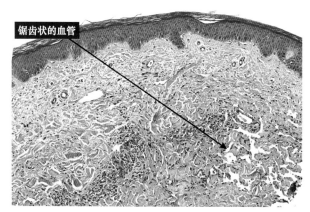

锯齿状的血管

图Ⅲ **A1c.e.** *Kaposi 肉瘤，斑片期，中倍镜*。血管周围弥漫性细胞浸润，薄壁血管增多

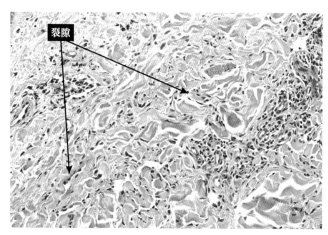

裂隙

图Ⅲ **A1c.f.** *Kaposi 肉瘤，斑片期，高倍镜*。可见结构欠清的、锯齿形的薄壁血管，伴有出血及单个核细胞浸润。真皮血管周围有淋巴细胞和浆细胞浸润

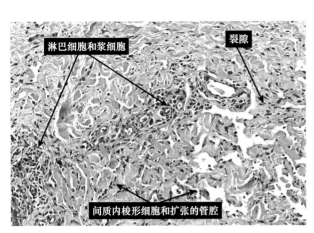

图 Ⅲ A1c.g. *Kaposi肉瘤，斑片期，高倍镜*。除锯齿形血管外，真皮胶原束间可见梭形细胞，并且具有形成裂隙的趋势

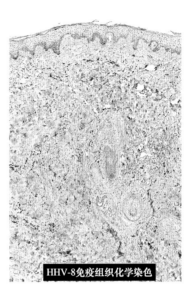

图 Ⅲ A1c.h. *Kaposi肉瘤，斑片期，低倍镜*。斑片期皮损HHV-8 免疫组织化学染色，真皮网状层内可见散在核阳性的细胞

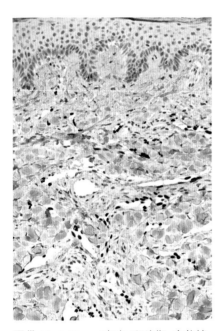

图 Ⅲ A1c.i. *Kaposi肉瘤，斑片期，中倍镜*。可见HHV-8阳性细胞内衬于血管腔

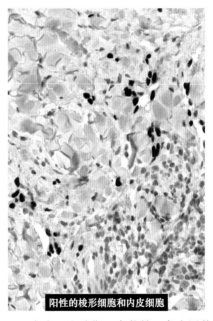

图 Ⅲ A1c.j. *Kaposi肉瘤，斑片期，高倍镜*。真皮网状层内浸润的HHV-8阳性细胞，可呈单个细胞分布于胶原束间或内衬于血管腔

隔胶原束的形态，非常具有特征性。正常附属器结构和原有的血管常凸入新形成的血管，称为岬样征。在晚期斑疹性皮损中，真皮内可见更为广泛的血管组织浸润，并伴有锯齿形血管及类似肉芽组织中所见的厚壁血管条索。此阶段可见到红细胞外渗及噬铁细胞。裂隙样的血管腔隙是特征性的组织学改变。目前认为本病与易感人群的HHV-8感染相关（参见ⅥC5章节）。

鉴别诊断

二期梅毒

节肢动物叮咬反应

Kaposi肉瘤，非特异性斑片期

光线性角化病和Bowen病

局限性浆细胞性龟头炎

红斑增生病（增殖性红斑）

⫴ A1d　浅层血管周围皮炎，伴红细胞外渗

血管周围淋巴细胞浸润伴有红细胞外渗，无血管纤维素样坏死。玫瑰糠疹[16, 17]和急性痘疮样苔藓样糠疹为典型疾病。

玫瑰糠疹

临床特征　玫瑰糠疹是一种可持续4～7周的自限性皮肤病。一般先出现一个大的前驱斑，之后出现泛发性皮损。皮损主要见于躯干、颈部及四肢近端，为圆形或卵圆形鲑鱼（三文鱼）色斑片，沿皮肤张力线分布，边缘附着有卷烟纸样薄层鳞屑。本病有数个典型和不典型的临床亚型，包括丘疹型、水疱型、荨麻疹样型、紫癜型和复发型。玫瑰糠疹的病因仍未明确，有学者怀疑与病毒感染有关，如人疱疹病毒7型（HHV-7）[18]。本病可见活化的辅助诱导T淋巴细胞浸润表皮和真皮，伴有朗格汉斯细胞数量增多，外渗的淋巴细胞周围的角质形成细胞表面HLA-DR抗原表达阳性，说明细胞免疫可能参与了本病的发病过程[19]。

组织病理　泛发性斑片状皮损可见真皮浅层血管周围炎症浸润，主要为淋巴细胞，偶见嗜酸性粒细胞和组织细胞。淋巴细胞可外渗至表皮，伴有海绵水肿、细胞内水肿，轻度至中度棘层肥厚，部分区域颗粒层变薄或消失，局灶性角化不全、伴有或不伴有浆细胞浸润。部分病例可见表皮内

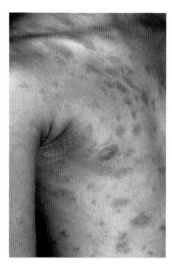

临床图 ⫴ A1d.a. *玫瑰糠疹*。卵圆形棕色斑片，沿皮肤张力线分布，边缘可见细屑

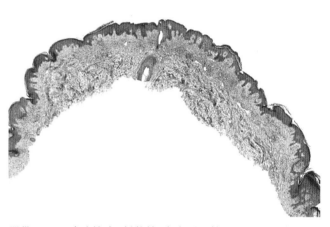

图 ⫴ A1d.a. *玫瑰糠疹，低倍镜*。表皮可见棘层肥厚和海绵水肿，上覆正角化及角化不全性鳞屑。真皮乳头层水肿，伴有淋巴细胞浸润和红细胞，炎症浸润见于血管周围

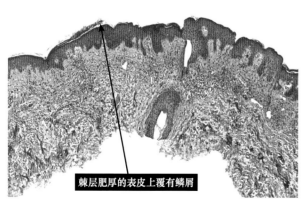

棘层肥厚的表皮上覆有鳞屑

图 ⫴ A1d.b. *玫瑰糠疹，中倍镜*。真皮乳头增宽、水肿，其内可见淋巴细胞浸润和红细胞

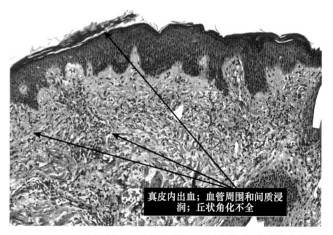

真皮内出血；血管周围和间质浸润；丘状角化不全

图 ⫴ A1d.c. *玫瑰糠疹，高倍镜*。水肿的真皮乳头层可见出血。可见单个核细胞和红细胞外渗至棘层肥厚、海绵水肿的表皮。正角化及角化不全性鳞屑形成特征性的小丘状角化不全

海绵水肿性水疱和少量坏死的角质形成细胞。真皮乳头层红细胞溢出为本病的常见特征，有时溢出的红细胞可外渗进入表皮。受累的表皮偶见多核角质形成细胞。晚期皮损更有可能出现银屑病样或扁平苔藓样表现，炎症浸润中嗜酸性粒细胞数量可相对增多。

苔藓样糠疹

临床特征　苔藓样糠疹是一种少见的皮肤病，可根据严重程度分为两种类型。轻型为慢性苔藓样糠疹，以复发性分批出现的4～10mm大小的棕红色丘疹为特征，主要见于躯干和四肢，表面覆有鳞屑，常在3～6周自行消退，遗留炎症后色素改变。严重型称为急性痘疮样苔藓样糠疹（PLEVA）或 Mucha-Habermann病，皮损泛发，主要见于躯干和四肢近端。表现为红色丘疹并可发展为丘疹坏死性皮损，偶见出血性和水疱脓疱性皮损，可在数周内消退，可形成瘢痕（另见ⅤB2章节）。发热性溃疡坏死性Mucha-Habermann病为罕见的严重的变异型，可危及生命[20]。

组织病理　慢性苔藓样糠疹，可见浅层血管周围淋巴细胞浸润，并可外渗入表皮，可见基底层空泡化改变、轻度海绵水肿、少量角质形成细胞坏死及融合性角化不全。真皮乳头层常见噬黑素细胞及少量溢出的红细胞。对于本病的较严重类型，即PLEVA，真皮乳头层血管周围可见以淋巴细胞为主的致密的炎症细胞浸润，并可延伸进入真皮网状层，形成楔形浸润。炎症细胞浸润使

真皮表皮交界处变得模糊不清，伴有基底层明显空泡化改变，显著的淋巴细胞和红细胞外渗，细胞内和细胞间水肿导致不同程度的表皮坏死，最终可发生糜烂，甚至溃疡。角质层可见角化不全，严重病例可见混合有中性粒细胞的鳞屑痂。大多数病例可见不同程度的真皮乳头层水肿、血管内皮细胞肿胀和红细胞溢出。大多数浸润的炎症细胞为活化的T淋巴细胞，且CD8+（细胞毒性-抑制性）多于CD4+（辅助性-诱导性）T淋巴细胞，周围的角质形成细胞可见HLA-DR表达，提示细胞毒性免疫反应直接参与了表皮坏死的形成。近来的研究提示，PLEVA是一种克隆性T淋巴细胞异常性疾病[21]，尽管苔藓样糠疹发展为皮肤淋巴瘤的报道很罕见。T淋巴细胞的单克隆增生可能是对某种尚未明确的抗原（可能为病毒）产生的宿主免疫反应[19]。

色素性紫癜性皮病

临床特征　尽管色素性紫癜性皮病（PDD）可分为多种类型，但不同类型之间联系紧密，常常难以在临床和组织学上明确地加以区分[22]。临床上，原发皮损表现为散在的斑点，通常局限于下肢，逐渐出现毛细血管扩张性瘀点及含铁血黄素沉积所致的色素沉着。部分病例可出现类似（静脉）淤滞的表现，炎症性的临床征象并不鲜见，如红斑、丘疹、鳞屑和苔藓样变。没有与本病相关的系统症状。有学者建议将本病归类于皮肤淋巴系统疾病（或失调）的范畴[23]。

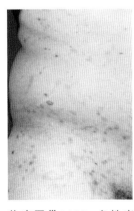

临床图Ⅲ A1d.b. 急性痘疮样苔藓样糠疹。青年男性躯干部突然出现红色丘疹和丘疹坏死性皮疹

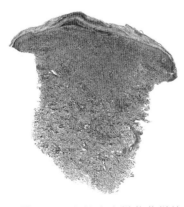

图Ⅲ A1d.d. 急性痘疮样苔藓样糠疹，低倍镜。苔藓样炎症模式，伴有真皮浅中层血管周围炎症浸润和坏死性鳞屑痂

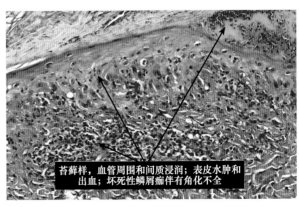

苔藓样，血管周围和间质浸润；表皮水肿和出血；坏死性鳞屑痂伴有角化不全

图Ⅲ A1d.e. 急性痘疮样苔藓样糠疹，中倍镜。在更高的放大倍率下，可见淋巴细胞苔藓样浸润，红细胞外溢，不规则棘层肥厚，上层表皮变苍白，海绵水肿，以及融合性丘状角化不全伴有浆细胞、中性粒细胞和淋巴细胞，急性期也可见到坏死的角质形成细胞

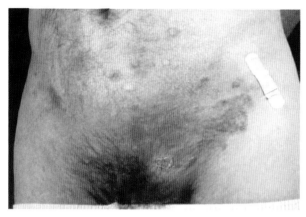

临床图 Ⅲ A1d.c. *慢性苔藓样糠疹*。29岁男性患者病程8个月，表现为躯干、四肢无症状的、境界不清的红斑和丘疹，伴有轻微脱屑

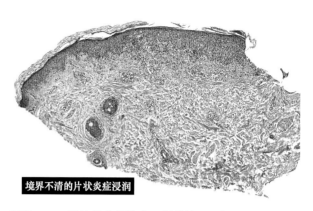

境界不清的片状炎症浸润

图 Ⅲ A1d.f. *慢性苔藓样糠疹，低倍镜*。以角化过度和苔藓样炎症浸润为特征的局灶性皮损

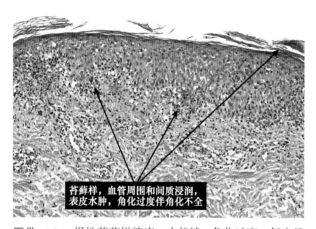

苔藓样，血管周围和间质浸润，表皮水肿，角化过度伴角化不全

图 Ⅲ A1d.g. *慢性苔藓样糠疹，中倍镜*。角化过度、但未见 PLEVA 皮损中可见到的鳞屑痂和明显坏死

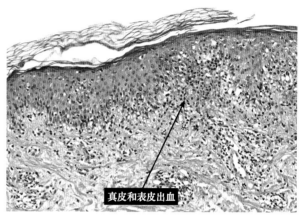

真皮和表皮出血

图 Ⅲ A1d.h. *慢性苔藓样糠疹，中倍镜*。基底层空泡化改变，伴轻度海绵水肿。真皮乳头层和表皮层可见淋巴细胞和外渗的红细胞

组织病理　基本病理变化为血管周围淋巴细胞浸润，局限于真皮乳头层，有时炎症浸润可呈带状或苔藓样模式，也可累及真皮网状层，分布于血管周围。也可能会有血管破坏的表现，血管损伤的程度通常很轻微，常仅有内皮细胞肿胀和真皮出血，不足以诊断为"血管炎"。毛细血管附近常见溢出的红细胞。陈旧性皮损可见毛细血管管腔扩张和内皮细胞增生，可不再出现溢出的红细胞，但常见不同数量的含铁血黄素，炎症细胞浸润较早期皮损轻。

鉴别诊断

玫瑰糠疹

红斑狼疮，亚急性

红斑狼疮，急性

炎症后色素沉着

淤积性皮炎

Kaposi肉瘤，斑片期

急性痘疮样苔藓样糠疹

慢性苔藓样糠疹

色素性紫癜性皮病（Gougerot-Blum病）

Ⅲ A1e　浅表血管周围皮炎，噬黑素细胞显著增多

血管周围淋巴细胞浸润，混合有内含色素的噬黑素细胞，提示先前基底层曾受到损伤，以及色素失禁。不同程度的、残存的界面破坏表现也可以较为明显。炎症后色素沉着为典型疾病[24]。

炎症后色素沉着

临床特征　炎症后色素沉着可继发于任何影响真皮表皮交界处的皮肤病，病程中基底层角质形成细胞释放黑色素进入真皮。苔藓样皮肤病如扁平苔藓。

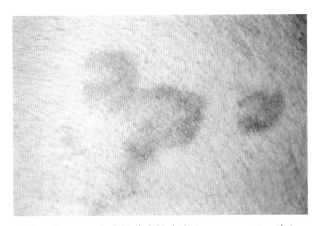

临床图 Ⅲ **A1d.d.** *色素性紫癜性皮病（Gougerot-Blum病）*。15岁男孩的下肢出现无症状的、压之不褪色的橙棕色和红色苔藓样丘疹

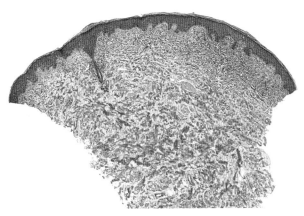

图 Ⅲ **A1d.i.** *色素性紫癜性皮病，低倍镜*。棘层肥厚的表皮上覆正角化和角化不全性鳞屑。真皮乳头层炎症浸润

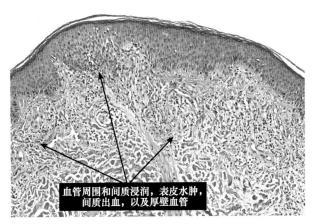

血管周围和间质浸润，表皮水肿，间质出血，以及厚壁血管

图 Ⅲ **A1d.j.** *色素性紫癜性皮病，中倍镜*。可见真皮乳头层出血和单个核细胞浸润。浅层毛细血管扩张，出血见于真皮乳头层

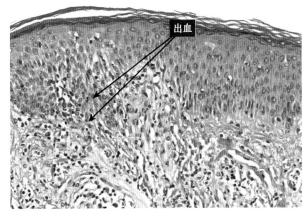

出血

图 Ⅲ **A1d.k.** *色素性紫癜性皮病，高倍镜*。表皮棘层肥厚，可见淋巴细胞和红细胞外渗。真皮乳头层可见炎症和出血

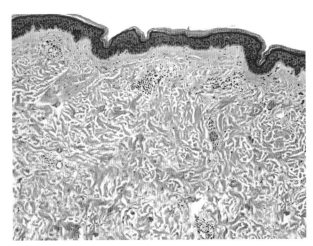

图 Ⅲ **A1d.l.** *色素性紫癜性皮病，低倍镜*。浅层血管周围淋巴细胞浸润

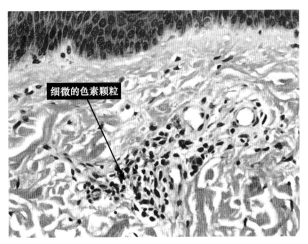

细微的色素颗粒

图 Ⅲ **A1d.m.** *色素性紫癜性皮病，高倍镜*。在浅层厚壁血管周围可见淋巴细胞浸润和少量外溢的红细胞，仔细观察，可见细微的棕色色素颗粒

浅层血管周围炎

Ⅲ A

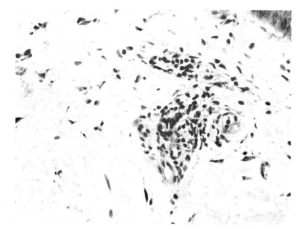

图 III A1d.n. *色素性紫癜性皮病,高倍镜*。铁染色时,棕色色素颗粒被染成蓝色

空泡形成性皮肤病如盘状狼疮或凋亡/细胞毒性皮肤病如多形红斑或固定性药疹均可导致此类反应模式(色素沉着)的出现。此类皮损有时需做活检以排除黑素瘤。如果活检标本缺少诊断某一特定疾病的特征性病理改变,常常可以做出炎症后色素沉着的描述性诊断。

组织病理　组织病理切片可见色素失禁现象。沉积在真皮的黑色素被噬黑素细胞吞噬。噬黑素细胞表现为胞质丰富、充满色素的大细胞,细胞核胖大,染色质开放,有时可见小的核仁。

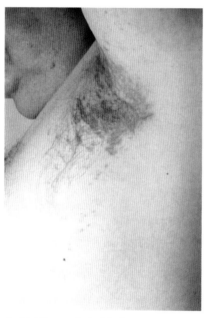

临床图 III A1e. *炎症后色素沉着*。77岁男性患者,在原有扁平苔藓部位出现棕色斑疹

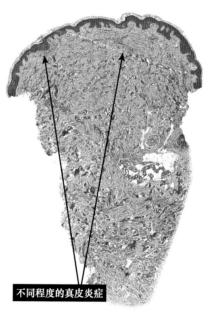

不同程度的真皮炎症

图 III A1e.a. *炎症后色素沉着,低倍镜*。可见淋巴细胞浸润和噬黑素细胞

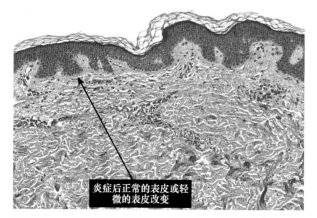

炎症后正常的表皮或轻微的表皮改变

图 III A1e.b. *炎症后色素沉着,中倍镜*。表皮出现片状基底层色素增多。真皮内可见含有棕色色素颗粒的噬黑素细胞,真皮血管周围有单个核细胞浸润

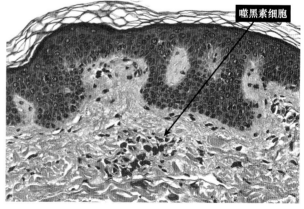

噬黑素细胞

图 III A1e.c. *炎症后色素沉着,高倍镜*。真皮乳头层噬黑素细胞色素沉着,真皮血管周围单个核细胞浸润。本例未出现累及表皮的活动性炎症的证据

鉴别诊断

炎症后色素沉着

冷冻治疗后色素沉着

氯丙嗪色素沉着

淀粉样变病

Ⅲ A2　浅层血管周围皮炎，肥大细胞浸润为主

肥大细胞是真皮内浸润的主要细胞，也可有淋巴细胞及少量嗜酸性粒细胞。色素性荨麻疹为典型疾病。

色素性荨麻疹

临床特征　色素性荨麻疹[25]可分为四种类型：①发生于婴、幼儿期的色素性荨麻疹，无明显系统损害；②发生于青少年及成人的色素性荨麻疹，无明显系统损害；③系统性肥大细胞病；④肥

大细胞白血病。色素性荨麻疹可出现五种类型的皮肤损害，最常见的为斑丘疹型，常有数十甚至数百个棕色小皮疹，摩擦后出现风团。第二种类型表现为多发的棕色结节或斑块，摩擦后出现风团，偶有水疱形成。第三种类型几乎仅见于婴儿，常特征性的表现为孤立性的、大的皮肤结节，摩擦后不仅出现风团，还可出现大疱。第四种类型为弥漫性红皮病型，常发生于婴儿早期，周身皮肤呈棕红色，摩擦后出现风团。第五种类型为持久性发疹性斑状毛细血管扩张（TMEP），常见于成人，表现为广布的棕红色细微毛细血管扩张性斑疹，摩擦后很少出现或不出现风团。尽管肥大细胞增多症通常表现为发生于儿童的良性、自限性疾病，但有近30%的青少年和成人患者为系统性肥大细胞增多症累及皮肤。皮肤浸润细胞CD25免疫反应呈阳性，这是提示系统受累的有价值的标志，尽管不具有特异性[26]。

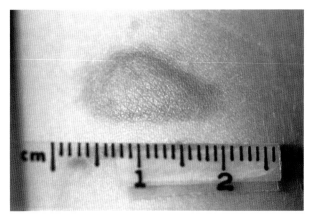

临床图 Ⅲ A2.a. *色素性荨麻疹，结节型*。2岁患儿于前臂屈侧出现复发性红斑和2cm大小的孤立、肿胀性棕黄色结节

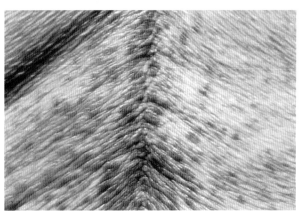

临床图 Ⅲ A2.b. *持久性发疹性斑状毛细血管扩张*。78岁女性患者，躯干、颈部和大腿出现毛细血管扩张性红斑，压可褪色，病史2年。Darier征（摩擦后出现风团）阳性

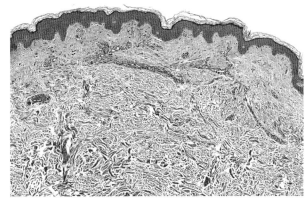

图 Ⅲ A2.a. *成人肥大细胞病（TMEP），低倍镜*。表皮轻度棘层肥厚，真皮血管周围有单个核细胞浸润

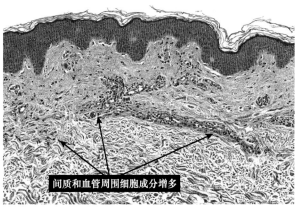

间质和血管周围细胞成分增多

图 Ⅲ A2.b. *成人肥大细胞病（TMEP），中倍镜*。真皮内可见淋巴细胞和肥大细胞呈弥漫性和血管周围浸润

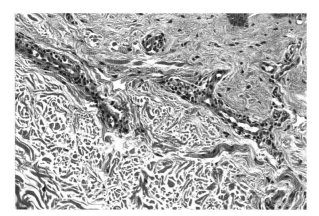

图 Ⅲ A2.c. 成人肥大细胞病（TMEP），高倍镜。真皮厚壁血管周围可见肥大细胞

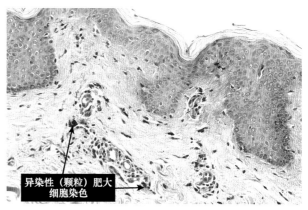

异染性（颗粒）肥大细胞染色

图 Ⅲ A2.d. 成人肥大细胞病（TMEP），高倍镜，吉姆萨染色。真皮内和真皮血管周围可见内含异染颗粒的体积较大的肥大细胞

组织病理   在所有五种类型皮损的组织学切片中均可见到以肥大细胞为主的浸润，肥大细胞的胞质中可见异染颗粒为其特征。异染颗粒可借助吉姆萨染色或甲苯胺蓝染色，或萘酚AS-D氯醋酯酶反应（Leder）染色进行识别，皮损处浸润细胞KIT和肥大细胞类胰蛋白酶免疫染色呈阳性[26]。在斑丘疹型和持久性发疹性斑状毛细血管扩张中，肥大细胞局限于真皮上1/3部分中，常围绕在毛细血管周围。肥大细胞的核可呈圆形或卵圆形，但大多数呈梭形。本病容易漏诊，除非采用特殊染色。对于多发结节或斑块，或大的孤立性结节，密集的肥大细胞形成肿瘤样聚集物，并可浸润至皮下脂肪。弥漫性红皮病型，真皮上部可见呈密集带状浸润的肥大细胞。除TMEP外，其他类型的色素性荨麻疹均可见到少量的嗜酸性粒细胞。在TMEP中，由于皮损内肥大细胞数量较少，常见不到嗜酸性粒细胞。

鉴别诊断
色素性荨麻疹，结节型
持久性发疹性斑状毛细血管扩张，成人肥大细胞病

ⅢB 浅层皮炎伴海绵水肿（海绵水肿性皮炎）

海绵水肿性皮炎以表皮细胞间水肿为特征[27]。在轻度或早期皮损中，细胞间隙增宽，桥粒被拉伸，但表皮结构仍完整。在更为严重的海绵水肿性皮炎病例中，可出现角质形成细胞分离，形成裂隙（水疱）。因此，海绵水肿性皮肤病另见于第4章：皮肤棘层松解、水疱和脓疱性病变。

1.海绵水肿性皮炎，以淋巴细胞为主

1a. 海绵水肿性皮炎，伴嗜酸性粒细胞
1b. 海绵水肿性皮炎，伴浆细胞
1c. 海绵水肿性皮炎，伴中性粒细胞

急性海绵水肿性皮炎

在急性海绵水肿性皮炎[28]的极早期皮损中，角质层是正常的，但在某些晚期皮损中有轻微角化过度。随着皮损持续发展，可出现角化不全。细胞间水肿使表皮角质形成细胞部分分离，细胞间桥或桥粒被拉伸，使上述结构变得更为明显。如果皮损更为严重，桥粒连接断裂，可出现细胞间裂隙，一般出现在棘层，并形成海绵水肿性水疱。在裂隙和水肿的表皮内可出现淋巴细胞，偶见体积较大的朗格汉斯组织细胞。此外，在浅层毛细血管-静脉丛血管周围有疏松的炎症细胞浸润。

亚急性海绵水肿性皮炎

亚急性海绵水肿性皮炎，随着海绵水肿持续，可出现表皮增生，表皮突延长，呈银屑病样模式。与银屑病不同，真皮乳头上方的角质形成细胞层不会变薄，实际上，趋向于出现一定程度的增厚。出现此类病理改变的原因仍然是表皮的海绵水肿，与上述急性期变化相类似，但通常很少形成水疱。真皮浅层亦出现与急性期相似的血管周围炎症细胞浸润。由于亚急性海绵水肿性皮炎的表现主要为银屑病样型，故此种情况也将在ⅢD银屑病样皮炎中给予讨论。

慢性海绵水肿性皮炎

慢性海绵水肿性皮炎可有明显的角化过度和角化不全。常有海绵水肿，但在某一特定的活检标本中可能并不明显。银屑病样增生非常明显，

增生非常显著时可近似于假上皮瘤样增生。血管周围有淋巴细胞浸润，因病因不同，还可有组织细胞甚至浆细胞混合浸润。在延长的表皮突之间可见胶原纤维增生，并与表皮呈垂直排列是本病独特的模式。由于对皮损的慢性摩擦与搔抓导致真皮乳头发生硬化，形成慢性单纯性苔藓样的改变，这可能是一些慢性瘙痒性皮肤病共同的病理基础。

如果病情持续，且在某些相关因素的影响之下，包括疾病的严重程度、治疗的效果及额外刺激因素的影响——包括慢性摩擦与搔抓等刺激因素造成的抓痕等，下文中所列疾病的病程均倾向于呈现出从急性到亚急性、再到慢性海绵水肿性皮炎的演进过程。依据活检标本组织病理检查中混杂的浸润细胞的类型，如嗜酸性粒细胞或浆细胞，以及角化过度和角化不全的模式、银屑病样增生和真皮乳头硬化等特点，可对下文所列疾病进行鉴别诊断。然而，通过活检标本组织病理检查很难甚至不可能鉴别出海绵水肿性皮炎的病因。但活检组织病理检查有助于排除其他可能的疾病，如淋巴瘤，并且可以让我们知道所检测的标本更倾向于下文中所列疾病中的哪一种。皮肤疾病的明确分类有赖于临床与病理的结合。

Ⅲ B1　海绵水肿性皮炎，淋巴细胞为主

表皮内有明显的细胞间水肿（海绵水肿），真皮血管周围淋巴细胞明显增多。钱币状皮炎为典型疾病。

钱币状皮炎（湿疹）

临床特征　皮损以瘙痒性、钱币状、红色、鳞屑性、结痂的斑块为特征，常发生于四肢伸侧。金属等半抗原过敏可能参与了某些钱币状皮炎患者的发病[29]。

组织病理　钱币状皮炎是急性和亚急性海绵水肿性皮炎的典型代表性疾病，有轻度至中度海绵水肿，通常无水疱形成。浅层血管周围炎症细胞浸润，包括淋巴细胞、组织细胞，偶见嗜酸性粒细胞。表皮中度棘层肥厚和角化不全。角质层包含干涸的血浆和散在的中性粒细胞，形成结痂，也可见轻度真皮乳头层水肿和血管扩张。

Meyerson痣（见临床图Ⅲ B1.a和图Ⅲ B1.a～c）

临床特征　Meyerson痣是一种黑素细胞痣，周围出现红色的、湿疹样晕，对称性或离心性环绕在痣周围[30]。皮损可有瘙痒和脱屑。经过数周的病程，湿疹可自然消退，痣则无变化。Meyerson痣常出现在躯干，且常见于男性。有日晒后同时出现Sutton痣（晕痣）和Meyerson痣，以及在去除Meyerson痣6个月后出现Sutton痣和白癜风的报道，但此类情况并不常见。有资料显示给予α干扰素治疗可诱发Meyerson痣[31]。

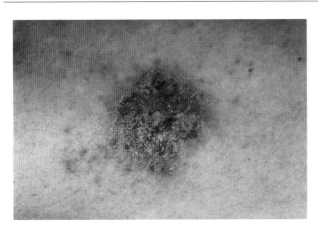

临床图Ⅲ B1.a. *钱币状湿疹。* 下肢伸侧可见一处伴有严重渗出的、覆有痂皮的钱币状斑块，为此类瘙痒性孤立性皮损的典型表现

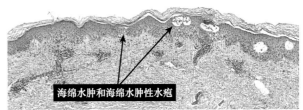

海绵水肿和海绵水肿性水疱

图Ⅲ B1.a. *急性海绵水肿性皮炎，低倍镜。* 在此急性皮损中，角质层仍保持着网篮状结构，表皮仅出现轻度棘层肥厚，真皮血管周围有单个核细胞浸润

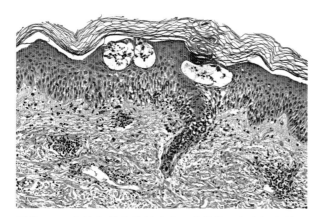

图 Ⅲ B1.b. *急性海绵水肿性皮炎，中倍镜*。表皮轻度棘层肥厚，有明显的海绵水肿。真皮乳头层浅层血管周围有淋巴细胞浸润

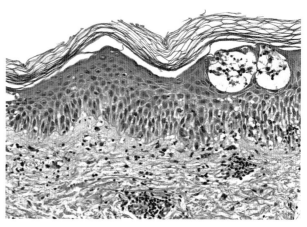

图 Ⅲ B1.c. *急性海绵水肿性皮炎，高倍镜*。表皮角质形成细胞由于水肿（海绵水肿）而被部分分离，拉伸了细胞间桥

组织病理　色素痣可为普通痣、先天性痣[32]或发育不良痣[33]，与湿疹样皮炎改变相叠加，特征性的表现为表皮棘层肥厚和海绵水肿，包绕痣和其周围的表皮（湿疹样晕）。也可见海绵水肿性表皮内水疱和嗜酸性海绵水肿。角质层可有灶状角化不全和浆液积聚。真皮浅层炎症细胞浸润，包括淋巴细胞、组织细胞和嗜酸性粒细胞。本病浸润的淋巴细胞主要为CD4+（辅助性）T细胞，而晕痣主要为CD8+（抑制性）T细胞。

鉴别诊断

湿疹性皮炎（eczematous dermatitis）

　特应性皮炎

　变应性接触性皮炎

　光变态反应性药疹

　刺激性接触性皮炎

　钱币状湿疹

　出汗不良性皮炎

Meyerson痣

副银屑病，小斑块型（指状皮炎）

多形性日光疹

线状苔藓

慢性光化性皮炎（光线性类网织细胞增生症）

光线性痒疹，早期皮损

"id"反应（"id"reaction）

脂溢性皮炎

淤积性皮炎

红皮病

痱

玫瑰糠疹

Sezary综合征

丘疹性肢端皮炎（Gianotti-Crosti综合征）

Ⅲ B1a　海绵水肿性皮炎，伴嗜酸性粒细胞

表皮有明显的细胞间水肿（海绵水肿）。真皮以淋巴细胞浸润为主，在大多数的特应性皮炎和变应性接触性皮炎中可见嗜酸性粒细胞，色素失禁时可见较多的嗜酸性粒细胞。变应性接触性皮炎为典型疾病[27]。

变应性接触性皮炎

临床特征　变应性接触性皮炎是急性海绵水肿性皮炎的典型疾病，如接触有毒常春藤的反应。通常在接触抗原24～72小时后，患者出现瘙痒性、水肿性、红色丘疹和斑块，部分病例可出现水疱。与有毒常春藤有关的变应性接触性皮炎常出现呈线状排列的丘疹和水疱，提示植物和皮肤接触的相应位置。目前对接触致敏的遗传易感性标记的认定工作已经开始[34]。

组织病理　早期皮损表现为急性海绵水肿性皮炎。如果形成水疱，可能含有簇集的朗格汉斯细胞。可见嗜酸性粒细胞在真皮浸润，也可出现在海绵水肿区域。对于持续暴露于抗原的患者，活检标本的组织病理可表现为亚急性或慢性海绵水肿性皮炎，常因为摩擦而形成慢性单纯性苔藓。

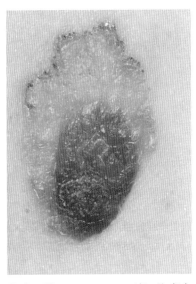

临床图 Ⅲ **B1.b.** *Meyerson痣*。注意在非典型痣周围的湿疹样反应

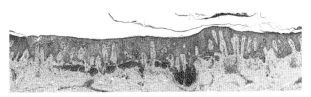

图 Ⅲ **B1.d.** *Meyerson痣，低倍镜*。表皮棘层肥厚、海绵水肿，其上覆有混合浆液的角化不全性鳞屑

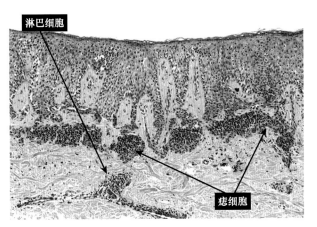

图 Ⅲ **B1.e.** *Meyerson痣，低倍镜*。真皮浅层单个核细胞浸润，主要在血管周围，痣细胞不明显

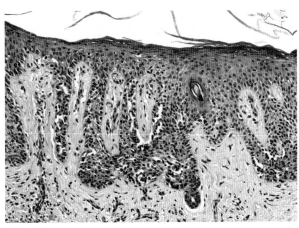

图 Ⅲ **B1.f.** *Meyerson痣，中倍镜*。仔细观察可见真皮中含有色素的痣细胞和噬黑素细胞。上方表皮因细胞间水肿导致角质形成细胞分离

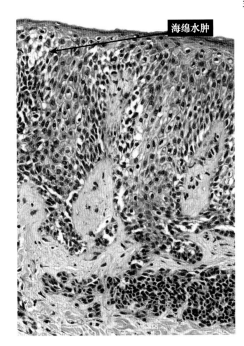

图 Ⅲ **B1.g.** *Meyerson痣，高倍镜*。表皮重度海绵水肿，真皮可见成巢的痣细胞

Ⅲ B　浅层皮炎伴海绵水肿（海绵水肿性皮炎）

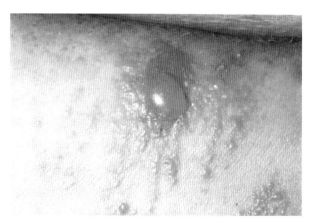

临床图 Ⅲ B1a.a. *变应性接触性皮炎*。前臂屈侧接触香水后出现水疱和大疱

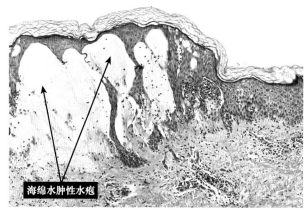

海绵水肿性水疱

图 Ⅲ B1a.a. *急性变应性接触性皮炎，低倍镜*。角质层呈正常网篮状结构，提示为急性损害，无足够时间引起角质层的改变。表皮因海绵水肿和细胞外渗而增厚，伴明显的水疱形成。真皮血管周围有致密的单个核细胞浸润

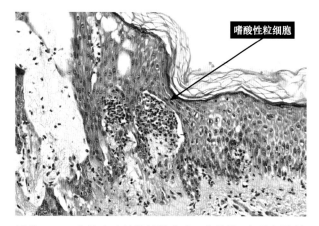

嗜酸性粒细胞

图 Ⅲ B1a.b. *急性变应性接触性皮炎，高倍镜*。细胞间海绵水肿相互融合形成紧张的海绵水肿性水疱

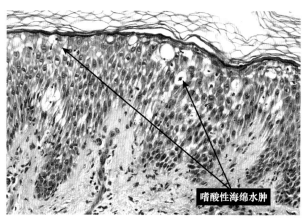

嗜酸性海绵水肿

图 Ⅲ B1a.c. *急性变应性接触性皮炎，高倍镜*。表皮海绵水肿，伴有弥漫性嗜酸性粒细胞浸润（嗜酸性海绵水肿）

近期有研究发现，与其他海绵水肿性皮肤病比较，在棘层肥厚、淋巴细胞浸润、真皮嗜酸性粒细胞和角化过度的背景下，出现嗜酸性海绵水肿和多核的真皮树突状纤维组织细胞，对变应性接触性皮炎具有特别的提示意义[27]。

参见临床图 Ⅲ B1a.a，图 Ⅲ B1a.a ~ 图 Ⅲ B1a.c，临床图 Ⅲ B1a.b 和图 Ⅲ B1a.d ~ 图 Ⅲ B1a.g。

鉴别诊断

海绵水肿性（湿疹性）皮炎

　特应性皮炎

　变应性接触性皮炎

　光变态反应性药疹

色素失禁症，水疱期

湿疹性痣（Meyerson痣）

匐行性回状红斑

疥疮

新生儿中毒性红斑

Ⅲ B1b　海绵水肿性皮炎，伴浆细胞

表皮内有明显的细胞间水肿（海绵水肿）。真皮血管周围有以淋巴细胞为主的炎症细胞浸润，同时可见浆细胞。梅毒为典型疾病（参见 Ⅲ A1c 章节）。

鉴别诊断

梅毒，一期或二期皮损

品他，一期或二期皮损

HIV感染者的脂溢性皮炎

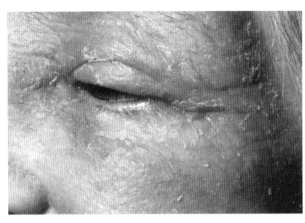

临床图 Ⅲ B1a.b. *亚急性接触性皮炎*。一位老年女性患者面部出现瘙痒性鳞屑性红斑，病程数月。香料混合物斑贴试验阳性

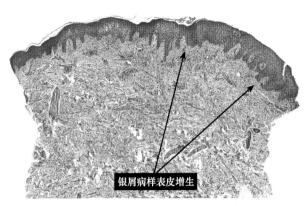

图 Ⅲ B1a.d. *亚急性变应性接触性皮炎*，低倍镜。角质层致密正角化。表皮因轻度海绵水肿和中度银屑病样增生而增厚（类似银屑病中所见的表皮突延长的特征性改变）

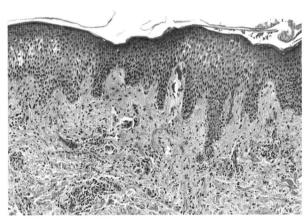

图 Ⅲ B1a.e. *亚急性变应性接触性皮炎*，中倍镜。表皮海绵水肿，在水肿的真皮乳头层有炎症细胞浸润

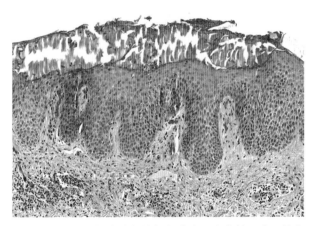

图 Ⅲ B1a.f. *亚急性变应性接触性皮炎*，中倍镜。陈旧性水疱部位，浅层表皮有局灶性鳞屑痂。真皮乳头层水肿，淋巴细胞和嗜酸性粒细胞弥漫性浸润及真皮血管周围浸润

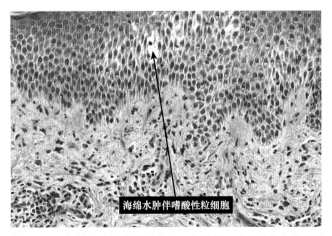

图 Ⅲ B1a.g. *亚急性变应性接触性皮炎*，高倍镜。嗜酸性粒细胞外渗至海绵水肿的表皮，上覆角化不全性鳞屑，真皮较多嗜酸性粒细胞浸润

ⅢB1c 海绵水肿性皮炎，伴中性粒细胞

表皮内有明显的细胞间水肿（海绵水肿）。真皮可见淋巴细胞浸润，伴有局灶性和肩样角化不全，角质层有少量中性粒细胞。脂溢性皮炎为典型疾病[35]。

脂溢性皮炎

临床特征 临床上，患者头皮、鼻旁区、眉毛、鼻唇沟和胸部中央出现红斑及油腻性鳞屑。极少数脂溢性皮炎患者可发展为泛发性皮损。HIV感染者的脂溢性皮炎常常较严重且难治[2]。对于婴儿，本病常累及头皮（乳痂）、面部和尿布区域。

组织病理 组织病理特征为银屑病和海绵水肿性皮炎的混合表现。轻症患者仅表现为轻度亚急性海绵水肿性皮炎。角质层有局灶性角化不全，常见于毛囊口，称为肩样角化不全。偶尔在角化不全处可见致密的中性粒细胞浸润。可有中度棘层肥厚，伴有表皮突规则延长，轻度海绵水肿和局灶性淋巴细胞外渗。真皮内可见稀疏的单个核细胞浸润。HIV感染患者，表皮有角化不良的角质形成细胞，真皮可有浆细胞浸润。

鉴别诊断
皮肤癣菌病
脂溢性皮炎
中毒性休克综合征

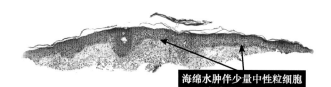

图Ⅲ**B1c.a.** *脂溢性皮炎，低倍镜*。棘层肥厚的表皮上覆有正角化及角化不全鳞屑，伴海绵水肿和细胞外渗

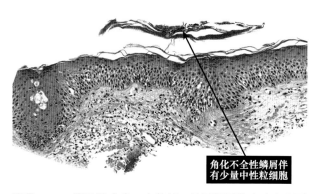

图Ⅲ**B1c.b.** *脂溢性皮炎，中倍镜*。棘层肥厚的表皮之上覆有角化性鳞屑，其中可见多形核白细胞碎片

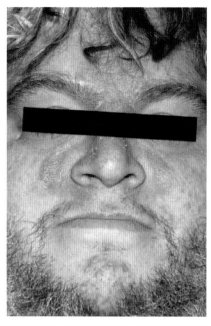

临床图Ⅲ**B1c.** *脂溢性皮炎*。以累及鼻唇沟、眉间、眉毛中部及下颌的油腻性红斑为特征

Ⅲ**C** 浅层皮炎伴表皮萎缩（萎缩性皮炎）

大多数炎症性皮肤病都与上皮增生相关，只有少数慢性疾病才会出现表皮萎缩。

1.萎缩性皮炎，轻微炎症细胞浸润
2.萎缩性皮炎，以淋巴细胞为主
2a.萎缩性皮炎，伴真皮乳头层硬化

Ⅲ**C1** 萎缩性皮炎，轻微炎症细胞浸润

表皮变薄，只有数层细胞。浅层毛细血管-静脉丛周围有稀疏的淋巴细胞浸润。老化皮肤为典型疾病[36]。

鉴别诊断
老化皮肤（aged skin）
慢性光化性损害（chronic actinic damage）
放射性皮炎

汗孔角化症

萎缩性慢性肢端皮炎

恶性萎缩性丘疹病

血管萎缩性皮肤异色病

老化皮肤

光线性弹性组织变性是易感人群光暴露皮肤的一个显著特征，尽管上述改变并非皮肤老化的必然结果。有学者提出了用于光线性弹性组织变性分级的方法[37]。

放射性皮炎（另见 VF1 章节）

参见图 ⅢC1.c 和图 ⅢC1.d。

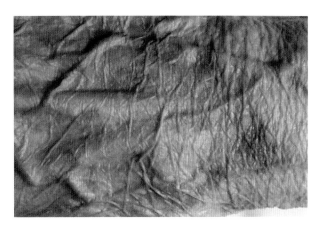

临床图 ⅢC1. *老化皮肤*。手背可见透明、有皱纹的皮肤，也可见明显的血管及日光性紫癜

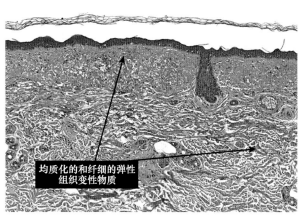

图 ⅢC1.a. *老化皮肤，低倍镜*。可见表皮突变平的萎缩表皮。真皮可见明显的光线性弹性组织变性和扩张的薄壁血管，有稀疏的炎症细胞浸润

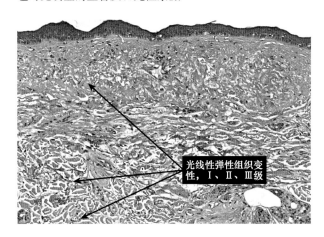

图 ⅢC1.b. *老化皮肤，中倍镜*。表皮突变平，覆于明显的光线性弹性组织变性的真皮上，有稀疏的炎症细胞浸润。弹性组织变性可自下而上分级：分级 Ⅰ，真皮深部可见由灰色的弹性组织变性物质构成的单纤维，紫外线到达此深度很少。分级 Ⅱ，真皮中层可见纤维束或纤维团状。分级 Ⅲ，真皮上部可见融合性均质化物质

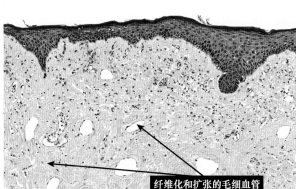

图 ⅢC1.c. *放射性皮炎，低倍镜*。低倍镜下可见表皮萎缩，散在的棘层肥厚区域和基底层色素增多。真皮均质化和毛细血管扩张

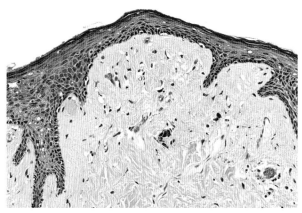

图 ⅢC1.d. *放射性皮炎，中倍镜*。真皮均质化，伴血管扩张，真皮血管周围有稀疏炎症细胞浸润。表皮萎缩，基底层色素增多

浅层皮炎伴表皮萎缩（萎缩性皮炎）

Ⅲ C2　萎缩性皮炎，淋巴细胞为主

表皮变薄，但不及老化的或受辐射的皮肤表现显著。真皮浅层毛细血管-静脉丛周围有少量或较多的淋巴细胞浸润。

鉴别诊断

副银屑病/早期蕈样肉芽肿

红斑狼疮

混合性结缔组织病

品他，三期皮损

皮肌炎

血管萎缩性皮肤异色病

血管萎缩性皮肤异色病

临床特征　临床上，血管萎缩性皮肤异色病的早期皮损表现为有轻薄鳞屑的红斑，斑驳状色素沉着和毛细血管扩张。晚期皮损会出现皮肤萎缩，斑驳状色素沉着和毛细血管扩张更为显著。上述临床表现可见于三类不同的疾病：①与特定遗传性皮肤病相关；②蕈样肉芽肿的早期表现[38]；③与皮肌炎相关，少见情况下与红斑狼疮相关。

遗传性皮肤病出现皮肤异色病包括：①Rothmund-Thomson先天性皮肤异色病，大片的皮损主要见于面部、手部和足部，有时出现在手臂、腿和臀部[39]。②Blum综合征，在面部、手部和前臂出现皮肤异色病样皮损[40]。③先天性角化不良，可见广泛的网状色素沉着[41]。④Kindler综合征，为大疱性表皮松解症的一个亚型，以皮肤异色病、外伤诱发皮肤水疱形成、黏膜炎症和光敏感为特征[42]。

作为早期蕈样肉芽肿的特征性表现，皮肤异色病样皮损可见于该病的两种临床类型当中，一种为斑块型副银屑病的大斑块型（＞10cm），又称为皮肤异色病样副银屑病；另一种为杂色性副银屑病，表现为呈网状排列的丘疹。尽管这两种类型副银屑病被认为是蕈样肉芽肿的早期表现，但并非所有病例都会发展为蕈样肉芽肿。

第三类可出现血管萎缩性皮肤异色病表现的疾病为皮肌炎和系统性红斑狼疮。皮肌炎较红斑狼疮更为常见。与皮肌炎相关的皮肤异色病通常称为异色性皮肌炎。蕈样肉芽肿的皮肤异色病样皮损出现于疾病早期，与之相反，皮肌炎和系统性红斑狼疮出现的皮肤异色病表现常见于晚期皮损。

组织病理　各种病因所致的早期皮损可见表皮中度变薄，表皮突变平，基底细胞液化变性。真皮上部炎症细胞呈带状浸润，并可侵入表皮。浸润的细胞主要为淋巴样细胞，也可见少量组织细胞。由于出现色素失禁，在炎症细胞浸润区域出现数量不等的富含黑色素的噬黑素细胞。此外还可见到真皮上部水肿，浅层毛细血管常有扩张。晚期表皮趋向于明显变薄变平，但基底细胞仍有液化变性。晚期仍可见真皮上部水肿和噬黑素细胞，毛细血管扩张也更显著。

真皮浸润的细胞数量及类型因原发疾病的不同而不同。在遗传性皮肤病、皮肌炎和红斑狼疮中仅有轻度炎症细胞浸润。相反，与早期蕈样肉芽肿相关的皮肤异色病的炎症细胞浸润则随病程进展而加重，很可能出现核大、深染的蕈样肉芽肿细胞，并可见明显的亲表皮现象，可形成Pautrier微脓肿[43]。进展期的皮损中，真皮乳头因纤维化和胶原束增粗而增宽，此变化的严重程度与皮损的存在时间大致呈正比。因此，在极早期的斑片中可观察到很轻微的纤维化，而在晚期斑片或充分发展的斑块期，真皮乳头层可出现明显的纤维化。增粗的胶原束常大致与表皮平行，相反的，继发于苔藓样变的胶原束与表皮呈垂直方向分布。尽管在皮肤异色的斑片中可见到表皮萎缩，但在极早期斑片状皮损中，表皮几乎正常，而更为常见的则是表皮轻度规则的银屑病样增生和角化过度。由于蕈样肉芽肿的典型组织病理特征在皮肤异色病的皮损中常不明显，因此需要多点取材活检以明确诊断。

皮肌炎

参见临床图Ⅲ C2.b，图Ⅲ C2.d ～图Ⅲ C2.f。

Ⅲ C3　萎缩性皮炎，伴真皮乳头层硬化

表皮变薄，可有角化过度。真皮均质化和水肿，炎症轻微。硬化萎缩性苔藓为典型疾病[44, 45]。

硬化萎缩性苔藓

临床特征　硬化性苔藓包括硬化萎缩性苔藓、闭塞性干燥性龟头炎（男性龟头和包皮硬化性苔藓）和女阴干枯病（女性大阴唇、小阴唇、会阴及肛周硬化性苔藓）。硬化性苔藓是一种病因不

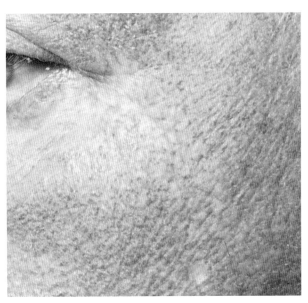

临床图 Ⅲ C2.a. *血管萎缩性皮肤异色病*。皮肌炎的慢性皮肤改变会出现皮肤变薄、毛细血管扩张及轻度色素改变

图 Ⅲ C2.a. *血管萎缩性皮肤异色病，低倍镜*。萎缩的表皮上覆有薄层、角化性鳞屑。真皮乳头层水肿，单个核细胞轻度弥漫性浸润

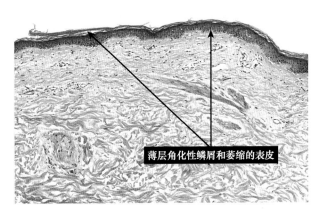

图 Ⅲ C2.b. *血管萎缩性皮肤异色病，中倍镜*。变薄的、萎缩的表皮出现基底层空泡化改变。真皮乳头层淋巴细胞呈弥漫性和薄壁血管周围浸润

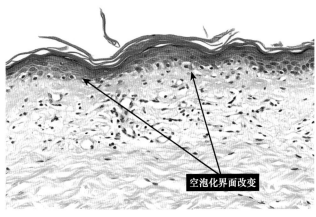

图 Ⅲ C2.c. *血管萎缩性皮肤异色病，高倍镜*。局灶性基底细胞液化变性，淋巴细胞在水肿的真皮乳头层弥漫性浸润，少量淋巴细胞外渗至基底层细胞之间

明的炎症性皮肤病，可见于6个月的婴儿至老年人等各年龄段。男性、女性生殖器是最常见且常为唯一的发病部位，生殖器以外的皮损可伴有或不伴有生殖器皮损。硬化性苔藓的特征性皮损为白色多角形丘疹，可融合成斑块。斑块表面有粉刺样栓子，与之相对应的是扩张的附属器开口。在陈旧性皮损中，栓子消失，遗留光滑的瓷白色斑块。孤立或泛发性皮损可出现大疱和出血。

　　组织病理　硬化萎缩性苔藓皮损的显著组织学改变有：①角化过度，伴毛囊角栓；②表皮生发层萎缩，基底细胞液化变性；③真皮上部明显水肿和胶原均质化；④真皮中部炎症细胞浸润。在角化过度和萎缩的表皮下方有大范围的淋巴水肿。在此区域，胶原纤维肿胀、均质化，仅见少量细胞核。血管和淋巴管扩张，有些区域可有出血。在严重淋巴水肿区域，可形成肉眼可见的表皮下大疱。除病程较长的皮损外，真皮可见炎症细胞浸润。在极早期皮损中，炎症细胞浸润可见于真皮的最上部，紧邻基底层排列。早期的硬化萎缩性苔藓的组织学改变也许会较为轻微，相对而言，

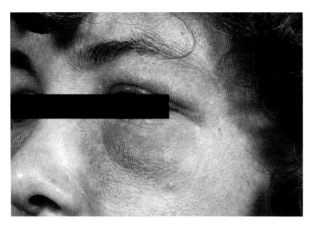

临床图 III C2.b. *皮肌炎*。中年女性患者眼周的淡紫色瘙痒性水肿性改变提示需要排查潜在的恶性疾病

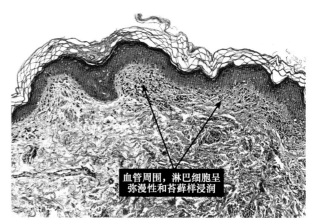

血管周围，淋巴细胞呈弥漫性和苔藓样浸润

图 III C2.d. *皮肌炎，低倍镜*。本例表皮几乎无明显改变，真皮有单个核细胞浸润，真皮乳头增宽和水肿

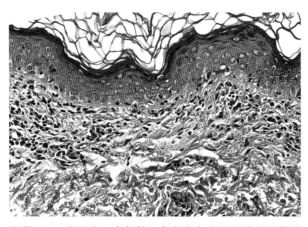

图 III C2.e. *皮肌炎，中倍镜*。真皮表皮交界处稀疏的苔藓样浸润，引起基底层液化变性。真皮乳头增宽，淋巴细胞呈弥漫性和血管周围浸润

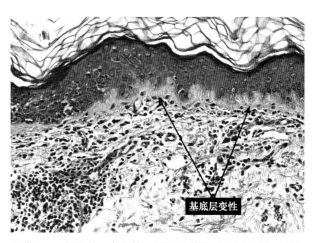

基底层变性

图 III C2.f. *皮肌炎，高倍镜*。可见显著的基底层变性，真皮乳头层毛细血管扩张，淋巴细胞呈弥漫性和血管周围浸润

附属器的变化可能更为明显一些，可有多种表现如棘层肥厚、角化过度、颗粒层增厚、毛发营养不良和基底膜增厚。上皮出现不规则棘层肥厚，有时呈银屑病样改变，有局灶性基底膜增厚。早期真皮改变表现为浅表真皮乳头层的胶原均质化和广泛的毛细血管扩张，随后出现淋巴细胞浸润，稀疏或致密，可呈苔藓样、血管周围性或间质性浸润模式，伴有淋巴细胞外渗至表皮。真皮噬黑素细胞提示前期曾出现内含有色素的角质形成细胞和（或）黑素细胞的破坏。早期皮损的活检标本很少出现上述全部病理特征[44]。随着病程演进，窄带状的水肿和胶原均质化向下发展，取代炎症浸润。因此，在充分发展的皮损中，炎症细胞浸润常见于真皮中部。浸润可为片状，但常呈带状，由淋巴样细胞、浆细胞和组织细胞混合构成。

鉴别诊断

硬化萎缩性苔藓

热烧伤

副银屑病/早期蕈样肉芽肿

血管萎缩性皮肤异色病

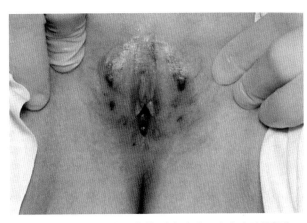

临床图 Ⅲ C3. *硬化萎缩性苔藓*。皮损发生于患儿生殖器部位，伴有瘙痒，外观呈钥匙孔样、象牙色、硬化性斑块，伴出血

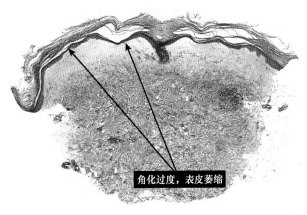

图 Ⅲ C3.a. *硬化萎缩性苔藓，低倍镜*。萎缩的表皮上方可见角化过度。真皮乳头苍白，其下方血管周围可见单个核细胞浸润

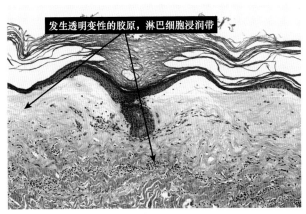

图 Ⅲ C3.b. *硬化萎缩性苔藓，中倍镜*。萎缩的表皮上方可见角化过度。真皮乳头层均质化，其下方真皮血管周围可见淋巴细胞浸润

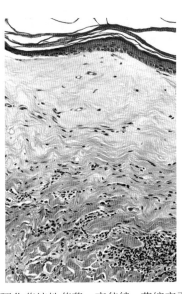

图 Ⅲ C3.c. *硬化萎缩性苔藓，高倍镜*。萎缩变平的表皮上方可见角化过度。均质化的真皮乳头层下方网状层可见淋巴细胞在血管周围浸润和呈弥漫性（常呈带状）浸润

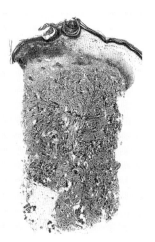
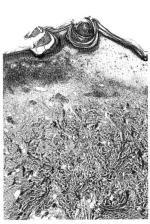
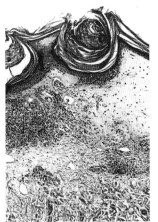
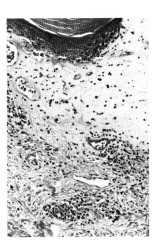

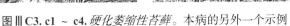

图 Ⅲ C3. c1 ~ c4. *硬化萎缩性苔藓*。本病的另外一个示例

浅层皮肤炎伴表皮萎缩（萎缩性皮炎）

ⅢD 浅层皮炎伴银屑病样增生（银屑病样皮炎）

之所以称为银屑病样增生，是因为此类病理变化是银屑病的一种特征性的病理改变，此类型表皮增生的特征是表皮突均匀一致的延长。表皮增生倾向于向真皮内发展，尽管皮损表面也可轻微隆起而形成斑块。与之相反，乳头状瘤样增生的表皮突向上延伸，突出于表皮平面，形成乳头状瘤（如疣）。此类病理反应模式的典型疾病是银屑病，其真皮乳头上方表皮变薄，在其他大多数银屑病样增生中，真皮乳头上方的表皮增厚，但不像延长的表皮突那么显著。由于表皮更替速度加快，常出现与之相关的颗粒层减少和角化不全。

1.银屑病样皮炎，以淋巴细胞为主

1a. 银屑病样皮炎，伴有浆细胞

1b. 银屑病样皮炎，伴有嗜酸性粒细胞

2.银屑病样皮炎，中性粒细胞显著增多（中性粒细胞性/脓疱性银屑病样皮炎）

3.银屑病样皮炎，伴有表皮苍白着色和坏死（"营养模式"皮肤病）

ⅢD1 银屑病样皮炎，淋巴细胞为主

表皮呈银屑病样模式，均匀、规则增厚，可有不同程度的海绵水肿（在银屑病一般没有或很少，常见于脂溢性和炎症性皮肤病），真皮血管周围淋巴细胞浸润，毛发红糠疹为典型疾病[46, 47]。

毛发红糠疹

临床特征　毛发红糠疹是一种红斑鳞屑性疾病，以毛囊角栓和毛囊周围红斑为特征，并可融合成橙红色鳞屑性斑块，皮损中常出现具有正常皮肤外观的"皮岛"。随着红斑扩大，毛囊性损害常消失，但在手指近端背侧常持续存在。皮损持续发展，最终可进展为泛发性红皮病。其他临床表现包括掌跖角化病、面部和头皮鳞屑。大多数患者可在3年内痊愈，少数病例持续时间较长，尤其是发生于青少年的局限性病例，此类患者以膝、肘部位境界清楚的皮损为特征。少数病例可发展为泛发性剥脱性红皮病，通常见于成人。目前有学者提出了一个与HIV感染相关的该病的新亚型，具有特殊的临床特征，预后较差[48]。

组织病理　充分发展的红斑性皮损的组织学改变表现为棘层肥厚，表皮突增宽、变短，轻度海绵水肿，真皮乳头上方表皮增厚，局灶性或融合性颗粒层增厚，垂直和水平方向交替出现正角化过度和角化不全。真皮浅层血管周围少量淋巴细胞浸润，血管轻度扩张。毛囊性丘疹所对应的组织区域可见毛囊漏斗部扩张，内有正角化的角质栓，常形成毛囊开口周围"肩样"角化不全，伴有轻微毛囊周围淋巴细胞性炎症。红皮病性皮损角质层变薄或消失、浆液渗出、颗粒层消失。

蕈样肉芽肿，斑片-斑块期

临床特征　蕈样肉芽肿[49, 50]（mycosis fungoides，MF）是一种T细胞淋巴瘤，最初累及表皮和真皮乳头层，形成该病的斑片期。随着时间推移，肿瘤性淋巴细胞获得在真皮网状层增生的能力，临床上可出现斑块、结节和肿瘤（斑块期和肿瘤期）。部分患者，通常要经过相当长的一段时间之后，肿瘤可扩散至皮肤以外的部位，如淋巴结和内脏。Alibert 在发现本病肿瘤期出现蘑菇样结节表现后，将本病命名为蕈样肉芽肿。MF斑片常呈粉红色，有轻微脱屑，典型皮损分布在躯干和四肢近端。臀部和胸部常受累及。大多数患者至少有一部分斑片直径超过10cm，对应于形态学分型中的大斑块型副银屑病。有多少比例的斑片期MF患者会进展至斑块期尚不确定，但目前认为概率很低。MF斑块境界清楚，常为红色至红棕色。斑块中心可消退，形成环形或匐行状外观。除了残余的斑片和斑块几乎总是较明显外，MF的肿瘤期表现与其他类型皮肤淋巴瘤的肿瘤期在形态学上难以区分。

组织病理　MF极早斑片期皮损的镜下改变轻微，可见表皮内和真皮乳头层淋巴细胞稀疏浸润。表皮有轻度银屑病样增生，真皮乳头层纤维化。由于淋巴细胞浸润较稀疏，常需要多次活检并且将病理与临床紧密结合起来以确定诊断。表皮内可见少量细胞核相对较小、形态不规则的淋巴细胞，伴有很轻微的海绵水肿。淋巴细胞常在基底膜带的表皮侧呈线状分布，类似于串珠样排列。表皮内的淋巴细胞聚集成簇，称为Pautrier微脓肿，常常作为诊断MF的线索，但在斑片状皮损活检标本中更常见的表现为淋巴细胞在表皮角质形成细胞间散在分布。结构性改变同时累及真皮乳头层及表皮，真皮乳头层因纤维化而扩张，其程度大致随皮损持续存在的时间而成比例加重，增粗的胶原纤维束常大致平行于表皮表面，与之相反，继发于苔藓样变的胶原纤维束为垂直排布。上覆的

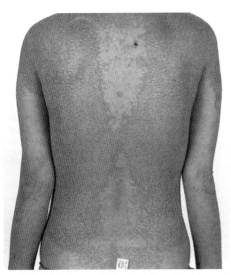

临床图 ⅢD1.a. *毛发红糠疹*。22岁女性患者，躯干出现境界清楚的融合性橘红色鳞屑性斑片，伴有明显毛囊角化性丘疹，可见正常皮岛

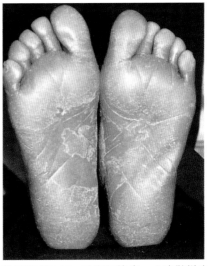

临床图 ⅢD1.b. *毛发红糠疹*。"凉鞋样皮肤角化"，掌跖部皮肤增厚，呈黄色、蜡样，可见裂隙，有时伴有疼痛

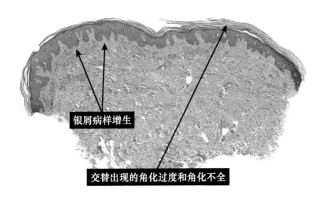

图 ⅢD1.a. *毛发红糠疹*，*低倍镜*。毛囊性角化过度，在棘层增厚的表皮上覆有交替出现的正角化过度和角化不全性鳞屑。真皮血管周围有单个核细胞浸润

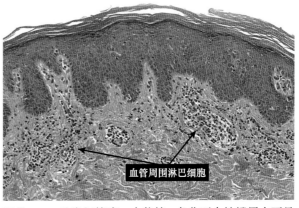

图 ⅢD1.b. *毛发红糠疹*，*中倍镜*。角化不全性鳞屑内可见垂直和水平方向交替出现的角化不全。表皮棘层肥厚，伴有轻度海绵水肿

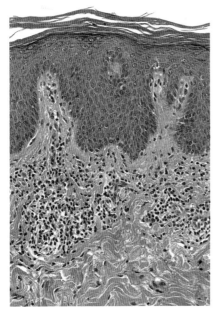

图 ⅢD1.c. *毛发红糠疹*，*中倍镜*。真皮乳头层血管周围散在或中等数量的淋巴细胞浸润

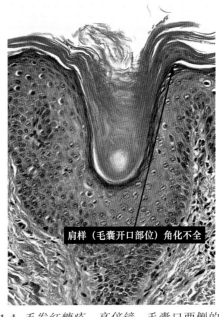

图 ⅢD1.d. *毛发红糠疹*，*高倍镜*。毛囊口两侧的角化不全延伸至毛囊开口内

浅层皮炎伴银屑病样增生（银屑病样皮炎） ⅢD

表皮通常出现轻微、规则的银屑病样增生，在进展期皮损可出现角化过度。在斑片期常规组织学切片偶尔可见到易于辨识的淋巴细胞核异型性改变（并非常见表现）。但是，在高倍镜下，常可见到一定程度的细胞核卷积（nuclear convolution），尤其见于上皮内的淋巴细胞。近来，一个研究小组提出了一个整合了临床、组织病理、免疫病理和分子标准的诊断早期MF的积分系统（表Ⅲ.1）[50]。这套系统可能有助于提高诊断的特异性，同时强调，系统中的任何一项标准，在单独使用时，均不具备一致性的诊断学意义。

表Ⅲ.1　早期MF诊断标准

标准	主要（2分）	次要（1分）
临床		
持续存在和（或）进行性发展的斑片和斑块，再加上	任意2条	任意1条
（1）非光暴露部位		
（2）大小/形状各异		
（3）皮肤异色病		
组织病理		
浅表淋巴样细胞浸润，再加上	两者同时具备	任意1条
（1）亲表皮性不伴有海绵水肿		
（2）淋巴样细胞具有非典型性*		
分子/生物学		
克隆型TCR基因重排	不适用本项标准†	有
免疫病理		
（1）少于50%的T淋巴细胞表达CD2、CD3、CD5	不适用本项标准†	任意1条
（2）少于10%的T淋巴细胞表达CD7		
（3）表皮与真皮T淋巴细胞表达CD2、CD3、CD5或CD7不一致		

　　* 淋巴细胞非典型性定义为细胞核增大、深染，核轮廓不规则或呈脑回状。

　　† 由于不能满足该项主要标准而不适用。

　　引用自参考文献[50]。

斑块期MF，真皮乳头层同样因纤维化而增宽，其中有较密集的、呈带状分布的淋巴细胞浸润，通常伴有更显著的亲表皮现象。结合轻度的、规则的表皮增厚，上述特征构成了"苔藓样银屑病样"模式，为晚期斑片期和斑块期的特征性表现。除了真皮乳头层浸润外，真皮网状层可见淋巴细胞在浅层或深层血管周围浸润或近乎弥漫性浸润。细胞的非典型性，尤其是表皮内淋巴细胞，通常在斑块期活检标本中较为明显，与之相反，在斑片期皮损仅有轻微的细胞形态改变。

　　免疫病理　蕈样肉芽肿的早期阶段，CD4[+]辅助性T细胞1（Th1）细胞因子表达占优势。目前认为，随着疾病进展，细胞因子表达谱从Th1型转换为Th2型。恶性CD4[+]T淋巴细胞在受到幼稚的树突状细胞刺激后，可分化为CD4[+]CD25[+]调节性T细胞表型，然后通过分泌白细胞介素10（IL-10）和转化生长因子-β发挥免疫抑制作用[51]。

　　临床病理诊断　多数MF病例可通过皮肤活检结合临床信息来确定诊断。不过，仅借助光镜来完成明确的组织病理学诊断对早期MF或红皮病来说是很困难的，因为此二者的炎症细胞浸润通常主要位于真皮内。国际皮肤淋巴瘤协会提出了早期蕈样肉芽肿的诊断标准（表Ⅲ.1）[52]。

副银屑病

　　临床特征　副银屑病是一种慢性皮肤病，可分为两种类型：大斑块型副银屑病和小斑块型副银屑病。副银屑病与早期蕈样肉芽肿的相关性尚不明确，且存有争议。一般认为大斑块型副银屑病为淋巴瘤前期或早期淋巴瘤。小斑块型副银屑病也被称为慢性浅表性皮炎或持久性浅表性皮炎（描述了其显著的临床特征），一般认为是一种反应性慢性皮肤病，几乎均呈良性临床过程。Ackerman认为即使是小斑块型副银屑病也应考虑为早期蕈样肉芽肿[53]。尽管有一些小斑块型副银屑病发展为蕈样肉芽肿的报道，但很罕见，因此不应将本病与可能威胁生命的真正淋巴瘤混为一谈。仅靠光镜，甚至结合CD4/CD8的免疫组化分析、T淋巴细胞抗原的异常表达和增殖标记的表达情况，也常常难以做出更为明确的诊断[54]，因此还需要临床和分子诊断依据。表Ⅲ.1中的标准有助于疑难病例与早期蕈样肉芽肿的鉴别。

　　鉴别诊断

　　慢性海绵水肿性皮炎

　　　特应性皮炎

　　　脂溢性皮炎

　　　钱币状湿疹

　　慢性单纯性苔藓

　　结节性痒疹

　　银屑病

　　银屑病样药疹

　　玫瑰糠疹

　　剥脱性皮炎

　　毛发红糠疹

　　副银屑病/早期蕈样肉芽肿

　　疣状角化过度性蕈样肉芽肿

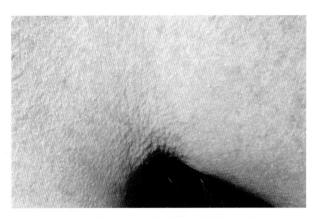

临床图 Ⅲ D1.c. *副银屑病/早期蕈样肉芽肿*。慢性瘙痒性斑丘疹样皮损，质地逐渐变硬，伴有糜烂

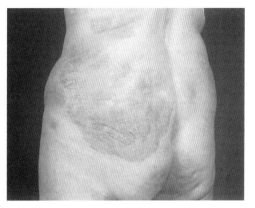

临床图 Ⅲ D1.d. *蕈样肉芽肿*。66岁女性患者，病史30年，表现为红色脱屑性斑片和斑块，伴有毛细血管扩张、萎缩和色素沉着

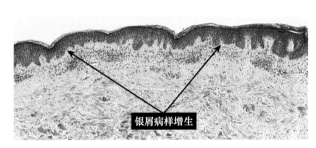

图 Ⅲ D1.e. *蕈样肉芽肿，斑片期，低倍镜*。棘层增厚的表皮上覆薄层角质层，真皮乳头层水肿，真皮网状层上部血管周围可见单个核细胞浸润

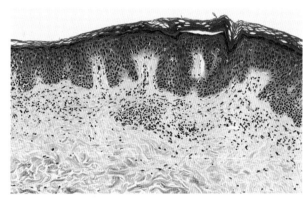

图 Ⅲ D1.f. *蕈样肉芽肿，斑片期，中倍镜*。（细胞核）深染的淋巴细胞外渗至棘层肥厚但无海绵水肿的表皮。真皮乳头层水肿，其内可见形态相似的炎症细胞弥漫性浸润

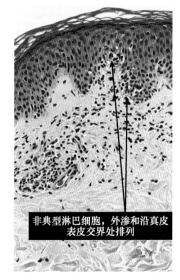

图 Ⅲ D1.g. *蕈样肉芽肿，斑片期，高倍镜*。细胞外渗，其特点是（细胞核）深染的单个核细胞外渗至棘层肥厚的表皮，此外还可见到细胞沿真皮表皮交界处排列。临床与病理相结合，对于本例患者的明确诊断很重要（表Ⅲ.1）

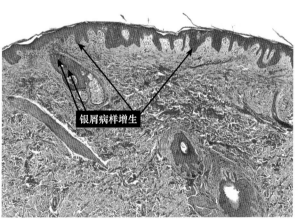

图 Ⅲ D1.h. *大斑块型副银屑病/早期蕈样肉芽肿，低倍镜*。可见角化过度、棘层肥厚和海绵水肿。真皮乳头层可见弥漫性（虽然轻微）和血管周围单个核细胞浸润

浅层皮炎伴银屑病样增生（银屑病样皮炎）

Ⅲ D

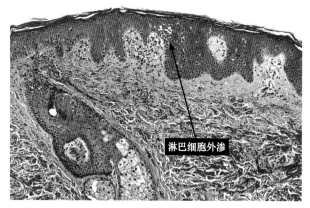

图 ⅢD1.i. *副银屑病/早期蕈样肉芽肿，中倍镜*。真皮乳头层淋巴细胞呈片状和血管周围浸润，并扩散进入表皮，形成所谓的细胞外渗

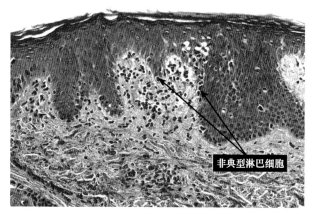

图 ⅢD1.j. *副银屑病/早期蕈样肉芽肿，高倍镜*。（细胞核）深染的单个核细胞外渗至棘层肥厚、伴有轻微或无海绵水肿的表皮，表皮层上覆正角化的网篮状角质层。深染的单个核细胞沿真皮表皮交界处呈灶状排列。真皮内可见纤维化、淋巴细胞浸润和噬黑素细胞色素沉着

炎性线性疣状表皮痣

糙皮病（烟酸缺乏症）

坏死松解性游走性红斑（慢性皮损）

肠病性肢端皮炎

恶性营养不良综合征（Kwashiorkor病）

网状色素沉着（如Dowling-Degos病）

ⅢD1a　银屑病样皮炎，伴有浆细胞

表皮均匀增厚，可有海绵水肿，可见淋巴细胞外渗。角质层改变多样，常有角化不全。真皮浅层血管周围可见数量不等的浆细胞浸润，混有淋巴细胞。慢性单纯性苔藓为典型疾病。

慢性单纯性苔藓（另见ⅢE章节）

临床特征　出现皮肤瘙痒症状的患者，长期摩擦皮肤均可导致慢性单纯性苔藓的发生。本病往往发生在特应性皮炎或变应性接触性皮炎的基础上。皮损表现为瘙痒性、增厚性斑块，常有抓痕、皮肤纹理增粗，即所谓的苔藓样变。上述过程常见于慢性女性外阴部皮损[55]。

组织病理　慢性单纯性苔藓是慢性皮炎的典型代表性疾病。可见角化过度伴散在分布的（局灶性）角化不全、棘层肥厚，伴有表皮突不规则延长、颗粒层增厚、真皮乳头层增宽。可见轻度海绵水肿，但无水疱形成。浅层血管周围可有稀疏的炎症细胞浸润，但无细胞外渗。真皮乳头层

成纤维细胞数量和纵行胶原束数量增加。随着摩擦强度和持续时间的增加，表皮增生变得更加明显，纤维化更加显著。

鉴别诊断

节肢动物叮咬反应

二期梅毒

皮肤T细胞淋巴瘤（蕈样肉芽肿）

结节性痒疹

ⅢD1b　银屑病样皮炎，伴有嗜酸性粒细胞

表皮均匀增厚，可有海绵水肿和炎症细胞外渗（包括嗜酸性粒细胞）。真皮内易于找到嗜酸性粒细胞，有时可见大量的嗜酸性粒细胞（如色素失禁症）。慢性海绵水肿性皮炎为典型疾病（另见ⅢB1a和ⅢE章节）。

慢性海绵水肿性皮炎

慢性海绵水肿性皮炎（如慢性接触性皮炎），可见角化过度伴局灶性角化不全，常有颗粒层增厚，中度至明显的银屑病样棘层肥厚。虽然有局灶性的海绵水肿，但程度轻微。炎症浸润稀疏，常伴有散在的嗜酸性粒细胞，真皮乳头层纤维化可能是一个突出的特点。因受到慢性摩擦和搔抓，组织病理学改变逐渐趋同于慢性单纯性苔藓（另见ⅢE章节）。

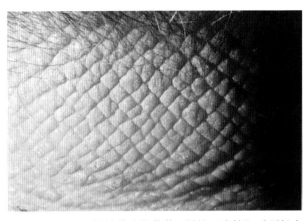

临床图Ⅲ**D1a.a.** *慢性单纯性苔藓*。慢性"摩擦"后颈部皮肤纹理变粗重

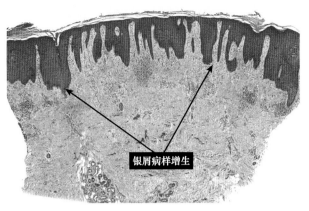

图Ⅲ**D1a.a.** *慢性单纯性苔藓，低倍镜*。片状角化不全性鳞屑覆盖于不规则棘层肥厚的表皮之上，可见表皮突融合。真皮乳头状瘤样增生（呈乳头状瘤样），伴血管周围单个核细胞浸润

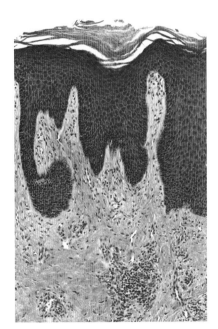

图Ⅲ**D1a.b.** *慢性单纯性苔藓，中倍镜*。表皮可见明显的棘层肥厚，而无明显的细胞外渗。可见乳头状瘤样增生，纤维化真皮中可见血管周围和弥漫性炎症浸润

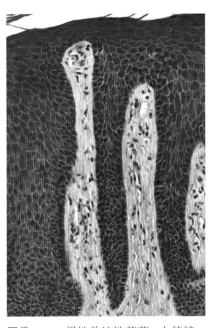

图Ⅲ**D1a.c.** *慢性单纯性苔藓，中倍镜*。延长的真皮乳头层中可见纵行的胶原纤维

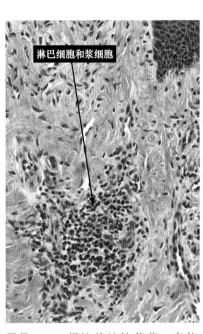

图Ⅲ**D1a.d.** *慢性单纯性苔藓，高倍镜*。真皮炎症浸润由淋巴细胞和浆细胞（本例可见）组成

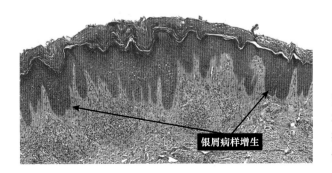

图Ⅲ**D1b.a.** *慢性海绵水肿性皮炎，中倍镜*。可见角化过度和均匀的棘层肥厚，上覆正角化鳞屑，表皮突融合。真皮血管扩张，血管周围单个核细胞浸润，上述组织学变化构成了慢性单纯性苔藓的反应模式

Ⅲ**D** 浅层皮炎伴银屑病样增生（银屑病样皮炎）

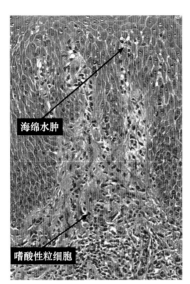

图Ⅲ**D1b.b.** *慢性海绵水肿性皮炎，高倍镜*。真皮乳头层纤维化。真皮内由淋巴细胞构成浸润，常伴有浆细胞和嗜酸性粒细胞，后者的出现符合变应性致病因素所导致的组织学变化特征

鉴别诊断

慢性海绵水肿性皮炎

　慢性变应性皮炎

　慢性特应性皮炎

剥脱性皮炎

皮肤T细胞淋巴瘤

色素失禁症，疣状期

Ⅲ**D2** 银屑病样皮炎，中性粒细胞显著增多（中性粒细胞性/脓疱性银屑病样皮炎）

表皮均匀增厚，可见中性粒细胞外渗（炎症细胞迁移通过表皮）。中性粒细胞可以在角质层内聚集、形成脓肿（Munro微脓肿）。角质层增厚、角化不全、内含中性粒细胞。寻常性银屑病为典型疾病[56-58]。

寻常性银屑病

　临床特征　银屑病是一种常见的慢性皮肤疾病，总人口发病率约为2%。本病宜归类于自身免疫相关性疾病，以慢性炎症和缺少非感染性病原因素或抗原为特征[59]。寻常性银屑病占本病患者的大多数，皮损特征性的表现为大小不一的粉红色至红色的丘疹和斑块，境界清楚、干燥，通常被覆有细小、银色鳞屑。轻轻刮除鳞屑，通常可见细小的出血点，即所谓的Auspitz征。皮损好发于头皮、骶尾部和四肢伸侧，但部分患者主要累及四肢屈侧和间擦部位（反向银屑病）。急性型、点滴状或发疹性银屑病，常见于年轻患者，以突然发生的小皮损为特征，其发生与急性A组β溶血性链球菌感染有关。本病常累及指（趾）甲，可出现裂片形出血、油斑、（甲）凹点、甲分离、甲下角化过度。病情严重者全身皮肤均可受累，表现为泛发的红皮病性银屑病。虽然掌跖部位偶可出现脓疱，但寻常性银屑病通常无脓疱疹。极少数情况下，严重的寻常性银屑病可发展成泛发性脓疱性银屑病。本病可有口腔损害，如地图形口炎和良性移行性舌炎。银屑病关节炎特征性地累及末端指间关节，但是大关节也常有累及，因此尽管此类患者类风湿因子一般呈阴性，临床上还是常常难以与类风湿关节炎相鉴别。

　组织病理　不同阶段的皮肤损害，组织学表现会出现相应的变化，通常只有疾病早期的鳞屑性丘疹和进展期斑块边缘取材才具有诊断意义。最初，可见真皮乳头层毛细血管扩张和水肿，以及毛细血管周围淋巴细胞浸润。银屑病角质形成细胞对T细胞活化、细胞因子产物和γ干扰素等因素的作用敏感，反应性地出现银屑病样增生[60]。淋巴细胞进入轻度海绵水肿的表皮下部，随后表皮上部出现局灶性变化，颗粒细胞空泡化并消失，丘状角化不全形成。部分丘状角化不全的顶端常可见中性粒细胞，而在正角化过度的角质层内亦可见散布的中性粒细胞，此即Munro微脓肿的最早期表现。当出现明显的中性粒细胞外渗，中性粒细胞移行至棘层最上部并形成小的海绵状脓疱，即Kogoj脓疱。海绵状脓疱显示了中性粒细胞在变性、变薄的表皮细胞所形成的海绵网状空隙内的聚集过程。位于角质层角化不全区域内的Munro微脓肿，由源于真皮乳头层毛细血管、经表皮向上移行至角质层的中性粒细胞和中性粒细胞的固缩核所构成。淋巴细胞持续局限于表皮下部，伴随越来越多的有丝分裂的发生，表皮呈持续增生状态。表皮的变化最初是局灶性的，随后逐渐融合，形成临床上的斑块状皮损。

　充分发展的银屑病皮损以不断扩大的斑块边缘取材为最佳，组织病理改变具有下列特征：①棘层肥厚，表皮突规则延长且下部增厚；②乳头上方表皮变薄，偶见小的海绵状脓疱；③上层表皮苍白；④颗粒层变薄甚或消失；⑤融合性角化不全；⑥Munro微脓肿；⑦真皮乳头延伸变长和水肿；

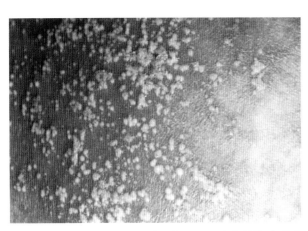

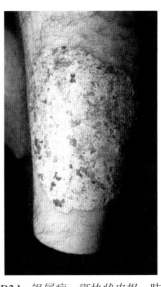

临床图 Ⅲ **D2.a.** *脓疱性银屑病*。并发于红皮病的快速形成的无菌性脓疱

临床图 Ⅲ **D2.b.** *银屑病，斑块状皮损*。肢体伸侧见境界清楚的红色斑块，表面有厚的银白色鳞屑

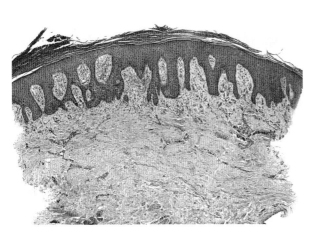

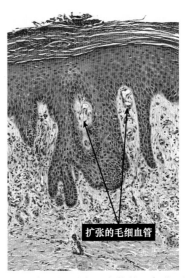

扩张的毛细血管

图 Ⅲ **D2.a.** *寻常性银屑病，低倍镜*。角化过度性鳞屑由正角化蛋白和角化不全角蛋白构成。表皮可见均匀棘层肥厚，乳头状瘤样增生，真皮血管周围和真皮乳头层有炎症细胞浸润

图 Ⅲ **D2.b.** *寻常性银屑病，中倍镜*。角化不全鳞屑内含中性粒细胞碎片。表皮可见均匀棘层肥厚，伴有部分表皮突融合。真皮乳头水肿和充分血管化

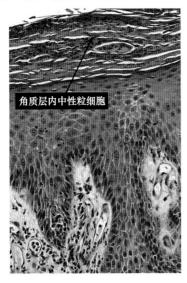

角质层内中性粒细胞

图 Ⅲ **D2.c.** *寻常性银屑病，高倍镜*。鳞屑内含有多形核白细胞和角化不全角蛋白。表皮棘层肥厚，真皮乳头层充分血管化，并可见散在出血灶

浅层皮炎伴银屑病样增生（银屑病样皮炎）

ⅢD

⑧扩张和迂曲的毛细血管。在所有上述组织病理变化中，只有海绵状Kogoj脓疱和Munro微脓肿与银屑病契合度最高，在缺少这两种病理变化的情况下，单纯以组织学为依据，很难确诊银屑病。海绵状脓疱并非银屑病的特异性组织病理变化，偶尔也可见于念珠菌病、反应性关节炎或Reiter综合征、地图舌和极少数的二期梅毒。

点滴状银屑病

点滴状银屑病或称为发疹性银屑病，是银屑病的一种急性型，常见于青年患者，以突然发生的与急性A组β溶血性链球菌感染有关的小皮损为特征。目前普遍认为，点滴状银屑病比其他类型的银屑病预后要好，因为其恢复迅速，且通常缓解期较长。然而，某些此类病例其病情可持续存在，并可进展为斑块性银屑病[61]。

鉴别诊断

寻常性银屑病

  脓疱性银屑病

  掌跖角皮症

反应性关节炎——Reiter综合征

脓疱型药疹

地图舌

念珠菌病

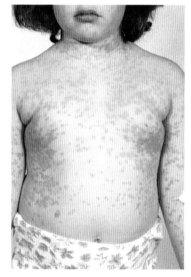

临床图ⅢD2.c. *点滴状银屑病*。突起的"滴状"皮疹和小斑块随着抗β溶血性链球菌感染治疗而消退

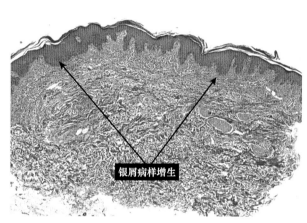

图ⅢD2.d. *点滴状银屑病，低倍镜*。银屑病样增生和角化不全鳞屑

银屑病样增生

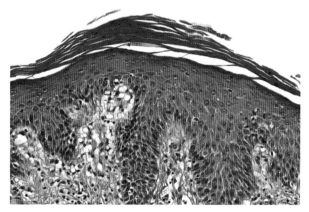

图ⅢD2.e. *点滴状银屑病，中倍镜*。角化不全鳞屑和轻微的表皮海绵水肿

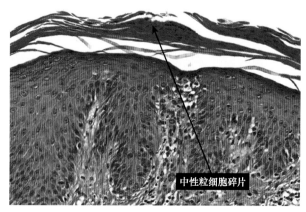

图ⅢD2.f. *点滴状银屑病，高倍镜*。角化不全的角质层中可见中性粒细胞灶状聚集

中性粒细胞碎片

脓疱型二期梅毒（罕见）

皮肤癣菌病

Ⅲ D3　银屑病样皮炎，伴表皮苍白着色和坏死（"营养模式"皮肤病）

本组疾病往往与营养缺乏有关，表皮增厚伴有表皮突延长，尤其是在慢性皮损中。许多病例有特征性的苍白、孤立或融合（连续）性的浅层角质形成细胞坏死，可归因于必需营养物质的缺乏，某些病例也可为特发性。坏死松解性游走性红斑为典型疾病[62]。

坏死松解性游走性红斑（胰高血糖素瘤综合征）

临床特征　坏死松解性游走性红斑用于定义源于胰岛 A 细胞的胰高血糖素分泌性胰腺癌的皮肤表现[63-65]。由于血胰高血糖素水平升高，导致患者体内持续性糖异生，进而导致氨基酸的降解与负氮平衡。临床表现与营养缺乏相类似，如肠病性肢端皮炎和糙皮病。皮损特征性的分布于口周、会阴部及生殖器部位，以及小腿、足和踝部。因皮损向外围扩大而形成呈环状外观的红斑和斑块，也可形成松弛水疱，容易破裂并形成糜烂。皮损愈合迅速，同时新皮损不断形成，导致皮损外观不断波动变化。黏膜病变可表现为唇炎和舌炎。指（趾）甲可受累变脆。皮疹可以先于胰腺癌的其他临床表现数年发生，有约 50% 的病例在诊断时已出现转移。

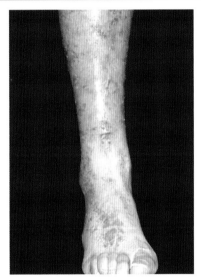

临床图 Ⅲ D3.a. *坏死松解性游走性红斑*。下肢皮肤糜烂

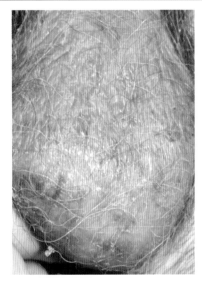

临床图 Ⅲ D3.b. *坏死松解性游走性红斑*。阴囊皮肤糜烂，活检证实了本病诊断。切除胰高血糖素瘤使该患者的烫伤样皮肤损害得到缓解

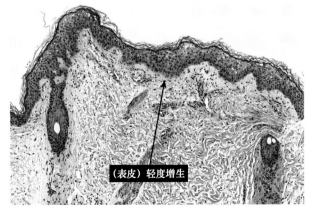

（表皮）轻度增生

图 Ⅲ D3.a. *坏死松解性游走性红斑，低倍镜*。多数急性皮损可出现轻度棘层肥厚，伴颗粒层减少和表皮上部苍白

浅层皮炎伴银屑病样增生（银屑病样皮炎）　Ⅲ D

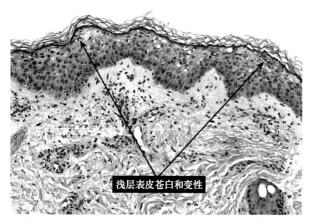

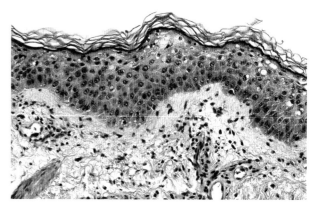

图 Ⅲ **D3.b** 和图 Ⅲ **D3.c.** *坏死松解性游走性红斑，中、高倍镜*。可见棘层上部的角质形成细胞早期水肿变性，角质形成细胞成熟状态有些紊乱

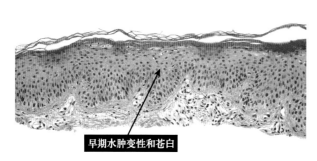

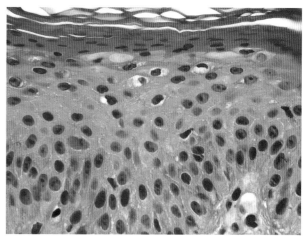

图 Ⅲ **D3.d** 和图 Ⅲ **D3.e.** *坏死松解性游走性红斑，中、高倍镜*。疾病后期，可见薄层角化不全，伴有浅层角质形成细胞水肿变性和苍白

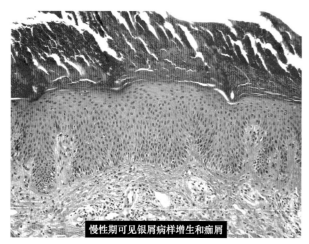

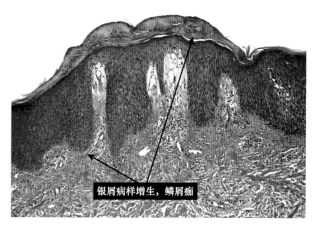

图 Ⅲ **D3.f.** *坏死松解性游走性红斑，中倍镜*。慢性皮损，可见坏死性痂屑、角化不全及表皮增生

图 Ⅲ **D3.g.** *坏死松解性肢端红斑，中倍镜*。银屑病样表皮增生，伴有增厚的、正角化和角化不全的角质层。真皮浅层血管周围轻微的混合炎症细胞浸润

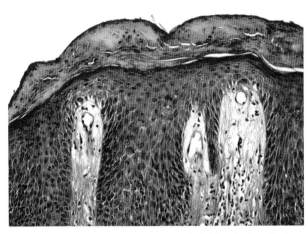

图 Ⅲ D3.h. *坏死松解性肢端红斑，高倍镜。*表皮上部有区域性的颗粒层减少和（或）表皮苍白，可有真皮乳头水肿，如本图所示

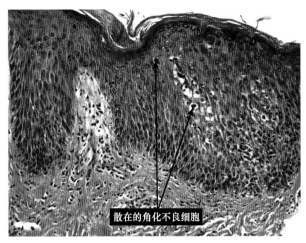

散在的角化不良细胞

图 Ⅲ D3.i. *坏死松解性肢端红斑，中倍镜。*表皮也可以出现散在的角化不良细胞

胰高血糖素瘤综合征的皮肤外表现包括体重减轻、贫血、葡萄糖耐受不良和成人型糖尿病。手术切除肿瘤或输注氨基酸可以使皮损消退。除了胰高血糖素瘤以外，还包括各种癌、肝硬化和胰高血糖素细胞腺瘤病（尽管属于一种良性疾患，却可以产生破坏性的内分泌作用），已有报道上述疾病可出现相似的皮损[66]。

组织病理 新发急性皮损可提供几乎全部的诊断信息，此类皮损可特征性地表现出上层表皮坏死，随后可与尚存活力的下层表皮分离。角质形成细胞发生坏死，表现为水肿、苍白或嗜酸性变伴有核固缩。中性粒细胞进入表皮，可产生角层下脓疱，真皮浅层血管周围淋巴细胞浸润，常伴有真皮乳头水肿。慢性皮损可出现银屑病样表皮增生。所有不同阶段的皮损均可表现出表皮结构混乱，伴有空泡化和颗粒细胞层减少，角质层常可见大范围的角化不全。

坏死松解性肢端红斑

临床特征 坏死松解性肢端红斑（NAE）是一种新近报道的丘疹鳞屑性皮肤病，其发病与丙型肝炎病毒感染相关[67, 68]。已报道的病例多数发生在埃及，美国亦有报道。多数病例在发现丙型肝炎病毒感染前即已出现皮损[69]。早期皮损可出现糜烂和松弛性水疱。充分发展的皮损表现为发红、晦暗的、色素增多性斑块，

边缘色深，角化过度可较明显。特征性的分布区域为四肢远端，而四肢近端和躯干部受累亦有报道。

组织病理 NAE的组织学变化包括银屑病样表皮增生，角化过度伴角化不全，颗粒细胞层减少。特征性的变化还包括单个角质形成细胞坏死和浅层表皮苍白，也可见空泡化改变。真皮可见浅层血管周围单个核细胞浸润。本病的组织学特征与银屑病存在重叠，如出现海绵状脓疱则倾向于银屑病的诊断；单个角质形成细胞坏死倾向于NAE。NAE的组织病理表现难以与下列疾病相区分：坏死松解性游走性红斑、脂肪酸缺乏症、锌缺乏症（肠病性肢端皮炎）、糙皮病及生物素缺乏症。上述这些诊断需要结合临床来予以鉴别、排除。

糙皮病

参见图 Ⅲ D3.j 和图 Ⅲ D3.k。

鉴别诊断

坏死松解性游走性红斑

脂肪酸缺乏症

肠病性肢端皮炎

糙皮病

生物素缺乏症

银屑病

移植物抗宿主病

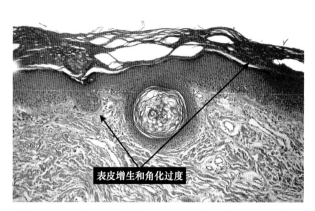

图 ⅢD3.j. *糙皮病，低倍镜*。来源于类癌综合征患者的皮肤活检标本，其组织学特征不具有确诊价值，包括银屑病样表皮增生与角化过度，也可有轻度角化的毛囊角栓

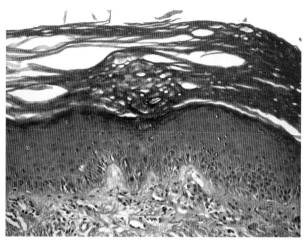

图 ⅢD3.k. *糙皮病，高倍镜*。由正角蛋白构成的角化过度，但可见角化不全，表皮可见结构紊乱

亚急性皮肤型红斑狼疮

皮肌炎

毛发红糠疹

中毒性药疹

囊性纤维化相关皮炎

ⅢE 浅层皮炎伴不规则表皮增生（肥厚性皮炎）

表皮不规则增厚和变薄可见于某些反应状态下，但是也应考虑到鳞状细胞癌的可能性。与其他和上皮更新加快有关的情况相似，可能出现颗粒层减少和角化不全。

1.肥厚性皮炎，以淋巴细胞为主

1a.不规则表皮增生，可见浆细胞

2.不规则表皮增生，中性粒细胞显著增多

3.不规则表皮增生，位于新生肿物之上

ⅢE1 肥厚性皮炎，淋巴细胞为主

表皮不规则增厚，同时存在正常厚度、棘层肥厚和表皮变薄的区域。淋巴细胞是真皮血管周围浸润的主要炎症细胞，结节性痒疹为典型疾病。

结节性痒疹

临床特征　结节性痒疹[70]是一种慢性皮炎，以散在分布的、隆起的、坚实的、角化过度的丘疹、结节为特征，皮损直径通常为5～12mm，偶可更大。皮损主要发生于四肢伸侧，伴有剧烈瘙痒。本病通常发生于中年人，女性较男性更易患病。结节性痒疹可以与慢性单纯性苔藓皮损同时存在，并可以出现过渡性皮损。本病病因仍不明确，在一些病例中，局部外伤、昆虫叮咬、特应性背景、代谢性或系统性疾病或为易患因素。最近，有学者提出本病可能与胃幽门螺杆菌感染有关[71]。

组织病理　镜下可见明显的角化过度和不规则棘层肥厚。可有乳头状瘤样增生，表皮和附属器上皮不规则的向下增生，近似假癌性增生。在真皮乳头层中，可见以淋巴细胞为主的炎症浸润和纵行胶原束。偶可见明显的神经增生，但此变化并不常见，一些学者认为不宜将此变化作为诊断结节性痒疹的基本特征。嗜酸性粒细胞和显著的嗜酸性粒细胞脱颗粒更常见于有特应性背景的患者。许多标本中可见浆细胞。一项针对136例患者的系统分析结果显示，结节性痒疹具有较高特征性的组织病理改变，包括厚且致密的正角化性角化过度，"毛掌征"（非掌跖部位皮肤中的毛囊皮脂腺单元与厚密的角质层相连，与掌跖部皮肤相似）；不规则表皮增生或假上皮瘤样增生，局灶性角化不全；颗粒层增厚，真皮乳头纤维化，可见纵向排列的胶原纤维，成纤维细胞和毛细血管数量增加，可见浅层血管周围和（或）间质内淋巴细胞、巨噬细胞浸润，少数情况下，可见嗜酸性粒细胞和中性粒细胞[72]。

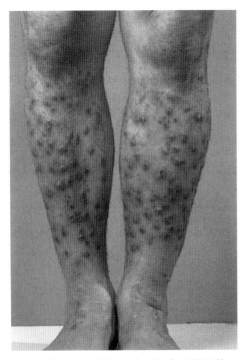

临床图 Ⅲ E1. *结节性痒疹*。色素过度沉着、境界不清的丘疹和结节见于身体可触及部位，由反复挑刮和搔抓所致

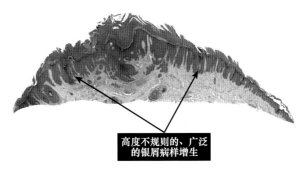

高度不规则的、广泛的银屑病样增生

图 Ⅲ E1.a. *结节性痒疹/慢性单纯性苔藓，低倍镜*。可见明显的不规则表皮增生和角化过度。在结节性痒疹的边缘，呈慢性单纯性苔藓样变化

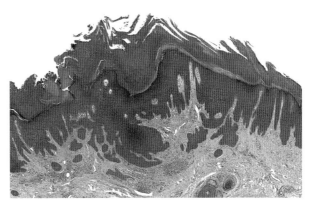

图 Ⅲ E1.b. *结节性痒疹/慢性单纯性苔藓，中倍镜*。在更高的放大倍率下，可见颗粒层增厚和由形态温和的角质形成细胞构成的增生性上皮，无细胞异型性；充分发展的病例可见表皮和附属器上皮不规则向下增生，近似假癌样增生

鉴别诊断
慢性单纯性苔藓
炎性线状疣状表皮痣（ILVEN，银屑病样型）
结节性痒疹
慢性单纯性苔藓
色素失禁症，疣状期
糙皮病（烟酸缺乏症）
Hartnup病

Ⅲ E1a　不规则表皮增生，可见浆细胞

表皮不规则棘层肥厚，真皮血管周围可见浆细胞，并混杂有淋巴细胞浸润。

光线性角化病（另见 Ⅱ A1 章节）

参见图 Ⅲ E1a.a 和图 Ⅲ E1a.b。

鉴别诊断
原位鳞状细胞癌（Bowen病）

Queyrat增殖性红斑
蛎壳状二期梅毒，扁平湿疣
雅司，一期或二期
品他，一期或二期损害
光线性角化病
假上皮瘤样增生
增殖型天疱疮

Ⅲ E2　不规则表皮增生，中性粒细胞显著增多

表皮有局灶性的棘层肥厚和中性粒细胞外渗，中性粒细胞同时可见于真皮内脓肿和血管周围，但无血管炎表现。此类上皮反应大多数与同时累及真皮网状层和真皮乳头层的炎症相关。角化棘皮瘤是（具有此类组织学表现的）肿瘤性疾病的典型疾病。

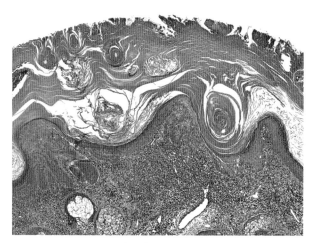

图 Ⅲ E1a.a. *肥厚型光线性角化病，中倍镜*。正角化和角化不全鳞屑覆盖于棘层肥厚、失去自然成熟状态的表皮。真皮层有致密的单个核细胞浸润和散在的出血

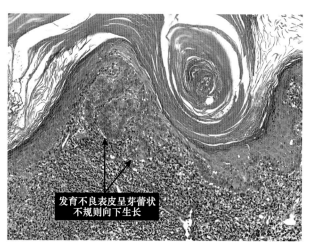

发育不良表皮呈芽蕾状不规则向下生长

图 Ⅲ E1a.b. *肥厚型光线性角化病，高倍镜*。可见非典型性表皮增生，基底细胞和表皮角质形成细胞之间没有明显差异。真皮层可见浆细胞、淋巴细胞浸润和血管扩张

角化棘皮瘤（另见 ⅥB1 章节）

参见图 Ⅲ E2.a。

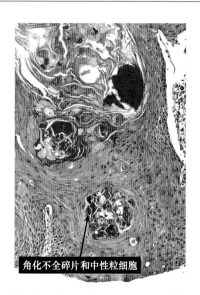

角化不全碎片和中性粒细胞

图 Ⅲ E2.a. *角化棘皮瘤，高倍镜*。瘤体内多形核白细胞脓肿是角化棘皮瘤的一个共同特征

鉴别诊断

深部真菌感染（浅表活检，见下文）
卤素皮炎
葡萄状菌病

角化棘皮瘤
传染性脓疱病
腹股沟肉芽肿

Ⅲ E3　不规则表皮增生，位于新生肿物之上

表皮不规则棘层肥厚，表皮和（或）真皮内可见与之相关的肿瘤性浸润，这些肿瘤大多数同时累及真皮网状层和真皮乳头层（参见 Ⅵ 章节）。

疣状黑素瘤（另见 ⅦB3 章节）

在被归类于"疣状痣样和角化性恶性黑素瘤"的一系列皮损当中，超过50%的病例最初被临床诊断为良性病变（疣状痣、乳头状瘤、脂溢性角化病和囊肿）。显微镜下，这些病变表现出一系列痣样和（或）角化性特征，如对称、外生性和乳头状生长模式，角化过度和假上皮瘤样增生。大多数还可以见到水平方向上的表皮内扩散，由大的上皮样细胞构成，表现出不同程度的细胞多形性。在一项研究中，最初有10%的病例组织病理诊断为良性，但是20例具有此类皮损的患者，有7例最终死于该病[73]。

鉴别诊断

恶性黑素瘤（"疣状"模式）
颗粒细胞瘤

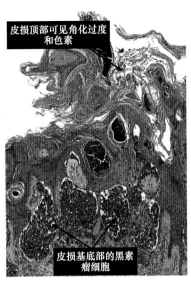

图 Ⅲ E3.a. *疣状黑素瘤*。疣状表皮增生，与肿瘤性黑素细胞增殖相关

图中标注：
皮损顶部可见角化过度和色素
皮损基底部的黑素瘤细胞

Ⅲ F 浅层皮炎伴苔藓样浸润（苔藓样皮炎）

苔藓样炎症表现为真皮表皮交界处由簇集于此处的小淋巴细胞形成的致密"带状"浸润，导致界面模糊不清。表皮厚度、外渗淋巴细胞数量、基底细胞带的完整性（液化变性）变化不一。由表皮成熟延迟所致颗粒层增厚为常见的关联特点，基于相同的原因，可有正角化过度。常见凋亡或坏死的角质形成细胞，在扁平苔藓中，这些细胞被称为Civatte小体。和其他任何可导致基底层角质形成细胞破坏的情况相同，常见色素失禁（真皮乳头层出现含有黑色素的巨噬细胞）。

1.苔藓样皮炎，仅有淋巴细胞
2.苔藓样皮炎，以淋巴细胞为主
2a.苔藓样皮炎，可见嗜酸性粒细胞
2b.苔藓样皮炎，可见浆细胞
2c.苔藓样皮炎，伴有噬黑素细胞
3.苔藓样皮炎，以组织细胞为主
4.苔藓样皮炎，以肥大细胞为主
5.苔藓样皮炎，伴真皮纤维组织增生

Ⅲ F1 苔藓样皮炎，仅有淋巴细胞

带状浸润几乎完全由淋巴细胞构成，基本上无嗜酸性粒细胞和浆细胞。扁平苔藓为典型疾病[74]。

扁平苔藓

临床特征 扁平苔藓是一种亚急性或慢性皮肤病，可累及皮肤、黏膜、毛囊和甲。在光滑的皮肤上，皮损具有如下特征：平顶、有光泽、呈多角形、紫罗兰色小丘疹，可融合形成斑块。丘疹表面往往可见白色网络状纹理，即所谓的Wickham纹。瘙痒症状通常显著。本病易累及前臂屈侧、下肢和阴茎龟头。皮损可局限或泛发，常见同形反应（外伤加重或诱发皮肤损害）。常见的变异型是肥厚性扁平苔藓，常见于胫部，表现为增厚的、疣状斑块。目前已观察到扁平苔藓与乙型肝炎和丙型肝炎病毒感染之间可能具有相关性[75]。一项纵向随访研究表明，口腔扁平苔藓患者患口腔鳞状细胞癌的风险显著增加[76]，提示黏膜扁平苔藓可能是一种癌前病变。然而，区别口腔扁平苔藓与已有口腔黏膜鳞状发育不良所表现出的苔藓样炎症较为困难。一般不认为皮肤扁平苔藓是癌前病变。

组织病理 典型的扁平苔藓丘疹表现为：①致密的正角化，无或伴有极少数的角化不全细胞，这一点对于诊断十分重要；②楔形的颗粒层增厚，可见大量粗大的透明角质颗粒；③不规则棘层肥厚，使真皮乳头呈圆顶状，表皮突变得锐利或呈"锯齿状"；④基底细胞空泡变性和凋亡，致基底细胞层破坏，产生特征性的圆形嗜酸性凋亡小体（即胶样小体、透明小体、细胞状小体或Civatte小体）；⑤真皮带状淋巴细胞浸润，几乎完全为淋巴细胞，并混杂有巨噬细胞。少数嗜酸性粒细胞和（或）浆细胞可能会出现在紧邻表皮处，此类情况较为罕见，可见于部分肥厚性扁平苔藓。目前认为局灶性的颗粒层增厚和表皮全层增厚是形成Wickham纹的原因。

偶尔可以见到小范围的人为造成的真皮、表皮分离，即Max-Josef间隙。某些情况下，真皮表皮分离可发生在体组织内，形成表皮下水疱（大疱性扁平苔藓）。这些水疱的形成是基底细胞广泛受损的结果。在陈旧病灶中，细胞浸润密度减小，但巨噬细胞数量增加。在基底细胞层重新形成的区域，真皮浸润不再紧邻表皮。慢性病损可能会出现较明显的棘层肥厚，乳头状瘤样增生和角化过度（肥厚性扁平苔藓）。新近的研究提示，许多不同的苔藓样皮肤疾患有着共同的炎症信号转导通路，涉及浆细胞样树突状细胞来源的IFN-α的作用，这一信号通路放大了细胞毒性T细胞对表皮基底细胞区域的损伤作用[77]。

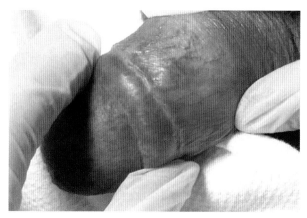

临床图 ⅢF1.a. *扁平苔藓*。继颊黏膜出现长时间存在的花边样皮损之后，冠状沟出现1～5mm大小的紫罗兰色多角形丘疹，表面可见Wickham纹

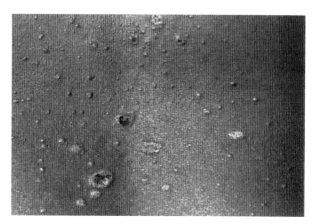

临床图 ⅢF1.b. *扁平苔藓*。多发平顶紫罗兰色多角形丘疹

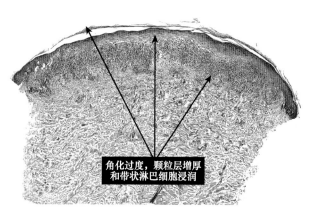

角化过度，颗粒层增厚和带状淋巴细胞浸润

图 ⅢF1.a. *扁平苔藓，低倍镜*。带状浸润遍布于真皮乳头层，使真表皮界面变模糊。表皮上覆有薄层角质鳞屑

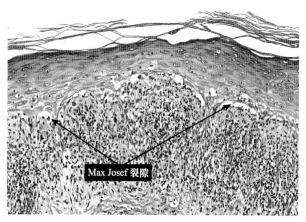

Max Josef 裂隙

图 ⅢF1.b. *扁平苔藓，中倍镜*。真皮表皮交界处的淋巴细胞浸润致基底细胞变得模糊，甚至消失，亦存在真皮表皮分离的区域，同时可见表皮增厚和颗粒层增厚

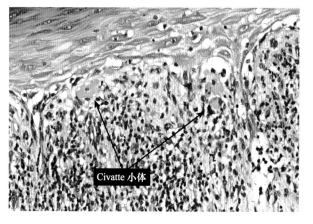

Civatte 小体

图 ⅢF1.c. *扁平苔藓，高倍镜*。局灶性颗粒层增厚，上方角质层角化过度。可见淋巴细胞浸润，其中可见嗜酸性小体（Civatte小体）

移植物抗宿主病

移植物抗宿主病（GVHD）[78]兼具苔藓样皮炎和空泡皮炎的表现（另见ⅢH1章节）。

临床特征　供体免疫活性T细胞转移进入同种异基因宿主体内，而后者没有能力清除的情况下，可导致GVHD的发生。T细胞的来源主要包括外周血干细胞和骨髓移植物，少见情况包括未经过辐照处理的血液制品，实体器官移植及母胎淋巴细胞植入。移植物抗肿瘤反应也会发生，是（肿瘤）治疗方案的重要组成部分。

GVHD可分为急性期和慢性期。急性GVHD典型发病时间为移植后的7～21天，但也可延长至3个月。慢性GVHD起病时间平均为移植后4个月，快者可发生于移植后40天。许多患者兼有上述两个阶段，可续贯发生或中间间隔无症状期。急性期，经典的三联症状包括皮损、肝功能异常、腹泻。特征性的皮损包括广泛的红斑疹、麻疹样皮损、紫癜性皮损、紫罗兰色鳞屑性丘疹和斑块、大疱，或在极少数情况下，表现为中毒性表皮坏死松解

样表皮分离。皮损好发于面颊、耳、颈部、上胸部和掌跖部。偶尔可见到近似于毛囊炎的毛囊性丘疹。慢性期，可分为早期的苔藓样阶段和后期的硬皮病样阶段，每个阶段可单独发生。尽管皮损通常泛发，极少数情况下，皮损可局限于少数几个区域。在苔藓样阶段，皮肤和口腔皮损在临床上皆与扁平苔藓相似。另外，皮肤可能会出现广泛的红斑和不规则的色素沉着。最终的硬皮病样期之前可有皮肤异色（病）期。其他后期表现包括红斑狼疮样皮损、瘢痕性脱发、慢性溃疡、化脓性肉芽肿、血管瘤性皮损[78]。

组织病理　2006年，美国国立卫生研究院共识发展项目病理工作组（National Institutes of Health Consensus Development Project Pathology Working Group）提出GVHD的组织学标准。他们提出的活动期皮肤GVHD最低的组织学诊断标准需表现有发生于表皮基底层和棘层下部，或毛囊外毛根鞘，或顶端汗管的凋亡。明显的凋亡活动被定义为每4mm钻取组织切片中，有5个以上的表皮凋亡小体。值得注意的是，皮肤GVHD没有特异性的组织病理学变化。急性GVHD和慢性GVHD均以界面皮炎为特征，可以表现为苔藓样淋巴细胞浸润模式（有或没有淋巴细胞卫星现象），或主要表现为基底细胞层的空泡化。急性GVHD的传统分级，Ⅰ级以空泡化改变为特征；Ⅱ级为角质形成细胞坏死；Ⅲ级为真皮表皮交界处的局灶性分离；Ⅳ级为大疱形

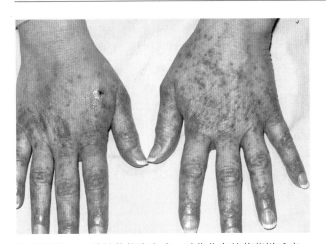

临床图 Ⅲ F1.c. *移植物抗宿主病*。对称分布的苔藓样丘疹

图 Ⅲ F1.d. *移植物抗宿主病，苔藓样，低倍镜*。真皮浅层可见炎症浸润

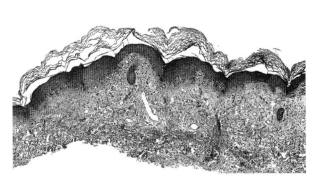

图 Ⅲ F1.e. *移植物抗宿主病，苔藓样，中倍镜*。角质层正常，提示为新近发病。炎症浸润呈苔藓样模式，可见淋巴细胞呈"贴标签样"分布于真皮表皮交界处。真皮乳头层可见淋巴细胞和少量噬黑素细胞

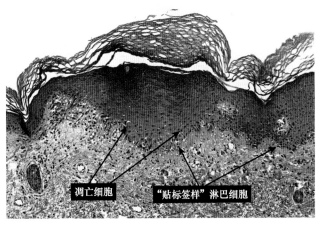

凋亡细胞　　　"贴标签样"淋巴细胞

图 Ⅲ F1.f. *移植物抗宿主病，苔藓样，高倍镜*。真皮表皮交界处空泡化改变，界面附近有许多坏死（凋亡）的角质形成细胞。淋巴细胞黏附于某些嗜酸性的凋亡的角质形成细胞，构成所谓的"卫星状细胞坏死"

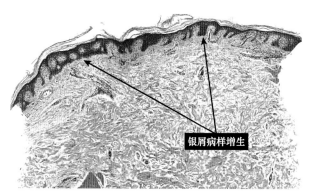

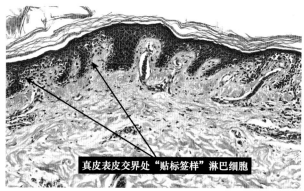

图ⅢF1.g. *蕈样肉芽肿，斑片/斑块期，低倍镜*。本例所示炎症浸润比大多数苔藓样炎症浸润更为稀疏

图ⅢF1.h. *蕈样肉芽肿，斑片/斑块期，中倍镜*。真皮表皮交界处淋巴细胞进入表皮，伴有轻度的海绵水肿

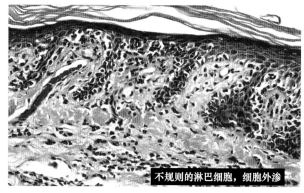

图ⅢF1.i. *蕈样肉芽肿，斑片/斑块期，高倍镜*。尽管在此早期皮损中淋巴细胞异型性并不显著，仍可见到一些细胞的核形不规则，可见"贴标签样"沿界面排列的淋巴细胞

成。致密的正角化，表皮颗粒层增厚、棘层肥厚符合苔藓样GVHD诊断。在晚期的硬皮病样期，表皮萎缩，角质形成细胞变小、扁平化，并有色素增多。基底层空泡化，炎症和胶样小体形成少见或无。真皮层增厚，随着硬化延伸至皮下组织可导致脂肪小叶间隔的玻璃样变性，附属器结构被破坏。硬化性苔藓和嗜酸性筋膜炎样皮损为慢性皮肤GVHD的病谱性改变过程中的后期表现[78]。

发病机制   GVHD急性期和慢性期的表现形式有着不同的病理机制。有学者认为，急性GVHD，输注移植物前的预处理方案导致了广泛的组织损伤，进而导致了炎症细胞因子释放和受体的主要组织相容性抗原复合体暴露。供体T细胞识别宿主抗原、活化并增殖是初始阶段的重要环节。皮肤组织中，新生的表皮突角质形成细胞、毛囊干细胞、朗格汉斯细胞为供体T细胞首选的攻击目标。对于慢性GVHD的病理生理机制目前知之甚少，但供体T细胞对受体组织的损伤作用已被证实。

鉴别诊断   GVHD的急性期与多形红斑相似，可见散在的坏死的角质形成细胞和基底细胞液化变性所导致的表皮下裂隙形成。病情严重者，暴发性皮损类似于中毒性表皮坏死松解症。这些患者亦存在较高的风险罹患药疹、化疗诱发的皮损和放射性皮炎，上述情况与急性GVHD难以区分。如果存在毛囊角化不良，则诊断更倾向于急性GVDH。嗜酸性粒细胞亦可偶见于GVHD，因此嗜酸性粒细胞的存在并不一定倾向于药物反应的诊断。淋巴细胞恢复后皮损主要发生于接受细胞减少性治疗后的急性髓系白血病（未进行骨髓移植）患者。典型皮损呈麻疹样，发生于化疗的第6～21天，与最早复苏的淋巴细胞进入循环的时间相一致。与GVHD患者相反，此类患者不出现腹泻或肝功能异常，皮损于数日内消退。在组织病理学上，可见浅层血管周围单个核细胞浸润、基底空泡化、海绵水肿，偶见角化不良的角质形成细胞。这些变化可能无法与早期异体或自体GVHD相区分，此时临床资料则显得尤为重要。骨髓恢复之前，系统给予重组细胞因子，将导致相对较重的淋巴细胞浸润，并伴有核多形性和深染。通常无法区分GVHD的苔藓样皮损和扁平苔藓，然而晚期硬化性皮损可通过显著的表皮萎缩与硬皮病相鉴别。活跃的胶原合成主要发生在真皮层的上1/3，对于硬皮病，胶原蛋白合成主要是在真皮深层和皮下组织。

蕈样肉芽肿，斑片/斑块期

蕈样肉芽肿斑片/斑块期的临床特点和组织病理学（可表现为苔藓样浸润）详述于其他章节（参见ⅢD1章节）。苔藓样浸润可致密或稀疏，如此处所示，为一种常见的表现形式，典型的组织学改变包括淋巴细胞"贴标签样"沿界面分布。

鉴别诊断

扁平苔藓样角化病

扁平苔藓

红斑狼疮，苔藓样型

混合性结缔组织病

萎缩性慢性肢端皮炎

血管萎缩性皮肤异色病

色素性紫癜性皮肤病，苔藓样型（Gougerot-Blum病）

移植物抗宿主病，苔藓样期

多形红斑

急性痘疮样苔藓样糠疹，早期皮损

副银屑病/蕈样肉芽肿，斑片/斑块期

Sezary综合征

Ⅲ F2 苔藓样皮炎，淋巴细胞为主

带状苔藓样浸润几乎完全由淋巴细胞组成，可见少数浆细胞和嗜酸性粒细胞。扁平苔藓样角化病为典型疾病[79, 80]。

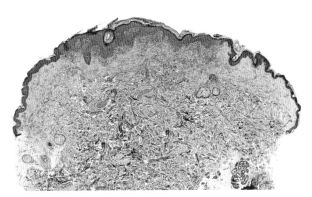

图 Ⅲ F2.a. *扁平苔藓样角化病，低倍镜*。可见特征性的变化为增宽的真皮乳头中致密的带状浸润，使真皮表皮交界处变得模糊不清。浸润细胞主要为淋巴细胞，充满真皮乳头层

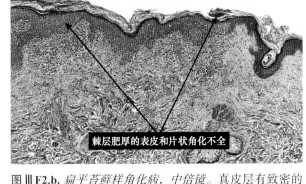

棘层肥厚的表皮和片状角化不全

图 Ⅲ F2.b. *扁平苔藓样角化病，中倍镜*。真皮层有致密的淋巴细胞浸润，并外渗至增生的表皮，破坏基底角质形成细胞

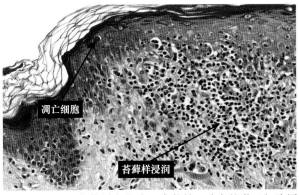

凋亡细胞

苔藓样浸润

图 Ⅲ F2.c. *扁平苔藓样角化病，高倍镜*。致密的淋巴细胞浸润，并外渗至表皮，使真皮表皮交界处变得模糊不清

扁平苔藓样角化病

临床特征 扁平苔藓样角化病（LPLK）也被称为良性苔藓样角化病（BLK）或苔藓样角化病（LK），是一种主要发生于50～70岁成人躯干和上肢部位的常见皮肤病，皮损几乎总是表现为孤立的非瘙痒性丘疹或轻度硬化的斑块。直径通常为5～20mm，颜色不一，可呈鲜红色、紫罗兰色或棕色。皮损表面光滑或稍呈疣状。LPLK可能为日光性黑子退行阶段的炎症期表现。临床上，本病可近似于基底细胞癌，常需要活检来鉴别。

组织病理 至少有一部分皮损，组织学检查所显示出的苔藓样模式难以与扁平苔藓相区别[81]。扁平苔藓可见基底细胞层空泡化改变和淋巴细胞带状浸润，使真皮表皮界面变模糊。坏死的角质形成细胞较为常见甚或大量。和扁平苔藓一样，表皮往往出现嗜酸性增强，颗粒层增厚和角化过度。然而，与扁平苔藓相反，角化不全相当普遍，浸润中可见

嗜酸性粒细胞和浆细胞。新近一项针对1040例本病患者的研究中，确定了五种不同的组织病理亚型：经典型、大疱型、非典型伴细胞学非典型性淋巴细胞，早期或界面型及晚期退行或萎缩型[82]。皮损边缘残存的日光性黑子支持LPLK诊断。如果发现与苔藓样炎症模式有关的显著角质形成细胞异型性，鉴别诊断中则需要考虑苔藓样光线性角化病。

鉴别诊断

扁平苔藓样角化病（LPLK）
副银屑病/蕈样肉芽肿，斑片/斑块期
Sezary综合征

副肿瘤性天疱疮
二期梅毒
晕痣
苔藓样文身反应
线状苔藓

⫶ F 2a　苔藓样皮炎，可见嗜酸性粒细胞

　　苔藓样真皮浸润中可见嗜酸性粒细胞，存在于真皮血管周围，某些情况下，可存在于附属器周围。苔藓样药疹为典型疾病[83]。朗格汉斯细胞组织细胞增生症需要重点加以鉴别。

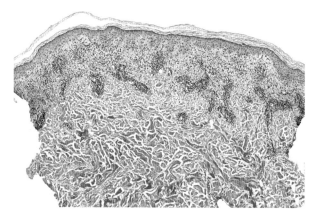

图 ⫶ F2a.a. *苔藓样药疹，低倍镜*。可见正角化和相对未受累及的表皮，提示为新近发生的皮损。真皮乳头层充满单个核细胞浸润，使真皮表皮交界处变得模糊不清，炎症浸润延伸至真皮网状层中部血管周围

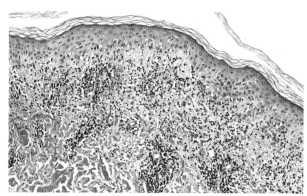

图 ⫶ F2a.b. *苔藓样药疹，中倍镜*。真皮乳头水肿，其内充满单个核细胞浸润

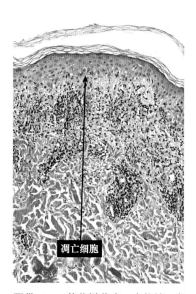

凋亡细胞

图 ⫶ F2a.c. *苔藓样药疹，中倍镜*。真皮炎症浸润由淋巴细胞、组织细胞和嗜酸性粒细胞组成，可见这些细胞外渗进入不规则棘层增厚的表皮

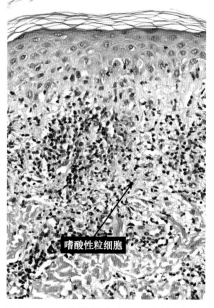

嗜酸性粒细胞

图 ⫶ F2a.d. *苔藓样药疹，高倍镜*。浸润中可见嗜酸性粒细胞。表皮可见一定程度的结构破坏和细胞外渗及凋亡的Civatte小体，浅层炎症浸润中出现少数凋亡细胞可视为药疹诊断的线索之一

苔藓样药疹

临床特征　苔藓样药疹临床上与扁平苔藓相似。躯干和四肢出现红色至紫罗兰色丘疹和斑块，皮损发生与药物摄入相关。所涉及的药物包括金、抗高血压药物（尤其是卡托普利）、青霉胺和氯喹。

组织病理　苔藓样药疹在组织学上也类似于扁平苔藓[84]。与多形红斑和中毒性表皮坏死松解症相比，苔藓样药疹具有更严重的炎症和更为突出的间质模式。本病难以与扁平苔藓相区别。大量嗜酸性粒细胞，角化不全和真皮中、下部血管丛周围的炎症浸润一般不会出现于扁平苔藓病例中，此时应重点考虑苔藓样药疹的诊断。

鉴别诊断

苔藓样药疹

苔藓样光线性角化病

扁平苔藓，肥厚性

节肢动物叮咬反应

CTCL，蕈样肉芽肿，斑片/斑块期

朗格汉斯细胞组织细胞增生症（Letterer-Siwe病）

肥大细胞增多症/持久性发疹性斑状毛细血管
　　扩张

Ⅲ F 2b　苔藓样皮炎，可见浆细胞

苔藓样浸润中可见浆细胞，数量不等，通常情况下，浆细胞并不构成真皮浸润的主要部分。苔藓样光线性角化病为典型疾病[80]。

苔藓样光线性角化病

本病（另见 Ⅱ A1 章节）为肥厚型光线性角化病的一个变异型，表现有核异型性，不规则棘层肥厚和角化过度，可见基底细胞液化变性，基底细胞层变性和紧邻表皮的带状"苔藓样"浸润。真皮上部可见大量的嗜酸性、均质的凋亡性Civatte小体。核异型性的出现将本病与扁平苔藓和BLK区别开。在光损害部位，应注意考虑本病与原位黑素瘤的鉴别。非黑素细胞Melan A染色可呈阳性，包括抗原阳性细胞形成的"伪黑素细胞巢"，这些细胞可能为位于真表皮交界处的角质形成细胞或组织细胞[85]。这种反应模式无须过度解读，联合使用MITF染色，可证明这些细胞巢中的黑素细胞并无增多。

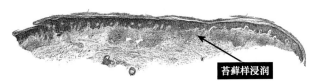

图 Ⅲ F2b.a. *苔藓样光线性角化病，低倍镜*。正角化和角化不全鳞屑覆盖于均匀棘层肥厚的表皮，真皮乳头层有结节性和弥漫性苔藓样炎症浸润，使真皮表皮交界面变得模糊不清

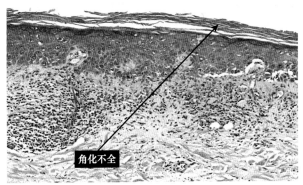

图 Ⅲ F2b.b. *苔藓样光线性角化病，中倍镜*。基底细胞区被炎症浸润所阻闭。浸润细胞为淋巴细胞，外渗至不规则增厚的表皮，表皮内可见坏死的角质形成细胞

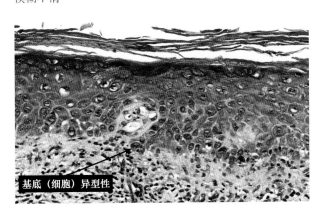

图 Ⅲ F2b.c. *苔藓样光线性角化病，高倍镜*。表皮可见轻度的角质形成细胞异型性（最佳观察部位为远离苔藓样炎症较为密集的区域），上覆正角化和角化不全鳞屑，真皮浸润中可见淋巴细胞，浆细胞亦较常见

二期梅毒（另见ⅢAlc章节）

参见图ⅢF2b.d～图ⅢF2b.f。

鉴别诊断

苔藓样光线性角化病

Bowen病

Queyrat增殖性红斑

慢性苔藓样角化病

二期梅毒

品他，一期或二期皮损

节肢动物叮咬反应

CTCL，蕈样肉芽肿，斑片/斑块期

Zoon浆细胞性龟头炎

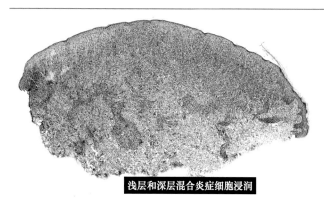

浅层和深层混合炎症细胞浸润

图ⅢF2b.d. *二期梅毒，低倍镜*。可见突出的带状苔藓样、致密的浅层和深层血管周围，以及间质内单核细胞浸润

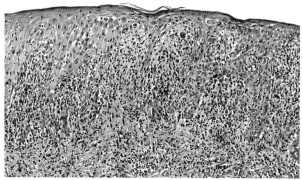

图ⅢF2b.e. *二期梅毒，中倍镜*。可见淋巴细胞和浆细胞混合性浸润，伴有苔藓样炎症和Civatte小体

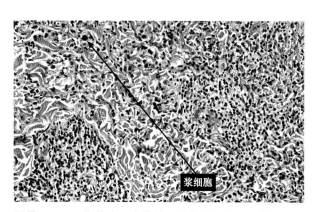

浆细胞

图ⅢF2b.f. *二期梅毒，高倍镜*。浸润的细胞包括浆细胞和结节状淋巴细胞团，可见生发中心

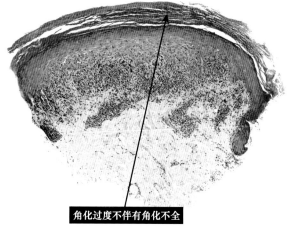

角化过度不伴有角化不全

图ⅢF2c.a. *扁平苔藓，低倍镜*。厚重的正角化鳞屑覆于变薄、变平的表皮之上，真皮乳头层增宽，充满单核细胞浸润

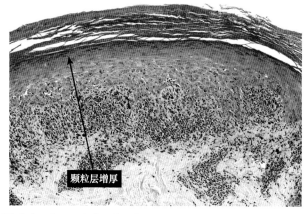

颗粒层增厚

图ⅢF2c.b. *扁平苔藓，中倍镜*。变平的表皮上方可见角化过度，伴有颗粒层增厚，真皮内可见淋巴细胞炎症性浸润和棕色噬黑素细胞

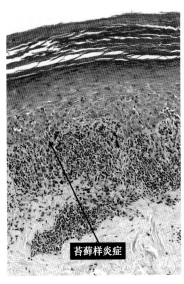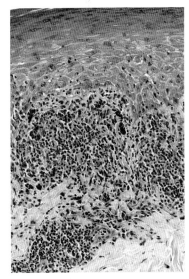

图 Ⅲ F2c.c 和图 Ⅲ F2c.d. *扁平苔藓，高倍镜。*真皮表皮交界处被淋巴细胞和大量噬黑素细胞所构成的炎症性浸润所充塞

Ⅲ F2c　苔藓样皮炎，伴有噬黑素细胞

大多数被归类于苔藓样皮肤病的皮肤疾患，均可能与损伤的基底角质形成细胞释放色素颗粒进入真皮乳头层（色素失禁）有关。如果不能被确诊为某一特定皮肤病，可以将此类表现归于炎症后色素沉着（参见 Ⅱ A.1e 章节）。

此类疾病需要考虑的情况：炎症后色素沉着。

Ⅲ F3　苔藓样皮炎，以组织细胞为主

组织细胞是真皮浸润中的主要细胞类型。光泽苔藓为典型疾病[86]。

光泽苔藓

临床特征　此种慢性皮肤炎症常于童年或成年早期发病，通常无症状，特征性皮疹表现为圆形、平顶、皮色丘疹，直径为2～3mm，可群集发生，但不融合。皮损常表现为局限性发疹，主要累及上肢、躯干或阴茎，有少数病例报道发生于手掌、足跖、指（趾）甲和黏膜。临床经过具有不可预知性，部分患者皮损可泛发，而另外一些可自愈。

组织病理　组织学上，丘疹表现有角化不全"帽"，表皮萎缩，基底层液化变性，真皮淋巴细胞、上皮样细胞浸润，有时可有巨细胞[86]。每个丘疹

包含有一个境界清楚的混合细胞肉芽肿性浸润，紧邻表皮下表面，局限于增宽的真皮乳头内。真皮浸润由淋巴细胞、大量泡沫细胞或上皮样组织细胞及少量的多核巨细胞构成。浸润常稍延伸进入上覆的表皮层，此处表皮变平，可见基底层空泡化改变、局部表皮下裂隙形成、颗粒层减少及局灶性角化不全，炎症浸润在表皮变薄处可形成穿通现象。浸润的侧缘，表皮突倾向于向下延伸，形似紧抓住浸润灶而呈"爪抓球"样（抱球状）外观。毛囊受累已有报道。鉴别诊断包括巨细胞苔藓样皮炎，该病被认为是一种少见的苔藓样药疹，特征为区域性的表皮增生和萎缩，伴有基底层局灶性空泡化改变、细胞外渗和细胞样小体形成。真皮表皮交界处可见带状单核细胞浸润，并混杂有嗜酸性粒细胞、浆细胞和大的多核细胞[87]。

鉴别诊断

光泽苔藓

巨细胞苔藓样皮炎

结节病

光线性类网织细胞增生症/慢性光化性皮炎

朗格汉斯细胞组织细胞增生症（Letterer-Siwe病，Hand-Schuller-Christian病）

肉芽肿性皮肤松弛症

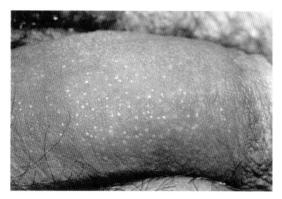

临床图 Ⅲ F3. *光泽苔藓*。阴茎上可见大量细小的肉色丘疹

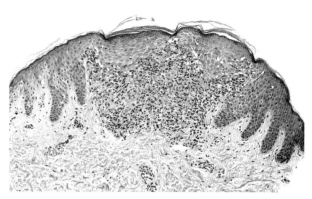

图 Ⅲ **F3.a.** *光泽苔藓，低倍镜*。局灶性扩大的真皮乳头内可见局限性结节性浸润，浸润灶周围表皮有局灶性棘层肥厚

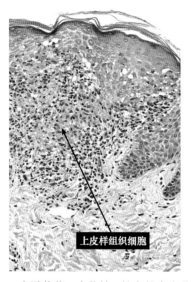

上皮样组织细胞

图 Ⅲ **F3.b.** *光泽苔藓，中倍镜*。扩大的真皮乳头内，可见淋巴细胞和组织细胞混合性炎症浸润

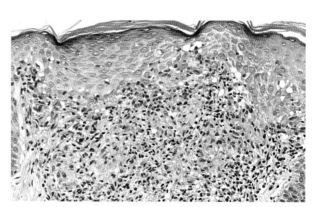

图 Ⅲ **F3.c.** *光泽苔藓，高倍镜*。扩大的真皮乳头内，可见由组织细胞组成的结节性浸润，淋巴细胞包绕其周围

Ⅲ F4 苔藓样皮炎，肥大细胞为主

肥大细胞是真皮中的主要细胞类型，经常伴有嗜酸性粒细胞。色素性荨麻疹是肥大细胞增多症的典型疾病[25, 88]。

色素性荨麻疹，苔藓样个例（另见Ⅲ A2章节）

在弥漫性、红皮病型色素性荨麻疹，以及某些丘疹、结节性皮损中可见到真皮上部致密的带状肥大细胞浸润，呈苔藓样模式，使真皮表皮交界处变模糊。可见少数嗜酸性粒细胞。

Ⅲ F5 苔藓样皮炎，伴真皮纤维组织增生

淋巴细胞为主要的细胞类型，通常混有嗜酸性粒细胞、浆细胞和组织细胞。在色素沉着的皮肤类型和退行期色素沉着性皮损中，噬黑素细胞可较为突出。蕈样肉芽肿为典型疾病（参见Ⅲ D章节）。

蕈样肉芽肿，斑片期

参见图 Ⅲ F5.a ～图 Ⅲ F5.d。

鉴别诊断

蕈样肉芽肿，斑片和斑块期

苔藓样角化病

光线性角化病

退行期色素沉着性皮损，包括退行期黑素瘤

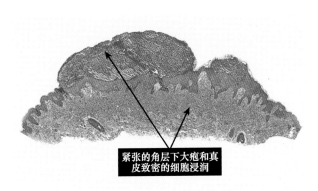

紧张的角层下大疱和真
皮致密的细胞浸润

图 Ⅲ **F4.a.** *肥大细胞增多症，低倍镜。*真皮乳头层内见肥大细胞和淋巴细胞带状浸润。表皮可见棘层肥厚，也可见角层下大疱，可能是其基底部发生再上皮化的结果

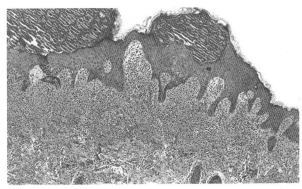

图 Ⅲ **F4.b.** *肥大细胞增多症，中倍镜。*水肿的真皮乳头内见弥漫的肥大细胞和淋巴细胞浸润，其上覆表皮可见棘层肥厚

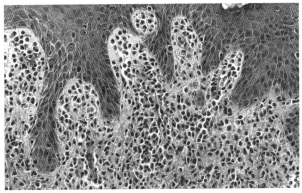

图 Ⅲ **F4.c.** *肥大细胞增多症，高倍镜。*真皮浸润由多数肥大细胞和散在的嗜酸性粒细胞组成

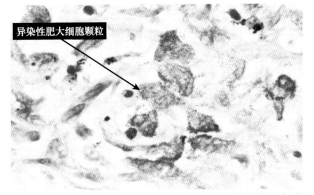

异染性肥大细胞颗粒

图 Ⅲ **F4.d.** *肥大细胞增多症，高倍镜，吉姆萨染色。*真皮肥大细胞内可见异染颗粒

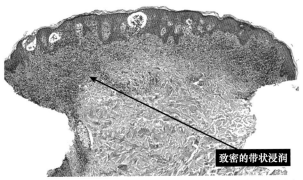

致密的带状浸润

图 Ⅲ **F5.a.** *蕈样肉芽肿，萎缩性斑片期，低倍镜。*银屑病样表皮增生和密集的真皮浸润

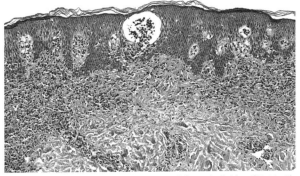

图 Ⅲ **F5.b.** *蕈样肉芽肿，萎缩性斑片期，高倍镜。*淋巴细胞呈线状排列于基膜区的表皮侧。真皮乳头层可有轻微纤维增生（Ackerman提出的 "Fettucine征"）

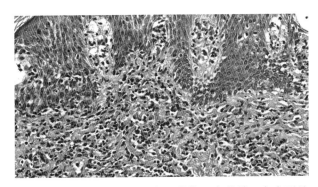

图 Ⅲ **F5.c.** *蕈样肉芽肿，晚期斑块期，高倍镜。*表皮可见形态不规则的淋巴细胞外渗

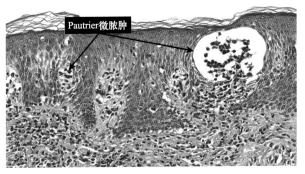

Pautrier微脓肿

图 Ⅲ **F5.d.** *蕈样肉芽肿，晚期斑块期，高倍镜。*表皮内可见由形态不规则的淋巴细胞外渗聚合而成的Pautrier微脓肿，典型病例不伴有海绵水肿

ⅢG　浅层血管炎和血管病

内皮肿胀，血管壁嗜酸性变（纤维素样坏死），血管壁中性粒细胞浸润，伴有核碎片和白细胞裂解所产生的"核尘"，被定义为真正的血管炎。血管壁和邻近真皮内可见外溢的红细胞。如果血管炎严重，可能发生溃疡或表皮下裂隙（大疱性血管炎）。"淋巴细胞性血管炎"因无血管壁破坏，所以此称谓尚存争议，相关内容在淋巴细胞浸润部分予以讨论。"血管病"这一概念包括了任何存在有血管壁异常但不符合前述血管炎诊断标准的情况，如血管壁纤维化或玻璃样变性，而没有炎症或坏死。

1. 中性粒细胞性血管炎
2. 混合细胞和肉芽肿性血管炎
3. 伴淋巴细胞性炎症的血管病
4. 血管病，伴轻微炎症
5. 血栓性、栓塞性和其他微血管病

ⅢG1　中性粒细胞性血管炎

真皮内可见血管坏死和类纤维素样蛋白，血管周围和血管内有中性粒细胞、伴有白细胞碎裂和核尘。皮肤坏死性（白细胞碎裂性）血管炎为典型疾病[89-91]。

皮肤坏死性（白细胞碎裂性）血管炎

临床特征　许多不同的疾病过程可伴有以中性粒细胞浸润为主的小血管炎。临床特点为可触及性紫癜，形成此类临床表现可能的病理机制包括继发于感染（如淋球菌性、脑膜炎双球菌性或立克次体败血症）的真皮白细胞碎裂性小血管炎，免疫复合物介导的血管炎（如血清病、冷球蛋白血症或过敏性紫癜）、抗中性粒细胞胞质抗体（ANCA）相关血管炎（如Wegener肉芽肿病）、变应性血管炎（如药物反应）、结缔组织病相关血管炎或副肿瘤现象。因此，结合临床背景资料来解读组织学所见，进而做出恰当的诊断是很重要的。通常情况下，需要进一步完善相关的实验室检查，如微生物培养、病原体特殊染色、免疫荧光或血清学分析。因为感染性血管炎的治疗与免疫介导疾病的治疗存在根本性不同，因此排除感染过程是血管炎诊断过程中最为重要的环节。如果考虑为非感染性血管炎，就要寻找系统性血管炎的证据。临床所见，如血尿、关节炎、肌肉疼痛，肌酶或肝酶测定及血清学分析，包括ANCA、抗核抗体、冷球蛋白、乙型肝炎和丙型肝炎抗体、IgA纤维连接蛋白聚集物和补体水平，对进一步阐明疾病过程较为重要。另外需要考虑到，暴露于潜在的过敏原（如药物）中引发超敏反应的可能性。血管炎的组织学表现也可能为继发现象，如局部创伤所致溃疡，意识到这一点也很重要。

嗜中性小血管炎的组织病理　嗜中性小血管炎是真皮小血管的一种反应模式，几乎仅单纯累及毛细血管后静脉，特征为血管损伤和以中性粒细胞为主的浸润。因为常有核碎片（核碎裂或白细胞碎裂），所以常用白细胞碎裂性血管炎（LCV）来表述此类病理变化。基于血管炎的严重程度，其过程可较轻微，局限于真皮浅层；或累及全层皮肤，较为剧烈伴有坏死和溃疡。如果水肿显著，可形成表皮下水疱。若中性粒细胞致密浸润，可形成脓疱，"脓疱性血管炎"用于描述此情况。典型LCV可见真皮血管内皮细胞肿胀，血管壁及其周围强嗜酸性纤维蛋白束沉积使血管壁呈现出"污秽"的外观，即所谓的纤维蛋白样变性。血

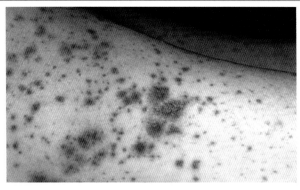

临床图Ⅲ**G1.a.** *白细胞碎裂性血管炎*。发生于25岁女性患者下肢伴有触痛和可触及的紫癜性丘疹，治疗链球菌咽炎后皮损消退

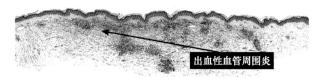

出血性血管周围炎

图Ⅲ**G1.a.** *白细胞碎裂性血管炎，低倍镜*。真皮乳头出血和真皮血管周围炎症细胞浸润

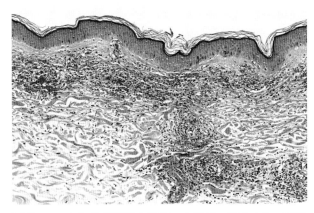

图 Ⅲ G1.b. *白细胞碎裂性血管炎，中倍镜*。真皮水肿，可见明显的血管周围淋巴细胞和多形核白细胞浸润，以及出血

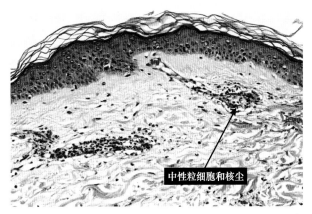

图 Ⅲ G1.c. *白细胞碎裂性血管炎，中倍镜*。可见血管破坏、中性粒细胞碎片和嗜酸性粒细胞浸润，散在有出血及淋巴细胞

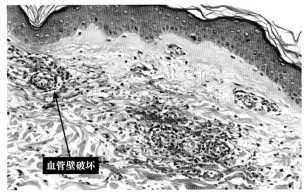

图 Ⅲ G1.d. *白细胞破裂性血管炎，高倍镜*。血管壁内可见嗜酸性均质化的纤维素样物质，炎症浸润由淋巴细胞、多形核白细胞和多形核白细胞碎片构成（白细胞碎裂）

管周围胶原坏死少见，仅见于溃疡性皮损的邻近部位。如果血管改变严重，血管腔可闭塞。细胞浸润主要为中性粒细胞及数量不等的嗜酸性粒细胞和单核细胞。真皮上部亦可见散在的浸润，伴随胶原束内和

胶原束间纤维蛋白沉积。常见红细胞外渗（紫癜）。

淋球菌血症

　　参见临床图 Ⅲ G1.b，图 Ⅲ G1.e ～图 Ⅲ G1.g。

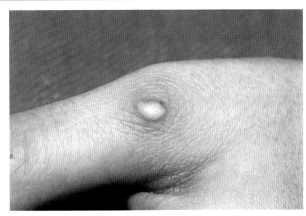

临床图 Ⅲ G1.b. *淋球菌血症*。25岁女性患者，掌部、膝关节和肘部出现出血性脓疱，伴有关节压痛和肿胀。血液和阴道分泌物培养阳性

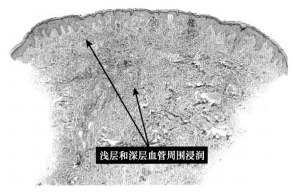

图 Ⅲ G1.e. *淋球菌血症，低倍镜*。真皮中、上部，血管周围和弥漫性混合细胞浸润，伴有明显出血

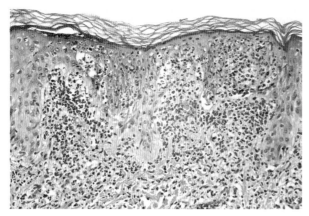

图 Ⅲ G1.f. *淋球菌血症，中倍镜*。真皮内可见混合炎症细胞浸润和明显出血，并延伸进入表皮，伴有表皮空泡化和嗜酸性变性，可能为缺血所致。进一步略微发展，往往会形成坏死性出血性大疱

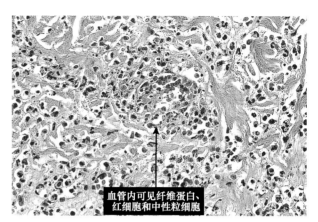

血管内可见纤维蛋白、红细胞和中性粒细胞

图 Ⅲ G1.g. *淋球菌血症，高倍镜*。镜下可见炎症和血栓性微血管病，小血管腔内可见纤维蛋白，血管壁内可见中性粒细胞

鉴别诊断

皮肤坏死性（白细胞碎裂性）血管炎

    过敏性紫癜

    冷球蛋白血症

    结缔组织相关（类风湿关节炎，红斑狼疮）

    败血症，尤其是脑膜炎球菌血症/淋球菌血症

    荨麻疹性血管炎

    持久性隆起性红斑

    其他疾病

    显微镜下结节性多动脉炎

    发疹性脓疱病中的血管炎（药物诱发）

Ⅲ G2 混合细胞和肉芽肿性血管炎

本病可见血管壁破坏，真皮内混合性浸润，包括嗜酸性粒细胞、浆细胞、组织细胞和巨细胞。面部肉芽肿为典型疾病。

面部肉芽肿

临床特征 面部肉芽肿[92, 93]临床上表现为一个或数个无症状的、柔软的、棕红色的、缓慢增大的丘疹或斑块，几乎总是发生于面部。

组织病理 致密的多形性浸润，主要存在于真皮层的上半部分，但偶尔甚至也可延伸进入皮下组织。浸润灶与表皮或毛囊皮脂腺之间，通常被由正常胶原蛋白形成的狭窄条带（境界带）分隔开来，毛囊皮脂腺结构倾向于保持不变。浸润的细胞大部分为中性粒细胞和嗜酸性粒细胞，但

也可有单核细胞、浆细胞和肥大细胞。通常情况下，有白细胞碎裂伴有核尘形成，尤其是在毛细血管附近，并且通常会存在一些血管炎的证据，如血管壁内及其周围的纤维素样物质沉积。偶尔，可见到一些出血灶。有时在陈旧性皮损中可见泡沫细胞和纤维化区域。直接免疫荧光检测结果提示存在免疫复合物介导的反应活动，伴有血管内及其周围免疫复合物沉积，主要为IgG。面部肉芽肿与持久性隆起性红斑鉴别较为困难，最近的一项研究提示，两种疾病的26项标准中，仅有4项存在差别：浸润的密度，面部肉芽肿中的浆细胞和嗜酸性粒细胞数量更多，面部肉芽肿中无肉芽肿样改变，却可见于部分持久性隆起性红斑病例，在这两组患者中均有大约3/4的病例可观察到无浸润带[94]。

鉴别诊断

    变应性肉芽肿性血管炎

    Wegener肉芽肿病

    巨细胞动脉炎

    面部肉芽肿

    血栓闭塞性脉管炎（Buerger病）

Ⅲ G3 伴淋巴细胞性炎症的血管病

如果有足够的证据表明存在有血管损伤，且炎症浸润以淋巴细胞为主，则可确立"淋巴细胞性血管炎"的组织学诊断。通常情况下，血管损伤轻微，对于许多病例，判定为血管炎是否恰当仍然存有争议。明确判定为血管炎的证据需要同

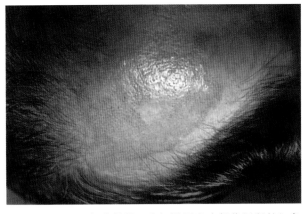

临床图 Ⅲ G2. *面部肉芽肿*。中年男子头皮部位湿润的红色斑块

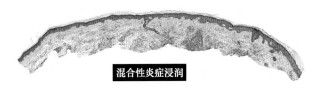

混合性炎症浸润

图 Ⅲ G2.a. *面部肉芽肿，低倍镜*。真皮网状层全层可见致密的弥漫性浸润

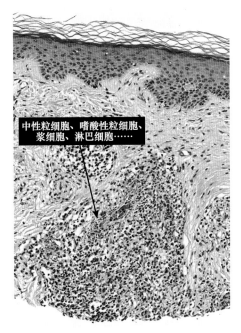

中性粒细胞、嗜酸性粒细胞、浆细胞、淋巴细胞……

图 Ⅲ G2.b. *面部肉芽肿，中倍镜*。在表皮和真皮浸润之间可见一细狭的无浸润带

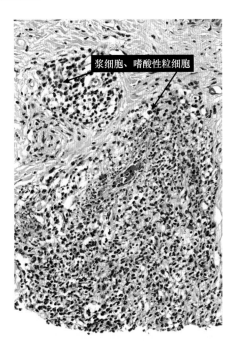

浆细胞、嗜酸性粒细胞

图 Ⅲ G2.c. *面部肉芽肿，中倍镜*。浸润由混合性炎症细胞组成，包括中性粒细胞、嗜酸性粒细胞、淋巴细胞和组织细胞

时存在有炎症浸润和血管壁纤维素样坏死。明确的淋巴细胞浸润同时合并出现上述变化并不常见。紫癜性皮病可作为一种血管病模式的范例，通常缺少明确的血管炎，伴有可能累及血管壁的淋巴细胞浸润[95, 96]。

色素性紫癜性皮病

临床特征　慢性色素性紫癜被分为四个亚型：Majocchi病（毛细血管扩张性环状紫癜）、Schamberg病（进行性色素性皮病）、Gougerot-Blum病（色素性紫癜性皮病）、Doucas Kapetanakis病（湿疹样紫癜）。上述疾病联系紧密，临床和组织学上，往往无法明确区分。因此，没有必要将上述疾病明确区分为不同亚型。金黄色苔藓可能是一种与上述疾病密切相关的变异型，因为其临床皮损表现有紫癜样改变，而组织病理表现近似于上述四种亚型的色素性紫癜性皮病（PPD）。而PPD、慢性紫癜性皮炎、慢性色素性紫癜等统称用于描述此类谱系性疾病更为合适。此病例中，已发现此类皮损与乙型肝炎和丙型肝炎病毒感染有关[97]。

临床上，原发疹由毛细血管扩张所致的散在分布的毛细血管扩张性斑点和含铁血黄素沉积所

致的色素沉着共同组成。部分病例，毛细血管扩张显著（Majocchi病），而其他一些病例，色素沉着显著（Schamberg病）。Majocchi病的皮损形态通常不规则，主要发生于小腿。部分病例，临床表现近似于淤积性皮炎。炎症相关的临床体征并不少见，如红斑、丘疹和脱屑（Gougerot-Blum病），或丘疹、脱屑和苔藓样变（湿疹样紫癜）。本病通常局限于下肢，但也可泛发，可出现轻度瘙痒。金黄色苔藓是PPD的一个局限型，该病表现为一个或多个紧密排列的扁平丘疹或斑疹，呈锈色、铜色或橙色，最常见于下肢。

　　组织病理　基本组织病理过程为局限于真皮乳头层的血管周围淋巴细胞浸润。表皮的变化可能包括轻度棘层肥厚和基底层空泡化改变。真皮浸润的模式多样。在某些情况下，浸润可表现为带状或苔藓样模式，特别是Gougerot-Blum病的苔藓样型，可累及真皮网状层，呈血管周围分布。可存在血管损伤的证据。然而，血管损伤的

程度通常轻微，往往不足以充分诠释"血管炎"这一称谓。血管损伤通常仅表现为内皮细胞肿胀和真皮出血。外渗的红细胞通常存在于毛细血管附近。偶可见到纤维素样物质沉积于血管壁。在部分病例中，浸润累及表皮，可伴有轻度海绵水肿和片状角化不全。上述情况尤其可见于某些Gougerot-Blum病和Doucas Kapetanakis病（湿疹样紫癜）病例。浸润模式往往不严格局限于血管周围区域，可浸润至相邻近（血管之间）的真皮乳头。

　　在陈旧性皮损中，毛细血管往往有管腔扩张和血管内皮细胞增生。外渗的红细胞可能已不复存在，但经常可见到数量不等的含铁血黄素。炎症浸润较疾病早期轻。

　　金黄色苔藓，真皮浅层可见致密的淋巴组织细胞浸润，典型的分布呈带状，常伴有真皮毛细血管增多。可见单核细胞外渗进入表皮。浸润中散在分布着充满含铁血黄素的巨噬细胞。

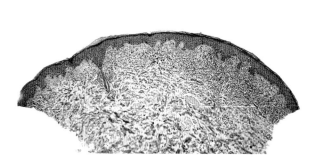

图 III G3.a. *色素性紫癜性皮病，低倍镜*。角化过度伴有棘层肥厚。真皮乳头增宽，伴真皮血管周围浸润

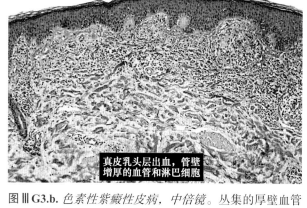

真皮乳头层出血，管壁增厚的血管和淋巴细胞

图 III G3.b. *色素性紫癜性皮病，中倍镜*。丛集的厚壁血管见于增宽、水肿的真皮乳头，可见出血

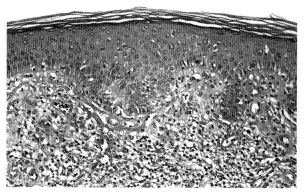

图 III G3.c. *色素性紫癜性皮肤病，高倍镜*。真皮乳头层可见明显的血管和出血

鉴别诊断
节肢动物叮咬反应
药物超敏反应
荨麻疹性血管炎
色素性紫癜性皮病
自身免疫和结缔组织病
冻疮
多形性日光疹
白色萎缩
病毒感染过程
皮肤T淋巴细胞浸润
　急性痘疮样苔藓样糠疹

慢性苔藓样糠疹

淋巴瘤样丘疹病

Ⅲ G4　血管病，伴轻微炎症

血管壁纤维化或透明变性，伴少量炎症细胞。淤积性皮炎为典型疾病。

淤积性皮炎

临床特征　长期静脉功能不全和下肢水肿的患者，小腿可出现瘙痒性、发红的鳞屑性丘疹和斑块，常伴有褐色色素沉着和体毛脱落。

组织病理　表皮角化过度伴灶状角化不全、棘层肥厚和局灶性海绵水肿。浅层真皮血管可呈小叶状聚集分布，增生可较为显著，近似于Kaposi肉瘤（肢端血管皮炎）。炎症可能极轻微，或者可以见到在增粗、变厚的浅层毛细血管和静脉周围的淋巴组织细胞浸润。真皮网状层常出现纤维化。含铁血黄素通常存在于浅层，亦可见于深层血管丛周围。

淤积性皮炎参见临床图Ⅲ G4.a，图Ⅲ G4.a～图Ⅲ G4.c。

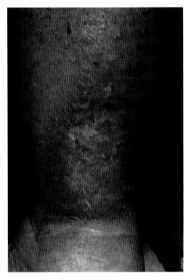

临床图Ⅲ G4.a. *淤积性皮炎*。老年妇女由于慢性静脉功能不全，小腿出现棕色、紫罗兰色色素沉着，水肿和"瓶颈"样畸形

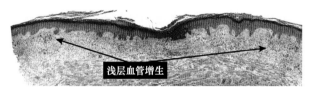

浅层血管增生

图Ⅲ G4.a. *淤积性皮炎，低倍镜*。角化过度的角质层覆于棘层肥厚的表皮。真皮乳头层增宽，在明显的真皮血管周围可见轻微的炎症浸润

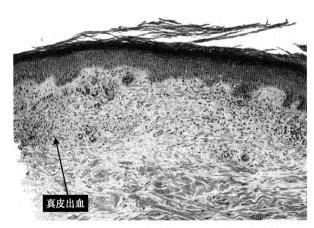

真皮出血

图Ⅲ G4.b. *淤积性皮炎，中倍镜*。水肿、增宽的真皮乳头内见丛状簇集分布的厚壁血管，可见出血

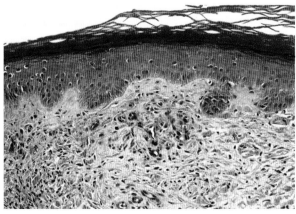

图Ⅲ G4.c. *淤积性皮炎，高倍镜*。可见明显的真皮乳头出血，与血管增生和肥大有关

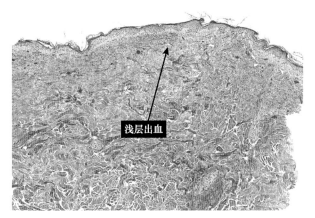

图 Ⅲ **G5.a.** *非炎症性血栓，低倍镜*。可见表皮变平，其上覆有角化性鳞屑。真皮可见出血，真皮乳头层的出血灶最为密集，真皮网状层亦可见

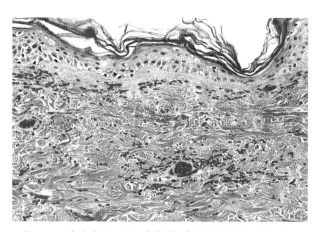

图 Ⅲ **G5.b.** *非炎症性血栓，中倍镜*。真皮乳头层水肿伴出血。血管内充满红细胞-纤维蛋白血栓

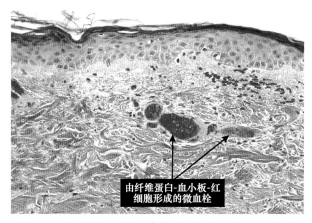

图 Ⅲ **G5.c.** *非炎症性血栓，高倍镜*。真皮血管内见红细胞-纤维蛋白血栓，无炎症反应

鉴别诊断

淤积性皮炎

白色萎缩（节段性透明变性血管炎）

恶性萎缩性丘疹病（Degos病）

冷球蛋白血症（Ⅰ型）

胸壁浅表血栓性静脉炎（Mondor病）

色素性紫癜性皮肤病（Majocchi-Schamberg病/Gougerot-Blum病）

Ⅲ G5　血栓性，栓塞性和其他微血管病

小血管管腔内有血栓或栓子[98]。其他微血管病，血管壁可增厚，管腔缩窄（淀粉样变病、钙化防御）。抗磷脂综合征为典型疾病[99, 100]。

狼疮抗凝物和抗心磷脂综合征

临床特征　抗磷脂综合征发生在系统性红斑狼疮和其他自身免疫性疾病患者，此类患者可产生使磷脂依赖凝固试验延长的免疫球蛋白。抗磷脂抗体直接针对磷脂蛋白复合物，包括狼疮抗凝物、抗心磷脂抗体、抗β₂糖蛋白Ⅰ抗体。抗磷脂抗体综合征是导致"获得性血栓形成倾向"的常见原因，以静脉或动脉血栓形成为特征[101]。这些免疫球蛋白的产生与系统性红斑狼疮和其他自身免疫性疾病有关，但也可与上述疾病无关。狼疮抗凝物出现在约10%的系统性红斑狼疮患者中，受累患者患血栓栓塞性疾病的风险增高，包括深静脉血栓形成、肺栓塞和其他大血管血栓形成。其他相关的表现包括反复胎儿流产、肾血管血栓形成、真皮血管血栓形成和血小板减少症。抗心磷脂抗体的产生概率是狼疮抗凝物抗体的5倍。该抗体与反复出现的动脉和静脉血栓形成、瓣膜功能异常、脑血管血栓形成及原发性高血压（Sneddon综合征）有关。其他的皮肤损害包括网状青斑、坏死性紫癜、弥散性血管内凝血和踝部淤积性溃疡。凝血病较为严重的表现形式为可见大面积淤血，通常分布于四肢皮肤。出血性大疱可见于瘀斑之上，部分

淤血区域可发生坏死。

　　组织病理　组织学表现无特异性。病情较轻时，唯一的组织学表现可能为真皮出血，其实质为红细胞外渗进入血管周围的结缔组织。随着病情的不断加重，可出现血管内纤维蛋白血栓。严重的病例，血栓性血管闭塞可能会导致出血性梗死、表皮与真皮坏死或表皮下大疱形成。

冷球蛋白血症

　　临床特征　冷球蛋白血症主要有三种类型[102]：Ⅰ型，可见单克隆IgG或IgM冷球蛋白，往往与淋巴瘤、白血病、Waldenström巨球蛋白血症或多发性骨髓瘤有关，也可不伴有已知的基础疾病。Ⅱ型，冷沉淀物同时包含有单克隆和多克隆免疫球蛋白，复合物中的一种组分即是另一种组分的抗体。这些冷球蛋白为循环免疫复合物。最常见的组合为IgG-IgM。Ⅲ型，免疫球蛋白为多克隆。Ⅱ型和Ⅲ型或混合性冷球蛋白血症常与结缔组织病有关，如红斑狼疮、类风湿关节炎、干燥综合征，或可能与感染，特别是丙型肝炎病毒感染有关。Ⅱ型和Ⅲ型冷球蛋白血症的特发型也被称为特发性混合性冷球蛋白血症。

　　临床上，冷球蛋白血症患者的皮损表现为慢性可触及性紫癜、荨麻疹样皮损、网状青斑、手足发绀、手指坏疽、小腿溃疡，雷诺现象常见。系统性表现可包括关节痛、肝脾大、淋巴结病和肾小球肾炎。

　　组织病理　Ⅰ型冷球蛋白血症，无定形物（冷球蛋白沉淀物）沉积于血管内皮下方，累及整个血管壁及血管腔，形成血栓样外观。沉淀物HE染色呈粉色，PAS染色呈鲜红色，这与纤维素样物质淡染相反。部分毛细血管充满红细胞，并可见广泛的红细胞外渗。与混合性冷球蛋白血症所表现的白细胞碎裂性血管炎的典型表现不同的是，本病通常缺少炎症细胞浸润。PAS染色阳性的血管壁和血管内冷沉淀物亦可见于混合性冷球蛋白血症，但比Ⅰ型冷球蛋白血症要少。

　　其他具有白细胞碎裂性血管炎组织病理表现的小血管炎（病）可能与Waldenström高球蛋白血症（高球蛋白性紫癜）和Schnitzler综合征有关，表现为慢性荨麻疹伴有巨球蛋白血症（通常是单克隆IgM）和其他副蛋白血症。

鉴别诊断
弥散性血管内凝血
血栓性血小板减少性紫癜
冷球蛋白血症/巨球蛋白血症
抗磷脂综合征
狼疮抗凝物和抗心磷脂综合征
结缔组织病（类风湿性，混合性）
钙化防御
淀粉样变病
迟发性皮肤卟啉病和其他卟啉病
胆固醇栓子

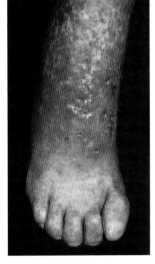

临床图Ⅲ**G5.a.** *冷球蛋白血症*。73岁女性患者，小腿和足部出现水肿和网状红斑，伴有剧烈疼痛的溃疡

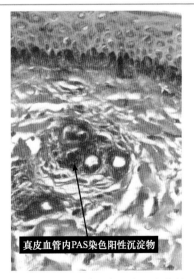

真皮血管内PAS染色阳性沉淀物

图Ⅲ**G5.d.** *冷球蛋白血症，中倍镜（PAS染色）*。真皮小血管内可见PAS染色阳性，呈鲜红色的冷沉淀物。Ⅰ型冷球蛋白血症由单克隆免疫球蛋白沉积所致，常缺乏炎症浸润，通常与淋巴组织增生性疾病有关（R. Barnhill 和 K.Busam）

ⅢH 浅层皮炎伴界面空泡（界面皮炎）

淋巴细胞接近于真皮表皮交界处。基底层细胞变性和水肿致界面空泡化改变。真皮常可见血管周围淋巴细胞，并可能有色素失禁。

1. 空泡皮炎，凋亡/坏死细胞明显
2. 空泡皮炎，通常不伴有凋亡/坏死细胞
3. 空泡皮炎，伴有不同程度的凋亡
4. 空泡皮炎，伴有基底膜增厚

ⅢH1 空泡皮炎，凋亡/坏死细胞明显

淋巴细胞接近真皮表皮交界处。基底层细胞可见空泡变性。表皮内可见数量不等的凋亡角质形成细胞，外观表现为圆形的嗜酸性无核结构。真皮内常可见血管周围淋巴细胞浸润，可有色素失禁。多形红斑为典型疾病[103]。

多形红斑

临床特征　多形红斑是一种急性、自限性皮肤病，以多形性皮损为特征，包括斑疹、丘疹、水疱和大疱，典型者伴有靶形或虹膜样皮损，呈牛眼样形态，为环形红斑所围绕。本病可被分成主要和次要两种类型，前者也被称为Stevens-Johnson综合征。感染是多形红斑最常见的病因，单纯疱疹病毒和药物是最常见的致病因素。病毒相关性和特发性的多形红斑，而非药物诱发的病例，利用PCR的方法，可从患者的皮损中检出单纯疱疹病毒DNA[104]。大多数Stevens-Johnson综合征病例，由药物，特别是磺胺类药物所引发。单纯疱疹病毒相关性多形红斑患者可见复发性皮损，主要累及口腔黏膜或四肢，具有典型的靶形或虹膜样皮损。由药物引发的Stevens-Johnson综合征患者，皮损累及躯干，可见紫癜性红斑疹和非典型的靶形损害。患者往往会出现发热，常见口腔、眼结膜、鼻、生殖器黏膜受累。中毒性表皮坏死松解症（Lyell综合征）常与Stevens-Johnson综合征存在重叠，该病被认为是多形红斑的一种类型，可见泛发的水疱形成性红斑，很快形成松弛性大疱，表皮大片剥离，致真皮暴露，形成潮湿、糜烂的外观。由于体液丢失和败血症，本病有较高的死亡率。约90%病例由药物引起，以磺胺类药物最为常见。"细胞毒性"或"多形红斑样"药疹与真正的多形红斑和中毒性表皮坏死松解症存在重叠，两者均可由药物引发。导致发生上述疾病风险增加的药物包括磺胺类、甲氧苄啶-磺胺异噁唑、苯巴比妥、卡马西平、苯妥英钠、昔康类非甾体抗炎药、别嘌醇、氯美扎酮和皮质类固醇。

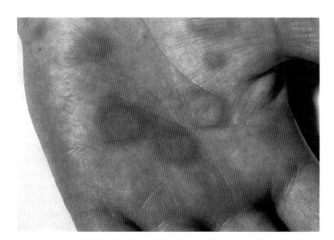

临床图ⅢH1.a. *多形红斑*。对激素类药物治疗反应敏感的"靶形"丘疹出现于抗生素治疗后，以皮损中央水疱和周围红斑为特征

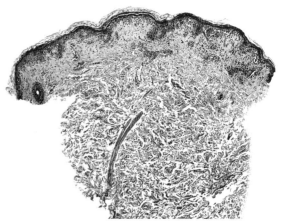

图ⅢH1.a. *多形红斑，低倍镜*。表皮变平，血管周围有致密的单核细胞浸润

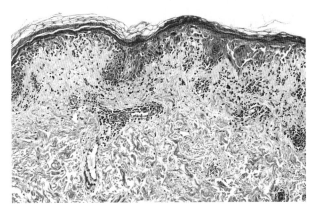

图 Ⅲ **H1.b.** *多形红斑，中倍镜*。表皮可见海绵水肿和细胞外渗。真皮网状层和乳头层见致密的淋巴细胞浸润，伴有散在出血区

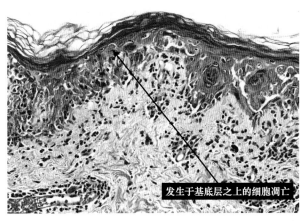

发生于基底层之上的细胞凋亡

图 Ⅲ **H1.c.** *多形红斑，中倍镜*。表皮可见坏死或凋亡的角质形成细胞，基底层细胞空泡变性和淋巴细胞苔藓样浸润

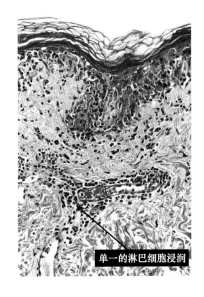

单一的淋巴细胞浸润

图 Ⅲ **H1.d.** *多形红斑，高倍镜*。可见网篮状正角化，表皮可见细胞外渗、基底层细胞液化变性和坏死的角质形成细胞。真皮血管增厚，可见淋巴细胞浸润，不伴有嗜酸性粒细胞和浆细胞

　　组织病理　多形红斑被认为是界面皮炎空泡化类型的典型疾病。因其属于急性疾病，故可见正角化的角质层。最早的变化包括基底层细胞空泡化，淋巴细胞沿真皮表皮交界处呈"贴标签样"排列，以及在真皮浅层血管周围有稀疏淋巴样细胞浸润。可见轻度的海绵水肿和细胞外渗，单个角质形成细胞坏死（细胞凋亡）发生在生发层，是多形红斑的标志性变化。常有卫星细胞坏死，特征为表皮内淋巴细胞紧邻凋亡的角质形成细胞。在许多丘疹性、水肿性皮损中，可见真皮乳头水肿和更为显著的海绵水肿与炎症。偶见与细胞外渗相关的表皮内水疱。也有报道说，药物诱发的多形红斑皮损内有大量的嗜酸性粒细胞浸润。除了临床上的差异之外，药物诱导的多形红斑和单纯疱疹相关性多形红斑之间还存在着一些组织学上的差异。前者有更广泛的角质形成细胞坏死、镜下水疱形成和更明显的色素失禁。而在单纯疱疹病毒感染相关的病例中，有更明显的海绵水肿、细胞外渗、基底层液化变性和真皮乳头水肿。后者的真皮乳头层中可见核尘。

　　中毒性表皮坏死松解症、大疱性皮损和靶样皮损中央有大量坏死的角质形成细胞，甚至全层表皮坏死，以及表皮下大疱。与多形红斑相比，中毒性表皮坏死松解症真皮炎症浸润更为稀疏。水疱腔内常见外渗红细胞。晚期皮损真皮乳头层内可见噬黑素细胞。

固定性药疹

　　参见临床图 Ⅲ H1.b，图 Ⅲ H1.e ～图 Ⅲ H1.h。

浅层皮炎伴界面空泡（界面皮炎）　Ⅲ H

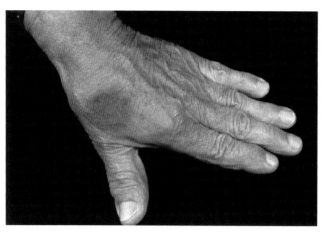

临床图Ⅲ**H1.b.** *固定性药疹*。由于受磺胺类药物"刺激",引起手背部具有烧灼感的暗色水疱性斑块的复发,组织病理学上(此处未提供图片说明)通常可见到凋亡性皮炎和色素失禁

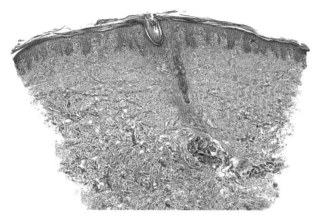 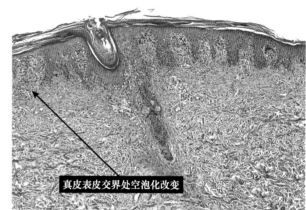

图Ⅲ**H1.e**和图Ⅲ**H1.f.** *固定性药疹*。可见角化过度,真皮内苔藓样炎症浸润

真皮表皮交界处空泡化改变

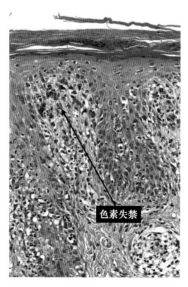 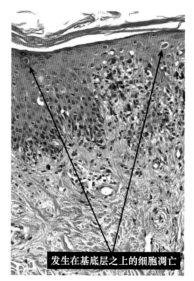

色素失禁

发生在基底层之上的细胞凋亡

图Ⅲ**H1.g**和图Ⅲ**H1.h.** *固定性药疹*。真皮表皮交界处可见空泡化改变,散在凋亡的角质形成细胞最常见于基底层上方表皮

移植物抗宿主病,急性

移植物抗宿主病有两种主要模式:苔藓样模式,讨论见于ⅢG1章节;另一种为空泡界面模式,此处给予图文说明。

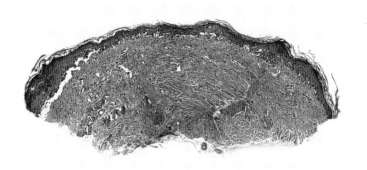

图 Ⅲ **H1.i.** *移植物抗宿主病，急性，低倍镜*。Ⅲ级移植物抗宿主反应，融合的空泡化改变导致表皮下分离

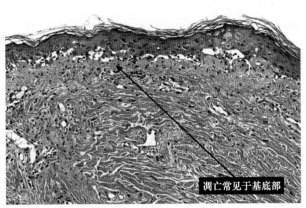

凋亡常见于基底部

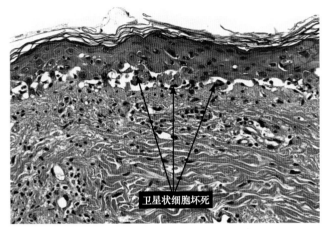

卫星状细胞坏死

图 Ⅲ **H1.j** 和图 Ⅲ **H1.k.** *移植物抗宿主病，急性，中、高倍镜*。淋巴细胞呈"贴标签样"分布在真皮表皮交界处，导致以基底层角质形成细胞为主的卫星状细胞坏死

鉴别诊断

多形红斑

　　中毒性表皮坏死松解症（Lyell综合征）

　　Stevens-Johnson综合征

固定性药疹

光毒性药疹

放射皮炎

晒伤反应

热烧伤

急性痘疮样苔藓样糠疹

移植物抗宿主病，急性

淋巴细胞再生后发疹

大疱性血管炎

Ⅲ H2　空泡皮炎，通常不伴有凋亡/坏死细胞

　　基底层角质形成细胞空泡化，少见或无细胞凋亡。真皮可见血管周围淋巴细胞浸润，可伴有

色素失禁。皮肌炎为典型疾病[105, 106]。

皮肌炎

　　临床特征　皮肌炎表现为炎症性肌病，伴有特征性的皮肤表现，儿童期和45～65岁成人为发病高峰期。当本病缺少皮肤表现时，可诊断为"多发性肌炎"。仅有皮肤表现，而无肌肉受累，称为无肌病性皮肌炎。在某些情况下，皮肤损害可先于肌无力症状数月甚或数年出现。皮肌炎的诊断标准包括四肢近端肌肉对称性肌无力，肌酶升高，缺乏神经病变的脊髓电图学证据与疾病表现相符合的肌肉活检组织病理学改变和皮肤表现。

　　两种特征性的皮损可见于皮肌炎。一种是发生于眼眶周围、呈紫罗兰色的、轻微水肿的斑片，主要累及眼睑，称为heliotrope rash；另一种是散在分布于骨突部位的紫红色丘疹，特别是指关节、膝关节和肘关节等部位，被称为Gottron丘疹。这些皮损可以演变成萎缩性斑块伴色素改变及毛细血管扩张，即所谓的Gottron征。其他的皮肤表现包括甲周毛细血管扩张，与甲下线状出血有关的指甲单元角层组织增生，以及光敏性和皮肤异色症。也可发生皮下和关节周围钙化，常发生于肩部近端和腰部肌肉。

皮肌炎与恶性肿瘤之间的关系尚存争议。本病的发病机制尚不明确。本病相关抗体包括PM1、Jo1（与肺纤维化有关）、Ku（伴有硬化性皮肌炎）和M2。

组织病理　皮肌炎的水肿性红斑可以仅表现为非特异性炎症。多数情况下，本病的组织学改变无法与系统性红斑狼疮相区分，可有表皮萎缩、基膜变性、基底层角质形成细胞空泡化改变、血管周围稀疏的淋巴细胞浸润和间质黏蛋白沉积。炎症严重时，可有表皮下纤维蛋白沉积。真皮表皮交界处检测不到类似于红斑狼疮的免疫复合物。具有血管萎缩性皮肤异色症外观的陈旧性皮损可见表皮萎缩伴基底细胞层液化变性，其下方常可见带状浸润。位于指间关节的Gottron丘疹亦表现出基底细胞层空泡化改变，可见棘层肥厚，而不是表皮萎缩。早期皮损，皮下组织可有局灶性脂

膜炎，与脂肪细胞黏液样变性有关。晚期，皮下组织可见广泛的钙化区域。

活动性病变可观察到三种类型的肌肉活检组织病理变化：①间质淋巴组织细胞炎症浸润；②节段性肌纤维坏死；③血管病，以免疫复合物沉积于血管壁为特征。陈旧性皮损常表现为肌纤维非特异性的萎缩，弥漫性间质纤维化及相对较少的炎症。与系统性红斑狼疮和系统性硬皮病相反，皮肌炎很少出现皮肤和横纹肌以外其他器官的变化。

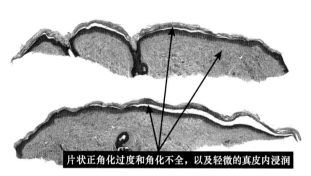

片状正角化过度和角化不全，以及轻微的真皮内浸润

图 Ⅲ H2.a. *皮肌炎，低倍镜*。轻度正角化和角化不全的角质层被覆于变平的表皮，真皮层可见轻度、片状苔藓样炎症浸润

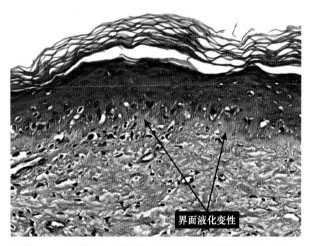

界面液化变性

图 Ⅲ H2.b. *皮肌炎，高倍镜*。基底细胞层可见空泡化改变，并有淋巴细胞外渗

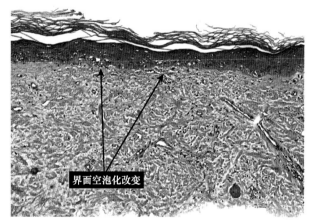

界面空泡化改变

图 Ⅲ H2.c. *皮肌炎，高倍镜*。可见稀疏的淋巴细胞浸润、轻度的细胞外渗和基底层液化变性

鉴别诊断

皮肌炎

麻疹样病毒疹

血管萎缩性皮肤异色症

副肿瘤性天疱疮

持久性色素异常性红斑

品他，三期

Ⅲ H3　空泡皮炎，伴有不同程度的凋亡

空泡变性与表皮中不同数量的细胞凋亡有关。真皮可见基质增多，可有色素失禁（参见Ⅲ H1章节）。

亚急性皮肤型红斑狼疮

临床特征　红斑狼疮可影响到多个器官系统，

出现一系列相应的临床表现[107]，可以表现为仅有皮肤受累或致命的系统性疾病。美国风湿病协会（ARA）提出，联合若干临床表现和实验室数据作为系统性红斑狼疮（SLE）分类诊断标准。这些标准用于区别SLE与其他风湿性疾病，也被广泛用于诊断红斑狼疮。具有以下11条标准中的4条或以上的患者（同时或先后出现），即可诊断为系统性红斑狼疮：面颊皮损、盘状皮损、光敏感性、口腔溃疡、关节炎、累及2个或2个以上的外周关节、浆膜炎（胸膜炎或心包炎）、肾脏疾病（肾炎或肾病）、神经系统疾病（癫痫发作或精神病）、血液系统疾病（溶血性贫血、白细胞减少、淋巴细胞减少、血小板减少）、免疫紊乱（狼疮细胞检测阳性、抗DNA抗体滴度异常、SM核抗原抗体、梅毒血清试验假阳性）、抗核抗体。另外，任何具有以下4个症状中至少3个症状的患者，提示可能患有SLE：①符合红斑狼疮的皮肤损害；②肾脏受累；③浆膜炎；④关节受累。SLE的诊断需要经实验室检查确诊。近期，有学者总结了该病的分子和遗传学标记，包括HLA多态性、TNF-α和补体分子[108]。

红斑狼疮（LE）的皮肤表现可根据临床上皮损的形态和(或)其持续时间（急性、亚急性或慢性）进一步加以区分。LE亚型之间的鉴别需根据临床、组织病理学和免疫荧光检查结果来综合判断。

亚急性皮肤型红斑狼疮（SCLE）约占全部红斑狼疮病例的9%。部分病例由药物引起，但无法与特发性病例相鉴别[109]。其特点是广泛分布的、对称性、无结痂的、非萎缩性的红斑性皮损，突然出现于上躯干部、上臂伸侧、手背和指背部。本病皮损有两个临床变异型：①丘疹鳞屑性损害；②环形或多环形损害，两种类型皮损常并发。某些情况下，水疱和伴有结痂的盘状损害可同时存在。SCLE患者可有轻度的系统受累，特别是关节痛。

　　组织病理　亚急性皮肤型红斑狼疮的组织病理学变化包括基底层细胞液化变性，严重时可形成裂隙和表皮下水疱，常伴有表皮下部和真皮乳头层胶样（凋亡）小体。往往有比较明显的真皮水肿，并可能有局灶性红细胞外渗和真皮纤维蛋白样物质沉积。角化过度及炎症细胞浸润较盘状皮损轻。

鉴别诊断

细胞毒性药疹

系统性红斑狼疮

药物性狼疮

Ⅲ H4　空泡皮炎，伴有基底膜增厚

空泡变性伴有表皮中不同数量的细胞凋亡。嗜酸性透明物质沉积导致基底膜带增厚。盘状红斑狼疮为典型疾病[110]。

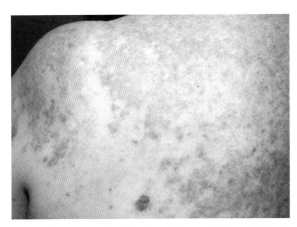

临床图Ⅲ H3. *亚急性皮肤型红斑狼疮*。背部、肩部和前臂的鳞屑性丘疹和斑块，是丘疹鳞屑型亚急性皮肤型红斑狼疮的特征

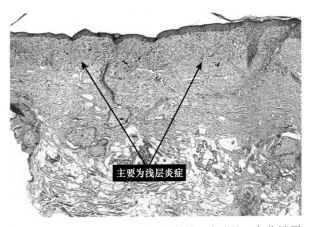

主要为浅层炎症

图Ⅲ H3.a. *亚急性红斑狼疮，低倍镜*。成片的正角化鳞屑覆盖于相对无变化的表皮，真皮乳头层增宽、水肿，可见中等程度的血管周围和弥漫性淋巴细胞浸润

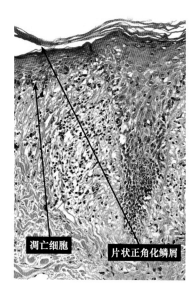 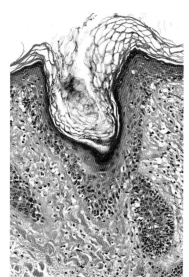 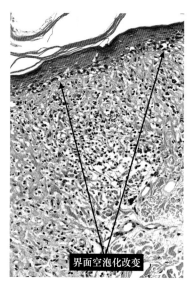

图 Ⅲ H3.b. *亚急性红斑狼疮，中倍镜*。真皮乳头层淋巴细胞浸润使真皮表皮交界处变得模糊，细胞外渗至表皮棘细胞层。真皮网状上层可见嗜黑素细胞（色素），表皮内可见少量凋亡细胞

图 Ⅲ H3.c. *亚急性红斑狼疮，高倍镜*。界面处有显著的空泡化改变，不伴基底膜增厚，真皮乳头层可见弥漫性和血管周围致密浸润，由淋巴细胞和着色较深的噬黑素细胞组成

图 Ⅲ H3.d. *亚急性红斑狼疮，中倍镜*。炎症可在皮下组织中延伸，包括淋巴细胞和浆细胞

盘状红斑狼疮

临床特征　盘状红斑狼疮（DLE）特征性的皮损表现为境界清楚的、发红的、轻微浸润的盘状斑块，常附着有较厚鳞屑和毛囊角栓。皮损往往局限于面部，主要累及颧骨区域和鼻部。此外，头皮、耳、口腔黏膜和唇缘亦可受累。播散性盘状红斑狼疮患者的皮损主要见于上躯干部和上肢，常伴有头部皮损。早期和活动性皮损常表现出皮损周围红斑。陈旧性皮损常出现萎缩，并有色素减退或色素过度沉着。有时皮损可出现疣状角化过度，特别是在皮损的边缘。前期曾经的受累部位皮肤色素减退较多见。

组织病理　对于大多数盘状皮损，在结合组织学改变的基础上，可以做出红斑狼疮的诊断。组织病理变化可明显存在于皮肤的各个层次，但并非每个病例均需要表现出全部的组织病理改变。组织病理改变概括如下：

1.角质层　角化过度伴有毛囊角栓。角化不全不明显，也可无。角栓主要见于扩张的毛囊开口，亦可见于小汗腺导管的开口。

2.表皮　生发层变薄和扁平化，基底细胞液化变性，基底层角质形成细胞角化不良和鳞状细胞化。基底层液化变性是红斑狼疮最显著的组织学变化。在缺少液化变性的情况下，通过组织病理学诊断红斑狼疮应格外慎重，除非其他组织病理改变高度支持LE的诊断。除了液化变性外，基底层角质形成细胞可出现单个细胞坏死（凋亡），形成拉长的细胞轮廓，与其上方的表层细胞相似，而非保持其正常的柱状外观（鳞状细胞化）。通常表皮突失去其起伏的外观，代之以线性排列的鳞状细胞化的角质形成细胞。

3.基底膜　增厚、迂曲。这种变化与免疫反应物沉积的位置相关，PAS染色显示更为明显，此类变化还见于毛囊真皮交界处和毛细血管壁。在基底细胞液化变性明显的区域，PAS染色阳性的表皮下基底膜带呈片段分布或缺失。

4.间质　沿真皮表皮交界处，毛囊和小汗腺腺管周围可见以淋巴细胞为主的浸润（常伴有浆细胞），也可以呈间质性模式，间质内可见黏蛋白沉积、水肿、血管扩张和少量红细胞外渗。

5.皮下　可见轻度的炎症浸润延伸。

鉴别诊断

盘状红斑狼疮

皮肌炎

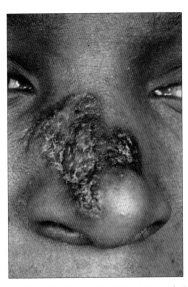

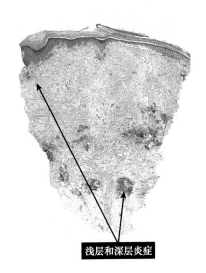

临床图 Ⅲ **H4.** *盘状狼疮*。29岁男性患者，鼻部、耳道和头皮出现色素沉着斑块，中央凹陷、萎缩，并有地毯钉样（capet tack）角栓

图 Ⅲ **H4.a.** *盘状红斑狼疮，低倍镜*。表皮灶状萎缩和变平，局灶增生，伴有其上方角化过度。真皮网状层水肿，真皮血管周围炎症浸润，并向真皮网状深层和皮下脂肪延伸

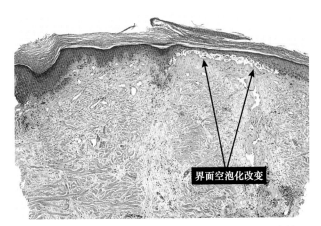

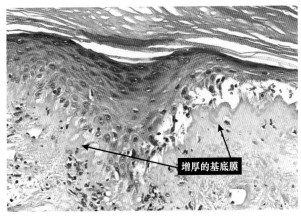

图 Ⅲ **H4.b.** *盘状红斑狼疮，中倍镜*。表皮基底层空泡变性，真皮表皮交界处可见嗜酸性均匀增厚的基底膜，真皮内可见血管扩张、淋巴细胞浸润和噬黑素细胞（色素）沉着

图 Ⅲ **H4.c.** *盘状红斑狼疮，高倍镜*。真皮表皮交界处可见境界清晰、呈嗜酸性的增厚基底膜，伴之以显著的空泡化改变

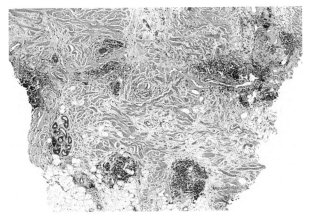

图 Ⅲ **H4.d.** *盘状红斑狼疮，中倍镜*。深层血管和附属器周围的炎症较为常见

（敖俊红　王晓彦　田艳丽　丛　林　郝震锋　译，王文岭　杨蓉娅　审校）

参 考 文 献

1. Drago F, Rampini E, Rebora A. Atypical exanthems: morphology and laboratory investigations may lead to an aetiological diagnosis in about 70% of cases. *Br J Dermatol* 2002;147:255–260.

2. Rigopoulos D, Paparizos V, and Katsambas A: Cutaneous markers of HIV infection. *Clin Dermatol* 2004;22:487–498.

3. Cedeno-Laurent F, Gómez-Flores M, Mendez N, et al. New insights into HIV-1-primary skin disorders. *J Int AIDS Soc* 2011;14:5.

4. Hulsebosch HJ, Claessen FAP, Van Ginkel CJW et al. Human immunodeficiency virus exanthem. *J Am Acad Dermatol* 1990;23:483.

5. Soeprono FF, Schinella RA, Cockerell CJ, et al. Seborrheic-like dermatitis of acquired immunodeficiency syndrome. *J Am Acad Dermatol* 1986;14:242.

6. James WD, Redfield RR, Lupton GP, et al. A papular eruption associated with human T-cell lymphotropic virus type III disease. *J Am Acad Dermatol* 1985;13:563.

7. Kossard S, Hamann I, Wilkinson B. Defining urticarial dermatitis: a subset of dermal hypersensitivity reaction pattern. *Arch Dermatol* 2006;142:29–34.

8. Yawalkar N. Drug-induced exanthems. *Toxicology* 2005; 209:131–134.

9. Kuokkanen K. Drug eruptions: A series of 464 cases in the Department of Dermatology, University of Turku, Finland, during 1966–70. *Acta Allergol* 1972;24:407.

10. Gerson D, Sriganeshan V, Alexis JB. Cutaneous drug eruptions: a 5-year experience. *J Am Acad Dermatol* 2008; 59(6): 995–999.

11. Baxi S, Dinakar C. Urticaria and angioedema. *Immunol Allergy Clin North Am* 2005;25:353–367, vii.

12. Bisno AL, Stevens DL. Streptococcal infections of skin and soft tissues. *New Engl J Med* 1996;334:240.

13. Rosen T, Brown TJ. Cutaneous manifestations of sexually transmitted diseases. *Med Clin North Am* 1998;82:1081–1104, vi.

14. Abell E, Marks R, Wilson Jones E. Secondary syphilis. A clinicopathological review. *Br J Dermatol* 1975;93:53.

15. Müller H, Eisendle K, Bräuninger W, Kutzner H, Cerroni L, Zelger B. Comparative analysis of immunohistochemistry, polymerase chain reaction and focus-floating microscopy for the detection of Treponema pallidum in mucocutaneous lesions of primary, secondary and tertiary syphilis. *Br J Dermatol* 2011;165(1):50–60.

16. Gonzalez LM, Allen R, Janniger CK, Schwartz RA. Pityriasis rosea: an important papulosquamous disorder. *Int J Dermatol* 2005;44:757–764.

17. Panizzon R, Bloch PH. Histopathology of pityriasis rosea Gibert: Qualitative and quantitative light-microscopic study of 62 biopsies of 40 patients. *Dermatologica* 1982;165:551.

18. Drago F, Broccolo F, Rebora A. Pityriasis rosea: an update with a critical appraisal of its possible herpesviral etiology. *J Am Acad Dermatol* 2009;61(2):303–318. Review.

19. Mobini N, Toussaint S, Kamino H. Noninfectious erythematous, papular and squamous diseases. In Lever IXe, 192–193.

20. Aytekin S, Balci G, Duzgun OY. Febrile ulceronecrotic Mucha-Habermann disease: A case report and a review of the literature. *Dermatol Online J* 2005;11:31.

21. Dereure O, Levi E, Kadin ME. T cell clonality in pityriasis lichenoides et varioliformis acuta: A heteroduplex analysis of 20 cases. *Arch Dermatol* 2000;136:1483.

22. Simon M, Jr. Pigmented purpuric dermatosis. *Acta Derm Venereol* 1992;72:235.

23. Magro CM, Schaefer JT, Crowson AN, Li J, Morrison C. Pigmented purpuric dermatosis: classification by phenotypic and molecular profiles. *Am J Clin Pathol* 2007;128(2):218–229.

24. Stratigos AJ, Katsambas AD. Optimal management of recalcitrant disorders of hyperpigmentation in dark-skinned patients. *Am J Clin Dermatol* 2004;5:161–168.

25. Longley J, Duffy TP, Kohn S. The mast cell and mast cell disease. *J Am Acad Dermatol* 1995;32:545.

26. Hollmann TJ, Brenn T, Hornick JL. CD25 expression on cutaneous mast cells from adult patients presenting with urticaria pigmentosa is predictive of systemic mastocytosis. *Am J Surg Pathol* 2008;32(1):139–145.

27. Wildemore JK, Junkins-Hopkins JM, James WD. Evaluation of the histologic characteristics of patch test confirmed allergic contact dermatitis. *J Am Acad Dermatol* 2003;49:243–248.

28. Lachapelle JM. Comparative histopathology of allergic and irritant patch test reactions in man. *Arch Belg Dermatol* 1973; 28:83.

29. Adachi A, Horikawa T, Takashima T, Ichihashi M. Mercury-induced nummular dermatitis. *J Am Acad Dermatol* 2000;43: 383–385.

30. Myerson LB. A peculiar papulosquamous eruption involving pigmented nevi. *Arch Dermatol* 1971;103:510.

31. Girard C, Beesses D, Blatire V, et al. Meyerson's phenomenon induced by interferon-alpha plus ribavirin in hepatitis C infection. *Brit J Dermatol* 2005;152:182.

32. Vega J, Rodríguez MA, Martínez M. Eczematous halo reaction in congenital pigmented nevus. *Int J Dermatol* 2003;42:895.

33. Elenitsas R, Halpern AC. Eczematous halo reaction in atypical nevi. *J Am Acad Dermatol* 1996;34:357.

34. Schnuch A, Westphal G, Mössner R, et al. Genetic factors in contact allergy–review and future goals. *Contact Dermatitis* 2011;64(1):2–23.

35. Pinkus H, Mehregan AH. The primary histologic lesion of seborrheic dermatitis and psoriasis. *J Invest Dermatol* 1966;46:109.

36. Bhawan J, Andersen W, Lee J, et al. Photoaging versus intrinsic aging: a morphologic assessment of facial skin. *J Cutan Pathol* 1995;22:154–159.

37. Landi MT, Bauer J, Pfeiffer RM, et al. MC1R germline variants confer risk for BRAF-mutant melanoma. *Science* 2006;313 (5786):521–522.

38. Haeffner AC, Smoller BR, Zepter K, Wood GS. Differentiation and clonality of lesional lymphocytes in small plaque parapsoriasis. *Arch Dermatol* 1995;131:321.

39. Venos EM, Collins M, Jane WD. Rothmund-Thomson syndrome: Review of the world literature. *J Am Acad Dermatol* 1992;27:750.

40. Gretzula JL, Hevia O, Weber PJ. Bloom's syndrome. *J Am Acad Dermatol* 1987;17:479.

41. Dokal I, Luzzatto L. Dyskeratosis congenita is a chromosomal instability disorder. *Leukemia and Lymphoma* 1995;15:1.

42. Lai-Cheong JE, McGrath JA. Kindler syndrome. *Dermatol Clin* 2010;28(1):119–124. Review.

43. Howard MS, Smoller BR. Mycosis fungoides: classic disease and variant presentations. *Semin Cutan Med Surg* 2000;19(2):91–99. Review.

44. Regauer S, Liegl B, Reich O. Early vulvar lichen sclerosus: a histopathological challenge. *Histopathology* 2005;47:340–347.

45. Meffert JJ, Davis BM, Grimwood RE. Lichen sclerosus. *J Am Acad Dermatol* 1995;32:393.

46. Soeprono FF. Histologic criteria for the diagnosis of pityriasis rubra pilaris. *Am J Dermatopathol* 1986;8:277.

47. Sorensen KB, Thestrup-Pedersen K. Pityriasis rubra pilaris: a

retrospective analysis of 43 patients. *Acta Derm Venereol* 1999;79:405–406.

48. Klein A, Landthaler M, Karrer S. Pityriasis rubra pilaris: a review of diagnosis and treatment. *Am J Clin Dermatol* 2010; 11(3):157–170.

49. Burg B, Dummer R, Nestle FO, et al. Cutaneous lymphomas consist of a spectrum of nosologically different entities including mycosis fungoides and small plaque parapsoriasis. *Arch Dermatol* 1996;132:567.

50. Pimpinelli N, Olsen EA, Santucci M, et al. Defining early mycosis fungoides. *J Am Acad Dermatol* 2005;53:1053–1063.

51. Querfeld C, Rosen ST, Guitart J, Kuzel TM. The spectrum of cutaneous T-cell lymphomas: new insights into biology and therapy. *Curr Opin Hematol* 2005;12:273–278.

52. Olsen E, Vonderheid E, Pimpinelli N, et al. Revisions to the staging and classification of mycosis fungoides and Sezary syndrome: a proposal of the International Society for Cutaneous Lymphomas (ISCL) and the cutaneous lymphoma task force of the European Organization of Research and Treatment of Cancer (EORTC). *Blood* 2007;110(6):1713–1722.

53. Ackerman AB. If small plaque (digitate) parapsoriasis is a cutaneous T-cell lymphoma, even an 'abortive' one, it must be mycosis fungoides! *Arch Dermatol* 1996;132(5):562–566.

54. Bordignon M, Belloni-Fortina A, Pigozzi B, et al. The role of immunohistochemical analysis in the diagnosis of parapsoriasis. *Acta Histochem* 2011;113(2):92–95.

55. O'Keefe RJ, Scurry JP, Dennerstein G, et al. Audit of 114 nonneoplastic vulvar biopsies. *Br J Obstet Gynaecol* 1995;102:780–786.

56. Cox AH, Watson W. Histologic variations in lesions of psoriasis. *Arch Dermatol* 1972;106:503.

57. Trozak DJ. Histologic grading system for psoriasis vulgaris. *Int J Dermatol* 1994;33:380–381.

58. Altman EM, Kamino H. Diagnosis: psoriasis or not? What are the clues? *Semin Cutan Med Surg* 1999;18:25–35.

59. Nestle FO, Kaplan DH, Barker J. Psoriasis. *N Engl J Med.* 2009;361(5):496–509. Review.

60. Bos JD, de Rie MA, Teunissen MB, et al. Psoriasis: dysregulation of innate immunity. *Br J Dermatol* 2005;152:1098–1107.

61. Ko HC, Jwa SW, Song M, et al. Clinical course of guttate psoriasis: long-term follow-up study. *J Dermatol* 2010; 37(10): 894–899.

62. Chastain MA. The glucagonoma syndrome: a review of its features and discussion of new perspectives. *Am J Med Sci* 2001;321:306.

63. Becker SW, Kahn D, Rothman S. Cutaneous manifestations of internal malignant tumors. *Arch Dermatol Syph* 1942;45:1069.

64. Domen RE, Shaffer MB Jr, Finke J, et al. The glucagonoma syndrome. *Arch Intern Med* 1980;140:262.

65. Chastain MA. The glucagonoma syndrome: a review of its features and discussion of new perspectives. *Am J Med Sci* 2001; 321:306.

66. Otto AI, Marschalko M, Zalatnai A, Toth M, et al. Glucagon cell adenomatosis: a new entity associated with necrolytic migratory erythema and glucagonoma syndrome. *J Am Acad Dermatol* 2011;65(2):458–459.

67. El Darouti M, El Ela A. Necrolytic acral erythema: a cutaneous marker of viral hepatitis C. *Int J Dermatol* 1996;35:252–256.

68. Abdallah MA, Ghozzi MY, Monib HA, et al. Necrolytic acral erythema: a cutaneous sign of hepatitis C virus infection. *J Am Acad Dermatol* 2005;53:247–251.

69. Halpern AV, Peikin SR, Ferzli P, et al. Necrolytic acral erythema: anexpanding spectrum. *Cutis* 2009;84(6):301–304.

70. Rowland Payne CME, Wilkinson JD, McKee PH, et al. Nodular prurigo: A clinicopathological study of 46 patients. *Br J Derma-*

tol 1985;113:431.

71. Neri S, Ierna D, D'Amico RA, et al. Helicobacter pylori and prurigo nodularis. *Hepatogastroenterology* 1999;46:2269–2272.

72. Weigelt N, Metze D, Ständer S. Prurigo nodularis: systematic analysis of 58 histological criteria in 136 patients. *J Cutan Pathol* 2010;37(5):578–586.

73. Blessing K, Evans AT, al-Nafussi A. Verrucous naevoid and keratotic malignant melanoma: a clinico-pathological study of 20 cases. *Histopathology* 1993;23(5):453–458.

74. Boyd AS, Neldner KH. Lichen planus. *J Am Acad Dermatol* 1991;25: 593–619.

75. Lodi G, Giuliani M, Majorana A, et al. Lichen planus and hepatitis C virus: a multicentre study of patients with oral lesions and a systematic review. *Br J Dermatol* 2004;151:1172–1181.

76. Bombeccari GP, Guzzi G, Tettamanti M, et al. Oral lichen planus and malignant transformation: a longitudinal cohort study. *Oral Surg Oral Med Oral Pathol Oral Radiol Endod* 2011;112(3):328–334.

77. Sontheimer RD. Lichenoid tissue reaction/interface dermatitis: clinical and histological perspectives. *J Invest Dermatol* 2009; 129(5):1088–1099. Review.

78. Schaffer JV. The changing face of graft-versus-host disease. *Semin Cutan Med Surg* 2006;25(4):190–200. Review.

79. Jang KA, Kim SH, Choi JH. Lichenoid keratosis: A clinicopathologic study of 17 patients. *J Am Acad Dermatol* 2000;43:511.

80. Prieto VG, Casal M, McNutt NS. Immunohistochemistry detects differences between lichen planus-like keratosis, lichen planus, and lichenoid actinic keratosis. *J Cutan Pathol* 1993;20:143.

81. Prieto VG, Casal M, McNutt NS. Lichen planus-like keratosis. A clinical and histological reexamination. *Am J Surg Pathol* 1993; 17:259–263.

82. Morgan MB, Stevens GL, Switlyk S. Benign lichenoid keratosis: a clinical and pathologic reappraisal of 1040 cases. *Am J Dermatopathol* 2005;27(5):387–392.

83. Van den Haute V, Antoine JL, Lachapelle JM. Histopathological discriminant criteria between lichenoid drug eruption and idiopathic lichen planus: retrospective study on selected samples. *Dermatologica* 1989;179:10.

84. Halevy S, Shai A. Lichenoid drug eruptions. *J Am Acad Dermatol* 1993;29:249–255.

85. Beltraminelli H, Shabrawi-Caelen LE, Kerl H, et al. Melan-a-positive "pseudomelanocytic nests": a pitfall in the histopathologic and immunohistochemical diagnosis of pigmented lesions on sun-damaged skin. *Am J Dermatopathol* 2009;31(3):305–308.

86. Lapins JA, Willoughby C, Helwig EB. Lichen nitidus: a study of forty-three cases. *Cutis* 1978:21:634.

87. Goldberg LJ, Goldberg N, Abrahams I, et al. Giant cell lichenoid dermatitis: a possible manifestation of sarcoidosis. *J Cutan Pathol* 1994;21:47–51.

88. Valent P, Horny HP, Escribano L, et al. Diagnostic criteria and classification of mastocytosis: a consensus proposal. *Leuk Res* 2001;25:603–625.

89. Jennette JC. Vasculitis affecting the skin. *Arch Dermatol* 1994;130:899.

90. Gonzalez-Gay MA, Garcia-Porrua C, Pujol RM. Clinical approach to cutaneous vasculitis. *Curr Opin Rheumatol* 2005; 17:56–61.

91. Carlson JA, Chen KR. Cutaneous vasculitis update: small vessel neutrophilic vasculitis syndromes. *Am J Dermatopathol* 2006;28(6):486–506. Review.

92. Pinkus H. Granuloma faciale. *Dermatologica* 1952;105:85.

93. Ortonne N, Wechsler J, Bagot M, et al. Granuloma faciale: a clinicopathologic study of 66 patients. *J Am Acad Dermatol* 2005;53:1002–1009.

94. Ziemer M, Koehler MJ, Weyers W. Erythema elevatum diutinum—a chronic leukocytoclastic vasculitis microscopically indistinguishable from granuloma faciale? *J Cutan Pathol* 2011; 38(11):876–883.

95. Randall SJ, Kierland RR, Montgomery H. Pigmented purpuric eruptions. *Arch Dermatol Syphiligr* 1951;64:177.

96. Sardana K, Sarkar R, Sehgal VN. Pigmented purpuric dermatoses: an overview. *Int J Dermatol* 2004;43(7):482–488. Review.

97. Dessoukey MW, bdel-Dayem H, Omar MF, Al-Suweidi NE. Pigmented purpuric dermatosis and hepatitis profile: a report on 10 patients. *Int J Dermatol* 2005;44:486–488.

98. Robboy SJ, Mihm MC, Colman RC, et al. The skin in disseminated intravascular coagulation. *Br J Dermatol* 1973;88:221.

99. Bick RL, Baker WF Jr. The antiphospholipid and thrombosis syndromes. *Med Clin North Am* 1994;78:667.

100. Sipek-Dolnicar A, Hojnik M, Bozic B, et al. Clinical presentations and vascular histopathology in autopsied patients with systemic lupus erythematosus and anticardiolipin antibodies. *Clin Exp Rheumatol* 2002;20:335–342.

101. Sangle NA, Smock KJ. Antiphospholipid antibody syndrome. *Arch Pathol Lab Med* 2011;135(9):1092–1096. Review.

102. Cohen SJ, Pittelkow MR, Su WP. Cutaneous manifestations of cryoglobulinemia: clinical and histopathologic study of 72 patients. *J Am Acad Dermatol* 1992;26:38.

103. MacVicar DN, Graham JH, Burgoon CF Jr. Dermatitis herpetiformis, erythema multiforme and bullous pemphigoid: a comparative histopathological and histochemical study. *J Invest Dermatol* 1963;41:289.

104. Ng PP, Sun YJ, Tan HH, et al. Detection of herpes simplex virus genomic DNA in various subsets of Erythema multiforme by polymerase chain reaction. *Dermatology* 2003;207:349–353.

105. Callen JP, Tuffanelli DL, Provost TT. Collagen vascular disease: an update. *J Am Acad Dermatol* 1994;28:477.

106. Krathen MS, Fiorentino D, Werth VP. Dermatomyositis. *Curr Dir Autoimmun* 2008;10:313–332. Review.

107. Kuhn A, Sontheimer RD. Cutaneous lupus erythematosus: molecular and cellular basis of clinical findings. *Curr Dir Autoimmun* 2008;10:119–140.

108. Millard TP, McGregor JM. Molecular genetics of cutaneous lupus erythematosus. *Clin Exp Dermatol* 2001;26:184–191.

109. Lowe G, Henderson CL, Grau RH, et al. A systematic review of drug-induced subacute cutaneous lupus erythematosus. *Br J Dermatol* 2011;164(3):465–472. Review.

110. David-Bajar KM, Bennion SD, DeSpain JD, et al. Clinical, histologic, and immunofluorescent distinctions between subacute cutaneous lupus erythematosus and discoid lupus erythematosus. *J Invest Dermatol* 1992;99:251.

棘层松解、水疱和脓疱性病变 第4章 / Ⅳ

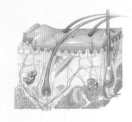

角质形成细胞波此分离可发生在抗原-抗体介导的免疫损伤基础上,导致角质形成细胞分离、聚集(表皮棘层松解),也可以发生在水肿和炎症的基础上(海绵水肿),或是因为细胞黏附结构的缺陷(毛囊角化病)。上述过程使表皮内产生间隙(小疱、大疱、脓疱)。

Ⅳ A　角层下或角层内分离

在角层内或紧邻角层下出现分离。炎症细胞可以比较稀少，也可能主要由中性粒细胞组成。

1. 角层下/角层内分离，伴少量炎症细胞浸润
2. 角层下/角层内分离，中性粒细胞显著
3. 角层下/角层内分离，嗜酸性粒细胞浸润为主

Ⅳ A1　角层下/角层内分离，伴少量炎症细胞浸润

在角层内或紧邻角层下出现分离，伴有少量的炎症细胞，通常为淋巴细胞，如落叶型天疱疮[1-3]。

落叶型天疱疮

落叶型天疱疮通常发生于中年人，可表现为慢性病程，皮损泛发，极少数患者也可以出现剥脱性皮炎的表现。本病由桥粒蛋白（桥粒核心糖蛋白1）自身抗体引起，导致浅表棘细胞层和颗粒层的细胞间聚合力丧失。有些病例可能与接触青霉胺等药物有关[4]。皮损表现为红斑基础上的松弛性水疱，同时可见红斑、渗出、结痂。由于水疱表浅，大水疱容易破裂，形成浅表的糜烂面，有异于寻常型天疱

疮的裸露创面。口腔黏膜通常无受累。尼氏征阳性，Tzanck法可显示颗粒层棘层松解细胞。巴西天疱疮（发生在巴西的地方性落叶型天疱疮）在临床、组织病理和免疫学上都很难与落叶型天疱疮相区别。

组织病理　早期改变表现为表皮上层（颗粒层内或邻近颗粒层）棘层松解，有时可导致角层下水疱，而更为常见的是角层下形成不断扩大的裂隙，导致角层下分离，但不形成水疱。棘层松解细胞的数量很少，通常需要仔细寻找鉴别。继发裂隙可以导致表皮从中间层分开，这种分离会延伸至基底层上方，偶可引起局限的基底层上方分离。角层下水疱和发现颗粒层角化不良细胞具有特征性的诊断价值。表皮内嗜酸性脓疱处的嗜酸性海绵水肿可能会比较明显。因此，落叶型天疱疮组织学可有三种表现形式：①嗜酸性海绵水肿；②角层下水疱，经常伴有少量棘层松解细胞；③角层下水疱伴颗粒层角化不良细胞。炎症细胞浸润的特征可以出现变化。组织病理上，常需要与葡萄球菌性烫伤样皮肤综合征和大疱性脓疱疮进行鉴别。

直接免疫荧光观察落叶型天疱疮显示细胞膜表面附着IgG抗体。这种染色特征一般局限于表皮的浅层，也可累及表皮全层，无法与寻常型天疱疮相鉴别。间接免疫荧光也可以用来检测患者血液中的循环抗体。在落叶型天疱疮中，以正常人皮肤作为底物的敏感性高于猴的食管[5]。用酶联免疫吸附试验（ELISA法）检测血清中抗dsg-1抗体，不仅可以定量，而且具有非常高的敏感性。研究表明，其敏感度和特异度可以达到92%～100%[6]。

鉴别诊断

葡萄球菌性烫伤样皮肤综合征

大疱性脓疱疮

白痱

剥脱性皮炎

落叶型天疱疮

红斑型天疱疮

坏死松解性游走性红斑

糙皮病

肠病性肢端皮炎

Ⅳ A2　角层下/角层内分离，中性粒细胞显著

分离发生在角层或角层下。角质层和表皮浅层可见显著的中性粒细胞浸润，在真皮层也经常可以出现。接触传染性脓疱疮为典型疾病[7，8]。

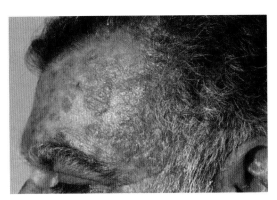

临床图ⅣA1. *落叶型天疱疮*。患者为中年男性，面部斑块伴结痂，需要系统使用糖皮质激素和免疫抑制剂才可以控制病情（W. Witmer）

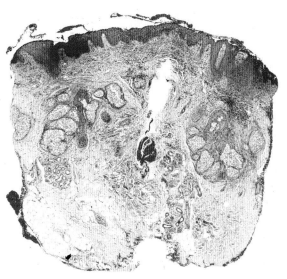

图ⅣA1.a. *落叶型天疱疮*，*低倍镜*。表皮浅层可见水疱，以及稀疏的真皮浸润

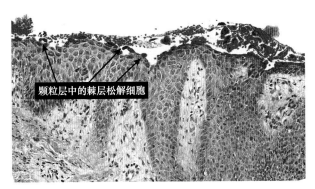

颗粒层中的棘层松解细胞

图ⅣA1.b. *落叶型天疱疮*，*高倍镜*。未见角质层，少量的棘层松解细胞是诊断落叶型天疱疮的细微线索。如果有完整的水疱，则表现为表皮颗粒层内水疱，而且不伴有中性粒细胞浸润。这些特征为落叶型天疱疮与脓疱疮的鉴别要点

接触传染性脓疱疮

　　临床特征　接触传染性脓疱疮是一种主要发生在学龄前儿童的地方性疾病，可以造成流行。早期的皮损主要是脓性水疱，很快发生破裂，表面形成厚厚的黄色痂皮。大部分皮损位于暴露部位。偶发的后遗症包括急性肾小球肾炎，通常其远期预后良好。

　　接触传染性脓疱疮与大疱性脓疱疮，葡萄球菌性烫伤样皮肤综合征（Ritter病）的临床和组织学表现均有不同，后者主要发生在新生儿和5岁以下儿童，年龄较大的患者少见，往往伴有免疫功能缺陷或者肾功能不全[9]。葡萄球菌性烫伤样皮肤综合征表现为突然出现的弥漫性红斑和发热，充满清亮疱液的松弛性大疱，迅速破溃，大片的浅

层表皮分离和剥脱。本病很少导致患儿死亡，具有泛发性皮损的新生儿和有严重基础性疾病的成人，预后较差。无论是大疱性脓疱疮，还是葡萄球菌性烫伤样皮肤综合征都具有传染性，并可能导致在婴儿室内流行传播。大疱性脓疱疮和葡萄球菌性烫伤样皮肤综合征中的水疱均由葡萄球菌释放的表皮松解毒素（表皮松解毒素A或表皮松解毒素B）引发。在大疱性脓疱疮患者中，毒素引发的水疱多局限于感染部位，而葡萄球菌性烫伤样皮肤综合征中，毒素可通过血液循环遍及全身，导致远离感染的部位发生水疱[3]。上述两种疾病的水疱中仅含有少数炎症细胞，而在接触传染性脓疱疮的水疱中有大量的中性粒细胞。

　　大疱性脓疱疮与葡萄球菌性烫伤样皮肤综合

征之间的主要区别在于后者的大疱中无法培养出金黄色葡萄球菌，此特点与大疱性脓疱疮不同。葡萄球菌性烫伤样皮肤综合征，葡萄球菌多出现在与大疱性皮损相距较远的病灶，通常为化脓性结膜炎、鼻炎、咽炎，皮肤感染或败血症较为少见。

　　组织病理　接触传染性脓疱疮的脓性水疱发生于表皮浅层，颗粒层上方、内部或下方，内含大量的中性粒细胞，通常在脓性水疱底部可观察到少数棘层松解细胞，在中性粒细胞内和细胞外可以发现革兰氏阳性球菌。大疱下方的棘细胞层可见海绵水肿，常伴有中性粒细胞外渗。真皮上部中等程度的炎症细胞浸润，由中性粒细胞和淋巴样细胞组成。在后期，大疱破裂，角质层脱落，可以观察到由渗出液和中性粒细胞的核碎片组成的痂皮覆盖在棘层上方。

　　在大疱性脓疱疮和葡萄球菌性烫伤样皮肤综合征中，两者大疱发生的位置与接触传染性脓疱疮类似，位于表皮的最上方，也可位于颗粒层下方，少数可

位于颗粒层内。在邻近裂隙的位置，可以看到少量棘层松解细胞。然而，与接触传染性脓疱疮不同的是，大疱内没有或仅有极少的炎症细胞。在大疱性脓疱疮中，真皮上部可能会有多形性浸润，而葡萄球菌性烫伤样皮肤综合征真皮内通常无炎症细胞浸润。

毛囊炎伴角层下脓疱形成

　　毛囊炎浅表活检组织学表现可类似于角层下脓疱。

急性泛发性发疹性脓疱病

　　临床特征　这类疾病多数与药物有关，因此先前被称为脓疱型药疹（参见ⅣB.3章节）。很多药物与急性泛发性发疹性脓疱病（AGEP）有关[10]。在使用相关的药物数小时后即可出现泛发的、非毛囊性的、无菌性脓疱。尽管肠病毒感染和汞暴露被认为可能是本病的诱发因素，抗细菌类抗生素（最为常见），以及一系列其他药物也与本病的发病有关，

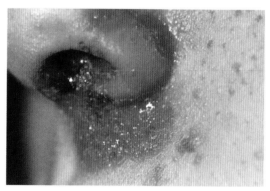

临床图ⅣA2.a. *大疱性脓疱疮*。4岁女童臀部皮肤出现糜烂性皮损，表面可见衣领状浅表脱屑，金黄色葡萄球菌培养阳性。抗生素治疗反应非常好

临床图ⅣA2.b. *接触传染性脓疱疮*。儿童的鼻部区域脓性水疱破裂后继发典型的蜂蜜色结痂，此部位是常见的金黄色葡萄球菌定植的区域

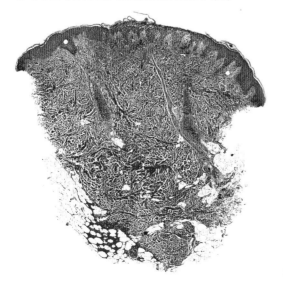

图ⅣA2.a. *接触传染性脓疱疮，低倍镜*。表皮上层中性粒细胞形成角层下脓疱。真皮浅层混合性炎症细胞浸润

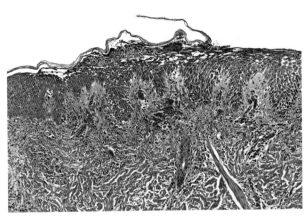

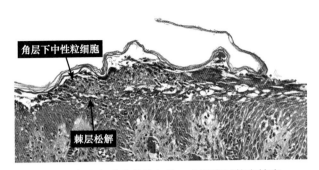

角层下中性粒细胞

棘层松解

图IV A2.b和图IV A2.c. *接触传染性脓疱疮，低倍镜和高倍镜。*角层下水疱充满中性粒细胞，角层增厚伴有结痂

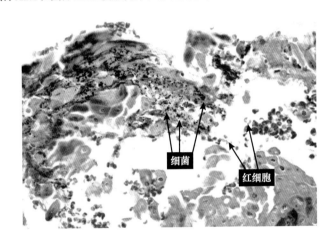

细菌

红细胞

图IV A2.d. *接触传染性脓疱疮，高倍镜。*革兰氏染色可见角层内的细菌菌落

包括对乙酰氨基酚和特比萘芬。皮肤斑贴试验和淋巴细胞转化试验结果呈阳性，证实药物特异性T细胞参与了本病的发生。发热、白细胞增多、紫癜，偶尔会出现近似于多形红斑伴脓疱的临床特征。体外研究表明，本病属于一种药物特异性反应过程，受到CD4+

T细胞介导的中性粒细胞趋化因子IL-8释放的影响[11]。

　　组织病理　可见角层下或表皮内脓疱，真皮乳头水肿，血管周围淋巴组织细胞浸润，伴有一些嗜酸性粒细胞和中性粒细胞；也可出现血管炎和（或）单个角质形成细胞坏死。

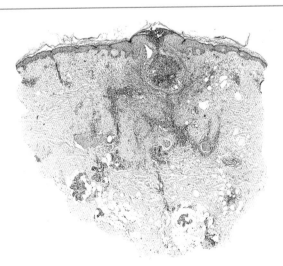

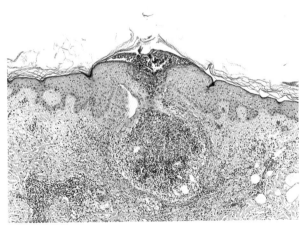

图IV A2.e. *毛囊炎伴角层下脓疱形成，低倍镜。*富含中性粒细胞的、致密的炎症浸润充塞了整个毛囊（J.Junkins-Hopkins）

图IV A2.f. *毛囊炎伴角层下脓疱形成，低倍镜。*真皮毛囊周围可见混合炎症细胞浸润

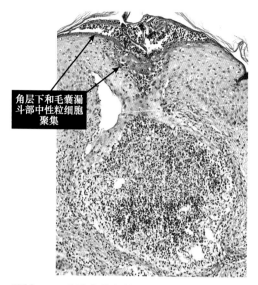

角层下和毛囊漏斗部中性粒细胞聚集

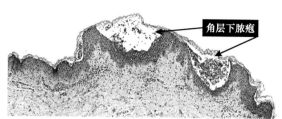

角层下脓疱

图IVA2.g. 毛囊炎伴角层下脓疱形成，中倍镜。毛囊上方表皮可见角层下脓疱形成。此类皮损，如果仅进行浅表的削取法活检，组织学表现可类似于本组疾病中的其他疾病，可能导致误诊（J.Junkins-Hopkins）

图IVA2.h. 急性泛发性发疹性脓疱病，中倍镜。可见角层下分离，伴有真皮浅层炎症浸润，其中可见中性粒细胞

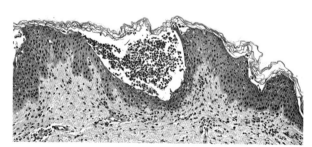

角层下中性粒细胞聚集

图IVA2.i和图IVA2.j. 急性泛发性发疹性脓疱病，高倍镜。中性粒细胞存在于表皮层上部和水疱腔内。本病与脓疱性银屑病早期皮损的鉴别需要结合临床表现来完成

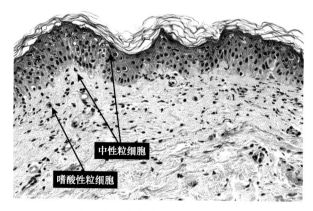

中性粒细胞

嗜酸性粒细胞

图IVA2.k. 急性泛发性发疹性脓疱病，高倍镜。真皮层炎症浸润中可见中性粒细胞和淋巴细胞

鉴别诊断

接触传染性脓疱疮

大疱性脓疱疮

毛囊炎邻近的表皮

脓疱性皮炎（impetiginized dermatitis）

念珠菌病

角层下脓疱性皮病（Sneddon-Wilkinson）

脓疱性银屑病

IgA天疱疮

二期梅毒

婴儿肢端脓疱病

新生儿暂时性脓疱性黑变病

表Ⅳ.1　急性泛发性发疹性脓疱病，脓疱性银屑病（von Zumbusch），角层下脓疱性皮病（Sneddon-Wilkinaon）和大疱性脓疱疮的比较[11]

AGEP	脓疱性银屑病	角层下脓疱性皮病	大疱性脓疱疮
红斑基础上无菌脓疱	斑片状皮损中出现针头大小脓疱	脓疱聚集排列呈环状	内含清亮黄色液体的小水疱
发热，皮疹伴有灼热感	发热，寒战	有时可伴有口腔损害	有时可伴有淋巴管炎，淋巴结肿大
白细胞、嗜酸性粒细胞增多	白细胞增多，EST、CRP、ASO、免疫球蛋白水平升高	可有免疫功能障碍	革兰氏阳性球菌
角层下、表皮内脓疱，真皮乳头水肿	有时可见银屑病样改变，海绵状脓疱，真皮乳头水肿	含有中性粒细胞的角层下脓疱	角层下疱；海绵水肿，少数中性粒细胞，革兰氏阳性球菌

注：AGEP，急性泛发性发疹性脓疱病。

Ⅳ A3　角层下/角层内分离，嗜酸性粒细胞浸润为主

在角质层内或角质层下出现组织分离，有（天疱疮）或无棘层松解细胞。嗜酸性粒细胞渗出至表皮，偶尔形成嗜酸性海绵水肿。上述角层下/角层内分离现象，伴有真皮内炎性浸润，含有嗜酸性粒细胞，新生儿中毒性红斑为代表性疾病[12]，但该类疾病很少进行组织活检。

新生儿中毒性红斑

临床特征　40%的足月儿在出生后12～48小时内会出现良性、无症状的皮疹。新生儿中毒性红斑可持续2～3天，包括红斑、丘疹、脓疱，往往受压的部位容易发生。新生儿中毒性红斑的出现与血液中嗜酸性粒细胞增多有关。

组织病理　此类红斑性损害的组织学特征是真皮上层稀疏的嗜酸性粒细胞浸润，主要位于血管周围，真皮乳头轻度水肿。丘疹性损害表现为毛囊区域和其上方的表皮大量嗜酸性粒细胞和一些中性粒细胞的聚集，真皮乳头水肿更为明显，可见更多嗜酸性粒细胞。成熟的脓疱位于角质层下，充满嗜酸性粒细胞，偶尔可见中性粒细胞。

脓疱的形成是嗜酸性粒细胞由毛囊内和毛囊周围向皮肤表面迁移的结果。

鉴别诊断　脓疱疮中出现的角层下脓疱和新生儿暂时性脓疱性黑变病并非起源于毛囊，含有中性粒细胞，而非嗜酸性粒细胞。虽然色素失禁症的水疱内可含有许多嗜酸性粒细胞，但是水疱位于表皮内，而不是角质层下，并且有海绵水肿。此外，在色素失禁症中可出现显著的角质形成细胞坏死，而新生儿中毒性红斑中则没有。

鉴别诊断
新生儿中毒性红斑
落叶型天疱疮
红斑型天疱疮
IgA天疱疮
嗜酸性脓疱性毛囊炎
色素失禁症，水疱性损害
剥脱性皮炎，药物引起
疥疮

疥疮伴有嗜酸性脓疱

老年疥疮患者的活检中发现了此类并不常见的病理改变（图Ⅳ A3.a～图Ⅳ A3.c）。在某些情况下，需要与新生儿中毒性红斑相鉴别。

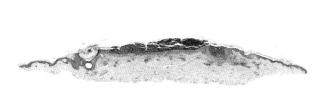

图Ⅳ A3.a. *角层下脓疱伴嗜酸性粒细胞*。可见一宽幅的病损，特征为角质层内细胞增多，伴有结痂

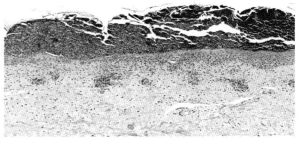

图Ⅳ A3.b. *角层下脓疱伴嗜酸性粒细胞*。角层下脓疱和真皮浅层混合性炎症细胞浸润

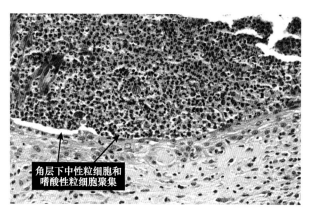

图Ⅳ A3.c. *角层下脓疱伴嗜酸性粒细胞。* 脓疱内的细胞大部分是嗜酸性粒细胞，也可见中性粒细胞

ⅣB　棘层内角质形成细胞分离，海绵水肿性

表皮内可见裂隙形成（水疱、大疱），可伴有角化不良或棘层松解，表皮内可出现少量嗜酸性粒细胞。

　　1.棘层海绵水肿，伴少量炎症细胞浸润

　　2. 棘层海绵水肿，淋巴细胞浸润为主

　　2a.棘层海绵水肿，可见嗜酸性粒细胞浸润

　　3.棘层海绵水肿，中性粒细胞浸润为主

ⅣB1　棘层海绵水肿，伴少量炎症细胞浸润

真皮中的浸润轻微，可以是淋巴细胞或嗜酸性粒细胞。暂时性棘层松解性皮病为典型疾病。

摩擦性水疱

临床特征　摩擦性水疱是由机械性剪力引起

的，导致角质形成细胞的破坏或细胞溶解。本病发生于正常表皮，此时角质形成细胞的结构性（角蛋白）基质被强烈的物理因素如摩擦和热损伤破坏。摩擦（机械能平行作用于表皮）所形成的剪力，作用于角质形成细胞间和细胞本身，通常累及棘层，形成特征性的透亮的、充满疱液的水疱。分离的区域内充满了因为静水压所形成的低蛋白性透明渗出液。在24小时内，基底细胞出现活跃的有丝分裂，在48小时和120小时之内，分别能够看到新的颗粒层和角质层[13]。对于角质形成细胞结构基质存在异常的患者，轻微的摩擦便会引起细胞溶解，如大疱性表皮松解症中所见。

　　组织病理　通常摩擦性水疱可见到最初的海绵水肿，随后棘层角质细胞出现崩解。掌跖部位的皮损因为角质层比较厚，所以完整水疱存在的时间要长一些。

鉴别诊断

角化不良

　　表皮松解性角化过度症

　　表皮松解性棘皮瘤

　　红痱

暂时性棘层松解性皮病

糖尿病和尿毒症相关的大疱性皮炎

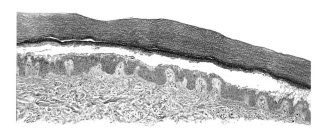

图Ⅳ B1.a. *摩擦性水疱，低倍镜。* 表皮中部可见一水疱

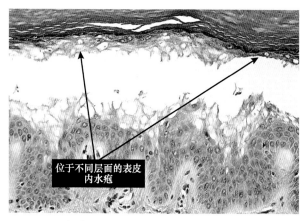

图Ⅳ B1.b. *摩擦性水疱，中倍镜。* 角质形成细胞溶解，伴有海绵水肿，导致水疱形成，与之相关的炎症轻微

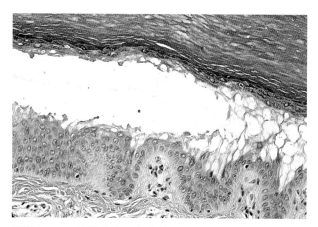

图Ⅳ B1.c. *摩擦性水疱，中倍镜。* 可见明显的表层上皮的破坏，或者也可保持完整，尤其是在手掌和足跖，如本例所示

昏迷大疱
摩擦性水疱

ⅣB2　棘层海绵水肿，淋巴细胞浸润为主

在真皮中，淋巴细胞浸润占主导地位。在大多数特应性皮炎和变态反应性接触性皮炎的活检标本中都存在嗜酸性粒细胞浸润。海绵水肿性皮炎（一种组织模式）的临床表现为湿疹样皮炎。此类疾病是由T细胞介导的炎症性皮肤病，活化T细胞可以通过细胞和细胞之间直接接触所介导的细胞毒作用或者通过产生促炎症细胞因子损伤表皮角质形成细胞，在细胞间水肿或海绵水肿形成的过程中起到一定的作用。已经证明活化的T细胞浸润可引起单个角质形成细胞凋亡，包括特应性皮炎和变态反应性接触性皮炎的皮损。有趣的是，在这些研究中，单个角质形成细胞的凋亡主要发生于基底层上方的表皮，该部位同时也是出现海绵水肿的主要部位。这可能是因为抗凋亡程序主要存在于基底层角质形成细胞[14]。

出汗不良性皮炎（湿疹）

临床特征　本病的临床特征表现为反复发作，瘙痒剧烈，通常发生于手指侧面的深在性水疱，一部分可发生于足趾部位。情绪压力可能会加重病情。在慢性的病例中，皮疹可泛发累及至手掌或足跖。虽然本病进展迅速，但也可慢性化，出现红斑、苔藓化和皲裂。继发性脓疱（细菌感染伴角质层内中性粒细胞）也很常见。

组织病理　海绵水肿和表皮内水疱发生于病变急性期，浅层血管周围有淋巴组织细胞浸润，伴有淋巴细胞外渗至海绵水肿区域，浸润通常较轻微。急性期，肢端皮肤致密、肥厚的角质层保持完整，表皮厚度也正常。慢性期，海绵水肿减少，以棘层肥厚和角化不全为主，角质层内可见浆液渗出物。陈旧性皮损可出现脓性水疱，给诊断带来一定的困难。

鉴别诊断

海绵水肿性（湿疹样）皮炎（参见ⅢB.1章节）
特应性皮炎
变态反应性接触性皮炎
光变态反应性药疹
刺激性接触性皮炎
钱币状湿疹
出汗不良性湿疹
"id" 反应（"id" reaction）
脂溢性皮炎
淤积性皮炎
红痱
玫瑰糠疹

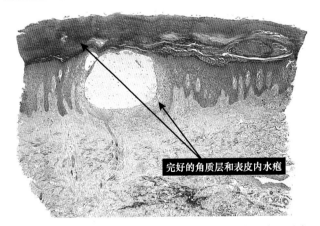

图ⅣB2.a. *出汗不良性湿疹，低倍镜。* 肢端皮肤活检可见表皮内水疱和真皮浅层炎症细胞浸润。在完整的肢端型角质层下方表皮内可见水疱，周围可见海绵水肿（海绵水肿性水疱）

完好的角质层和表皮内水疱

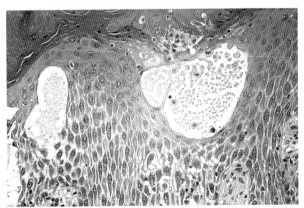

图ⅣB2.b. *出汗不良性湿疹，高倍镜。* 表皮内弥漫性海绵水肿，表现为分隔角质形成细胞的白色间隙，同时可见数个表皮内水疱

ⅣB2a　棘层海绵水肿，可见嗜酸性粒细胞浸润

浸润的嗜酸性粒细胞数量不等，在色素失禁症和增殖型天疱疮中数量较多，而在特应性皮炎中则较少。嗜酸性海绵水肿是一种组织病理反应模式，常见于某些特定的炎症性皮肤病，包括海绵水肿性皮炎、节肢动物叮咬反应、疥疮，偶尔见于病毒性水疱性疾病、色素失禁症和免疫性大疱病，包括大疱性类天疱疮、天疱疮，以及其他相关疾病。嗜酸性海绵水肿偶尔也可见于其他多

种无明显相关性的疾病中，包括真性红细胞增多症、汗孔角化症和Meyerson"炎性痣"。虽然表皮内嗜酸性粒细胞可见于某些毛囊性疾病的活检中，如Ofuji病或嗜酸性毛囊炎，但是嗜酸性海绵水肿专用于描述嗜酸性粒细胞出现在表皮水肿的区域[15]。

急性接触性皮炎（另见ⅢB1a章节）

　　参见图ⅣB2a.a～图ⅣB2a.c。

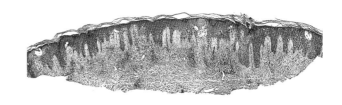

图ⅣB2a.a. *海绵水肿性皮炎（急性接触性皮炎），低倍镜*。此急性期皮损，角质层呈网篮状模式，可见表皮内水疱和血管周围炎性浸润

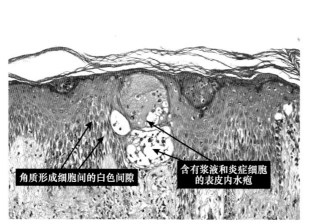

角质形成细胞间的白色间隙

含有浆液和炎症细胞的表皮内水疱

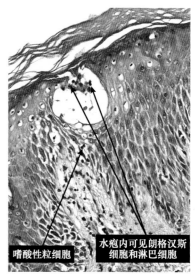

嗜酸性粒细胞

水疱内可见朗格汉斯细胞和淋巴细胞

图ⅣB2a.b和图ⅣB2a.c. *海绵水肿性皮炎（急性接触性皮炎），高倍镜*。弥漫性海绵水肿伴表皮内水疱，在真皮和海绵水肿的表皮中可见含有嗜酸性粒细胞的混合性炎症细胞浸润

大疱性类天疱疮，荨麻疹样期（另见ⅣE3章节）

　　参见临床图ⅣB2a.a、图ⅣB2a.d和图ⅣB2a.e。

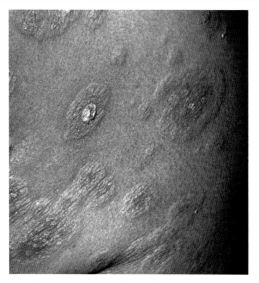

临床图ⅣB2a.a. *大疱性类天疱疮*。躯干部的瘙痒性、荨麻疹样斑块往往是大疱性类天疱疮的前驱表现，常见于老年人

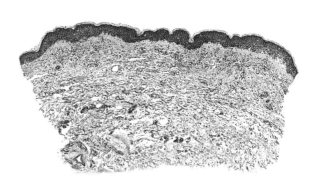

图ⅣB2a.d. *大疱性类天疱疮，荨麻疹样期，中倍镜*。在本例标本中，可见类似于急性接触性皮炎的海绵水肿和嗜酸性海绵水肿

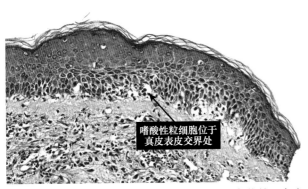

图IV B2a.e. *大疱性类天疱疮，荨麻疹样期，高倍镜。* 真皮表皮交界处和真皮乳头层可见嗜酸性粒细胞聚集，这可能是诊断类天疱疮的线索。在很多病例中，如果尚未出现水疱，则需要通过直接免疫荧光检测来区分早期类天疱疮和急性接触性皮炎

色素失禁症

　　临床特征　色素失禁症是一种X连锁显性遗传性疾病。男性患者，在其唯一的一条X染色体上出现可导致本病的（半合子）基因异常，因病情严重，往往导致患病胎儿在子宫内死亡。IP2（或称为经典的色素失禁症）表现为家族性发病，致病基因定位于Xq28区域，该病是由IKK-γ基因突变所导致的，该基因也称为NEMO基因（κB关键调节基因，nuclear factor-κB essential modulator）[16]。此类情况多为女性患者，也可见于伴有Klinefelter综合征（XXY）和具有合子后NEMO基因突变、躯体镶嵌现象的男性患者[17]。

　　色素失禁症可分为四个阶段，从婴儿时期的红斑和大疱开始，逐渐发展为线状、疣状皮损，逐渐消退后，留下广泛分布的不规则、泼墨状或涡轮状色素沉着区域。在第四阶段，见于成年女性，表现为轻微的、淡淡的、色素减少或萎缩性线状皮损，以下肢最为明显。

　　组织病理　第一阶段的水疱出现在表皮内，伴有嗜酸性海绵水肿，常伴有单个角化不良细胞和伴

有中央角化的鳞状涡。真皮表现与表皮相似，可见许多嗜酸性粒细胞和一些单核细胞浸润。同时出现嗜酸性海绵水肿、海绵水肿性水疱及角化不良细胞，是色素失禁症的特征性表现，也可见于Grover病，上述两种疾病基于其他的临床资料比较容易鉴别[15]。第二阶段，表现为角化过度、不规则的乳头状瘤样增生、棘层肥厚，以及表皮内角化，由涡轮状排列的角质形成细胞和散在的角化不良细胞构成。基底细胞空泡化改变，黑色素含量减少。真皮可见轻微的、慢性炎症细胞浸润，伴有噬黑素细胞。第三阶段，真皮上层可见广泛的噬黑素细胞内的黑素沉着。在色素减少/萎缩阶段，表现为表皮萎缩，表皮基底层黑色素减少，凋亡小体，毛囊皮脂腺单位和小汗腺缺失。

鉴别诊断

海绵水肿性（湿疹样）皮炎
　特应性皮炎
　变态反应性接触性皮炎
光变态反应性药疹
大疱性类天疱疮，荨麻疹样期
色素失禁症，水疱期

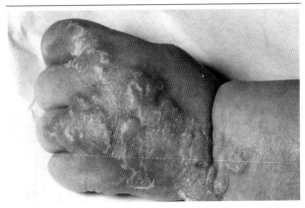

临床图IV B2a.b. *色素失禁症，疣状增生期。* 5个月大的婴儿，大腿及小腿出现大疱，随后出现色素增多及疣状改变，呈涡轮状模式。母亲和外祖母有皮肤及牙齿异常发育

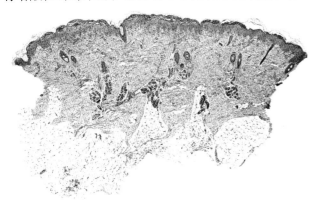

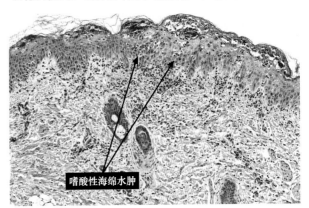

图IV B2a.f 和图IV B2a.g. *色素失禁症，低倍镜和中倍镜。* 水疱期皮损，真皮层可见大量嗜酸性粒细胞，亦可见于局灶性棘层肥厚、海绵水肿的表皮内

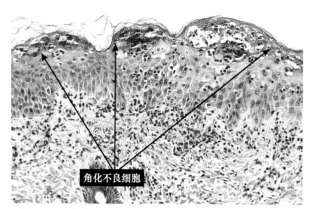

图Ⅳ**B2a.h.** *色素失禁症，高倍镜*。可见嗜酸性海绵水肿和早期的棘层肥厚，伴有分布于表皮浅层的大量的角化不良细胞

Ⅳ**B3**　棘层海绵水肿，中性粒细胞浸润为主

　　表皮、角质层和真皮中可见中性粒细胞。中性粒细胞聚集于浅表棘细胞层，构成银屑病特征性的Kogoj海绵状脓疱。中性粒细胞性海绵水肿不如嗜酸性海绵水肿具有特征性，可见于多种疾病，包括银屑病、急性泛发性发疹性脓疱病和表皮内水疱病，包括疱疹样皮炎、线状IgA大疱性皮病、大疱性红斑狼疮，这些都是表皮下的免疫性大疱病，中性粒细胞为主要的炎症浸润细胞，也见于感染和寄生虫侵染性疾病，如皮肤癣菌病、疥疮、脓疱疮，以及病毒性水疱病[15]。

皮肤癣菌病

　　参见临床图Ⅳ B3和图Ⅳ B3.a～图Ⅳ B3.c。
鉴别诊断
脓疱性银屑病
　　Reiter综合征
IgA 天疱疮
角层下脓疱性皮病（Sneddon-Wilkinson病）
发疹性脓疱型药疹

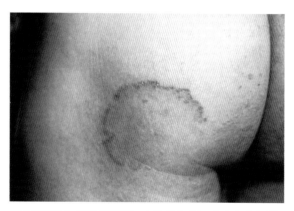

临床图Ⅳ**B3.** *皮肤癣菌病*。大片状红斑，中心变化轻微，边缘呈环形，伴有脱屑，狭窄呈细线状

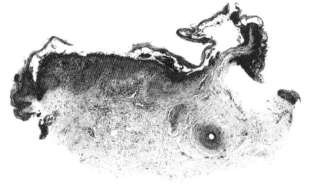

图Ⅳ**B3.a.** *皮肤癣菌病，低倍镜*。真皮内致密的炎症细胞浸润延伸至表皮

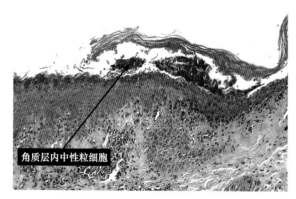

图Ⅳ**B3.b.** *皮肤癣菌病，高倍镜*。角质层分离、灶状角化不全伴有大量的中性粒细胞。此类组织学模式和角层下脓疱性皮病或者落叶型天疱疮的病理模式相类似，在HE染色中皮肤癣菌往往不容易分辨。"角质层中性粒细胞浸润"往往提示应进行真菌染色

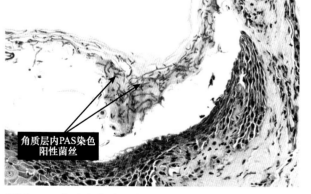

图Ⅳ**B3.c.** *皮肤癣菌病，高倍镜*。PAS染色显示角质层内菌丝。现实中我们所遇到的病例，真菌含量要明显少于本图片所示

脓疱性皮病（impetiginized dermatosis）

皮肤癣菌病

蛎壳状二期梅毒疹

脂溢性皮炎（参见Ⅲ B1.c章节）

毛囊炎邻近的表皮

接触传染性脓疱疮

种痘样水疱病

皮肤黏膜淋巴结综合征（川崎病，脓疱型）

ⅣC　棘层内角质形成细胞分离，棘层松解性

表皮内出现腔隙（水疱、大疱），出现上述表现的病理机制为棘层松解，即位于棘层内的角质形成细胞彼此分离，或者与基底层细胞分离。可伴有角化不良和少量嗜酸性粒细胞外渗至表皮。真皮内可见不同程度的炎症细胞浸润，由淋巴细胞构成，伴或不伴嗜酸性粒细胞浸润。

1.棘层松解，少量炎症细胞浸润

2.棘层松解，淋巴细胞浸润为主

2a.棘层松解，伴有嗜酸性粒细胞

3.棘层内分离，中性粒细胞或混合细胞浸润

ⅣC1　棘层松解，少量炎症细胞浸润

真皮中少量淋巴细胞或嗜酸性粒细胞浸润。

典型疾病为Hailey-Hailey病和Grover病。

家族性良性天疱疮（Hailey-Hailey病）

临床特征　家族性良性天疱疮是一种常染色体显性遗传病，约有2/3的家族成员患病。本病以局限性的、反复发生于红斑基础上的小水疱为特征[18]。因皮损向周边扩展，故外观呈环状，好发于间擦区域，特别是腋窝和腹股沟，极少累及黏膜。编码钙泵基因*ATP2C1*突变是本病的病因[19]。

组织病理　尽管早期病变可表现为小的基底层上分离，即所谓的裂隙（lacunae），但在充分发展的病变中，可见大的分离，即水疱甚至大疱，主要位于基底层上。绒毛，即衬有单层基底层细胞的延长的真皮乳头向上伸入大疱。某些病例，可见呈窄条带状的表皮细胞增生向下延伸进入真皮。许多位于棘层松解部位的细胞失去细胞间桥，因此棘层松解影响到大部分的表皮。在大疱腔中通常能见到大量单个细胞和细胞群。一些棘层松解细胞可能出现提前角化，类似于Darier病中出现的谷粒。细胞间桥大量缺失，但由于一些完整的细胞间桥的存在，仍然将棘层细胞松散地连接在一起，许多地方表皮细胞只是略微分开。这种非常典型的特征使分离的表皮看起来状似倒塌的砖墙。

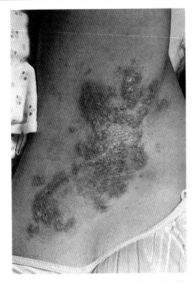

临床图ⅣC1.a. *家族性良性天疱疮。*39岁的女性患者，腋下和腹股沟出现伴有恶臭的增生性损害，可见伴有结痂的红色糜烂面，周围有松弛性大疱和散在的脓疱

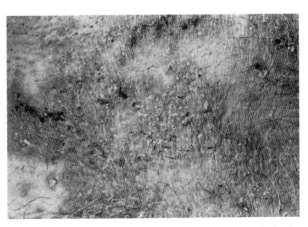

临床图ⅣC1.b. *家族性良性天疱疮。*患者43岁的哥哥，间擦部位也有类似的浸渍性斑块，伴有脓疱，是此类常染色体显性遗传性疾病的特征

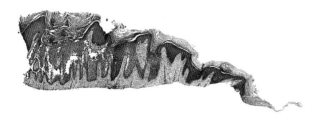

图ⅣC1.a. *家族性良性天疱疮，低倍镜*。表皮增生和局灶性角化过度，表皮内所有层面可见弥漫的角质形成细胞分离

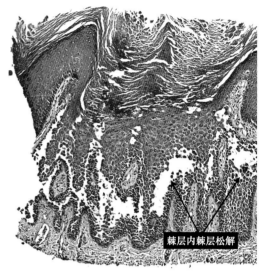

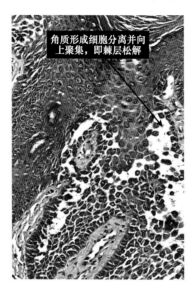

角质形成细胞分离并向上聚集，即棘层松解

棘层内棘层松解

图ⅣC1.b. *家族性良性天疱疮，中倍镜*。棘层松解累及表皮全层，形成"倒塌砖墙样"外观。本病也可以出现基底层上棘层松解和角化不良，角化不良一般不会像毛囊角化病那样明显

图ⅣC1.c. *家族性良性天疱疮，高倍镜*。棘层松解表现为角质形成细胞彼此分离，位于水疱腔内

暂时性棘层松解性皮病（*Grover*病）

临床特征　暂时性棘层松解性皮病的特点是散在的瘙痒性丘疹和丘疱疹，见于胸部、背部和大腿[20, 21]。在极少数情况下出现水疱甚至大疱。大多数患者为中老年男性。多数患者皮损持续时间为2周至3个月，但也可持续数年。尽管本病组织学上和毛囊角化病相似，但本病*ATP2A2*基因无异常[22]。

组织病理　可见局灶性棘层松解和角化不良（局灶性棘层松解性角化不良）。由于病灶小，有时只有通过连续切片检查才能被发现。棘层松解可出现五种组织学模式，即类似于毛囊角化病、家族性良性天疱疮、寻常型天疱疮、浅表型天疱疮、海绵水肿性皮炎，在同一个皮损中可以看到两种或多种模式。在最近的一项研究中，发现了一些其他的模式，表现为具有汗孔角化症样斜行的角化不全柱，呈现雀斑样痣外观，表皮内水疱性损害，苔藓样改变伴有基底层空泡化改变和角化不良，以及出现幼稚的角质形成细胞灶，伴有细胞异型性。此外，真皮内炎症浸润往往不仅仅是淋巴细胞，还混杂有嗜酸性粒细胞，也存在中性粒细胞。

有时可出现血管内皮细胞水肿伴红细胞外渗。此外，皮损的大小有时可超过2mm[23]。在Grover病中，与角质形成细胞间黏附功能密切相关的蛋白多糖Syndecan-1的表达显著下降，同样的情况也出现在其他棘层松解性疾病，如天疱疮和单纯疱疹病毒感染中[24]（参见ⅣC1章节）。

鉴别诊断

棘层松解性角化不良

毛囊角化病（Darier 病）

暂时性棘层松解性皮病（Grover 病）

疣状角化不良瘤（孤立性毛囊角化病）

其他缺乏炎症细胞的棘层松解性疾病

表皮松解性角化过度症

表皮松解性棘皮瘤

Hailey-Hailey病

局灶性棘层松解性角化不良

棘层松解型光线性角化病

红斑型天疱疮

落叶型天疱疮

摩擦性水疱（细胞溶解性水疱）

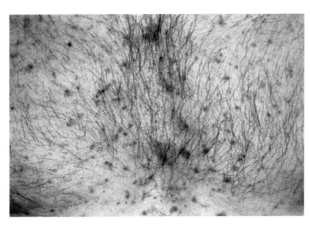

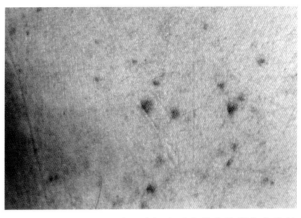

临床图ⅣC1.c. *暂时性棘层松解性皮病（Grover病）*。老年男性患者胸部和背部出现瘙痒性皮损

临床图ⅣC1.d. *Grover病*。皮损表现为散在的褐色角化性瘙痒性丘疹

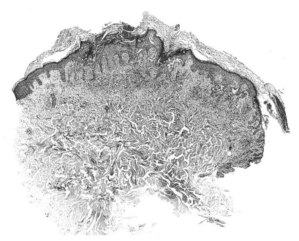

图ⅣC1.d. *暂时性棘层松解性皮病（Grover病），低倍镜*。在扫视放大倍率下可见多发性、灶状表皮内分离。真皮浅层有轻微的炎症细胞浸润。在这些表皮内分离区可以看到多种组织学变化，包括最常见的、如本例所示的类似于Darier病的模式，以及类似于Hailey-Hailey病、寻常型天疱疮、落叶型天疱疮和海绵水肿性皮炎的模式

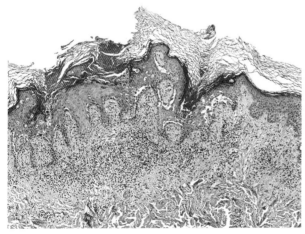

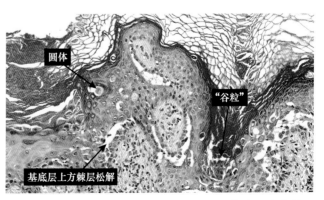

图ⅣC1.e. *暂时性棘层松解性皮病（Grover病），中倍镜*。角化过度，真皮层有炎症细胞浸润

图ⅣC1.f. *Grover病，毛囊角化病的组织学模式，中倍镜*。基底层上方棘层松解，伴有角化不全，以及浅层表皮内圆体样结构

IV C2　棘层松解，淋巴细胞浸润为主

真皮中可见以淋巴细胞为主的炎症细胞浸润。多形红斑与与之相关的皮损中可见单个细胞坏死（凋亡），并可出现融合。单纯疱疹，水痘-带状疱疹为典型疾病[25]。

单纯疱疹

两种具有不同免疫学特征的病毒可导致单纯疱疹：单纯疱疹病毒1型（口面型）和单纯疱疹病毒2型（生殖器型），通常被称为HSV-1和HSV-2。HSV-1的原发感染通常表现为发生于儿童期的亚临床感染。约10%的患者可发生急性龈口炎，通常见于儿童期，只有极少数发生在成年早期。HSV-2一般通过性接触传播，偶见婴儿发生宫内感染或经产道直接感染。口腔、皮肤或生殖器的反复感染可以由潜在感染的重新激活或者是新的感染引起。原发性和复发性单纯疱疹在其最早期阶段均表现为发生在炎症基础上的一群或多群水疱。如果水疱位于黏膜表面，会迅速发生糜烂，如果位于皮肤上，则可能在结痂前演变为脓疱。

组织病理　皮肤单纯疱疹可引起严重的角质形成细胞变性，导致棘层松解。表皮细胞发生变性有两种形式：气球样变性和网状变性，这两者都是典

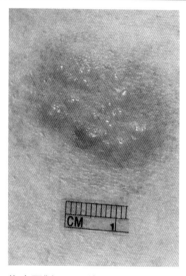

临床图 IV C2.a. 单纯疱疹。 女性患者，28岁，大腿部反复出现发生于水肿性红斑基础上的簇集水疱，伴有灼热感和瘙痒

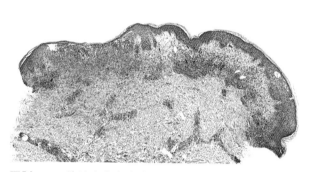

图 IV C2.a. 单纯疱疹病毒感染，低倍镜。表皮弥漫性海绵水肿和表皮内水疱形成。真皮有混合性炎症细胞浸润

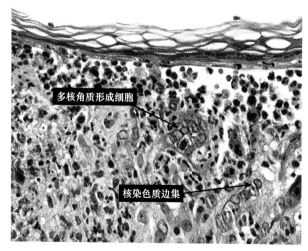

多核角质形成细胞

核染色质边集

图 IV C2.b. 单纯疱疹病毒感染，高倍镜。多个表皮角质形成细胞的胞核表现出典型的疱疹病毒感染所导致的形态学改变，包括染色质边集和磨玻璃样外观，同时可见数个多核角质形成细胞

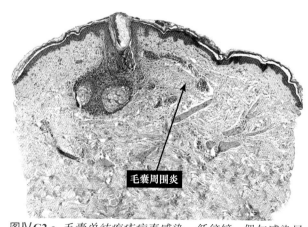

毛囊周围炎

图 IV C2.c. 毛囊单纯疱疹病毒感染，低倍镜。偶尔感染局限于某一皮肤附属器，如本图所示的毛囊

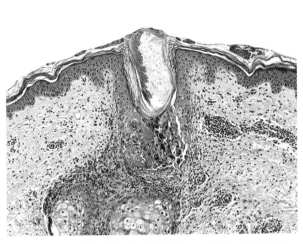

图Ⅳ C2.d. *毛囊单纯疱疹病毒感染，中倍镜*。毛囊周围，可见血管周围和间质内淋巴细胞浸润

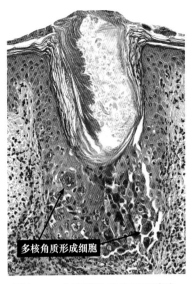

多核角质形成细胞

图Ⅳ C2.e. *毛囊单纯疱疹病毒感染，高倍镜*。可见特征性的病毒性细胞病变样改变

型的病毒性水疱的组织学表现。最早的变化表现为角质形成细胞的胞核肿胀。HE染色，此类细胞核呈蓝灰色和均质化改变，然后出现气球样变性（表皮细胞肿胀）。在气球样变性细胞增大、呈圆形的细胞核中央，常可观察到嗜酸性包涵体。在网状变性过程中，表皮细胞因细胞内水肿而膨胀、破裂，通过相互融合，形成多房性水疱，残存的细胞膜构成了水疱的间隔结构。陈旧性水疱的细胞膜消失，水

疱演变成单房性水疱。网状变性并非病毒性水疱的特异性表现，也可见于皮炎类疾病的水疱当中。病毒性水疱下方真皮上部可见不同程度的炎症细胞浸润。某些单纯疱疹病例，可出现血管损伤，表现为血管壁坏死、微血栓形成和出血。此外，在内皮细胞和成纤维细胞内可见嗜酸性包涵体。

水痘-带状疱疹病毒感染

　　参见临床图Ⅳ C2.b.、图Ⅳ C2.f和图Ⅳ C2.g。

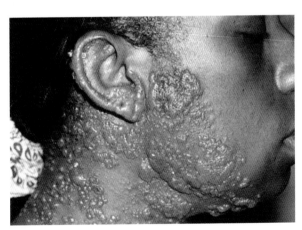

临床图Ⅳ C2.b. *带状疱疹*。HIV阳性中年女性患者，出现沿皮节分布的、大长带有脐凹的水疱

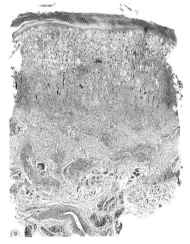

图Ⅳ C2.f. *水痘-带状疱疹病毒感染，低倍镜*。表皮可见弥漫性海绵水肿和坏死。真皮浅层和深层有中等程度的炎症细胞浸润，可延伸至皮下脂肪。尽管从组织学上通常无法区分单纯疱疹和水痘-带状疱疹，但通常水痘-带状疱疹的炎症浸润更为致密，且延伸至真皮更深的位置。免疫组织化学染色可特异性区分上述两种疾病

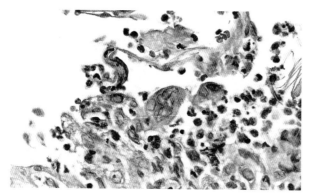

图IVC2.g. 水痘-带状疱疹病毒感染，高倍镜。与单纯疱疹病毒感染相似，角质形成细胞可出现多核，细胞核可出现染色质边集和磨玻璃样改变

中毒性表皮坏死松解症，多形红斑伴有表皮内水疱（另见ⅢH1章节）

中毒性表皮坏死松解症（TEN，Lyell综合征）、多形红斑的大疱性病变及多形红斑靶形损害的中心部位可出现大量坏死的角质形成细胞，同时，TEN还可出现全层表皮坏死，表皮下分离形成大疱，或导致广泛的表皮坏死脱落。TEN中的真皮炎性浸润比多形红斑更为稀疏。水疱内常可见到外渗的红细胞，晚期皮损真皮乳头层可见噬黑素细胞。

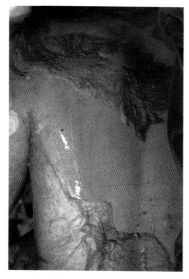

临床图IVC2.c. 中毒性表皮坏死松解症。患者最初表现为广泛分布的疼痛性红斑，很快发展为成片的皮肤剥脱和糜烂。本病是一种严重的皮肤疾患，死亡率为25%～50%，需要按烧伤给予重症监护治疗

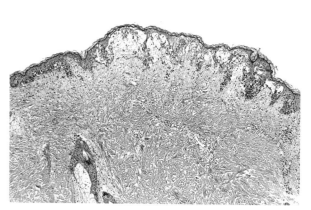

图IVC2.h. 多形红斑/中毒性表皮坏死松解症，低倍镜。可见一处明显的表皮海绵水肿和坏死病灶。真皮层有稀疏淋巴细胞浸润

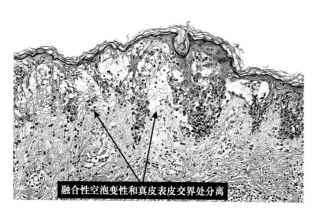

融合性空泡变性和真皮表皮交界处分离

图IVC2.i. 多形红斑/中毒性表皮坏死松解症，中倍镜。角质层保持完好的网篮状结构，提示病变为急性过程。表皮多个区域出现棘层内分离和水疱形成

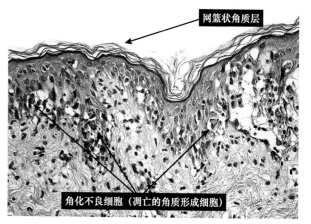

网篮状角质层

角化不良细胞（凋亡的角质形成细胞）

图IVC2.j. 多形红斑/中毒性表皮坏死松解症，中倍镜。在损害的边缘可见到少量淋巴细胞呈"贴标签样"（tagging）排列于真皮表皮交界处，伴有空泡化改变，是本病的最早期改变

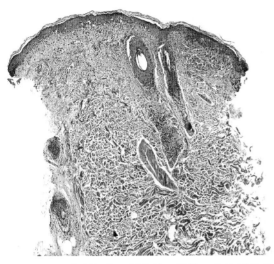

图ⅣC2.j1. *多形红斑，低倍镜*。另外一个较好的多形红斑的范例，尽管未见到特别明显的水疱形成

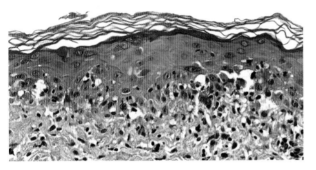

图ⅣC2.j3. *多形红斑，高倍镜*。可见细胞空泡化改变和许多凋亡的角质形成细胞。在中毒性表皮坏死松解症中，空泡化改变可出现融合，导致表皮剥脱

副肿瘤性天疱疮

临床特征　本病与潜在的肿瘤性疾病相关[26]，最常见的是淋巴瘤、慢性淋巴细胞白血病、Castleman病、胸腺瘤、梭形细胞肉瘤和Waldenström巨球蛋白血症。患者血清可识别多种斑蛋白（plakin）家族的抗原，包括桥粒斑蛋白，大疱性类天疱疮抗原1（BPAG1），包斑蛋白和周斑蛋白，1型和3型桥粒芯糖蛋白[27]。副肿瘤性天疱疮（PNP）皮损表现多样，最为一致的临床特征是出现类似Stevens-Johnson综合征的难治性口腔炎。继发于肺上皮损伤的小气道阻塞可能是致命性的。自身抗体沉积在肾脏、膀胱、肌肉，导致副肿瘤性多器官综合征[28]。至少有六种不同的临床变异型被认可，即大疱性类天疱疮样、瘢痕性类天疱疮样、天疱疮样、多形红斑样、移植物抗宿主病样和扁平苔藓样。

组织病理　本病的组织学特点因临床皮损表

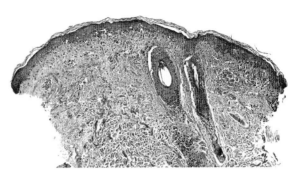

图ⅣC2.j2. *多形性红斑，中倍镜*

现的不同而有所不同。本病组织学表现的特别之处在于融合了多形红斑样、扁平苔藓样、寻常型天疱疮样和类天疱疮样多种组织学特点，其主要表现为基底层上棘层松解，与寻常型天疱疮相类似。此外，基底细胞凋亡，伴有空泡化界面皮炎（多形红斑样），伴或不伴苔藓样炎症（扁平苔藓样）。PNP也可能仅表现出苔藓样界面皮炎而没有棘层松解。在类天疱疮样病变中则表现为表皮下水疱。直接免疫荧光显示，除了角质形成细胞表面有IgG自身抗体之外，细胞间隙和真皮表皮交界处可出现C3沉积。不同于其他类型天疱疮，PNP患者的血清也常可以染色其他含桥粒的组织，如膀胱、心脏、肝，而其他类型天疱疮仅染色复层鳞状上皮底物[29]。

鉴别诊断

多形红斑（伴有空泡化和细胞凋亡等改变）
Stevens-Johnson 综合征
中毒性表皮坏死松解症（TEN，Lyell综合征）
单纯疱疹，水痘-带状疱疹
种痘样水疱病（表皮坏死）
牛痘
手足口病（柯萨奇病毒）
羊痘
副肿瘤性天疱疮

ⅣC2a　棘层松解，伴有嗜酸性粒细胞

嗜酸性粒细胞的数量不尽相同，在色素失禁症和增殖型天疱疮中较多，而在特应性皮炎中则比较少。增殖型天疱疮为典型疾病[2, 30]。

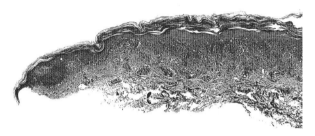

图ⅣC2.k. *副肿瘤性天疱疮*。本例以苔藓样模式为主

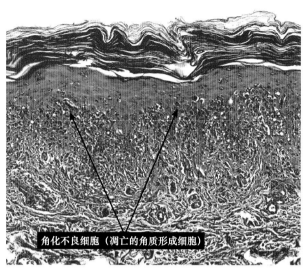

角化不良细胞（凋亡的角质形成细胞）

图ⅣC2.l. *副肿瘤性天疱疮*。致密的苔藓样混合炎症细胞浸润，伴有基底层上凋亡细胞

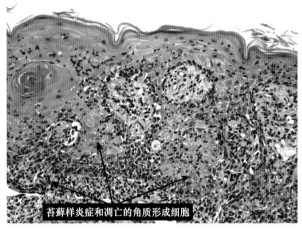

苔藓样炎症和凋亡的角质形成细胞

图ⅣC2.m. *副肿瘤性天疱疮*。另一名患者的病理图片，同时可见苔藓样炎症浸润，伴有表皮内空泡化改变和凋亡细胞，提示可能为多形红斑及其相关疾病或其他苔藓样疾病

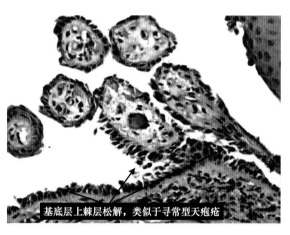

基底层上棘层松解，类似于寻常型天疱疮

图ⅣC2.n. *副肿瘤性天疱疮*。在病变的其他区域，可见基底层上棘层松解，类似于寻常型天疱疮

增殖型天疱疮

临床特征 本病是寻常型天疱疮的一种罕见变异型，曾经被分为Neumann型和Hallopeau型。Neumann型，其发病和转归类似于寻常型天疱疮，但在许多表皮剥脱区，愈合时出现疣状增生，早期可含有小脓疱。Hallopeau型是相对良性的类型，以脓疱为主要皮损，而不是大疱。上述两种类型的疾病随着病情的发展疣状增生物逐渐外扩，特别是在间擦区。

组织病理 Neumann型，早期皮损由大疱和剥脱糜烂创面组成，与寻常型天疱疮具有相同的组织学表现（参见ⅣD.3章节）。然而，随着皮损的发展，逐渐出现微绒毛及疣状表皮增生。在表皮和真皮中出现许多嗜酸性粒细胞，形成嗜酸性海绵水肿及脓疱。晚期皮损中可能见不到棘层松解。Hallopeau型，早期损害由发生于正常皮肤的脓疱组成，伴有棘层松解和小裂隙形成，多发生于基底层上。小裂隙中充满嗜酸性粒细胞和变性的棘层松解细胞。早期皮损较Neumann型含有更多的嗜酸性脓肿，之后出现的疣状损害在组织学上与Neumann型一致。DIF检测表明鳞状细胞间有IgG沉积[29]。

鉴别诊断

增殖型天疱疮

寻常型天疱疮

色素失禁症

药物诱发性天疱疮（drug-induced pemphigus）

副肿瘤性天疱疮

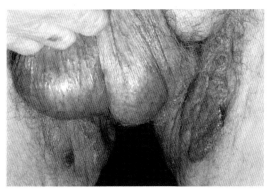

临床图ⅣC2a.a. *增殖型天疱疮*。Hallopeau型，80岁男性患者，腹股沟、臀沟和头皮出现疣状斑块20余年，通过使用氨苯砜得到控制

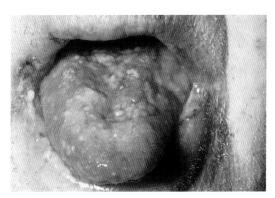

临床图ⅣC2a.b. *增殖型天疱疮*。口腔黏膜，包括唇舌部位出现疼痛性、伴有糜烂和结痂的斑块

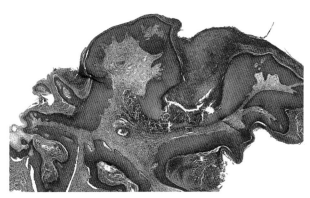

图ⅣC2a.a. *增殖型天疱疮，低倍镜*。表皮不规则棘层肥厚，真皮浅中层有炎症细胞浸润。大多数增殖型天疱疮需要深层切片和仔细观察才能发现明确的棘层松解区域

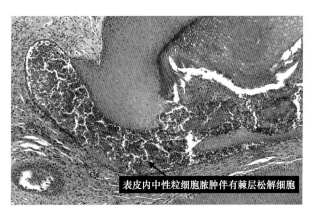

表皮内中性粒细胞脓肿伴有棘层松解细胞

图ⅣC2a.b. *增殖型天疱疮，中倍镜*。在此放大倍率下，可见到特征性的表皮内脓肿。本图片中的脓肿由中性粒细胞和嗜酸性粒细胞组成，伴有棘层松解区域

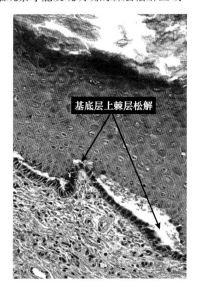

基底层上棘层松解

图ⅣC2a.c. *增殖型天疱疮，高倍镜*。可见到基底上方棘层松解病灶，类似于寻常型天疱疮中所见

ⅣC3 棘层内分离，中性粒细胞或混合细胞浸润

真皮中炎症细胞包括淋巴细胞和浆细胞，有或无嗜酸性粒细胞、中性粒细胞、肥大细胞及组织细胞。IgA天疱疮为典型疾病[31]。

IgA天疱疮

临床特征　本病表现为瘙痒性水疱脓疱性皮损，以鳞状细胞间IgA沉积和表皮内中性粒细胞为特征。本病好发于、但并非仅限于中老年人。临

床表现类似于落叶型天疱疮或者角层下脓疱性皮病。在红斑基础上出现松弛的小疱、脓疱或大疱，皮损可呈环状。可伴有轻度白细胞增多、嗜酸性粒细胞增多和IgA-kappa副蛋白血症。本病主要分为两种类型：角层下脓疱性皮病样型和表皮内脓疱疹型。前者表皮浅层细胞间直接免疫荧光IgA呈阳性，而后者则波及表皮全层[32]。

组织病理　两种组织学模式分别对应两种临床表现。第一种，表现为伴有轻度棘层松解的角层下嗜中性脓性水疱或脓疱。第二种，表现为包含少量到中等量中性粒细胞的表皮内脓性水疱或脓疱。也曾有人报道过一例没有中性粒细胞浸润

的病例。

免疫荧光检测　直接免疫荧光检测通常会发现一部分角层下脓疱性皮病样型中IgA沉积于表皮全层鳞状细胞间，且浅层表皮密度增高。补体和其他类型的免疫球蛋白往往不存在。抗体并非直接针对寻常型天疱疮或落叶型天疱疮抗原，而是与桥粒中的蛋白（桥粒胶蛋白）相结合。

鉴别诊断
棘层松解型光线性角化病
棘层松解型鳞状细胞癌
种痘样水疱病（表皮坏死）
IgA天疱疮

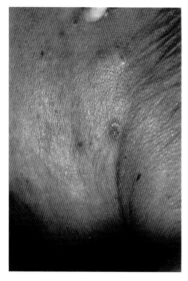

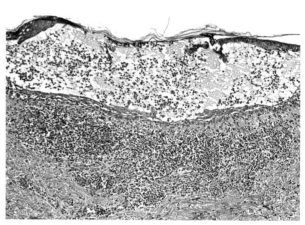

临床图ⅣC3. *IgA天疱疮*。一名越南男性患者，反复出现脓疱、结痂性皮损数年

图ⅣC3.a. *IgA天疱疮，低倍镜*。角层下和表皮内水疱，内含液体及大量的中性粒细胞，并可见到一些明显的小簇状棘层松解细胞

ⅣD 基底层上角质形成细胞分离

基底层和棘层角质形成细胞出现分离。
1.基底层上水疱，伴有少量炎症细胞
2.基底层上分离，伴有淋巴细胞和浆细胞
3.基底层上水疱，伴有淋巴细胞和嗜酸性粒细胞

ⅣD1 基底层上水疱，伴有少量炎症细胞

基底层上分离可伴有轻微炎症，也常常伴有角化不良或非典型角质形成细胞。Darier病（毛囊角化病）和疣状角化不良瘤（孤立性毛囊角化病）为典型疾病[33]。

毛囊角化病（Darier病）

临床特征　本病通常以常染色体显性方式遗传。皮损分布比较广泛（存在程度上的差别），表现为持续存在的、过度角化或结痂的丘疹或疣状皮损，常可见到以毛囊为中心的分布模式，病情缓慢进展。已证实本病患者内质网Ca^{2+}转运ATP酶基因（ATP2A2）存在缺陷，提示细胞内Ca^{2+}在细胞间黏附和表皮分化中发挥着重要作用[34]。皮损好发于皮脂溢出部位，口腔黏膜偶尔也会出现皮损，指甲可受累。本病特殊的临床类型包括肥厚型、水疱大疱型、线样型或带状疱疹样型。肥厚型可见泛发的显著增厚的过度角化皮损，特别是在间擦部位。水疱大疱型除了丘疹，还可见到水疱和小的大疱。

线样型或带状疱疹样型常局限或泛发于身体的一侧，偶可出生时即有，或者于幼年、儿童期或成年后发病。此型皮损的本质可能是线状表皮痣伴有棘层松解性角化不良，而非Darier病，因此曾有人建议将此类型皮损命名为棘层松解性角化不良性表皮痣。

　　组织病理　Darier病的特征性组织学改变包括：①特殊形式的角化不良，形成圆体和谷粒；②基底层上棘层松解，导致基底层上裂隙和腔隙（Lacunae）形成；③真皮乳头不规则向上增生进入腔隙，表面衬有单层基底细胞，被称为"绒毛"。也可有乳头状瘤样增生、棘层肥厚和角化过度，真皮可见慢性炎症细胞浸润。在一些病例中，还可以见到表皮细胞向下增生进入真皮。

　　圆体见于Malpighii层的上部，尤其是颗粒层和角质层。谷粒则见于角质层或作为棘层松解细胞见于表皮内腔隙。圆体中央为均质化的嗜碱性固缩核，周围绕以透明晕，晕周围可见由嗜碱性角化不良物质构成的壳状结构。谷粒类似角化不全细胞，但细胞体积要更大一些，核狭长常呈谷粒状，周围绕以均质化的嗜碱性或嗜酸性角化不良物质；腔隙样结构为小的裂隙样表皮内水疱，常紧邻发生于基底层上方，其内含有部分角化的棘层松解细胞。Grover病的某些皮损的组织学表现不易与Darier病区分，但皮损一般较小。如果同一个患者身上有多处皮损可供病理检查，常呈现出多种不同的组织学表现。

临床图IV D1.a. *Darier病*。54岁的女性患者，患有此种持续终身的常染色体显性遗传病，表现为颈部和躯干部略显污秽的棕色丘疹

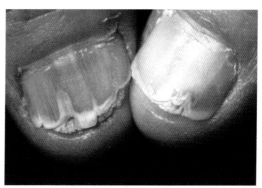

临床图IV D1.b. *Darier病*。指甲可见V形裂口、线状条纹、甲剥离和甲下角化反应等特征性变化

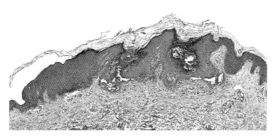

图IV D1.a. *Darier病，低倍镜*。表皮可见轻度的疣状棘层肥厚，表皮下部可见数个棘层松解病灶

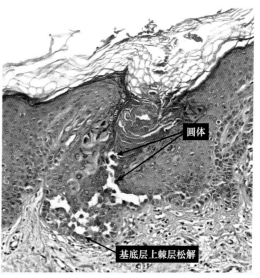

图IV D1.b. *Darier病，中倍镜*。基底层上方棘层松解，表皮上部可见数个圆体并伴有灶状角化不全

疣状角化不良瘤

临床特征　疣状角化不良瘤常为孤立性皮损，最常发生于头皮、面部及颈部[35]。常表现为轻度隆起的丘疹或结节，中心为角化性的脐状凹陷，当达到一定大小后即保持不变，长期持续存在。

组织病理　皮损中央可见大的杯状凹陷，通过孔道与皮肤表面相连，其内充满角质物。凹陷上部含有大量棘层松解性角化不良细胞。凹陷下部含有大量的"绒毛"，即明显延长的真皮乳头，通常只被覆单层基底细胞，从杯状凹陷的底部向上突出。典型的圆体通常可见于内衬于凹陷孔道入口处增厚的颗粒层中。

鉴别诊断

暂时性棘层松解性皮病（Grover病）
家族性良性天疱疮（Hailey-Hailey病）
Darier病（毛囊角化病）

棘层松解型光线性角化病
棘层松解型鳞状细胞癌

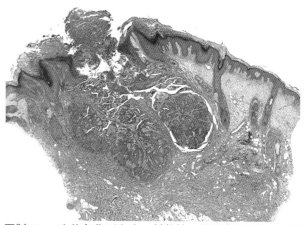

图ⅣD1.c. *疣状角化不良瘤，低倍镜*。该活检组织的中心可见一孤立的疣状表皮增生病灶，伴有一内陷结构，真皮有稀疏的炎症细胞浸润

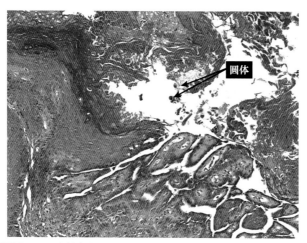
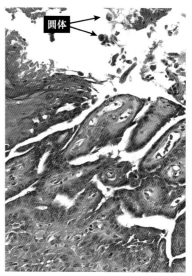

图ⅣD1.d和图ⅣD1.e. *疣状角化不良瘤，高倍镜*。可见多个由上皮细胞构成的细长的指状突起，伴有基底层上棘层松解，亦可见到角化不良细胞和圆体，病理表现与Darier病相同，然而，疣状角化不良瘤在临床和病理上均表现为孤立性损害，此特点使上述两种疾病的鉴别变得较为容易

ⅣD2　基底层上分离，伴有淋巴细胞和浆细胞

基底层上分离伴有角质形成细胞异型性，棘层松解型光线性角化病可见到此类组织学表现，伴有真皮淋巴细胞、浆细胞浸润[36]。

棘层松解型光线性角化病

光线性角化病可根据组织学表现分为五种类型：肥厚型、萎缩型、Bowen病样型、棘层松解型、色素型（另见ⅡA1章节）。所有类型，均可见到基底角质形成细胞随机出现的非典型性，角化过度伴有局限性角化不全。位于Malpighii层的角质形成细胞失去极性，因此无序排列，有些细胞排列拥挤，具有多形性，并且出现核大、不规则、染色质深染等细胞核非典型表现，部分细胞为角化不良或凋亡细胞。棘层松解型光线性角化病可出现细胞黏附障碍，形似腺样结构。棘层松解通常发生在基底层上方，但也可累及表皮全层。

鉴别诊断

棘层松解型光线性角化病
棘层松解型鳞状细胞癌

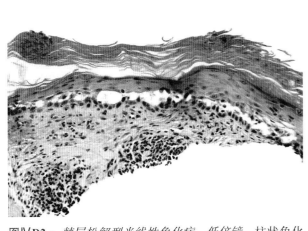

图Ⅳ D2.a. *棘层松解型光线性角化病，低倍镜*。柱状角化不全和角化过度交替出现，表皮下部出现分离区域。真皮浅层有中等量的炎症细胞浸润

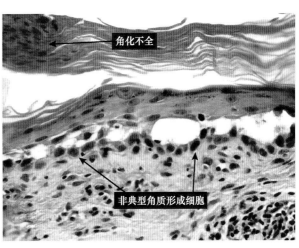

图Ⅳ D2.b. *棘层松解型光线性角化病，高倍镜*。在此型光线性角化病中，可见基底层上方棘层松解，类似于寻常型天疱疮的模式。浸润细胞由淋巴细胞和浆细胞组成。上述浸润特征（寻常型天疱疮以嗜酸性粒细胞为主）和角质形成细胞非典型性有助于区别这两种疾病

Ⅳ D3　基底层上水疱，伴有淋巴细胞和嗜酸性粒细胞

基底层上分离，伴有表皮内嗜酸性粒细胞（嗜酸性海绵水肿）和真皮内嗜酸性粒细胞浸润。此类疾病的出现源于在特定的HLA背景下，IgG₄与桥粒芯蛋白3（一种细胞表面黏附分子）之间发生的免疫反应。自身反应性T细胞应答也可能在发病中发挥着重要的作用。以寻常型天疱疮为典型疾病[1, 2, 37]。

寻常型天疱疮

临床特征　本病主要发生于老年人，表现为大的松弛性水疱。大疱极易破裂形成表皮脱失性损害，面积因其周边进行性的表皮分离而趋于扩大（尼氏征阳性），在许多病例中导致广泛的皮肤受累。皮损特征性地累及口腔黏膜、头皮、面中部、胸骨区及腹股沟。口腔皮损几乎总会出现，通常是本病的首发症状。在糖皮质激素应用于临床之前，因体液流失和重叠感染，本病的死亡率很高。

组织病理　最早出现的组织学改变可以是嗜酸性海绵水肿，或更为常见的是表皮下部海绵水肿。棘层松解首先导致裂隙形成，之后形成大疱，主要位于基底层上方，尽管表皮内分离也可以偶尔发生于棘层偏上的位置。即使基底层细胞由于失去细胞黏附功能而彼此分离，但仍旧稳固的依附于真皮层，像一排墓碑样排列在水疱的基底部。水疱顶部由依然保持完整的鳞状上皮构成。大疱腔内含有棘层松解细胞，此类细胞呈圆形，细胞质浓缩，核增大，

染色质呈栅栏状分布于周围，核仁增大。这些棘层松解细胞可以单个或成簇分布。利用Tzanck法，在早期、新近破溃的大疱内顶部和基底部采集的涂片中，从细胞学上可以辨认出此类细胞。棘层松解可累及附属器结构。水疱形成早期，很少有炎症反应，如果有，则通常表现为血管周围稀疏的淋巴细胞浸润伴有真皮水肿。然而，如果出现明显的嗜酸性海绵水肿，则有大量的嗜酸性粒细胞浸润至真皮，随着皮损的发展，可出现包括中性粒细胞、淋巴细胞、巨噬细胞和嗜酸性粒细胞的混合性炎症反应。由于水疱壁的不稳定性，皮损可发生糜烂和溃疡。由于角质形成细胞的移行和增生，陈旧性的水疱基底部可出现数层角质形成细胞，且可见相当数量的表皮细胞条索向下生长，形成所谓的绒毛。

免疫荧光检测　直接免疫荧光检测是一种非常可靠和敏感的诊断寻常型天疱疮的检测方法，80% ～ 95%的病例可检测到鳞状细胞之间的间质中有IgG的表达，包括早期病例和皮损很少的病例，在活动性病例中检出率可以高达100%，通常在疾病消退多年后，仍然呈阳性。间接免疫荧光检测的特异性不如直接检测。寻常型天疱疮的疾病活动性与抗体滴度相关。患者循环系统中的IgG抗体与桥粒芯糖蛋白、桥粒蛋白发生反应，导致纤溶酶原激活物的释放和纤溶酶的激活，这种蛋白水解酶作用于细胞间质，可能是细胞间内聚力丧失的最主要的机制。在寻常型天疱疮的黏膜变异型中，自身抗体仅与桥粒芯糖蛋白3发生反应，而黏膜-皮

肤亚型的患者所产生的抗体可同时针对桥粒芯糖蛋白3和桥粒芯糖蛋白1。高灵敏性和特异性的ELISA检测法已经被开发应用于特异性抗体的检测[38]。

鉴别诊断

寻常型天疱疮

增殖型天疱疮

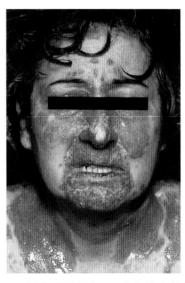

临床图Ⅳ D3.a. *寻常型天疱疮*。52岁女性患者出现口腔糜烂和易破溃的松弛大疱，渐进扩展的糜烂面及皮肤剥脱

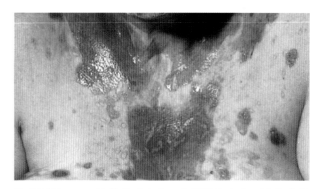

临床图Ⅳ D3.b. *寻常型天疱疮*。皮损累及全身，需收入烧伤病房治疗。豚鼠食管间接免疫荧光检测结果为1∶5120，猴食管间接免疫荧光检测结果为1∶2560

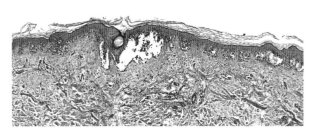

图Ⅳ D3.a. *寻常型天疱疮，低倍镜*。在扫视放大倍率下，可见表皮内水疱形成，伴有血管周围炎症细胞浸润

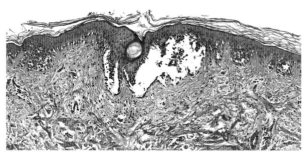

图Ⅳ D3.b. *寻常型天疱疮，中倍镜*。可见棘细胞间分离，主要发生于基底层上方区域。角质层完整，呈网篮状

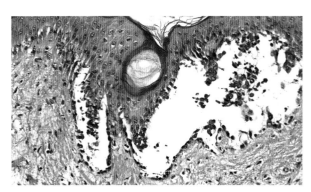

图Ⅳ D3.c. *寻常型天疱疮，中倍镜*。单层排列的基底层细胞仍然附着在水疱的底部，水疱顶部是相对完整的表皮浅层。真皮有淋巴细胞和嗜酸性粒细胞（本病例中数量较少）浸润，也可以见到嗜酸性海绵水肿

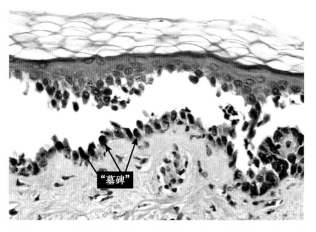

"墓碑"

图Ⅳ D3.d. *寻常型天疱疮，高倍镜*。另一病例显示在水疱的基底部，由基底细胞形成特征性的"墓碑"样单层细胞结构

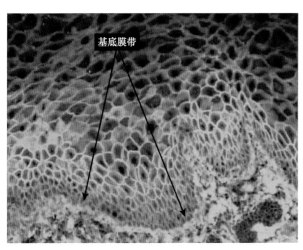

图 Ⅳ D3.e. *寻常型天疱疮，直接免疫荧光，中倍镜*。可见细胞表面（细胞间）IgG 沉积。寻常型天疱疮中也常出现 C3 沉积

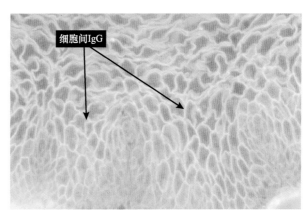

图 Ⅳ D3.f. *寻常型天疱疮，间接免疫荧光，高倍镜*。用猴食管作为底物，在细胞表面（细胞间）有明显的 IgG 沉积

ⅣE 表皮下水疱性皮炎

表皮下水疱是指表皮与真皮分离。水疱的顶部由完好的或部分坏死的上皮组织组成。

1. 表皮下水疱，少量或无炎症细胞浸润
2. 表皮下水疱，淋巴细胞浸润为主
3. 表皮下水疱，嗜酸性粒细胞浸润显著
4. 表皮下水疱，中性粒细胞浸润显著
5. 表皮下水疱，肥大细胞浸润显著

ⅣE1 表皮下水疱，少量或无炎症细胞浸润

此类疾病的绝大多数，真皮的炎症细胞浸润很少（仅见少量淋巴细胞、嗜酸性粒细胞、中性粒细胞）。迟发性皮肤卟啉病和其他卟啉病为典型疾病[39]。

迟发性皮肤卟啉病和其他卟啉病

临床特征 迟发性皮肤卟啉病是一种显性遗传性疾病，可分为三种形式，即散发型卟啉病、家族型卟啉病和肝性红细胞生成性卟啉病。散发型卟啉病患者肝脏尿卟啉原脱羧酶的活性降低，几乎所有患者都是成人，患者的其他家庭成员中未发现患迟发生皮肤卟啉病的临床证据。在大多数情况下，除遗传性酶缺陷外，还需具备导致患者肝功能损伤的后天性因素，如乙醇或雌激素，

丙型肝炎病毒阳性和血色素沉积症基因突变也是危险因素[40]。家族型卟啉病除肝脏酶活性降低之外，肝外的尿卟啉原脱羧酶活性降低至正常值的 50% 左右，且其家族（常常但并非总是）具有明显的迟发性皮肤卟啉病家族病史。至于极罕见的肝性红细胞生成性卟啉病，皮损出现于童年时期，所有器官中的尿卟啉原脱羧酶活性降至低于正常值的 10%。对其家族的研究表明，此类患者为致病基因的纯合子。

临床上，散发型卟啉病是迄今为止最为常见的卟啉病，表现为由日晒和轻微外伤引起的水疱，多见于手背，有时也发生于面部，可导致瘢痕和粟丘疹形成，面部和手背皮肤常增厚并硬化，面部多毛症也很常见。家族型卟啉病及肝性红细胞生成性卟啉病的临床表现与前者类似，但其改变更加明显。伴有铁质沉着的肝硬化常出现于散发型卟啉病中。

红细胞生成性卟啉病比较罕见，通常发生于婴儿期或儿童期，患者光暴露部位皮肤反复出现水疱和大疱，并逐渐导致损毁性溃疡和瘢痕形成。红细胞生成性原卟啉病，患者通常对光的反应表现为红斑和水肿，随后出现皮肤增厚和表浅瘢痕。在极少数情况下可出现水疱，类似于种痘样水疱病。原卟啉形成于骨髓中的网织红细胞，随后由循环红细胞携带并存在于血浆中。在混合性卟啉病中，一个家族不同的成员可能会出现与迟发性皮肤卟啉病相同的皮肤表现，或者表现为系统受累，类似于急性间歇性卟啉病，或者兼具上述两

种症状，或暂未表现出症状（潜伏状态）。

组织病理　可伴有皮肤损害的六种类型的卟啉病，皮损的组织学改变都是相同的，组织学上的差别取决于卟啉病的严重程度，而不是卟啉病的类型。通常可见均质的嗜酸性物质，有时也可见大疱。此外，在陈旧性的皮损中存在胶原硬化。在轻症病例中，均质化、苍白的嗜酸性沉积物仅局限存在于真皮乳头层血管附近，这些沉积物呈PAS阳性并且耐淀粉酶。在严重的受累区域，最常见于红细胞生成性原卟啉病，覆盖在真皮乳头层血管周围的均质物质范围较宽，与相邻的毛细血管周围的均质物质相融合。另外，均质物质可能会出现在深层血管周围，偶尔见于小汗腺周围。此外，PAS阳性的基底膜带可以增厚。在硬化区域，特别是在迟发性皮肤卟啉病中，胶原束增粗。

大疱性皮损最常见于迟发性皮肤卟啉病中，发生于表皮下。一些水疱由皮肤松解所致，出现于PAS染色阳性基底膜带下方；另外一些水疱则形成于透明层，位于PAS染色阳性基底膜带上方。迟发性皮肤卟啉病的大疱有非常明显的特征，真皮乳头通常不规则地从大疱底部伸入大疱腔中，这种现象被称为"花彩状"（festooning）外观，是真皮乳头层内毛细血管壁内及其周围出现嗜酸性物质，使真皮上部变得僵硬所致。构成水疱顶部的表皮中通常含有细长的、有时可见分段结构的嗜酸性小体（毛虫小体，caterpillar body），呈PAS染色阳性且耐淀粉酶。真皮中仅有少量炎症细胞。

鉴别诊断

迟发性皮肤卟啉病及其他卟啉病
药物诱发的假性卟啉病
大疱性类天疱疮，少细胞型
大疱性表皮松解症，多种类型
获得性大疱性表皮松解症（典型）
移植物抗宿主病，急性

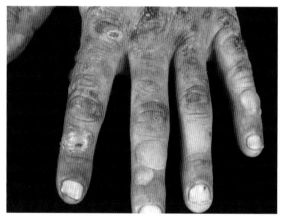

临床图ⅣE1. *迟发性皮肤卟啉病。*一名33岁男性，手背上可见完整的水疱、大疱及结痂的糜烂面，无粟丘疹。其过量饮酒和丙型肝炎阳性的病史是散发型卟啉病的典型特征

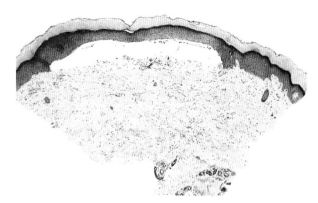

图ⅣE1.a. *迟发性皮肤卟啉病，低倍镜。*此肢端皮肤活检显示表皮下水疱，真皮内仅有少量或无炎症细胞浸润

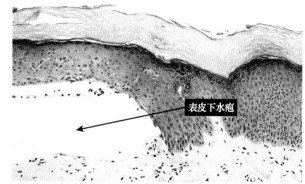

图ⅣE1.b. *迟发性皮肤卟啉病，中倍镜。*水疱的边缘可见水疱顶部由全层表皮构成，水疱底部则由其下方的真皮组成。在水疱的周围几乎未见炎症细胞

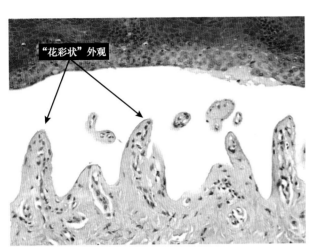

图ⅣE1.c. 迟发性皮肤卟啉病，中倍镜。在水疱的底部，真皮乳头倾向于保持其原有的结构，形成所谓的"花彩状"外观。PAS染色可显示真皮乳头层内血管基底膜增厚

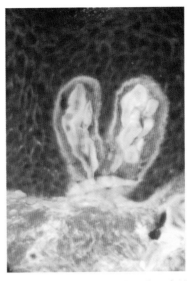

图ⅣE1.d. 迟发性皮肤卟啉病，直接免疫荧光，高倍镜。真皮乳头层血管IgG染色阳性

急性放射性皮炎

糖尿病相关的大疱性皮炎

尿毒症相关的大疱性皮炎

电烧伤（极化表皮）

热烧伤（表皮坏死）

负压吸引所致水疱

创伤弧菌败血症（坏死性大疱）

ⅣE2 表皮下水疱，淋巴细胞浸润为主

表皮与真皮分离，主要是由基底细胞液化变性所致。而多形性日光疹和大疱性皮肤癣菌病的表皮与真皮分离，其原因在于大范围真皮乳头水肿。真皮炎症浸润以淋巴细胞为主。以大疱性扁平苔藓为例[41]。

大疱性扁平苔藓（另见ⅢF1章节）

在扁平苔藓中，致密的真皮浸润使真皮表皮交界处变模糊，伴有基底细胞空泡变性和坏死，坏死的角质形成细胞也称为凋亡、胶样、透明、细胞样或Civatte小体，在大多数情况下出现于表皮的下部，尤其是真皮乳头层当中。由于真皮表皮交界处的断裂，表皮和真皮之间偶尔会出现小面积的人工分离，被称为Max-Josef间隙。在一些情况下，这种分离发生于体组织，造成表皮下水疱形成（水疱或大疱性扁平苔藓），此类水疱的形成是基底细胞受到广泛损伤的结果。在大疱性扁平苔藓中，水疱只限于扁平苔藓的区域，而类天疱疮样扁平苔藓中，水疱可出现于扁平苔藓病变区域之外[42]。

多形性日光疹

临床特征　这是一种常见的、暂时性、间歇性的、由日光诱发的皮肤病，表现为光暴露皮肤上出现红色、瘙痒性丘疹、斑块或水疱，不形成瘢痕，春季和夏季最严重，最常见于年轻女性[43]。主要发生在阳光假期中和夏季，症状常持续或反复发作，有时症状会逐渐减轻，由春季持续至秋季。通常皮损在阳光照射后15分钟至数小时内出现，持续约数小时、数天甚或数周。

组织病理　本病组织学表现多样，但通常可见程度不等的表皮海绵水肿，真皮血管周围的以单核细胞为主的浸润与真皮乳头水肿，在陈旧性病变中，上述组织学变化可能扩展到真皮深层，偶尔可能会严重到产生明显的表皮下水疱。这一现象并不是多形性日光疹所特有的，偶尔也可见于急性狼疮和一些盘状红斑狼疮损害或皮肌炎。浸润的细胞通常是T淋巴细胞，偶尔也会出现嗜酸性粒细胞和中性粒细胞。根据Pincas等的研究，可出现血管周围淋巴细胞浸润与真皮乳头水肿病变的鉴别诊断包括多形性日光疹、红斑狼疮、皮肌炎、皮肤癣菌病、"真皮"接触性皮炎和节肢动物叮咬反应，偶尔也包含硬化性苔藓和冻疮。病理学上诊断狼疮而非多形性日光疹的可靠线索包括明显的角质形成细胞空泡化和坏死、真皮黏蛋白沉积、附属器周围浸润，以及在真皮淋巴细胞浸润中出现群集的CD123阳性的浆细胞样树突状细胞[44]。

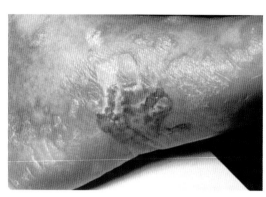

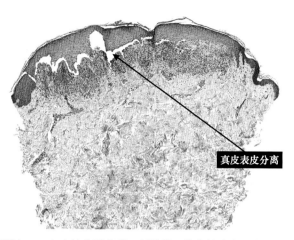

临床图Ⅳ E2.a.*大疱性扁平苔藓*。一位有肥厚性扁平苔藓病史的93岁女性，在足跗部紫色斑块上突发出血性大疱并破溃。短疗程系统应用糖皮质激素治疗有效

图Ⅳ E2.a.*大疱性扁平苔藓，低倍镜*。带状的炎症细胞浸润使真皮表皮交界处变得模糊。真皮深层未见炎症细胞浸润

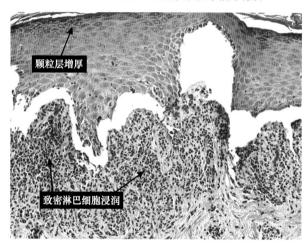

图Ⅳ E2.b.*大疱性扁平苔藓，中倍镜*。表皮可见不规则的棘层肥厚、颗粒层增厚及厚层的正角化鳞屑。表皮与真皮层分离形成表皮下裂隙，可见致密的以淋巴细胞为主的带状浸润

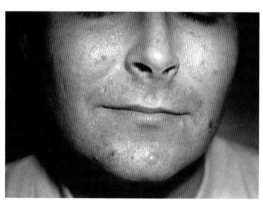

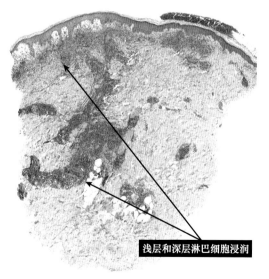

临床图Ⅳ E2.b. *多形性日光疹*。在断断续续的若干次时长约数小时的日晒之后，出现瘙痒性丘疹和水疱

图Ⅳ E2.c. *多形性日光疹，低倍镜*。既有表皮内海绵水肿，又有真皮乳头水肿。伴有浅层和深层的炎症浸润。真皮乳头水肿通常更为严重，这是有助于在低倍镜下做出诊断的特征

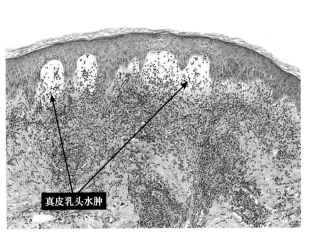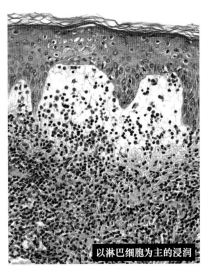

真皮乳头水肿

以淋巴细胞为主的浸润

图IV E2.d和图IV E2.e. *多形性日光疹，中倍镜*。真皮乳头水肿，早期表皮下分离，炎症浸润可以为混合性，但以淋巴细胞为主

大疱性皮肤癣菌病

临床图IV E2.c，图IV E2.f ～图IV E2.h。

硬化萎缩性苔藓（另见III C3章节）

图IV E2.i和图IV E2.j。

鉴别诊断

大疱性扁平苔藓（更多的是从病理角度考虑而非临床角度）

多形红斑

固定性药疹

硬化萎缩性苔藓

大疱性红斑狼疮，单核细胞型

移植物抗宿主病

多形性日光疹

大疱性皮肤癣菌病

获得性大疱性表皮松解症（通常为中性粒细胞）

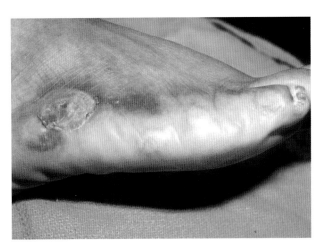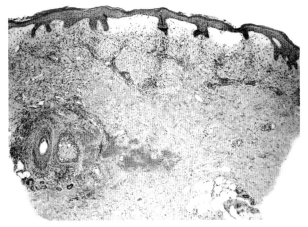

临床图IV E2.c. *大疱性足癣*。可见疱壁已剥脱的大疱和两个完整的大疱，趾甲增厚。氢氧化钾溶液直接镜检可确认诊断

图IV E2.f. *大疱性体癣，低倍镜*。可见明显的真皮乳头水肿，有时可类似于多形性日光疹的表现。另外，血管附属器周围及间质内可见中等密度的炎症细胞浸润

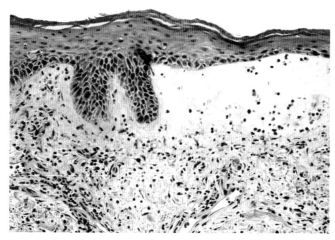

图 IV E2.g. *大疱性体癣，中倍镜*。除了显著的真皮乳头水肿外，可见表皮海绵水肿和角化不全。混合性炎症细胞浸润包括中性粒细胞、嗜酸性粒细胞和单核细胞

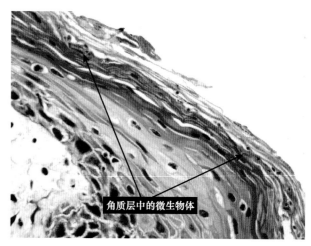

角质层中的微生物体

图 IV E2.h. *大疱性体癣，高倍镜*。在HE染色切片的角质层中可见呈轻度嗜碱性的皮肤癣菌

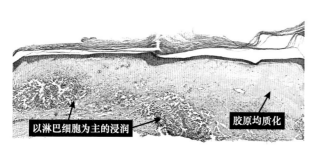

以淋巴细胞为主的浸润　胶原均质化

图 IV E2.i. *硬化萎缩性苔藓，低倍镜*。表皮萎缩，表皮突变平。角质层增厚伴正角化过度，扩大的真皮乳头苍白和均质化，其下方真皮网状层可见淋巴细胞浸润

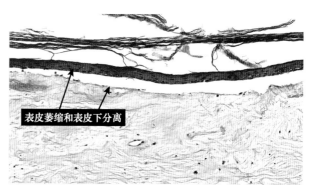

表皮萎缩和表皮下分离

图 IV E2.j. *硬化萎缩性苔藓，中倍镜*。可见早期表皮下分离

IV E3　表皮下水疱，嗜酸性粒细胞浸润显著

表皮下水疱，真皮炎症浸润富含嗜酸性粒细胞。嗜酸性粒细胞可外渗至表皮层，如大疱性类天疱疮[45]。

大疱性类天疱疮

临床特征　此病于1953年由Lever首次描述[46]，大疱性类天疱疮主要发生于老年人，在荨麻疹性红斑的基础上或非发红的皮肤上产生紧张性大疱，呈慢性良性病程。与天疱疮不同，尼氏征呈阴性。皮损累及躯干、四肢及间擦区域，约1/3病例累及口腔黏膜。大疱性类天疱疮可以荨麻疹或皮炎等非特异性皮疹为起初表现，可持续数周至数月。

组织病理　在早期病变中，可见真皮乳头水肿伴有血管周围或多或少的淋巴细胞和嗜酸性粒细胞浸润。当水疱出现在相对正常的皮肤上时，仅有少量炎症细胞浸润（少细胞模式），而在红斑基础上出现的水疱中可见大量炎症细胞浸润（多细胞模式）。少细胞模式，血管周围仅有轻微的淋巴细胞性炎症并伴有少量嗜酸性粒细胞，炎症细胞散在分布于真皮全层和表皮附近。多细胞模式，真皮乳头和真皮深层的血管周围与间质内可见大量的嗜酸性粒细胞夹杂着淋巴细胞和中性粒细胞，可见嗜酸性脓肿。嗜酸性海绵水肿可能会出现。水疱发生于真皮表皮交界处，但是上皮细胞的移行和再生可能导致陈旧性的水疱出现在表皮内。与增殖型天疱疮类似，可见表皮假上皮瘤样增生，表皮下大疱及嗜酸性粒细胞和淋巴细胞的积聚。

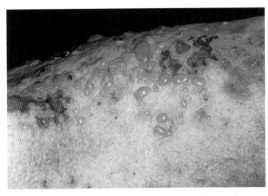

临床图Ⅳ E3.*大疱性类天疱疮*。老年男性患者，在红斑和糜烂的基础上出现多个张力性大疱，主要分布于大腿内侧和躯干

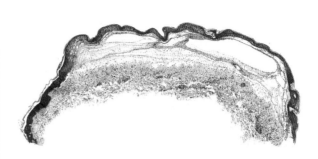

图Ⅳ E3.a.*大疱性类天疱疮，低倍镜*。在扫视放大倍率下可见表皮下水疱并伴有真皮浅层炎症细胞浸润

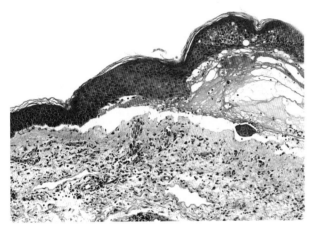

图Ⅳ E3.b.*大疱性类天疱疮，中倍镜*。水疱内可见炎症细胞，伴有真皮浅层炎症细胞浸润

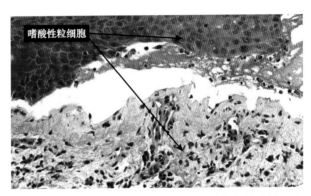

嗜酸性粒细胞

图Ⅳ E3.c.*大疱性类天疱疮，高倍镜*。在水疱的边缘，水疱内和真皮乳头层可见嗜酸性粒细胞

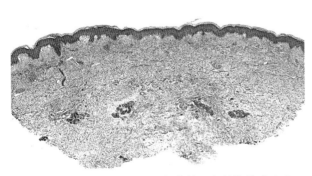

图Ⅳ E3.d.*大疱性类天疱疮，低倍镜*。在早期的病变中，在扫视放大倍率下可见表皮下分离的区域，并且在真皮层中有炎症细胞浸润

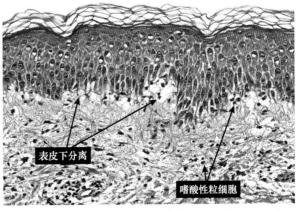

表皮下分离

嗜酸性粒细胞

图Ⅳ E3.e.*大疱性类天疱疮，中倍镜*。早期病变的真皮乳头层内可见嗜酸性粒细胞，并局灶性外渗至上方的表皮

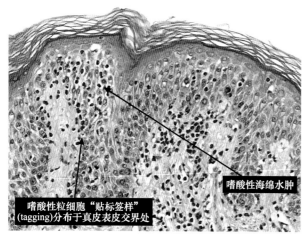

图Ⅳ E3.f. *大疱性类天疱疮，中倍镜。*嗜酸性海绵水肿是类天疱疮的常见组织学表现，大量嗜酸性粒细胞外渗至伴有海绵水肿的表皮

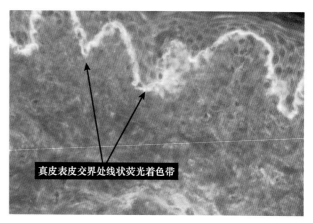

图Ⅳ E3.g. *大疱性类天疱疮，中倍镜。*直接免疫荧光显示基膜带线状C3沉积。其他免疫反应物包括IgG、IgA和IgM也可能被检测到，以C3最为常见，其次是IgG抗体

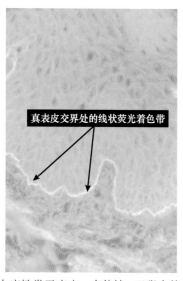

图Ⅳ E3.h. *大疱性类天疱疮，高倍镜。*以猴食管作为底物，患者血清为测试样品的间接免疫荧光检测，在基底膜带可见IgG线状沉积

免疫荧光检测　几乎所有病灶周围皮肤DIF（直接免疫荧光）检测可显示在真皮表皮交界处有线状C3沉积，大部分病例同时有IgG沉积。IIF（间接免疫荧光）检测显示，大多数患者血循环中有抗基底膜带IgG抗体，少数有IgA和IgM抗体。抗体滴度和临床上疾病的严重程度之间不存在相关性。IgG定位于透明层内，与跨膜蛋白的非胶原结构域NC16A和胶原蛋白XVII（COL17，BP180）特异性结合，后者是一种Ⅱ型跨膜蛋白，跨越透明层突入至表皮基底膜带的致密板[47]。针对上述蛋白的自身抗体不仅见于大疱性类天疱疮，也可见于妊娠类天疱疮、黏膜类天疱疮、线状IgA皮病、类

天疱疮样扁平苔藓、结节性类天疱疮[48]。大多数大疱性类天疱疮患者血清中除含有IgG抗体外，还含有针对BP180的IgA抗体，也常含有针对另一种抗原BP230的抗体[38]。用于DIF检查的皮肤样本也可以通过盐裂（直接盐裂）技术进行检查。当用这种技术检测类天疱疮时，IgG位于水疱的顶部。

大疱性药疹

　　参见图Ⅳ E3.i和图Ⅳ E3.j。

妊娠类天疱疮（妊娠疱疹）

　　临床特征　妊娠类天疱疮是发生于妊娠期的一种具有自限性的自身免疫性表皮下大疱性皮肤病，本病由抗胎盘抗体导致，可与存在于皮肤中的相同蛋白质产生交叉反应。妊娠类天疱疮的主要抗原是胶原蛋白17（BP180），同时存在于皮肤和胎盘中，通过胎盘中的MHCⅡ类分子的异常表达而暴露于母体免疫系统[49]。皮损通常发生于妊娠的中、晚期。皮损通常发生于脐周和四肢，并可以扩散至身体的其他部位。

　　组织病理　与大疱性类天疱疮的组织病理表现完全相同。

　　免疫荧光检测　DIF检测结果与大疱性类天疱疮相同，100%的病例在真皮表皮交界处有C3沉积，25%～50%的病例中有IgG沉积。酶联免疫吸附试验有助于确定诊断。

　　鉴别诊断

大疱性类天疱疮

瘢痕性类天疱疮

大疱性药疹

妊娠疱疹
大疱型昆虫叮咬反应

大疱型疥疮
疱疹样皮炎（某些陈旧性大疱）

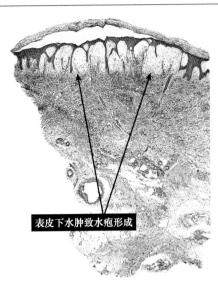

表皮下水肿致水疱形成

图IV E3.i. *大疱性药疹，低倍镜*。真皮乳头层明显水肿，形成表皮下水疱，伴有真皮浅层和深层炎症细胞浸润

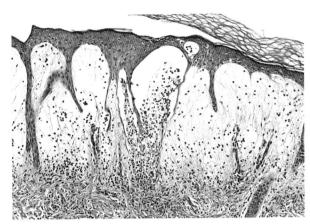

图IV E3.j. *大疱性药疹，中倍镜*。表皮下分离伴有嗜酸性粒细胞的混合性炎症细胞浸润。嗜酸性海绵水肿没有类天疱疮中那么常见。然而，仍然需要进行免疫荧光检测来确定诊断

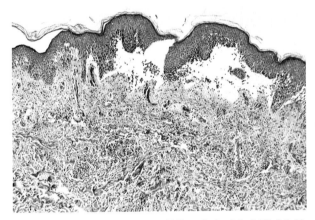

图IV E3.k. *妊娠类天疱疮，低倍镜*。表皮下水疱形成和浅表的，以血管周围为主的炎症细胞浸润

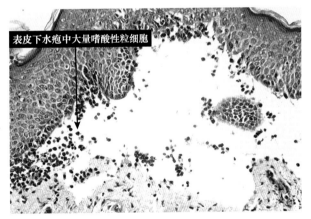

表皮下水疱中大量嗜酸性粒细胞

图IV E3.l. *妊娠类天疱疮，中倍镜*。表皮下水疱位于真皮表皮交界处的水疱腔内及表皮层内可见嗜酸性粒细胞，也可见散在的角化不良细胞。组织学表现与大疱性类天疱疮一般没有区别

IV E4　表皮下水疱，中性粒细胞浸润显著

真皮乳头层可见中性粒细胞浸润，常见于真皮表皮交界处邻近的表皮下水疱区域或者水疱内。疱疹样皮炎为典型疾病[50, 51]。

疱疹样皮炎（Duhring病）

临床特征　疱疹样皮炎是一种伴有剧烈瘙痒的慢性复发性皮炎，男性患者略多，通常发生于中青年，表现为对称、群集性分布的丘疱疹、水疱或者红斑基础上的痂皮，不伴有口腔损害。肘、膝、臀、肩胛部和头皮常受累。大多数患者伴有无症状的谷蛋白敏感性肠病，发病机制涉及敏感个体形成IgA自身抗体，在皮肤和肠道与抗原性相同的分子发生交叉反应[52]。本病患者患低度恶性淋巴瘤的风险增加。

组织病理　典型的组织学特征最常见于毗邻新发水疱边缘的红斑。在此区域，真皮乳头的顶部可见中性粒细胞聚集，渐扩大形成微脓肿，混合有嗜酸性粒细胞。这种中性粒细胞性或混合性微脓肿的形成，造成了真皮乳头层和其上方表皮层之间的分离，所以早期的水疱呈多灶性。1～2天内，表皮突与真皮分离，形成临床可见的单房水疱。此时，在水疱周围可见到特征性的真皮乳头层微脓肿。在真皮乳头的下方有较为致密的炎症细胞浸润，包括淋巴细胞、中性粒细胞和一些嗜酸性粒细胞。在真皮乳头微脓肿的上方可见凋亡的角质形成细胞。

免疫荧光检测　大部分患者的皮损区或非皮损区均可出现IgA颗粒状沉积，单独或者与其他免疫反应物一同沉积于真皮乳头层。也有报道纤维状IgA沉积[53]。疾病初期，可以无IgA沉积，反复DIF检测是必要的，在水疱或者有炎症的皮损处可出现假阴性。血循环中可能存在针对网状蛋白、平滑肌内膜蛋白、食物性抗原谷蛋白、牛血清白蛋白和β-乳球蛋白的IgA抗体。以猴肠或猪肠为底物，可以用IIF法来检测抗平滑肌内膜蛋白抗体。免疫沉积物中包含表皮谷氨酰胺转移酶，该酶与组织谷氨酰胺转移酶密切相关，上述免疫沉积物是乳糜泻中自身抗体的来源[52]。目前已经有敏感、特异、针对抗表皮及组织谷氨酰胺转移酶IgA的商业化ELISA检测系统[38]。

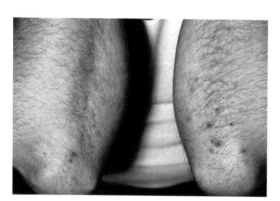

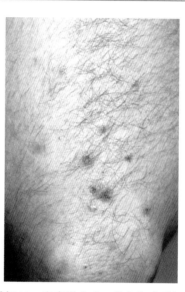

临床图ⅣE4.a. *疱疹样皮炎*。27岁男性患者的肘膝部，在红斑基础上出现瘙痒性、对称性的群集水疱（W. Witmer）

临床图ⅣE4.b. *疱疹样皮炎*。单个和成群但离散分布的水疱，氨苯砜联合不含谷蛋白的饮食治疗有效（W. Witmer）

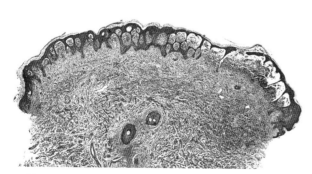

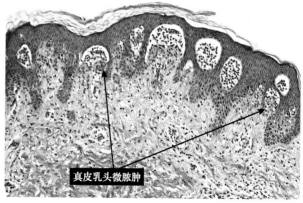

真皮乳头微脓肿

图ⅣE4.a. *疱疹样皮炎，低倍镜*。在扫视放大倍率下可见表皮下水疱形成，伴有真皮浅层炎症细胞浸润

图ⅣE4.b. *疱疹样皮炎，中倍镜*。大量的真皮乳头微脓肿，毗邻表皮下水疱。真皮内有混合炎症细胞浸润

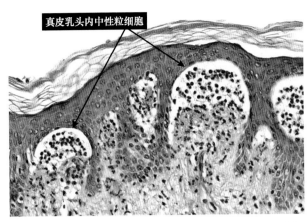

图ⅣE4.c. *疱疹样皮炎，高倍镜*。真皮乳头脓肿几乎全部由中性粒细胞组成

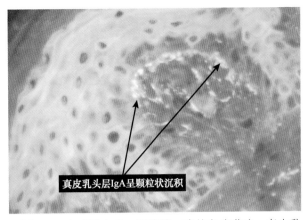

图ⅣE4.d. *疱疹样皮炎，高倍镜，直接免疫荧光*。真皮乳头层IgA呈颗粒状沉积，集中在真皮表皮交界处

线状IgA皮病

临床特征　基于患者的年龄和临床特征可将本病大致分为两种临床类型[54]，即成人型线状IgA皮病和儿童型线状IgA皮病（儿童慢性良性大疱性皮肤病）[55]，还有一些患者发病与药物治疗有关，可发生于任何年龄。成人型可出现水疱和大疱，与疱疹样皮炎相比，皮疹对称性略差，瘙痒症状较轻，但发生部位几乎相同。约50%的患者可以出现眼和口腔损害。与药物有关的成人型线状IgA皮病并不少见，万古霉素、锂、双氯芬酸、卡托普利、西芬安多（cifinmandol）和生长抑素等药物可能与该病的发生有关。大多数病例的组织学表现与特发性线状IgA皮病的组织学表现相同。在某些病例中，可以出现淋巴嗜酸性粒细胞浸润，伴有真皮表皮交界处中性粒细胞浸润。

儿童型线状IgA皮病曾被称为儿童慢性大疱性皮肤病，是一种发生于青春期前的特殊疾病，主要发生在学龄前儿童，很少发生在婴儿期。水疱或者大疱常发生在发红或者正常皮肤之上，偶尔形成所谓的串珠状排列模式，即在多环状的斑块周边出现水疱为本病的特征性皮损，累及臀部、下腹部、生殖器部位及特征性的面部口周部位，也可以出现口腔损害。本病通常可以在6～8岁时缓解。

组织病理　本病的组织学特征与疱疹样皮炎相近似，甚或相同。有学者认为，皮损组织中形成乳头层微脓肿的趋势比较弱，更多的是趋向于在完好的真皮表皮交界处和表皮突出现中性粒细胞均匀的浸润。DIF检测表明，所有本病患者于皮损周边区域皮肤均可见到IgA沿基膜带呈线状沉积。如果除IgA之外，同时还有IgG沉积，则难与大疱性类天疱疮相

鉴别（线状IgA/IgG皮病）。对于绝大多数患者，血清IgA自身抗体以来源于细胞的胞外结构域BP180、LAD-1为靶标[38]。自身抗体主要沉积于透明板，很少位于致密板下，儿童型线状IgA皮病的组织学和免疫荧光检测特征与成人型线状IgA皮病相似。

大疱性红斑狼疮

临床特征　水疱和大疱可发生于系统性红斑狼疮的患者[56]。与疱疹样皮炎不同，本病是非瘙痒性的、非对称性的，也没有发生于手臂伸侧、肘部或者头皮的倾向。皮损可表现出沿光暴露部位分布的模式。在本病患者出现水疱时，很少有典型的盘状、系统性或亚急性皮肤红斑狼疮的皮损。

组织病理　本病皮损有3种组织学模式，第一种是显著的基底层空泡形成随后有水疱形成；第二种是血管炎，伴有表皮下水疱和脓疱形成；第三种也是最常见的一种，表现为疱疹样皮炎样的组织学模式。大约25%的病例可出现水疱下方小血管富含中性粒细胞的白细胞碎裂性血管炎。除了真皮中有皮肤黏蛋白和透明质酸沉积之外，见不到红斑狼疮通常所具有的组织学特征。通过免疫荧光检测可证明IgG和C3沉积于表皮基底膜带，可以呈线状或者颗粒带状沉积。用患者血清进行盐裂试验，证实沉积物位于裂隙的底部，就像在EBA中一样。可见针对Ⅶ型胶原的自身抗体。免疫电子显微镜检查见高电子致密度的IgG沉积在基底膜的下缘，紧邻真皮，与EBA抗体在同一位置。

鉴别诊断

疱疹样皮炎

大疱性红斑狼疮，中性粒细胞型

大疱性血管炎

线状IgA皮病（成人型、儿童型、药物相关）
获得性大疱性表皮松解症（伴有炎症）
肝胆疾病中出现的水疱脓疱疹
中毒性休克综合征

IVE5 表皮下水疱，肥大细胞浸润显著

表皮与真皮分离。真皮浅层浸润几乎完全为肥大细胞，伴或不伴少量嗜酸性粒细胞，这可能与真皮、表皮的分离有关。以大疱性肥大细胞增多症为典型疾病[57]。

大疱性肥大细胞增多症

临床特征　在所有类型的皮肤型肥大细胞增多症（色素性荨麻疹）中均可出现水疱或大疱，除了持久性发疹性斑状毛细管扩张。斑丘疹型是最常见的类型，可见于儿童或成人，通常可见数个甚至上百个褐色损害，摩擦皮损可诱发风团（Darier征）；多结节型表现为多发的棕色结节或斑块，摩擦皮损可诱发荨麻疹样皮损，偶尔形成水疱。结节型几乎全部见于婴儿，其特征通常表现为孤立的、大的皮肤结节，摩擦皮损不仅出现荨麻疹样皮损，还会出现大疱。弥漫性红皮病型通常开始于婴儿早期，表现为泛发的、柔软的棕红色皮肤浸润，伴有摩擦后荨麻疹形成。多发性水疱可以在两岁之前由摩擦皮肤诱发，也可自发形成。如果大疱是主要的临床特征，则可用"大疱性肥大细胞增多症"一词来描述。

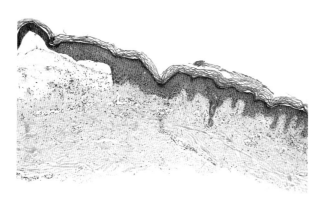

图IVE4.e. 线状IgA皮病，低倍镜。表皮下水疱伴浅表炎症浸润

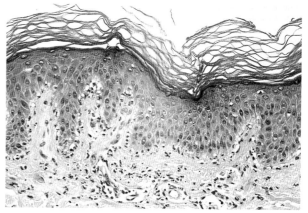

图IVE4.f. 线状IgA皮病，中倍镜。在水疱的边缘，真皮表皮交界处是完整的，炎症细胞呈"贴标签样"（tagging）沿基底细胞层排布

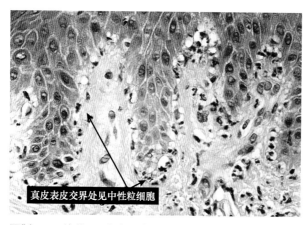

图IVE4.g. 线状IgA皮病，高倍镜。高倍镜下，可以看出炎症细胞为中性粒细胞，不仅存在于乳头层顶部（正如疱疹样皮炎中所见），也明显见于表皮突的顶端，此特点有助于本病与疱疹样皮炎的鉴别

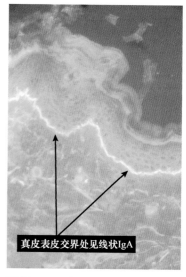

图IVE4.h. 线状IgA皮病，直接免疫荧光，高倍镜。IgA呈线状沉积在真皮表皮交界处。与IgA相比，其他免疫反应物较为少见，且强度也比较低

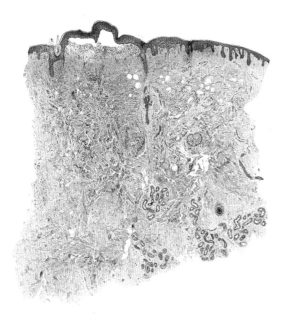

图ⅣE4.i. *大疱性红斑狼疮，中倍镜*。可见一个含有炎症细胞的表皮下大疱

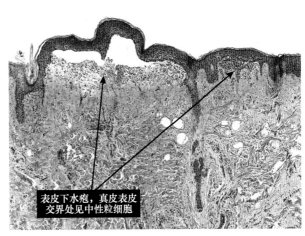

表皮下水疱，真皮表皮交界处见中性粒细胞

图ⅣE4.j. *大疱性红斑狼疮，高倍镜*。可见一处与大疱相邻的早期皮损

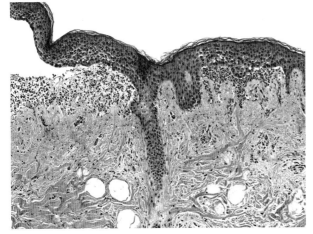

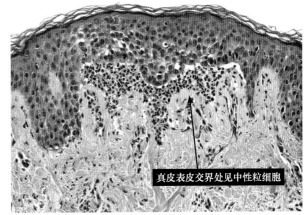

真皮表皮交界处见中性粒细胞

图ⅣE4.k和图ⅣE4.l. *大疱性红斑狼疮，高倍镜*。皮损内的炎症细胞主要是中性粒细胞

组织病理　表皮下水疱可发生在多结节型、孤立结节型或弥漫性红皮病型的婴儿。因为水疱底部表皮的再生，陈旧的水疱可以位于表皮内。水疱内经常可见肥大细胞和嗜酸性粒细胞。

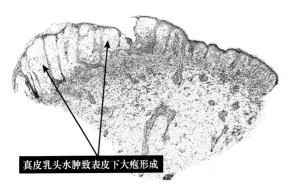

真皮乳头水肿致表皮下大疱形成

图ⅣE5.a. *大疱性肥大细胞增多症，低倍镜*。表皮下水疱形成，伴有真皮浅层及中层中等强度的炎性浸润

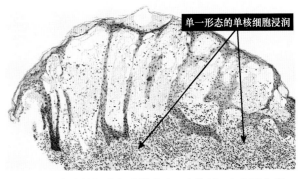

单一形态的单核细胞浸润

图ⅣE5.b. *大疱性肥大细胞增多症，中倍镜*。表皮下水疱，伴有弥漫的间质内单核细胞浸润

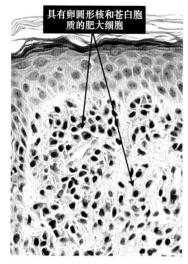

图IVE5.c. *大疱性肥大细胞增多症，高倍镜*。炎症浸润几乎全部由小的、均一的卵圆形核的肥大细胞组成

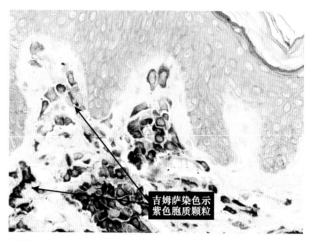

图IVE5.d. *大疱性肥大细胞增多症，高倍镜*。肥大细胞颗粒吉姆萨染色呈紫色。c-kit免疫染色是肥大细胞特异性和可靠的标志物

（夏志宽　田艳丽　王晓彦　郝震锋　译，王文岭　杨蓉娅　审校）

参 考 文 献

1. Thivolet J. Pemphigus: past, present, and future. *Dermatology* 1994;189(Suppl):26.
2. Bystryn JC, Rudolph JL. Pemphigus. *Lancet* 2005;366:61–73.
3. Stanley JR, Amagai M. Pemphigus, bullous impetigo, and the staphylococcal scalded-skin syndrome. *N Engl J Med* 2006; 355(17):1800–1810. Review.
4. Brenner S, Bialy-Golan A, Ruocco V. Drug-induced pemphigus. *Clin Dermatol* 1998;16:393–397.
5. James KA, Culton DA, Diaz LA. Diagnosis and clinical features of pemphigus foliaceus. *Dermatol Clin* 2011;29(3):405–412, viii. Review.
6. Amagai M, Kormai A, Hashimoto T, et al. Usefulness of enzyme-linked immunosorbent assay (ELISA) using recombinant desmogleins 1 and 3 for serodiagnosis of pemphigus. *Br J Dermatol* 1999;140:351–357.
7. Coskey RJ, Coskey LA. Diagnosis and treatment of impetigo. *J Am Acad Dermatol* 1987;17:62.
8. Dagan R. Impetigo in childhood: changing epidemiology and new treatments. *Pediatr Ann* 1993;22:235.
9. Elias PM, Fritsch P, Epstein EH Jr. Staphylococcal scalded skin syndrome (Review). *Arch Dermatol* 1977;113:207.
10. Sideroff A, Halevy S, Bavinck J, et al. Acute generalized exanthematous pustulosis (AGEP)—a clinical reaction pattern. *J Cutan Pathol* 2001;28:113–119.
11. Speeckaert MM, Speeckaert R, Lambert J, et al. Acute generalized exanthematous pustulosis: an overview of the clinical, immunological and diagnostic concepts. *Eur J Dermatol* 2010; 20(4):425–433.
12. Freeman RG, Spiller R, Knox JM. Histopathology of erythema toxicum neonatorum. *Arch Dermatol* 1960;82:586.
13. Knapik JJ, Reynolds KL, Duplantis KL, et al. Friction blisters. Pathophysiology, prevention and treatment. *Sports Med* 1995;20(3):136–147. Review.
14. Armbruster N, Trautmann A, Bröcker EB, et al. Suprabasal spongiosis in acute eczematous dermatitis: cFLIP maintains resistance of basal keratinocytes to T-cell-mediated apoptosis.

J Invest Dermatol 2009;129(7):1696–1702.
15. Machado-Pinto J, McCalmont TH, Golitz LE. Eosinophilic and neutrophilic spongiosis: clues to the diagnosis of immunobullous diseases and other inflammatory disorders. *Semin Cutan Med Surg* 1996;15(4):308–316.
16. Smahi A, Courtois G, Vabres P, et al. The International Incontinentia Pigmenti Consortium. Genomic rearrangement in NEMO impairs NF-KappaB activation and is a cause of incontinentia pigmenti. *Nature* 2000;405:466.
17. Pacheco TR, Levy M, Collyer JC, et al. Incontinentia pigmenti in male patients. *J Am Acad Dermatol* 2006;55(2):251–255.
18. Peluso AM, Bonifast J, Ikeda S et al. Hailey–Hailey disease sublocalization of the gene on chromosome 3Q and identification of a kindred with an apparent deletion. *J Invest Dermatol* 1995;104:598.
19. Hu Z, Bonifas JM, Beech J, et al. Mutations in ATP2Cl, encoding a calcium pump, cause Hailey–Hailey Disease. *Nat Genet* 2000;24:61.
20. Grover RW. Transient acantholytic dermatosis. *Arch Dermatol* 1970;101:426.
21. Chalet M, Grover R, Ackerman AB. Transient acantholytic dermatosis. *Arch Dermatol* 1977;113:431.
22. Powell J, Sakuntabhai A, James M, et al. Grover's disease, despite histological similarity to Darier's disease, does not share an abnormality in the ATP2A2 gene. *Br J Dermatol* 2000;143(3):658.
23. Fernández-Figueras MT, Puig L, Cannata P, et al. Grover disease: a reappraisal of histopathological diagnostic criteria in 120 cases. *Am J Dermatopathol* 2010;32(6):541–549.
24. Bayer-Garner I, Dilday B, Sanderson R, et al. Acantholysis and spongiosis are associated with loss of Syndecan-1 expression. *J Cutan Pathol* 2001;28:135–139.
25. Blank H, Haines H: Viral diseases of the skin, 1975: A 25-year perspective. *J Invest Dermatol* 1976;67:169–176.
26. Anhalt GJ, Kim SC, Stanley JR, et al. Paraneoplastic pemphigus: an autoimmune mucocutaneous disease associated with neoplasia. *N Engl J Med* 1990;323:1729.
27. Zhu X, Zhang B. Paraneoplastic pemphigus. *J Dermatol* 2007; 34(8):503–511. Review.

28. Nguyen VT, Ndoye A, Bassler KD, et al. Classification, clinical manifestations, and immunopathological mechanisms of the epithelial variant of paraneoplastic autoimmune multiorgan syndrome: a reappraisal of paraneoplastic pemphigus. *Arch Dermatol* 2001;137(2):193–206.

29. Mihai S, Sitaru C. Immunopathology and molecular diagnosis of autoimmune bullous diseases. *J Cell Mol Med* 2007;11(3):462–481. Review.

30. Ahmed AR, Blose DA. Pemphigus vegetans, Neumann type and Hallopeau type. *Int J Dermatol* 1984;23:135.

31. Beutner EH, Chorzelski TP, Wilson RM, et al. IgA pemphigus foliaceus. *J Am Acad Dermatol* 1989;20:89.

32. Tsuruta D, Ishii N, Hamada T, et al. IgA pemphigus. *Clin Dermatol* 2011;29(4):437–442.

33. Gottlieb SK, Lutzner MA. Darier's disease. *Arch Dermatol* 1973;107:225.

34. Hovnanian A. Darier's disease: from dyskeratosis to endoplasmic reticulum calcium ATPase deficiency. *Biochem Biophys Res Commun* 2004;322:1237–1244.

35. Kaddu S, Dong H, Mayer G, et al. Warty dyskeratoma–"follicular dyskeratoma": analysis of clinicopathologic features of a distinctive follicular adnexal neoplasm. *J Am Acad Dermatol* 2002; 47(3):423–428.

36. Carapeto FJ, García-Pérez A. Acantholytic keratosis. *Dermatologica* 1974;148:233.

37. Hertl M: Humoral and cellular autoimmunity in autoimmune bullous skin disorders. *Int Arch Allergy Immunol* 2000;122:91–100.

38. Schmidt E, Zillikens D. Modern diagnosis of autoimmune blistering skin diseases. *Autoimmun Rev* 2010;10(2):84–89.

39. Meola T, Lim HW. The porphyrias. *Dermatol Clin* 1993;11:583.

40. Rossmann-Ringdahl I, Olsson R. Porphyria cutanea tarda in a Swedish population: risk factors and complications. *Acta Derm Venereol* 2005;85(4):337–341.

41. Gawkrodger DJ, Stavropoulos PG, McLaren KM, et al. Bullous lichen planus and lichen planus pemphigoides: clinico-pathological comparisons. *Clin Exp Dermatol* 1989;14:150.

42. Anand D, Bernardin R, Rubin AI. Blisters and plaques on the extremities. What is your diagnosis? Lichen planus pemphigoides. *Int J Dermatol* 2011;50(2):147–149.

43. Hawk JLM. Cutaneous photobiology. In: Rook A, Ebling FJG, Champion RH, Burton JL, eds. *Textbook of Dermatology,* 5th ed. Oxford: Blackwell Scientific Publications, 1991:849.

44. Pincus LB, LeBoit PE, Goddard DS, et al. Marked papillary dermal edema–an unreliable discriminator between polymorphous light eruption and lupus erythematosus or dermatomyositis. *J Cutan Pathol* 2010;37(4):416–425.

45. Eng AM, Moncada B. Bullous pemphigoid and dermatitis herpetiformis: histologic differentiation. *Arch Dermatol* 1974; 110:51.

46. Lever WF. Pemphigus. *Medicine (Baltimore)* 1953;32:1.

47. Ujiie H, Shibaki A, Nishie W, et al. What's new in bullous pemphigoid. *J Dermatol* 2010;37(3):194–204. Review.

48. Powell AM, Sakuma-Oyama Y, Oyama N, et al. Collagen XVII/BP180: a collagenous transmembrane protein and component of the dermoepidermal anchoring complex. *Clin Exp Dermatol* 2005;30:682–687.

49. Semkova K, Black M. Pemphigoid gestationis: current insights into pathogenesis and treatment. *Eur J Obstet Gynecol Reprod Biol* 2009;145(2):138–144. Review.

50. MacVicar DN, Graham JH, Burgoon CF Jr. Dermatitis herpetiformis, erythema multiforme and bullous pemphigoid: A comparative histopathological and histochemical study. *J Invest Dermatol* 1963;41:289.

51. Karpati S: Dermatitis herpetiformis: close to unravelling a disease. *J Dermatol Sci* 2004;34:83–90.

52. Nicolas ME, Krause PK, Gibson LE, et al. Dermatitis herpetiformis. *Int J Dermatol* 2003;42:588–600.

53. Ko CJ, Colegio OR, Moss JE, et al. Fibrillar IgA deposition in dermatitis herpetiformis–an underreported pattern with potential clinical significance. *J Cutan Pathol* 2010;37(4):475–477.

54. Smith SB, Harrist TJ, Murphy GF, et al. Linear IgA bullous dermatosis v. dermatitis herpetiformis. *Arch Dermatol* 1984;120:324.

55. Wojnarowska F, Whitehead P, Leigh IM, et al. Identification of the target antigen in chronic bullous disease of childhood and linear IgA disease of adults. *Br J Dermatol* 1991;124:157.

56. Tsuchida T, Furue M, Kashiwado T, et al. Bullous systemic lupus erythematosus with cutaneous mucinosis and leukocytoclastic vasculitis. *J Am Acad Dermatol* 1994;31:387.

57. Orkin M, Good RA, Clawson CC, et al. Bullous mastocytosis. *Arch Dermatol* 1970;101:547.

Ⅳ Ｅ　表皮下水疱性皮炎

真皮网状层血管周围、弥漫 第5章/V
性和肉芽肿性浸润

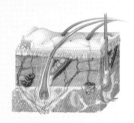

真皮层是多种炎症性、浸润性和结缔组织增生性病理反应过程的发生部位，这其中包括了多种细胞的浸润（如淋巴细胞、组织细胞、嗜酸性粒细胞、浆细胞、黑素细胞等），血管和血管周围反应，微生物和异物的浸润，以及各种刺激因素所引发的真皮纤维和真皮纤维前体成分的增生。

<table>
<tr><td>VA</td><td>真皮浅层和深层血管周围浸润，不伴有血管炎</td></tr>
</table>

　　本节中讨论的一些疾病的组织病理改变主要是真皮网状层上部的浸润（如荨麻疹样皮损），而另一些疾病则同时出现真皮浅层和深层的浸润（如回状红斑）。这些疾病多数还累及浅层血管丛。少数疾病主要是以真皮深层浸润为主（如某些红斑狼疮、硬皮病）。

　　　　1. 血管周围浸润，淋巴细胞为主

　　　　2. 血管周围浸润，中性粒细胞为主

　　　　3. 血管周围浸润，淋巴细胞和嗜酸性粒细胞

　　　　4. 血管周围浸润，伴有浆细胞

　　　　5. 血管周围浸润，混合细胞性

ⅤA1　血管周围浸润，淋巴细胞为主

　　真皮中并无真正意义上的血管炎，而是血管周围出现以淋巴细胞为主的浸润。离心性环状红斑（erythema annulare centrifugum，EAC）为典型疾病[1, 2]。

离心性环状红斑

　　临床特征　离心性环状红斑也被称为回状红斑，这种疾病代表了一种超敏反应，表现为弧形和多环形红斑。疾病分为浅表型和深在型。深在型的病变在临床上主要表现为环形的、可触及的红斑，红斑中心消退，皮损表面大致正常。浅表型与深在型的差异仅在于可见特征性的"尾随"性（trailing）鳞屑，即紧随进行性扩大的红斑边缘出现环状脱屑，可以出现小水疱。在数周的时间内，皮损可以扩展至相当大的尺寸（直径可达10cm），伴有轻度瘙痒，好发于躯干及四肢近端。离心性环状红斑可以被认为是一种反应现象，可以伴发于多种不同的疾病，包括妊娠、外科手术、乳腺癌、淋巴瘤、白血病、带状疱疹、药物反应等疾病。大多数情况下，6周之内可以自愈，但有的病例也可持续数年。

　　组织病理　在经典的深在型或硬化型病例中，其组织病理改变以真皮中层和深层血管周围紧密的套袖状淋巴细胞浸润为特征。在浅表型病例中，真皮浅层可见血管周围紧密的套状淋巴组织细胞浸润，伴有血管内皮细胞肿胀和真皮乳头层局灶性红细胞外溢，可见表皮局灶性海绵水肿和角化不全。需要重点鉴别的疾病包括慢性游走性红斑，后者血管周围除了淋巴细胞浸润外，常出现浆细胞，该疾病将在ⅤA5章节中讨论。

慢性游走性红斑（另见ⅤA5章节）

　　参见临床图ⅤA1.c和图ⅤA1.d～图ⅤA1.f。

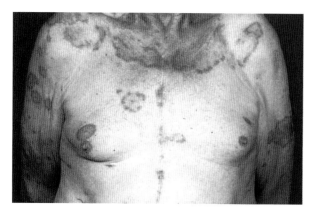

临床图ⅤA1.a. *离心性环状红斑*。中年男性患者躯干可见多发的环状皮损

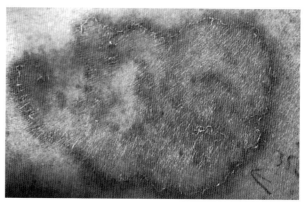

临床图ⅤA1.b. *离心性环状红斑*。可触及的环状红斑中央消退，进行性扩大的环状红斑的内缘可见"尾随"性鳞屑

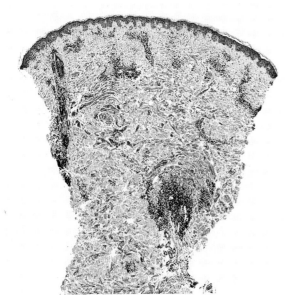

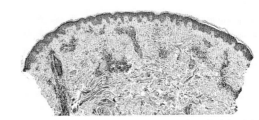

图ⅤA1.b. *离心性环状红斑，低倍镜*。位于炎症细胞浸润中心的血管除血管内皮细胞轻微肿胀之外，未见其他损伤变化

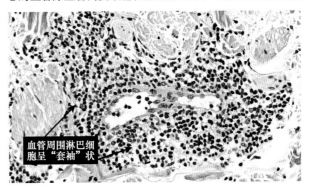

图ⅤA1.a. *离心性环状红斑，低倍镜*。真皮浅层和中层血管丛周围呈紧密套袖状的小圆形细胞浸润

图ⅤA1.c. *离心性环状红斑，高倍镜*。浸润的细胞几乎全部是成熟的小淋巴细胞

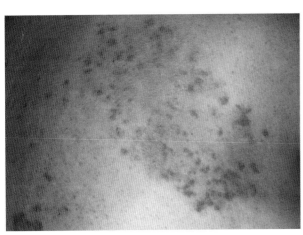

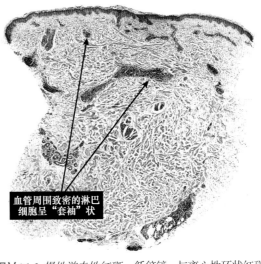

临床图ⅤA1.c. *慢性游走性红斑*。可以看到图片中央被叮咬的区域和向周边扩展的红斑，该病例被证实为莱姆病

图ⅤA1.d. *慢性游走性红斑，低倍镜*。与离心性环状红斑类似，真皮浅层和深层血管丛周围可见呈紧密套袖状的小淋巴细胞浸润

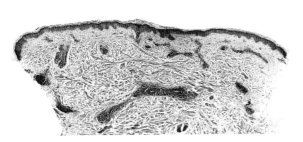

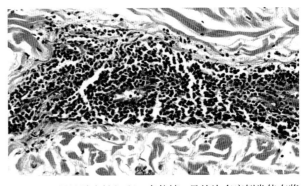

图ⅤA1.e. *慢性游走性红斑，低倍镜*。血管周围可见非常紧密的淋巴细胞浸润，无明显的间质浸润

图ⅤA1.f. *慢性游走性红斑，高倍镜*。虽然许多病例常伴有浆细胞浸润，但有些病例也可以如本图所示，浸润的细胞几乎全部是成熟的小淋巴细胞

真皮浅层和深层血管周围浸润，不伴有血管炎　　ⅤA

肿胀型红斑狼疮

红斑狼疮的真皮受累形式，不伴有皮损表面（表皮）改变被称为肿胀型红斑狼疮。临床上，此类皮损表面不出现红斑、萎缩及溃疡等改变，而表现为硬化性的丘疹、斑块及结节。组织学上，真皮浅层、深层血管周围、附属器周围及间质内可见淋巴细胞、浆细胞浸润，并伴有间质黏蛋白沉积[3]。

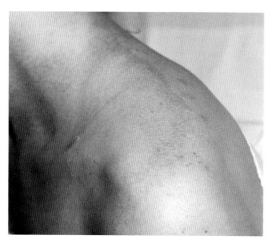

临床图 Ⅴ A1.d. *肿胀型红斑狼疮*。本病是红斑狼疮较深在的一种表现形式，多呈结节状，鳞屑很少或无。有学者认为，本病是亚急性皮肤型红斑狼疮的一种变异型

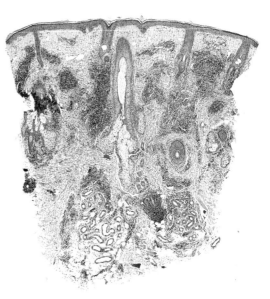

图 Ⅴ A1.g. *肿胀型红斑狼疮，低倍镜*。真皮浅层、中层和深层血管丛周围有致密的淋巴细胞浸润，包括附属器周围

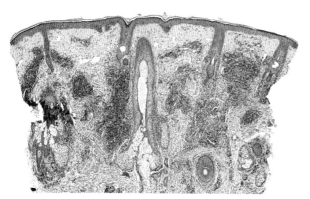

图 Ⅴ A1.h. *肿胀型红斑狼疮，低倍镜*。与离心性环状红斑和慢性游走性红斑不同，由于同时存在间质内浸润，真皮浅层、中层、深层血管丛周围的套袖状淋巴细胞浸润的程度相对没有那么紧密

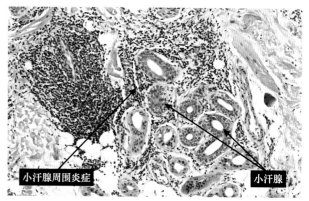

图 Ⅴ A1.i. *肿胀型红斑狼疮，高倍镜*。虽然常可以看到浆细胞浸润，但如本图所示，浸润的细胞通常几乎完全为成熟的小淋巴细胞。附属器受累（如汗腺受累）可作为狼疮的诊断线索

鉴别诊断

急性痘疮样苔藓样糠疹
淤积性皮炎
玫瑰痤疮

盘状红斑狼疮
多形性日光疹
深在性回状红斑
离心性环状红斑

慢性游走性红斑

Jessner淋巴细胞浸润症

网状红斑性黏蛋白病

口周皮炎

丘疹性肢端皮炎（Gianotti-Crosti综合征）

麻风，未定类

肿胀型红斑狼疮

冻疮

VA2　血管周围浸润，中性粒细胞为主

在此模式中，可见到真皮内中性粒细胞呈血管周围或血管周围及弥漫性浸润模式。某些病例可出现显著的水肿。Sweet综合征可表现为血管周围浸润，但更多的是呈结节状浸润，因此在VC2章节中予以讨论。富含中性粒细胞的荨麻疹可表现为以中性粒细胞为主的浸润，但嗜酸性粒细胞通常也存在（参见VA3章节）。本节所列的其他疾病大多为感染性疾病。皮损外周组织的活检可能表现为血管周围浸润，但充分发展的病灶中心则表现为弥漫性浸润（参见VA3章节）。

蜂窝织炎

参见临床图VA2、图VA2.a和图VA2.b。

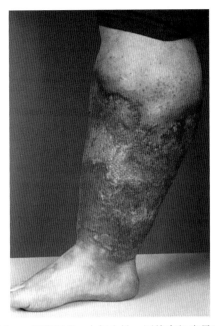

临床图VA2. *蜂窝织炎*。中年女性，因蜂窝织炎导致感染性休克，可见显著的红斑和大疱，通过静脉输注抗生素，症状迅速改善

VA　真皮浅层和深层血管周围浸润，不伴有血管炎

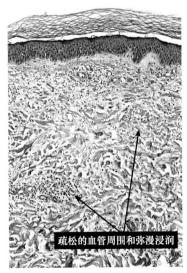

图VA2.a. *蜂窝织炎，低倍镜*。真皮网状层出现水肿和斑片状浸润，在此放大倍率下，炎症浸润主要位于血管周围

疏松的血管周围和弥漫浸润

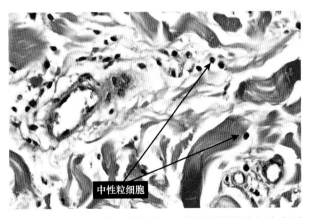

中性粒细胞

图VA2.b. *蜂窝织炎，高倍镜*。血管周围浸润的细胞主要是中性粒细胞。在其他区域，炎症细胞呈弥漫性浸润（参见VC2章节）

鉴别诊断

急性发热性嗜中性皮病（Sweet综合征）

丹毒

坏死性筋膜炎

坏疽性脓皮病（早期）

坏疽性臁疮

富含中性粒细胞的荨麻疹

日光性荨麻疹

类风湿性关节炎

手背部嗜中性皮病

其他嗜中性皮病

　白塞病

　短肠综合征（肠病相关的皮炎-关节炎综合征）

　持久性隆起性红斑

Ⅴ A3　血管周围浸润，淋巴细胞和嗜酸性粒细胞

淋巴细胞和嗜酸性粒细胞混合性浸润。淋巴细胞通常可见，在叮咬反应中嗜酸性粒细胞数量较多，而在嗜酸性筋膜炎中，嗜酸性粒细胞的数量变化较大，有时较多，有时非常少，但通常可见。丘疹性荨麻疹是代表性疾病[4]。

丘疹性荨麻疹

临床特征　丘疹性荨麻疹也被称为荨麻疹性苔藓，由某些特定种类的昆虫，特别是蚊子、跳蚤、臭虫叮咬后所引发的超敏反应所致。皮损表现为水肿性丘疹和丘疱疹，常因严重瘙痒而导致抓破。本病多见于儿童，如因蚊子叮咬所致，则仅见于夏季。

组织病理　表皮棘层可见细胞间、细胞内水肿，偶可形成海绵水肿性水疱，真皮血管周围可见以淋巴细胞为主的浸润，可蔓延至真皮深部，并混杂有明显的嗜酸性粒细胞。

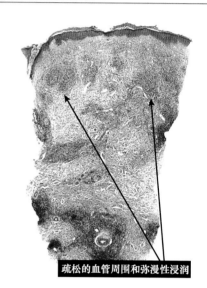

疏松的血管周围和弥漫性浸润

图Ⅴ A3.a. *丘疹性荨麻疹/节肢动物叮咬，低倍镜*。可见到比典型的丘疹性荨麻疹病理表现更加致密的血管周围淋巴细胞和嗜酸性粒细胞浸润

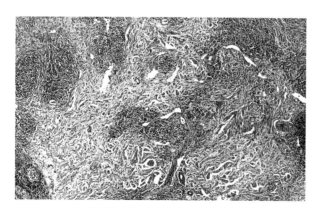

图Ⅴ A3.b. *丘疹性荨麻疹/节肢动物叮咬，中倍镜*。浸润模式兼有血管周围浸润和间质浸润

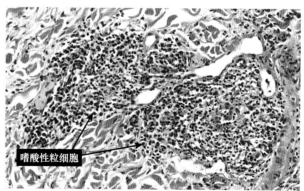

嗜酸性粒细胞

图Ⅴ A3.c. *丘疹性荨麻疹/节肢动物叮咬，高倍镜*。浸润的炎症细胞主要是淋巴细胞，也可见明显的嗜酸性粒细胞，在某些病例中，也可见浆细胞

荨麻疹

临床特征 荨麻疹的特征是皮肤突然出现短暂存在的、反复发作的风团，表现为隆起的红色水肿区域，常有瘙痒症状。当出现大面积的风团，水肿延伸到皮下组织或黏膜下组织时，被称为血管性水肿。荨麻疹急性发作一般只持续数小时。当荨麻疹发作持续长达24小时，并且反复发作持续6～8周时则可诊断为慢性荨麻疹。导致荨麻疹的诸多原因包括食物、药物、昆虫毒液中的可溶性抗原；接触性过敏原，物理性刺激，如压力、振动、太阳辐射、低温；隐匿性感染和恶性肿瘤；以及一些遗传综合征。但在许多情况下，病因仍未确定。

组织病理 急性荨麻疹突出的特点是真皮间质水肿，扩张的淋巴管和小静脉伴有内皮细胞肿胀，以及少量炎症细胞浸润。慢性荨麻疹可见真皮间质水肿和血管周围、真皮间质混合性炎症细胞浸润，可见数量不等的淋巴细胞、嗜酸性粒细胞和中性粒细胞。

妊娠瘙痒性荨麻疹性丘疹和斑块

临床特征 妊娠瘙痒性荨麻疹性丘疹和斑块（PUPPP）较为常见，出现于首次妊娠晚期[5]，或产后。PUPPP与孕妇体重过度增加和多胎妊娠有关。皮疹通常初现于腹部，表现为红色荨麻疹性丘疹，伴有强烈的瘙痒，可发展为丘疱疹。四肢的近端也可受累。在后续的妊娠中，本病的发生率并无增加。通常皮损自膨胀纹内开始出现，脐周区域无累及为特征性表现，此特点与妊娠类天疱疮相反。皮疹通常于产后自行消退。胎儿一般不受影响，新生儿的皮肤也不受影响[6]。

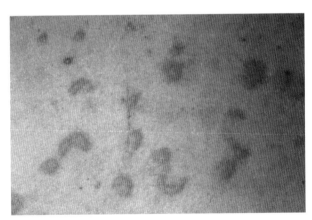

临床图 V A3. *荨麻疹*。水肿性斑块，皮损中央消退、呈地图状外观是荨麻疹的典型表现

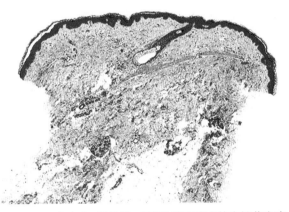

图 V A3.d. *荨麻疹，低倍镜*。丘疹性荨麻疹或特发性荨麻疹，可以看到血管周围淋巴细胞和嗜酸性粒细胞的片状浸润

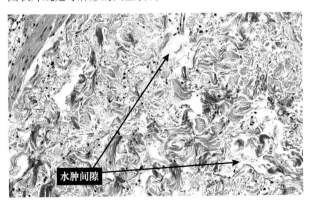

水肿间隙

图 V A3.e. *荨麻疹，中倍镜*。可见稀疏分布的真皮水肿导致胶原纤维分离。淋巴管扩张（可视为水肿存在的线索）

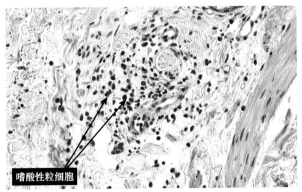

嗜酸性粒细胞

图 V A3.f. *荨麻疹，高倍镜*。血管周围浸润，绝大多数为嗜酸性粒细胞和中性粒细胞，其致密程度与慢性荨麻疹相当

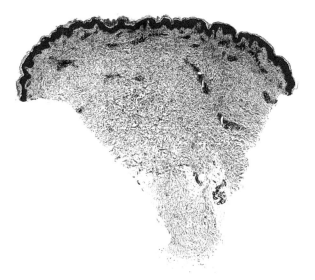

图ⅤA3.g. *PUPPP，低倍镜*。真皮浅中层血管丛周围紧密的淋巴细胞及嗜酸性粒细胞浸润

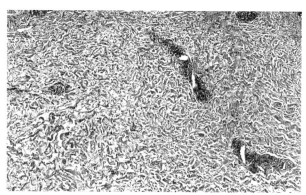

图ⅤA3.h. *PUPPP，中倍镜*。类似于普通荨麻疹，可见真皮水肿导致胶原纤维分离，并可见淋巴管扩张

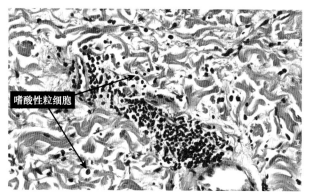

嗜酸性粒细胞

图ⅤA3.i. *PUPPP，高倍镜*。血管周围及间质内可见淋巴细胞、嗜酸性粒细胞浸润，细胞数量可能不会像本例图片中这样多

组织病理　镜下最常见的表现为真皮浅层和中层血管周围淋巴组织细胞浸润，伴有数量不等的嗜酸性粒细胞和中性粒细胞，以及真皮浅层水肿。表皮受累程度不一，可见局灶性海绵水肿与细胞外渗、角化不全、轻度棘层肥厚。

鉴别诊断

荨麻疹/血管性水肿

妊娠瘙痒性荨麻疹性丘疹和斑块（PUPPP）

单纯性痒疹

丘疹性荨麻疹

麻疹样型药疹

光变态反应

嗜酸性筋膜炎／硬皮病

伴嗜酸性粒细胞增多的血管淋巴样增生（ALHE）

昆虫叮咬反应

ⅤA4　血管周围浸润，伴有浆细胞

真皮浸润中除淋巴细胞外，还可以见到浆细胞，二期梅毒为典型疾病[7]。

二期梅毒

临床特征　二期梅毒由梅毒螺旋体血行播散所致，可出现广泛的临床征象并伴有全身症状，包括发热、乏力和全身淋巴结肿大等。全身泛发性的皮疹包括棕红色的斑疹和丘疹，偶可出现脓疱。皮损可以呈毛囊性，或呈环形或匐行性。其他皮肤表现包括脱发和扁平湿疣，后者发生于肛门生殖器部位，表现为宽幅、凸起、灰色、融合性的丘疹性损害。在黏膜部位，表现为由多发的浅表、无痛性溃疡构成的斑片。出现在手掌和足跖部的特征性的脱屑性斑疹或丘疹被称为铜钱疹。

组织病理　梅毒的两种基本病理变化：①内皮细胞肿胀和增生；②显著的血管周围浸润，主要是淋巴细胞，常伴有浆细胞。然而，浆细胞和内皮细胞肿胀并非总会出现。明显的坏死性血管炎并不常见，在晚二期和三期梅毒中还可见到上皮样组织细胞和多核巨细胞形成的肉芽肿性浸润。

活检组织通常可见表皮银屑病样增生，伴有海绵水肿、基底细胞空泡化改变、淋巴细胞外渗、海绵状脓疱形成和角化不全。角化不全可能是小片状的或广泛的，伴或不伴角质层中性粒细胞脓肿。还可见到散在的角质形成细胞坏死。除恶性梅毒外，溃疡并不常见。真皮的变化包括显著的真皮乳头水肿，血管周围和（或）附属器周围炎症细胞浸润，通常呈苔藓样，浸润的细胞可能以淋巴细胞为主，或者以淋巴组织样细胞为主，或者以组织细胞为主，或者为明显的肉芽肿性浸润，以真皮乳头层最为致密，延伸至真皮网状层则表现为疏松的血管周围积聚。在少数情况下，可以出现非典型性细胞核，提示存在患淋巴瘤的可能性。中性粒细胞浸润并不少见，可渗入小汗腺螺旋腺管，从而导致嗜中性小汗腺炎。疾病发展数月后，形成肉芽肿性炎症。在大约1/3的病例中，螺旋体银染色呈阳性。由于银染色背景较深，做出明确诊断较为困难。此外，阳性结果并非一定意味着梅毒螺旋体的存在，因为银染色对梅毒螺旋体并不具有特异性。使用针对梅毒螺旋体抗原的抗体免疫组织化学染色已经被证明比银染色更敏感，并已成为辅助组织学检测的新标准。PCR分析是另一种有价值的梅毒螺旋体检测技术[8-10]。病原体可以出现在表皮、毛囊上皮和血管组织中。所有上述变化均可见于扁平湿疣，但伴有更为明显的上皮增生和上皮内微脓肿形成。

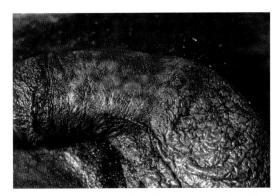

临床图ⅤA4.a.二期梅毒。男性HIV阳性患者阴茎上可见环形丘疹

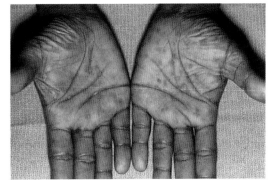

临床图ⅤA4.b.二期梅毒。双手掌可见棕红色斑疹，快速血浆反应素环状卡片（RPR）试验阳性

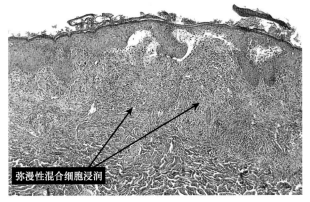

弥漫性混合细胞浸润

图ⅤA4.a.二期梅毒，低倍镜。表皮增生，真皮内可见血管周围，乃至弥漫性的混合性浸润

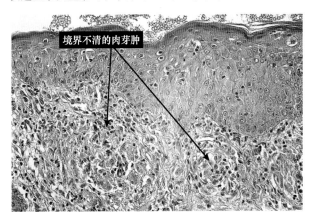

境界不清的肉芽肿

图ⅤA4.b.二期梅毒，中倍镜。表皮的变化包括角化不全、淋巴细胞外渗、海绵水肿和基底细胞空泡化改变。真皮层血管周围可见混合性浸润

真皮浅层和深层血管周围浸润，不伴有血管炎　　ⅤA

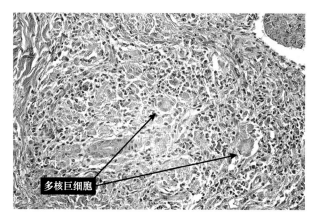

多核巨细胞

图ⅤA4.c. 二期梅毒，中倍镜。真皮内浸润的细胞包括淋巴细胞和显著的浆细胞，以及少量组织细胞和多核巨核细胞（如本图片所示），形成界线不清的非干酪样肉芽肿

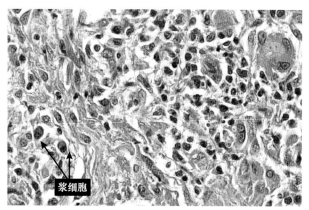

浆细胞

图ⅤA4.d. 二期梅毒，高倍镜。混合性浸润包括淋巴细胞、组织细胞和浆细胞，此外还可见到中性粒细胞和嗜酸性粒细胞

三期梅毒

参见临床图ⅤA4.c。

硬斑病（另见ⅤF章节）

参见图ⅤA4.e ～图ⅤA4.h。

鉴别诊断

一期梅毒硬下疳

慢性游走性红斑

玫瑰痤疮

口周皮炎

硬皮病／硬斑病

二期梅毒

Kaposi肉瘤，早期皮损

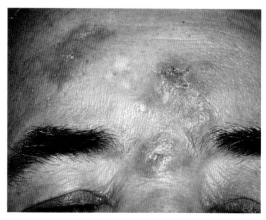

临床图ⅤA4.c. 三期梅毒。图为一位梅毒血清学阳性的酒吧男招待，其面部有特征性的树胶肿性皮损，表现为皮下组织肿胀和溃疡

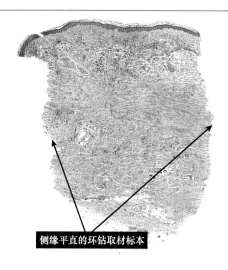

侧缘平直的环钻取材标本

图ⅤA4.e. 硬斑病，低倍镜。在扫视放大倍率下可见真皮网状层下部小汗腺周围的炎性浸润，伴有硬化。汗腺看似被"围困"（trapped）在硬化的胶原组织中。在硬斑病的炎症阶段，虽然可以见到胶原硬化性改变，如本图所示，但不如本病的后期阶段明显

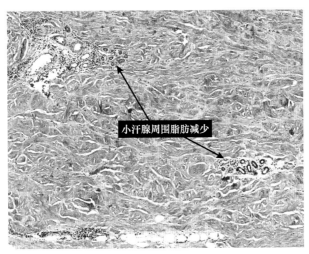

图 Ⅴ A4.f. *硬斑病，中倍镜*。炎症阶段的硬斑病在组织学上可表现为血管周围皮炎

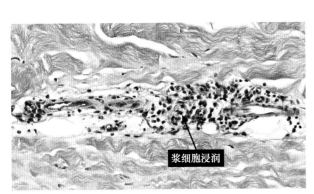

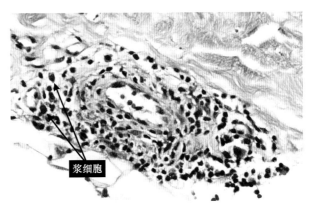

图 Ⅴ A4.g 和图 Ⅴ A4.h. *硬斑病，高倍镜*。炎性浸润通常包括浆细胞和淋巴细胞，常见于真皮-皮下组织交界处

Ⅴ A5 血管周围浸润，混合细胞性

真皮浸润除了淋巴细胞外，还可以伴有浆细胞和嗜酸性粒细胞。慢性游走性红斑为典型代表性疾病[11]。

慢性游走性红斑

临床特征 慢性游走性红斑是莱姆病Ⅰ期的独特皮肤表现，发生于蜱叮咬的部位。被蜱叮咬3～30天后出现的初期病变表现为鳞屑性红斑或境界清楚的红色丘疹。数周后，皮损离心性向外扩展，中央逐渐消退，红斑的直径偶尔可达到25cm。皮损持续时间平均为数周，但在某些情况下，病变可能持续存在长达12个月。病变可单发或多发，多发的皮损反映了螺旋体的血行播散，可伴有发热、乏力、头痛、咳嗽、关节痛。

组织病理 真皮浅层和深层出现以血管为中心的、亲神经、亲汗腺、以淋巴细胞为主的炎症细胞浸润，伴有数量不等的浆细胞和嗜酸性粒细胞，是慢性游走性红斑最主要的特点。浆细胞最常见于慢性游走性红斑病变的外围，而病灶的中心可见嗜酸性粒细胞浸润。上述真皮病变可伴有上皮湿疹样改变，以及真皮网状层间质性炎性浸润伴早期的硬化性改变，且并不少见。Warthin-Starry染色阳性，特别是在进展期皮损的边缘取材。

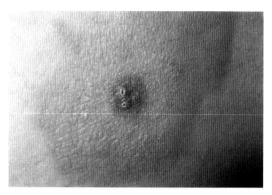

临床图ⅤA5. *慢性游走性红斑*。17岁女性患者，小腿屈侧出现不断扩大的环形红斑，中央为紫色丘疹。莱姆病抗体检测阳性，抗生素治疗有效

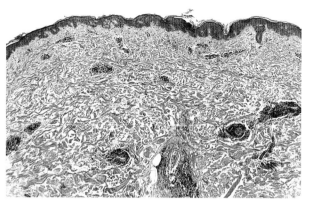

图ⅤA5.a. *慢性游走性红斑*，低倍镜。真皮浅层、中层血管丛周围可见由成熟的小圆形淋巴细胞构成的紧密的套袖状浸润

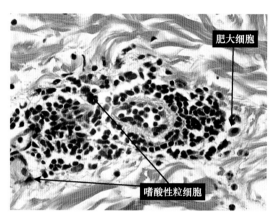

图ⅤA5.b. *慢性游走性红斑*，高倍镜。血管周围浸润，可见淋巴细胞、嗜酸性粒细胞和肥大细胞（常可见浆细胞）

鉴别诊断
二期梅毒
慢性游走性红斑
节肢动物叮咬反应

ⅤB 血管炎和血管病

　　真正的血管炎是指血管壁发生嗜酸性变性（纤维素样坏死）、中性粒细胞浸润血管壁，真皮层血管壁及周围的邻近组织内可以见到中性粒细胞、核尘和红细胞外溢等组织学改变。而本章节所论及的一些疾病缺乏这些典型的特点，所以被称为血管病（如Degos综合征）。

1. 血管损伤，伴少量炎症细胞
2. 血管炎，淋巴细胞浸润为主
3. 血管炎，中性粒细胞浸润显著
4. 血管炎，混合细胞性和（或）肉芽肿性
5. 血栓性和其他微血管病

ⅤB1 血管损伤，伴少量炎症细胞

　　虽然有显著的血管损伤，但很少有早期炎症反应。Degos综合征为典型病例[12]。

Degos综合征

　　临床特征　临床表现包括成群的、无症状、微微隆起的黄红色丘疹，皮损中央逐渐形成瓷白色萎

缩。上述皮损往往出现在躯干和四肢近端。Degos最初描述了此类皮肤-肠道综合征，具有特殊的皮肤表现（瓷白色丘疹）伴反复发作的腹痛，患者往往死于肠穿孔。因此，本病也称为恶性萎缩性丘疹病（MAP），以强调该疾病严重的临床过程。目前认为MAP是一种与多种非致命性疾病相关的临床病理反应模式，其他的疾病过程中，亦可见到与MAP皮损性质相似，甚或相同的皮损，特别是结缔组织疾病，如红斑狼疮、皮肌炎、进行性系统性硬化症、白色萎缩和痉挛性假性硬化（Creutzfeldt-Jakob病）。皮肤镜检测在皮损的周围可以看到毛细血管扩张，此特点有助于本病与其他疾病的鉴别[13]。

　　组织病理　尽管对Degos综合征的发病机制知之甚少，血栓性血管病是其特征性的组织病理表现。典型病变可见轻度的角化过度、表皮萎缩，其下方对应的真皮病灶区域呈楔形，真皮可出现明显的坏死，但真皮水肿、广泛的黏蛋白沉积及轻度的硬化则更为常见。可见血管周围稀疏的淋巴细胞浸润，但没有明确的血管壁炎症。通常，血管损伤出现在楔形真皮渐进性坏死区的底部，可能仅限于轻度的血管内皮肿胀，但更为特征性的是血管内纤维蛋白血栓，提示真皮和表皮的组织学变化可能是由缺血所导致的。

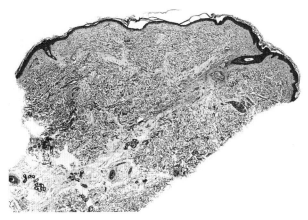

图 V B1.a. *Degos皮损，低倍镜*。表皮萎缩，其下方对应真皮楔形病变区域（R. Barnhill和K. Busam）

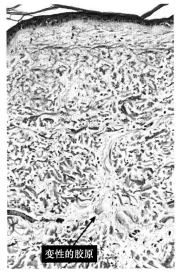

图 V B1.b. *Degos皮损，中倍镜*。在楔形病变区域内，有胶原变性和间质黏蛋白沉积（R. Barnhill和K. Busam）

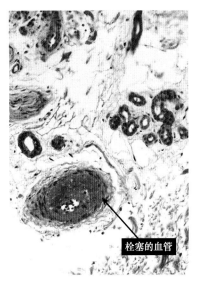

图 V B1.c. *Degos皮损，高倍镜*。在皮损的基底部，可见血栓形成，血管壁增厚。此皮损发生于一位皮肌炎患者（R. Barnhill和K. Busam）

鉴别诊断

Degos综合征（恶性萎缩性丘疹病）

白色萎缩

∨B2 血管炎，淋巴细胞浸润为主

对于"淋巴细胞性血管炎"这一名词术语尚存在争议，但是在一些疾病中，可以出现血管周围和血管壁内淋巴细胞浸润，伴有一定程度的血管壁损伤，通常不包括明显的纤维素样坏死。大多数此类疾病也被归入"血管周围淋巴细胞浸润"模式中予以讨论。在血管中心性淋巴瘤中，浸润血管壁的细胞是肿瘤细胞，但却可能被误认为是一种炎性反应。冻疮是此类炎症性疾病的典型代表[14]。

冻疮

临床特征　冻疮通常发生在指趾部位，表现为隆起的紫红色斑块，伴有疼痛或触痛。有时本病可以出现在肢体更为近端的皮肤或皮下组织更深的部位。冻疮常发生在那些长期暴露在冰点以上寒冷环境中的易感者，尤其是在潮湿的气候中更易出现。特发性冻疮与发生在红斑狼疮基础上的冻疮，以及与其他自身免疫性疾病相关冻疮的鉴别非常重要。

组织病理　在冻疮病理改变中可以观察到真皮乳头层的明显水肿，真皮上部可见血管周围单核细胞浸润但不累及水肿的真皮乳头层。血管表现出管壁弥漫"蓬松"（fluffy）水肿。血管壁的单核细胞浸润与淋巴细胞性血管炎相一致。血管周围

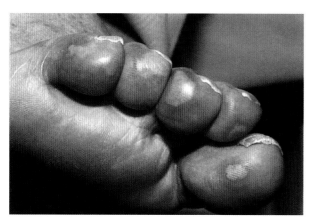

临床图 ∨B2. *冻疮*。一位62岁的男性患者，足趾出现水肿性的红斑、斑块，同时可见水疱形成迹象，伴有触痛，发病前曾长时间处于寒冷环境中。防寒保暖使病情改善

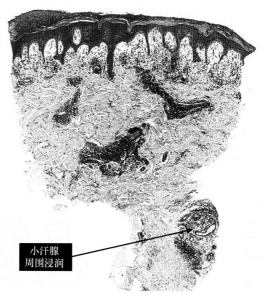

图 ∨B2.a. *冻疮*，*低倍镜*。真皮乳头水肿，真皮浅层和深层可见血管周围和间质内淋巴细胞浸润

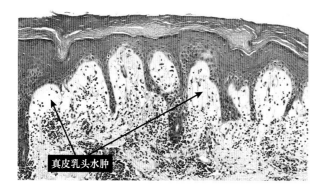

图 ∨B2.b. *冻疮*，*中倍镜*。炎症细胞浸润往往局限在真皮浅层血管丛的周围和血管壁内。真皮乳头水肿可以比较轻微，或者比较显著，如本例所见

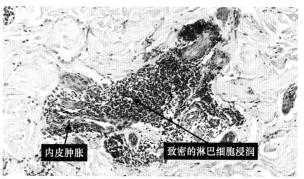

图 ∨B2.c. *冻疮*，*高倍镜*。血管壁水肿和淋巴细胞浸润

浸润可以遍布整个真皮层甚至延伸至皮下脂肪。比较特发性冻疮与自身免疫性疾病相关冻疮之间的组织学特点时，小汗腺周围淋巴细胞浸润更常见于特发性冻疮病例[15]。

苔藓样糠疹

临床特征 苔藓样糠疹是一种少见的皮肤病，可以分为轻重程度不同的两种类型。这两种类型可同时出现，且可以相互转换，这表明它们是同一疾病的不同形式。两者均表现为通常不伴有瘙痒性和疼痛性的皮疹，可以自愈，成批出现，以青壮年为主，偶尔见于儿童。

慢性苔藓样糠疹为轻症型，特点为主要发生在躯干和四肢的、反复成批出现的棕红色丘疹，大小为4～10mm，表面被覆鳞屑，一般持续3～6周，

皮损恢复后可遗留炎症后色素沉着。急性痘疮样苔藓样糠疹（PLEVA）是较为严重的一型，也被称为Mucha-Habermann病。该病皮损分布范围广，主要累及躯干和四肢近端，特征性的表现为红色丘疹，随后进展为坏死性丘疹，偶尔可形成出血性和水疱、脓疱性皮损，可于数周内消退，通常很少或不形成瘢痕。虽然单个皮损表现为急性过程，但该病呈慢性过程，常常持续数月甚至数年，不断出现新发皮损，中间缓解期长短不一。

组织病理 在慢性苔藓样糠疹中，可见真皮浅层血管周围和苔藓样淋巴细胞浸润，淋巴细胞可外渗至表皮。表皮可见融合性角化不全，轻度海绵水肿，少数坏死的角质形成细胞，基底层空泡化改变。真皮乳头层通常可见噬黑素细胞和少量红细胞外溢。在PLEVA中，真皮乳头层可见血管周围

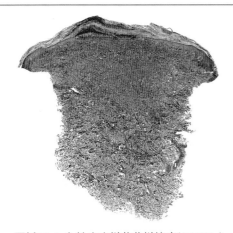

图ⅤB2.d. 急性痘疮样苔藓样糠疹（PLEVA），低倍镜。真皮乳头层血管周围可见致密的、以淋巴细胞为主的浸润，呈楔形延伸至真皮网状层

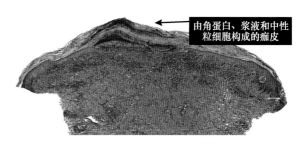

图ⅤB2.e. PLEVA，低倍镜。炎症浸润使得真皮表皮交界处变得模糊，皮损表面可见含有中性粒细胞的痂皮

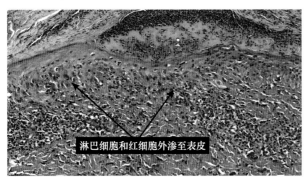

图ⅤB2.f. PLEVA，中倍镜。角化不全，基底层空泡化改变，淋巴细胞、红细胞外渗至表皮

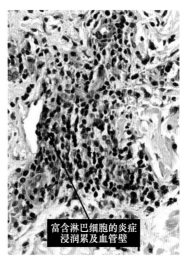

图ⅤB2.g. PLEVA，高倍镜。血管壁因密集的淋巴细胞浸润而变得模糊不清，常伴有内皮细胞肿胀，多数病例可出现红细胞外溢，但并没有真正的血管壁坏死

和致密的带状淋巴细胞浸润，炎症浸润呈楔形延伸至真皮网状层。炎症浸润使真皮表皮交界处变模糊，伴有明显的基底层空泡化改变、显著的淋巴细胞和红细胞外渗，表皮细胞间和细胞内水肿导致不同程度的表皮坏死。最终，可能会出现糜烂或溃疡。皮损上方的角质层可见角化不全，部分重症病例可见含有中性粒细胞的鳞屑痂。镜下可见不同程度的真皮乳头水肿、内皮细胞肿胀、红

细胞外溢。很少见到严重的血管损害，除非在严重的发热、溃疡坏死类型的PLEVA中可以看到伴白细胞碎裂的淋巴细胞性血管炎。

巨细胞病毒感染

　　参见图ⅤB2.h～图ⅤB2.j。

慢性游走性红斑

　　参见图ⅤB2.k和图ⅤB2.l。

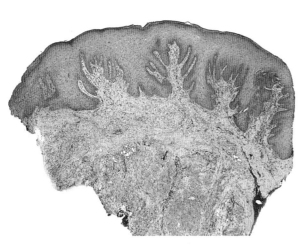

图ⅤB2.h. *内皮细胞的巨细胞病毒感染，低倍镜*。艾滋病患者的口腔病变活检可见血管周围和弥漫性炎症细胞浸润，主要由淋巴细胞与一些浆细胞组成

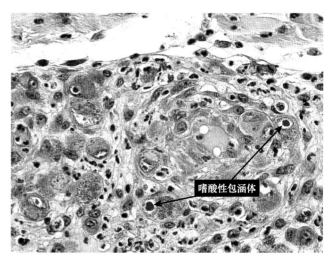

图ⅤB2.i. *巨细胞病毒感染，中倍镜*。内皮细胞明显肿胀，有的含有包涵体，在细胞核和（或）细胞质内

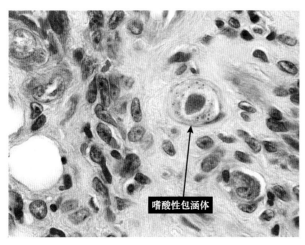

图ⅤB2.j. *巨细胞病毒感染，高倍镜*。成纤维细胞中含有特征性的、大个的嗜酸性核内包涵体

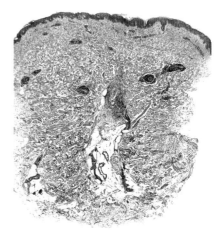

图ⅤB2.k. *慢性游走性红斑，低倍镜*。真皮浅、中层血管周围可见淋巴细胞浸润，呈紧密的套袖样

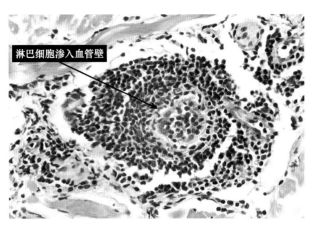

淋巴细胞渗入血管壁

图 ⅤB2.l. *慢性游走性红斑，高倍镜*。本例图片可见淋巴细胞弥漫浸润血管壁。然而，没有血管壁坏死（参见ⅤB3章节）

鉴别诊断

淋巴细胞性血管炎

红斑狼疮

淋巴瘤样丘疹病

急性痘疮样苔藓样糠疹

慢性苔藓样糠疹

慢性色素性紫癜（purpura pigmentosa chronica）

麻疹样病毒感染（morbilliform viral infections）

莱姆病

冻疮

血管中心性蕈样肉芽肿

血管中心性T细胞淋巴瘤/淋巴瘤样肉芽肿病

巨细胞包涵体病

白塞病

ⅤB3 血管炎，中性粒细胞浸润显著

炎症浸润中可见显著的中性粒细胞，伴有纤维素样坏死和核尘。也可以见到嗜酸性粒细胞和淋巴细胞。结节性多动脉炎（PAN）为典型疾病[16]。

结节性多动脉炎和显微镜下多血管炎

临床特征 经典的结节性多动脉炎是一种全身性血管炎性疾病，累及大的动脉，其中缺血性肾小球病变较为常见，但肾小球肾炎罕见。显微镜下结节性多动脉炎也称为显微镜下多血管炎（MPA），指的是一种全身性小血管炎，主要影响小动脉和毛细血管，通常伴有局灶性坏死性肾小球肾炎和新月

体形成。大多数MPA患者抗MPO（P-ANCA）抗体阳性。某些血管炎患者表现为重叠综合征，同时累及小型和中型动脉。

多数MPA患者为50岁以上的男性，前驱症状包括发热、肌痛、关节痛和喉咙痛。临床上最常见的特征是显微血尿、蛋白尿或急性少尿性肾衰竭等肾病表现。虽然在经典的PAN中皮肤受累少见，但30%～40%的MPA患者可出现皮肤改变。皮肤结节性多动脉炎，早期表现包括网状青斑、伴有触痛的皮下结节、溃疡，也可出现紫癜、瘀斑、坏死。MPA最常累及下肢[17]，最常见的临床表现为下肢可触及的紫癜。MPA也可出现溃疡、皮肤坏死、裂片状出血和水疱[18]。

组织病理 经典PAN的特征性表现为全动脉炎，累及中、小动脉。在经典PAN中，许多内脏部位动脉可出现特征性改变，而受影响的皮肤往往仅表现为小血管病变，动脉受累通常是局灶性的。皮肤小血管受累的形态学表现通常为坏死性白细胞碎裂性血管炎（LCV）。如果出现皮肤结节，通常可以见到类似于内脏血管病变的全动脉炎。在经典的PAN中，皮损通常处于不同的发展阶段（如新鲜或陈旧性皮损）。早期的病变可见动脉壁变性，伴有纤维素样物质沉积，血管内外弹力膜部分或完全被破坏。动脉壁内及其周围可见炎症浸润，多数为中性粒细胞，并可见白细胞碎裂的证据，尽管炎症浸润中也常含有嗜酸性粒细胞。疾病后期，内膜增生和血栓形成造成血管腔完全闭塞，进而导致缺血，也可导致溃疡发生，浸润的细胞也可能含有淋巴细胞、组织细胞和一些浆细胞。在疾病的愈合阶段，成纤维细胞增生延伸至血管周围区域，真皮浅中层小血管周围往往表现出非特异性的淋巴细胞浸润。

嗜中性小血管炎（白细胞碎裂性血管炎）

临床特征 许多不同的疾病过程中可伴有中性粒细胞浸润为主的小血管炎，因此临床和组织学表现上不具有特异性。大多数病例为特发性，但需要考虑到与之相关的疾病，包括局限于皮肤的疾病（如多数药物诱导的血管炎），乃至全身性疾病[如感染，包括丙型肝炎；以及恶性肿瘤、过敏性紫癜、结缔组织疾病或ANCA相关疾病（如Churg-Strauss综合征），显微镜下多血管炎或Wegener肉芽肿病][19]。

Ⅴ B 血管炎和血管病

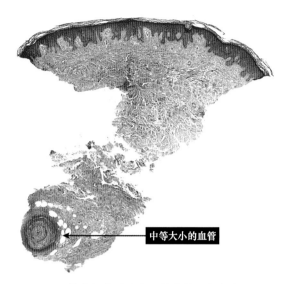

中等大小的血管

图 VB3.a. *结节性多动脉炎，低倍镜。* 在真皮深层和皮下组织中，可见厚壁血管和皮下组织内弥漫性浸润

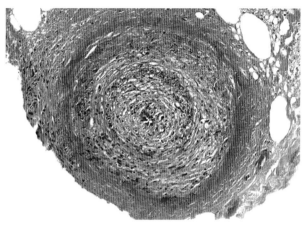

图 VB3.b. *结节性多动脉炎，中倍镜。* 受累的血管多位于真皮深层或皮下脂肪组织

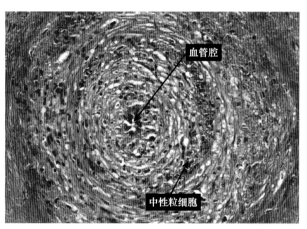

血管腔

中性粒细胞

图 VB3.c. *结节性多动脉炎，高倍镜。* 在大血管壁（小型肌性动脉）内可见呈嗜酸性变的区域（纤维素样坏死），伴有中性粒细胞浸润

　　组织病理　嗜中性小血管炎是真皮小血管的一种反应模式，累及的几乎完全是毛细血管后静脉，其特征性的表现为血管损伤伴以中性粒细胞为主的浸润。因为常存在细胞核碎片（核碎裂或白细胞碎裂），所以常常将其称为白细胞碎裂性血管炎（LCV）。基于疾病的严重程度不同，前述病理过程可以比较轻微，仅限于真皮浅层，也可比较明显，累及真皮全层，伴有坏死和溃疡。如果水肿明显，可以形成表皮下水疱。若有致密的中性粒细胞浸润和脓疱形成，也可以将其称为脓疱性血管炎。在典型的 LCV 病例中，真皮血管出现内皮细胞肿胀，血管壁内及其周围有呈强嗜酸性、条束状的纤维蛋白沉积。血管壁纤维蛋白沉积和明显水肿导致血管壁结构"模糊不清"，称为纤维素样变性。炎症浸润主要分布于真皮血管周围或血管壁内，使血管的轮廓变得模糊不清。浸润的细胞主要是中性粒细胞，以及数量不等的嗜酸性粒细胞与单核细胞。浸润的细胞也可以散布于真皮上部，伴有胶原束之间和胶原束内纤维蛋白沉积。红细胞外渗比较常见。不同的病期进行活检，可呈现不同的反应模式。晚期病变中，中性粒细胞的数量可以减少，单核细胞的数量增加，并有可能占据主导地位，此类情况被称为淋巴细胞性或者肉芽肿性血管炎或血管反应。

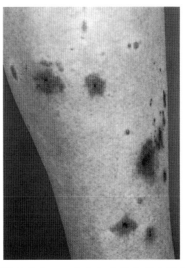

临床图 V B3.a. *白细胞碎裂性血管炎*。一位中年女性患者小腿部出现出血性的紫癜性丘疹和斑块，分析可能与使用非甾体抗炎药（NSAID）有关

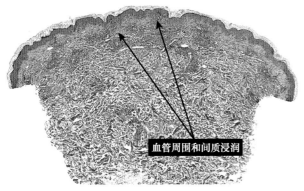

图 V B3.d. *白细胞碎裂性血管炎，低倍镜*。虽然白细胞碎裂性血管炎往往局限于真皮浅层血管丛，但是亦如本例所示，处于真皮更深部位的小血管，通常为真皮中层血管也常被累及

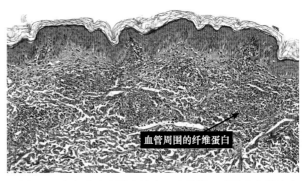

图 V B3.e. *白细胞碎裂性血管炎，中倍镜*。可见以血管为中心的、富含中性粒细胞的炎症浸润，伴有少量间质内浸润

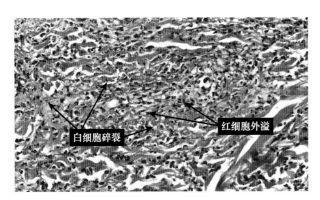

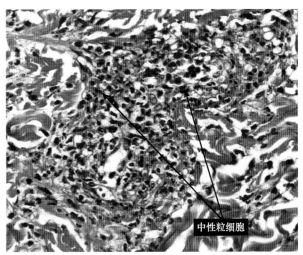

图 V B3.f, g. *白细胞碎裂性血管炎，高倍镜*。可以见到血管壁纤维素样坏死，伴有血管周围和血管壁内中性粒细胞浸润和白细胞碎裂

持久性隆起性红斑

参见临床图ⅤB3.b。

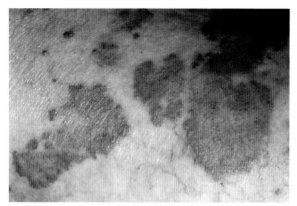

临床图ⅤB3.b. *持久性隆起性红斑*。下肢伸侧棕黄色的环形斑块，边缘有浸润感，没有检测到单克隆或多克隆丙种球蛋白病（S. Binnick）

鉴别诊断

小血管白细胞碎裂性血管炎

嗜中性皮病

　　Sweet综合征

　　面部肉芽肿

　　肠病相关的皮肤-关节炎综合征

淋球菌血症/脑膜炎球菌血症相关的脓毒血症/栓塞性病变

落基山斑点热（立氏立克次体）

结节性多动脉炎

持久性隆起性红斑

Behcet综合征

丘疹坏死性结核疹

ⅤB4 血管炎，混合细胞性和（或）肉芽肿性

浸润细胞的一部分为组织细胞和巨细胞，某些此类疾病也可见到淋巴细胞和嗜酸性粒细胞。虽然没有血管壁的纤维素样坏死，但巨细胞动脉炎是真正发生于动脉壁的炎症（真正意义上的血管炎）。大多数情况下，巨细胞动脉炎累及皮下组织的血管。变应性肉芽肿病（Churg-Strauss综合征）为本型代表性疾病[20]。

变应性肉芽肿病（Churg-Strauss综合征）

临床特征　Churg-Strauss综合征（CSS）是发生于哮喘患者的系统性疾病，以血管炎、多器官嗜酸性粒细胞浸润、外周血嗜酸性粒细胞增多为特征。本病有可能和其他血管炎（病），以及其他伴有嗜酸性粒细胞浸润的炎症性疾病相重叠（如嗜酸性粒细胞性肺炎）。最常受累的内脏为肺、胃肠道，而周围神经和心脏受累并不太常见。与结节性多动脉炎相反，罕见并发肾衰竭。另一个更为宽泛的CSS定义需要满足的条件为哮喘、血嗜酸性粒细胞增多，以及累及两个或两个以上肺外器官的系统性血管炎。

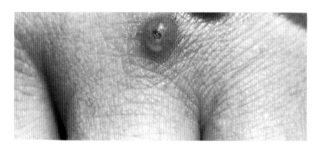

临床图ⅤB4. *肉芽肿性血管炎*。炎症性结节，组织学上表现为肉芽肿性血管炎

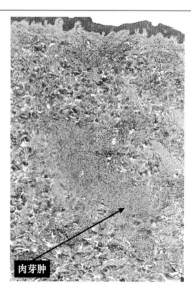

图ⅤB4.a. *肉芽肿性血管炎，低倍镜*。真皮网状层血管周围可见由组织细胞和淋巴细胞构成的肉芽肿性浸润（R. Barnhill和K. Busam）

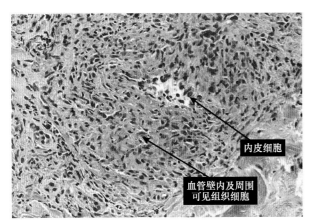

图ⅤB4.b. *肉芽肿性血管炎，高倍镜*。真皮中层血管壁被破坏，此类病变的鉴别诊断包括下文鉴别诊断列表中的几种疾病。大部分Churg-Strauss综合征病变的炎症浸润当中可以见到更为显著的嗜酸性粒细胞（R. Barnhill和K. Busam）

本病可出现以下两种类型的皮损：①出血性损害，类似于过敏性紫癜，从瘀点到广泛分布的瘀斑，常常伴红斑区域，有时可见坏死性溃疡；②皮肤-皮下结节。皮损最常见于四肢，躯干也可受累，部分病例可泛发全身。多数病例在疾病的活动期P-ANCA呈阳性。本病还有一种限制性类型，病变局限于结膜、皮肤和皮下组织。

组织病理 皮肤出血的区域通常可见白细胞碎裂性血管炎的变化。嗜酸性粒细胞浸润可能会非常明显。在一些情况下，真皮层可见肉芽肿反应，主要由呈放射状排列的组织细胞，和通常位于中央位置的、包绕变性胶原纤维的多核巨细胞构成。肉芽肿的中央部分不仅含有变性的胶原纤维，

还有致密聚集的破碎细胞，特别是嗜酸性粒细胞，此类肉芽肿被称为Churg-Strauss肉芽肿。然而，Churg-Strauss肉芽肿并非总会出现，并且类似的组织学表现也可以出现在其他疾病过程中，如结缔组织疾病（类风湿关节炎和红斑狼疮）、Wegener肉芽肿病、结节性多动脉炎、淋巴细胞增生性疾病、亚急性细菌性心内膜炎、慢性活动性肝炎和炎症性肠病。发生在皮下组织的肉芽肿可以通过扩展和融合达到相当大的尺寸，从而形成临床上明显的皮肤-皮下结节。肉芽肿性病变嵌入富含嗜酸性粒细胞的弥漫性、炎性渗出的背景中。类似的变化也可出现在其他疾病中，如结节性多动脉炎。

丘疹坏死性结核疹

参见图ⅤB4.c和图ⅤB4.d。
鉴别诊断
变应性肉芽肿病（Churg-Strauss肉芽肿）
Wegener肉芽肿病
巨细胞动脉炎（颞动脉炎）
慢性游走性红斑
麻风结节性红斑
某些昆虫叮咬反应
发生于不同病因所致溃疡基底部的"继发性血管炎"
Behcet综合征
栅栏状嗜中性肉芽肿病

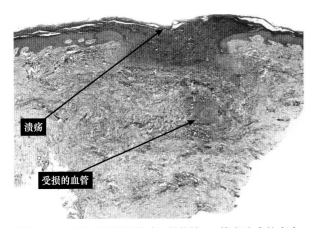

图ⅤB4.c. *丘疹坏死性结核疹，低倍镜*。血管炎造成的表皮、真皮的楔形梗死区（S. Lucas）

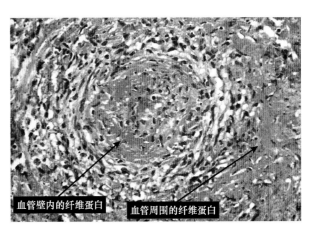

图ⅤB4.d. *丘疹坏死性结核疹，高倍镜*。真皮动脉坏死性血管炎，伴有周围肉芽肿性炎（S. Lucas）

ⅤB5　血栓性和其他微血管病

真皮血管含有纤维蛋白、红细胞与血小板血栓和（或）嗜酸性蛋白沉积物。不同病因造成的凝血病可能有类似的组织学特征（参见ⅢG章节）。钙化防御是一种微血管病，可能是由小动脉中层钙化引起的，继而出现血管内膜纤维增生和管腔阻塞[21]。

钙化防御

临床特征　钙化防御是一种可危及生命的疾病，皮下组织中小血管出现进行性钙化，伴有因纤维化导致的血管内膜增厚、管腔变窄，随后导致缺血和坏死。本病最常发生于与慢性肾衰竭相关的甲状旁腺功能亢进，常伴有血清钙/磷酸盐产物水平升高，但并非总是如此。临床上表现为脂膜炎或血管炎，可以出现大疱、溃疡或网状青斑样皮损。病变通常发生在富含脂肪的部位，如腹部、大腿、小腿、臀部等部位，手指/足趾、乳房、舌和阴茎也可受累。早期病变表现为皮下结节或紫色斑块，后期病灶中央出现黑色坏死区。从焦痂的中心取材活检通常会见到特征性改变[22]。

组织病理　钙化防御的组织学变化包括钙质在皮下组织沉积，主要是小型和中型动脉壁内。这些沉积物可伴有血管内的纤维化、血栓形成或整个血管的钙化闭塞，在软组织内也可以出现钙化。血管病变可导致皮下脂肪和其上方皮肤的缺血性和（或）坏疽性坏死。

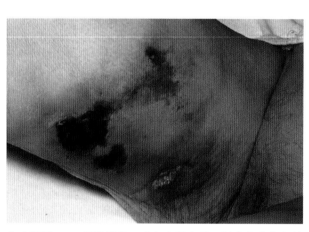

临床图ⅤB5.a. *钙化防御*。老年女性患者，肾病终末期和较高的甲状旁腺激素水平导致下肢广泛硬结，进而导致紫癜性和坏死性溃疡

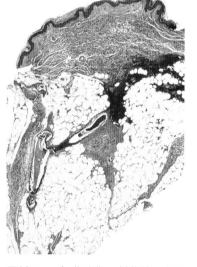

图ⅤB5.a. *钙化防御，低倍镜*。皮下组织可见管壁钙化、增厚的血管，伴有脂肪组织坏死和出血

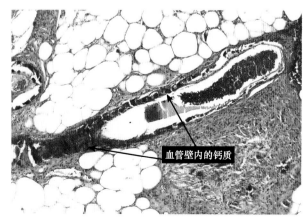

血管壁内的钙质

图ⅤB5.b. *钙化防御，高倍镜*。邻近异常血管的脂肪发生坏死，实际工作中所见到的坏死区域常常比本病例更为广泛，常可累及真皮

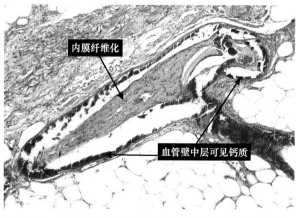

内膜纤维化

血管壁中层可见钙质

图ⅤB5.c. *钙化防御，高倍镜*。钙化累及此小动脉的中层。在同一血管，由轻度的纤维增生造成血管内膜增厚，使得血管腔变窄。在组织固定的过程中，纤维化的内膜回缩，与钙化僵硬的血管壁分离

网状青斑

参见临床图 V B5.b。

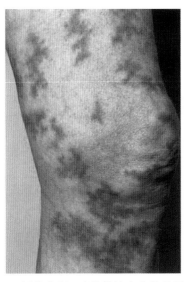

临床图 V**B5.b.** *网状青斑*。皮肤持续存在的呈网状外观的红蓝色斑是血液流动缓慢的非特异性征象，可能与某种血管炎或血管病相关，如感染、白色萎缩、胆固醇栓塞和结缔组织疾病。白色区域活检可以见到厚壁血管，管腔被血栓堵塞

鉴别诊断
败血症
弥散性血管内凝血
血栓性血小板减少性紫癜
暴发性紫癜
香豆素坏死

狼疮抗凝物
淀粉样变病
迟发性皮肤卟啉病和其他卟啉病
钙化防御
血栓性静脉炎和浅表性游走性血栓性静脉炎
Lucio反应（Lucio reaction）

VC　真皮网状层的弥漫性浸润

真皮网状层的弥漫性浸润可能与血管或皮肤附属器存在一定的联系，或者也可以随机分布于真皮网状层。

1. 弥漫性浸润，淋巴细胞为主
2. 弥漫性浸润，中性粒细胞为主
3. 弥漫性浸润，组织样细胞为主
4. 弥漫性浸润，浆细胞显著
5. 弥漫性浸润，肥大细胞为主
6. 弥漫性浸润，嗜酸性粒细胞为主
7. 弥漫性浸润，混合细胞性
8. 弥漫性浸润，色素细胞
9. 弥漫性浸润，广泛坏死

VC1　弥漫性浸润，淋巴细胞为主

除淋巴细胞之外，基本没有其他类型的细胞浸润。Jessner淋巴细胞浸润症是本型的典型代表[23]。

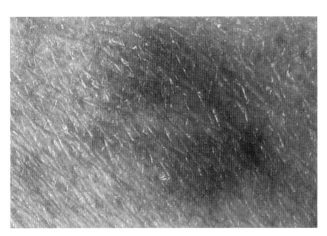

临床图 V**C1.a.** *Jessner 淋巴细胞浸润症*。额头上典型的中央消退的红色浸润斑块

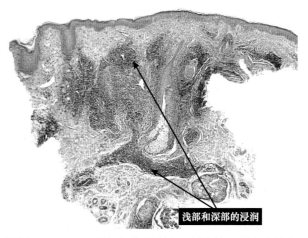

浅部和深部的浸润

图 V**C1.a.** *Jessner淋巴细胞浸润症，低倍镜*。真皮全层密集的血管周围和间质浸润

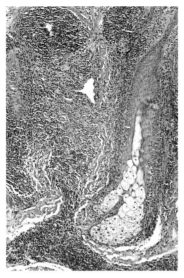

图ⅤC1.b. *Jessner淋巴细胞浸润症，中倍镜*。可见血管周围浸润，但主要是弥漫性浸润

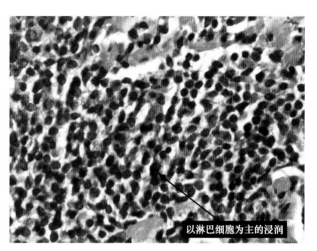

以淋巴细胞为主的浸润

图ⅤC1.c. *Jessner淋巴细胞浸润症，高倍镜*。浸润细胞为成熟的小淋巴细胞

Jessner皮肤淋巴细胞浸润症

临床特征　对于本病，尚无充分的认识，其特征性的表现为无症状的丘疹或界线分明略带浸润感的红色斑块，皮损中央可以趋于消退。与慢性红斑狼疮不同，皮损表面没有毛囊角栓或萎缩。日晒会诱发或加重皮损，多发于面部，也可累及颈部和躯干上部。本病好发于中年人。数量不等的皮损（1个至数个）可以持续数月或数年。皮损可以不留痕迹地消退，或者在消退的区域或其他部位复发。本病属于Lever总结的以字母"L"开头的五种疾病之一，略作修订之后包括淋巴瘤和皮肤白血病、皮肤淋巴细胞瘤、Jessner淋巴细胞浸润症、红斑狼疮，多形性日光疹和鳞翅目昆虫皮炎——后者是多种节肢动物叮咬反应的共同表现。

组织病理　表皮可以正常，但经常出现表皮突变平。真皮可见中等密度的血管周围和弥漫性小的成熟淋巴细胞浸润，偶可混合有组织细胞和浆细胞，浸润可累及毛囊皮脂腺单元和皮下脂肪组织。

皮肤白血病

参见临床图ⅤC1.b，图ⅤC1.d ~图ⅤC1.g。

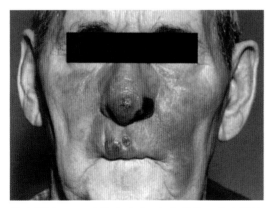

临床图ⅤC1.b. *皮肤白血病*。老年男性，患有慢性淋巴细胞白血病，在浸润性紫色斑块上出现反复发作的溃疡性结节，局部放射治疗有效

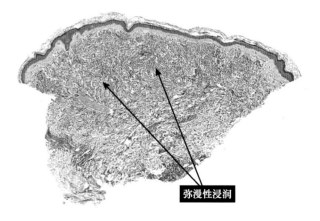

弥漫性浸润

图ⅤC1.d. *皮肤白血病，低倍镜*。在本例急性髓细胞性白血病中，真皮网状层可见致密的弥漫性浸润

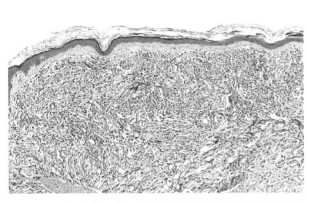

图ⅤC1.e. *皮肤白血病，中倍镜。* 浸润无明显围绕血管周围或附属器周围的趋势，无表皮受累

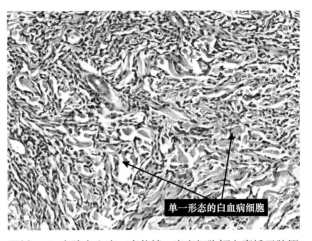

单一形态的白血病细胞

图ⅤC1.f. *皮肤白血病，高倍镜。* 病变细胞倾向于穿插于胶原束之间

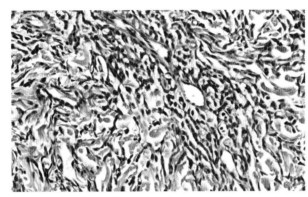

图ⅤC1.g. *皮肤白血病，高倍镜。* 病变细胞有卵圆形或锯齿状的细胞核和明显的嗜酸性胞质，这与急性髓细胞性白血病是一致的。如有可能，应检测血液或骨髓的表型

鉴别诊断
皮肤淋巴样增生/皮肤淋巴细胞瘤
Jessner淋巴细胞浸润症
皮肤白血病（淋巴细胞性淋巴瘤，CLL）

ⅤC2 弥漫性浸润，中性粒细胞为主

虽然可以见到淋巴细胞，但中性粒细胞是主要的浸润细胞。Sweet综合征是典型疾病[24]，丹毒是另外一种典型疾病[25]。

急性发热性嗜中性皮病（Sweet综合征）

临床特征　经典Sweet综合征的特点包括急性发热、白细胞增多、红斑块、水疱和脓疱，伴有中性粒细胞浸润。此类情况通常发生于中年女性的呼吸道或胃肠道等非特异性感染之后。除了经典Sweet综合征的表现之外，在其他多种临床疾病中也可出现表现为中性粒细胞浸润、类固醇治疗有效的无菌性皮损。临床上还发现，上述浸润模式可能与炎性疾病（如自身免疫性疾病）或感染性疾病恢复期有关，也可发生于血管增生性疾病、实体肿瘤及孕妇。

组织病理　血管周围可见密集的以中性粒细胞为主的浸润，常伴有白细胞碎裂，此外，还有单核细胞，如淋巴细胞和组织细胞，偶见嗜酸性粒细胞。炎症细胞通常呈带状分布于整个真皮乳头层，浸润的密度各不相同，一小部分病例可比较局限。通常可见血管扩张、内皮细胞肿胀、中度红细胞外渗。在某些情况下，真皮上部明显水肿可能会导致表皮下水疱形成。广泛的血管损伤并不是Sweet综合征的特点。组织学表现因疾病所处阶段的不同而有所差异，在疾病的后期，浸润以淋巴细胞和组织细胞为主。重要的是应认识到，本病浸润细胞的组成和分布在组织学上并不具有足够的特异性来排除感染性疾病的可能。

真皮网状层的弥漫性浸润
ⅤC

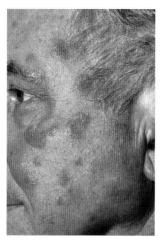

临床图ⅤC2. *Sweet综合征*。中年男性患者，出现急性发热，面部红色斑块（图片由William K. Witmer提供）

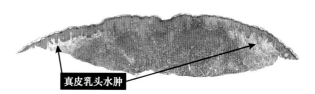

图ⅤC2.a. *Sweet综合征，低倍镜*。真皮浅层水肿，网状层弥漫的炎症细胞浸润

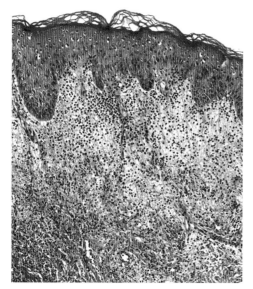

图ⅤC2.b. *Sweet综合征，中倍镜*。浸润可累及表皮

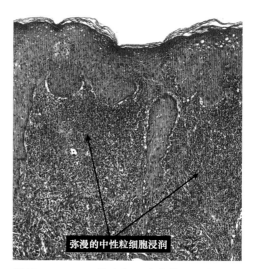

图ⅤC2.c. *Sweet综合征，中倍镜*。浸润的细胞几乎全部为中性粒细胞，没有发现白细胞碎裂性血管炎的诊断证据

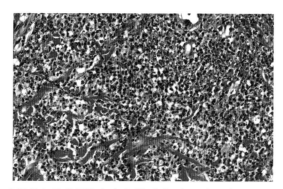

图ⅤC2.d. *Sweet综合征，高倍镜*。中性粒细胞的浸润密度有所不同，但通常非常密集，如本例所示。白细胞碎裂显著

手背部嗜中性皮病

　　临床特征　手背部嗜中性皮病是近期报道的一类疾病，是嗜中性皮病的家族成员之一，此类疾病还包括Sweet综合征、坏疽性脓皮病和类风湿嗜中性皮病[26, 27]。本病皮损局限于手背部。

　　病变开始表现为伴有触痛的斑块和结节，伴水肿、脓疱和紫红色边缘。脓疱可能会变得相当大，部分皮损可能会出现溃烂。手部曝光部位易受累。手背部嗜中性皮病最常发生于女性（76%）和成年人（平均年龄62岁），可伴有发热，不同于经典的Sweet综合征，手背部嗜中性皮病一般不伴有潜在的全身性疾病或恶性肿瘤。但也有个别报道称患者有远期癌症病史，以及1例伴有不确定类型的关节炎。

　　组织病理　手背部嗜中性皮病的活组织检查可见致密的中性粒细胞浸润整个真皮层，呈脓肿样外观，可见真皮水肿和白细胞碎裂。某些病例可见小血管炎和纤维素样坏死，然而在许多情况下，血管形态并无改变[28]。组织学上，本病与Sweet综合征和坏疽性脓皮病难以区别，因此需要根据临床与病理相结合来进行鉴别。经常需要使用特殊染色和组织培养来排除感染的可能性。

丹毒

　　临床特征　丹毒是由A组链球菌感染引起的皮肤急性浅表性蜂窝织炎，本病特征性的皮损表现为界线分明、质地稍硬的暗红色区域，边缘可扪及，并渐进向外扩展。在一些患者中，丹毒有在同一个区域反复发作的倾向。在抗生素应用的早期，丹毒的发生率似乎在下降，并且多发生于面部。然而，近来丹毒发病率有所增加，面部受累变得少见，而以腿部丹毒为主。已发现肥胖是丹毒发生局部并发症，如出血、大疱性病变、脓肿和坏死的独立危险因素[29]。

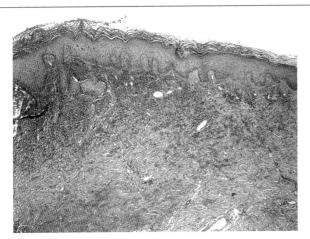

图 V C2.e. *手背部嗜中性皮病，低倍镜*。真皮网状层的中上部可见密集的炎症细胞浸润

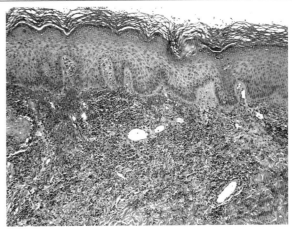

图 V C2.f. *手背部嗜中性皮病，中倍镜*。真皮炎症细胞浸润呈弥散性分布，有时伴有出血，其上方的表皮可出现水肿或溃疡

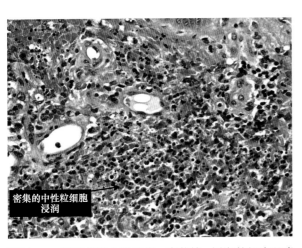

图 V C2.g. *手背部嗜中性皮病，高倍镜*。浸润的细胞以嗜中性粒细胞为主。虽然在其他病例报道中曾描述本病可出现血管炎的改变，但本病例未见白细胞碎裂性血管炎

密集的中性粒细胞浸润

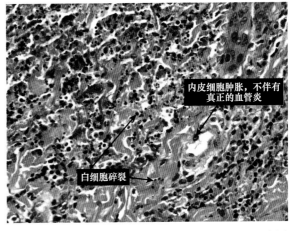

图 V C2.h. *手背部嗜中性皮病，高倍镜*。中性粒细胞浸润常伴有显著的白细胞碎裂

内皮细胞肿胀，不伴有真正的血管炎

白细胞碎裂

真皮网状层的弥漫性浸润

V C

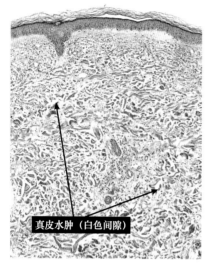

图 ⅤC2.i. *蜂窝织炎，低倍镜*。真皮水肿，真皮网状层可见片状浸润

真皮水肿（白色间隙）

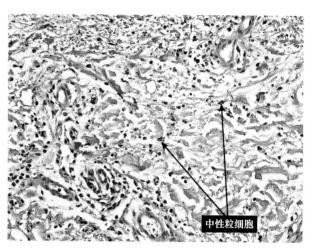

图 ⅤC2.j. *蜂窝织炎，中倍镜*。浸润一部分表现为血管周围模式，同时可见弥漫性浸润

中性粒细胞

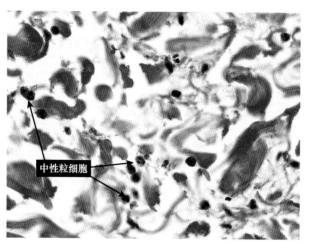

图 ⅤC2.k. *蜂窝织炎，高倍镜*。大部分浸润的细胞是中性粒细胞。真皮内没有坏死，通常见不到细菌

中性粒细胞

组织病理　真皮层出现明显的水肿及淋巴管和毛细血管扩张。整个真皮层可见以中性粒细胞为主的弥漫性浸润，偶尔延伸至皮下脂肪。炎症浸润松散分布于扩张的血管和淋巴管周围。如果进行吉姆萨或革兰氏染色，在组织和淋巴管内可发现链球菌。复发性丹毒，真皮和皮下淋巴管壁出现纤维化增厚伴管腔部分或完全闭塞。丹毒、蜂窝织炎必须与Sweet综合征样皮疹相鉴别，反之亦然，此类鉴别往往不能单纯基于组织学依据来完成。

鉴别诊断

急性嗜中性皮病（Sweet综合征）

持久性隆起性红斑

类风湿嗜中性皮病

细菌、分枝杆菌或真菌感染性脓肿

手背部嗜中性皮病

面部肉芽肿

细胞因子特别是G-CSF引起的皮肤反应

小肠-关节炎-皮炎综合征（短肠综合征）

丹毒

蜂窝织炎

坏疽性脓皮病

毛囊炎邻近皮肤

脓肿

Behcet综合征

卤素皮炎

V C3 弥漫性浸润，组织样细胞为主

此类疾病中，真皮内可见大量的组织细胞或组织样细胞浸润，一些可以呈泡沫样，一些可能含有微生物。髓系白血病患者的白血病细胞易被误认为组织细胞，并可能向组织细胞分化（粒单核细胞白血病）。瘤型麻风为典型疾病[30]。

瘤型麻风

临床特征 瘤型麻风（LL）最初表现为皮肤和黏膜病变，后期发生神经病变。通常皮损数量较多，对称分布。本病可分为三种临床类型：斑疹型、浸润-结节型和弥漫型。斑疹型，可以见到数量众多的、界线不清的融合性色素减退斑或红斑，通常有轻微的浸润感。浸润-结节型，是经典的也是最常见的类型，可以由斑疹型发展而来，或一开始就表现为该型，其特点是丘疹、结节和弥漫性浸润，往往呈暗红色。累及眉毛和前额导致狮面容貌，伴有外侧眉毛和睫毛脱落。虽然病变可通过破坏大的周围神经造成感觉障碍和神经麻痹，但皮损部位并没有明显的感觉减退。最常受累的神经是尺神经、桡神经，腓总神经也较常见。弥漫型瘤型麻风，又称Lucio麻风，最常见于墨西哥和中美洲，表现为皮肤弥漫性浸润，而无结节性损害。除了眉毛和睫毛出现脱落外，此类型麻风的临床表现可以很不明显，一般存在肢端的对称性麻痹。极少数情况下，瘤型麻风可表现为单一病变，而不是多发的病变。

组织病理 较为常见的斑疹型或浸润-结节型皮损几乎均可见到由正常胶原构成的狭窄的无浸润带，将广泛的细胞浸润区与扁平的表皮分隔开来。弥漫性浸润破坏皮肤附属器，并延伸至皮下脂肪。在早期皮损中，巨噬细胞具有丰富的嗜酸性胞质并含有杆菌菌体及其碎片。镜下未见巨噬细胞活化所形成的上皮样细胞肉芽肿。淋巴细胞浸润并不明显，但可能有很多浆细胞浸润。在抗分枝杆菌治疗过程中，退变的杆菌积聚于巨噬细胞内，形成具有泡沫状或空泡化胞质的所谓的麻风细胞或魏尔啸（Virchow）细胞。Wade-Fite染色可显示杆菌呈碎片或颗粒状，特别是在慢性病灶中，可见较大的嗜碱性团块，称为麻风球。瘤型麻风与结核型麻风相反，皮肤中的神经可含有相当数量的麻风杆菌，但神经可以在很长一段时间内不受破坏，慢慢发生纤维化。Lucio麻风（弥漫型）的组织学表现与上述两型类似，但具有特征性的皮肤小血管较多的杆菌沉积。

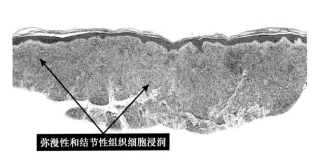

图 V C3.a. *瘤型麻风，低倍镜*。可见弥漫性和结节性浸润，使真皮内的原有结构变得模糊不清

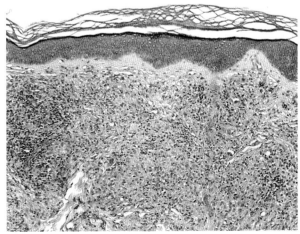

图 V C3.b. *瘤型麻风，中倍镜*。浸润由大的组织细胞和小的淋巴细胞构成

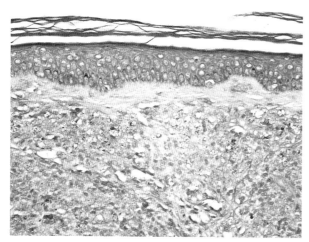

图ⅤC3.c. *瘤型麻风，中倍镜，Fite染色*。中倍镜下即可以看到抗酸染色阳性的细菌

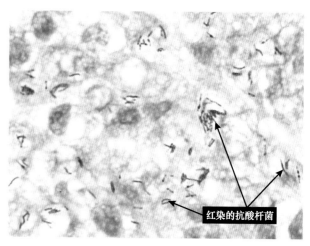

红染的抗酸杆菌

图ⅤC3.d. *瘤型麻风，高倍镜，Fite染色*。菌体丛状分布于组织细胞的胞质内

朗格汉斯组织细胞增生症

临床特征　朗格汉斯组织细胞增生症（LCH）或组织细胞增生症X以树突状或朗格汉斯组织细胞[31]增生为特征。如果在出生后第一年发生LCH，通常是以显著的、可危及生命的内脏受累为特征，被称为急性播散性LCH（Letterer-Siwe病）。幼儿期出现的LCH主要表现为骨损害和范围较小的内脏受累，被称为慢性多灶性LCH或Hand-Schüller-Christian病。在年龄较大的儿童和成年人中，LCH通常呈慢性局灶型，往往表现为一处或数处骨损害，被称为嗜酸性肉芽肿。皮肤损害在Letterer-Siwe病中非常常见，在另外两型中偶尔可见，通常表现为瘀斑和丘疹。在某些病例可见很多密集分布的、被覆鳞屑或痂皮的褐色丘疹，主要累及头皮、面部和躯干。LCH的临床过程和预后难以预测。

组织病理　诊断的关键是在特定的临床背景下，找到典型的朗格汉斯细胞。该细胞具有特征性的、皱褶状或分叶状，常呈肾形的细胞核，核仁和呈轻度嗜酸性的胞质不明显。根据典型的临床及光镜下图像可以做出初步诊断，通过典型的S-100或花生凝集素染色阳性得到进一步证实，明确诊断需要CD1a染色阳性或电子显微镜发现Birbeck颗粒。尽管LCH具有三种组织学反应模式：增生、肉芽肿及黄色瘤样，只有前两种较为常见。一般情况下，典型的急性播散性LCH可以见到几乎全部为组织细胞的增生性反应模式，肉芽肿反应通常出现在慢性局灶性或多灶性LCH，正如该病名称所提示的表现为嗜酸性肉芽肿，皮肤黄色瘤样改变较为罕见。增生性反应模式的特征是组织细胞广泛浸润，浸润通常位于接近表皮的部位或累及表皮，造成溃疡和结痂。也存在有炎症细胞，最常见淋巴细胞，也可见嗜酸性粒细胞。肉芽肿反应表现为广泛的组织细胞积聚，常达真皮深层，伴有数量不等的嗜酸性粒细胞、多核巨细胞、中性粒细胞，也可以见到淋巴样细胞和浆细胞。

睑黄瘤

参见临床图ⅤC3.b，图ⅤC3.h和图ⅤC3.i。

鉴别诊断

睑黄瘤，黄瘤（通常为结节）

非典型分枝杆菌

　鸟-胞内分枝杆菌

深部真菌感染

　隐球菌病

　组织胞浆菌病

石蜡瘤

硅肉芽肿

滑石粉和淀粉肉芽肿

环状弹性纤维溶解性巨细胞肉芽肿（光线性肉芽肿）

瘤型麻风

组织样型麻风

皮肤利什曼病

鼻硬结病

组织细胞增生症X

皮肤白血病（髓系或髓单核细胞性）

间变性大细胞淋巴瘤（Ki-1）

网状组织细胞肉芽肿

软化斑

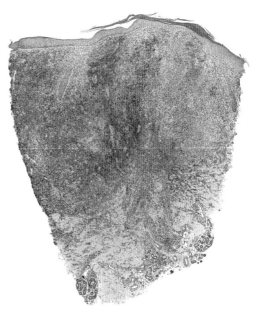

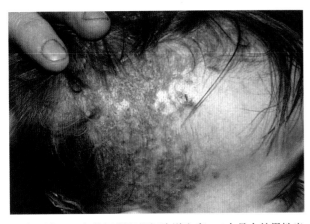

临床图ⅤC3.a. *朗格汉斯组织细胞增生症*。18个月大的男性患儿，头皮出现持续性皮疹，其特征为密集的褐色丘疹，被覆鳞屑和痂皮，需要入院接受化疗，尿布区也存在类似的皮疹

图ⅤC3.e. *朗格汉斯组织细胞增生症，低倍镜*。整个真皮层可见弥漫性浸润

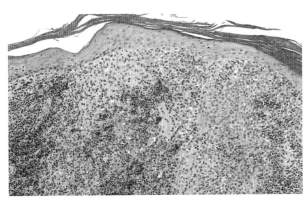

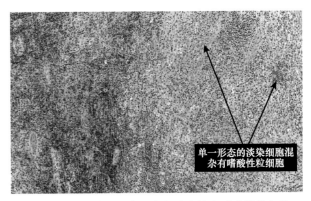

图ⅤC3.f和图ⅤC3.g. *朗格汉斯组织细胞增生症，中倍镜*。可见许多淡染的、单一形态的大细胞和许多嗜酸性粒细胞，有局灶性的亲表皮现象

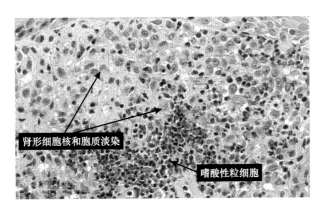

图ⅤC3.h. *朗格汉斯组织细胞增生症，高倍镜*。可见富含粉红色细胞质和细胞核呈肾形的大细胞，混杂有炎症细胞，包括偶尔可见的嗜酸性粒细胞

真皮网状层的弥漫性浸润

ⅤC

ⅤC4　弥漫性浸润，浆细胞显著

　　此类疾病，真皮弥漫性浸润中可见浆细胞，虽然它们可能不是主要的浸润细胞。二期梅毒浆细胞主要分布于血管周围，在ⅤA4章节已经讨论过，该病的其他一些案例可表现为弥漫性浸润。

二期梅毒

　　参见图ⅤC4.a和图ⅤC4.b。

鉴别诊断

昆虫叮咬反应

浆细胞瘤，骨髓瘤

腔口周围浆细胞增多症（circumorificial plasmacytosis）

*Zoon*龟头炎

梅毒，二期或三期

雅司，一期和二期

项部瘢痕疙瘩性痤疮

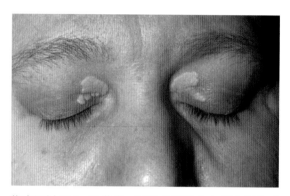

临床图ⅤC3.b. *睑黄瘤*。当患者眼睑上出现此类典型的黄色斑块时，通常并没有潜在的脂质异常

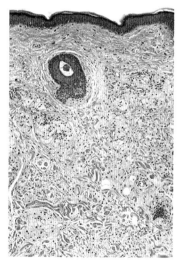

图ⅤC3.i. *睑黄瘤，中倍镜*。可见淡染的细胞在真皮内弥漫性浸润

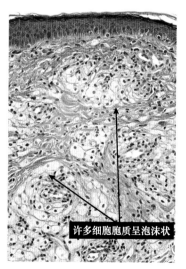

许多细胞胞质呈泡沫状

图ⅤC3.j. *睑黄瘤，高倍镜*。病变细胞体积大，富含泡沫状胞质，无混合性炎症细胞浸润

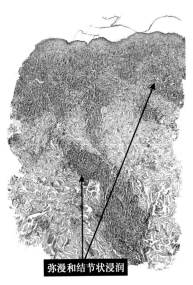

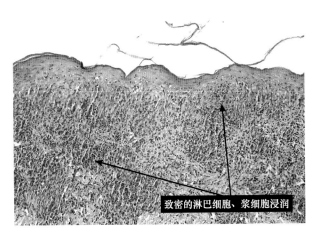

致密的淋巴细胞、浆细胞浸润

弥漫和结节状浸润

图ⅤC4.a. *二期梅毒，低倍镜*。真皮浅层和深层可见血管周围和致密的弥漫性炎症细胞浸润

图ⅤC4.b. *二期梅毒，中倍镜*。本病例中浸润呈带状，浸润细胞绝大多数为浆细胞和淋巴细胞

ⅤC5　弥漫性浸润，肥大细胞为主

遍布真皮的浸润几乎全部为肥大细胞，有可能混有嗜酸性粒细胞。以色素性荨麻疹为典型疾病（参

见ⅢA2、ⅣE4、ⅥB10章节）。

色素性荨麻疹

参见图VC5.a～图ⅤC5.c。

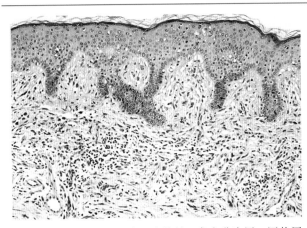

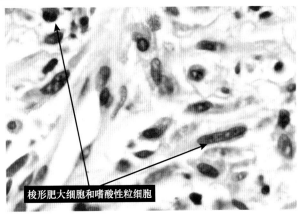

梭形肥大细胞和嗜酸性粒细胞

图ⅤC5.a. *色素性荨麻疹，中倍镜*。真皮乳头层、网状层上部可见弥漫性细胞浸润

图ⅤC5.b. *色素性荨麻疹，高倍镜*。病变细胞的细胞质呈双染性，伴有胞质颗粒，卵圆形或圆形细胞核呈轻微偏心性分布

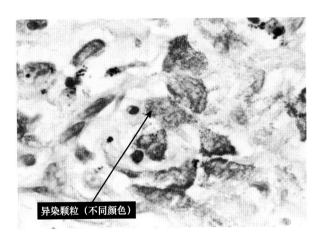

异染颗粒（不同颜色）

图ⅤC5.c. *色素性荨麻疹，高倍镜*。吉姆萨（或甲苯胺蓝）染色，胞质颗粒表现出异染性（不同颜色）。c-kit染色也有助于肥大细胞的甄别

真皮网状层的弥漫性浸润　ⅤC

鉴别诊断

色素性荨麻疹（结节状或弥漫性）肥大细胞瘤

ⅤC6　弥漫性浸润，嗜酸性粒细胞为主

此类疾病嗜酸性粒细胞浸润显著，虽然并非唯一的浸润细胞，也可见到淋巴细胞和浆细胞。嗜酸性蜂窝织炎为典型病例[32]。

嗜酸性蜂窝织炎（Wells综合征）

临床特征　本病罕见，临床表现为突发的数量不等的鲜红色斑片，数天内发展成硬化性红斑块，可伴有疼痛。上方表皮可能会产生小水疱。如果不予治疗，本病可能会持续数周或数月，并反复发作。相关因素或激发因素可能包括昆虫叮咬和皮肤寄生虫病，皮肤病毒感染和药物反应，白血病和骨髓增生性疾病，以及特应性皮炎和真菌感染。本病多发于成人，通常伴有外周血嗜酸性粒细胞增多。临床表现与细菌性蜂窝织炎相类似[33]。

组织病理　早期病变表现为真皮嗜酸性粒细胞弥漫性密集浸润，可见明显的嗜酸性粒细胞脱颗粒。浸润通常可达真皮全层，甚至可以累及皮下组织，偶尔可累及深部的肌肉组织。表皮严重受累时，可形成表皮内多房性海绵水肿性水疱，但常见的水疱通常为表皮下型。嗜酸性粒细胞可出现在表皮中。陈旧性病灶可出现更为广泛的嗜酸性粒细胞脱颗粒，颗粒状物质呈局灶性聚集在胶原纤维周围，形成特征性的"火焰征"，病灶周围可出现呈栅栏状排列的巨噬细胞，有时可见巨细胞，在充分发展的红色皮损区，栅栏状组织细胞反应的中央区域可出现渐进性坏死。

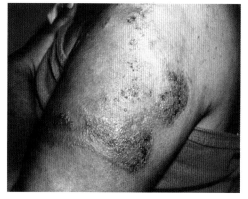

临床图ⅤC6.a. Wells 综合征。中年女性，皮损表现为红色硬化性斑块，皮损边缘形成水疱。外周血嗜酸性粒细胞增多

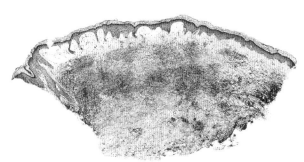

图ⅤC6.a. 嗜酸性蜂窝织炎（Wells综合征），低倍镜。在真皮网状层可以看到明显的火焰征，表皮下水肿明显

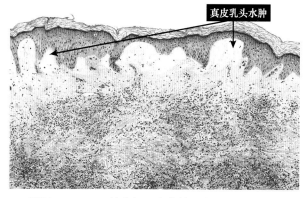

真皮乳头水肿

图ⅤC6.b. Wells综合征，中倍镜。表皮下水肿明显

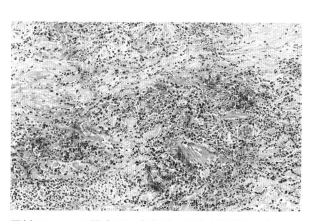

图ⅤC6.c. Wells综合征，高倍镜。真皮火焰征的边缘可见大量嗜酸性粒细胞

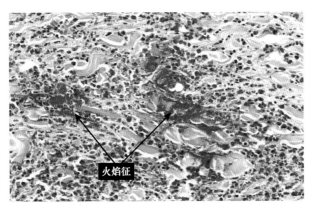

图 Ⅴ C6.d. *Wells综合征，高倍镜*。火焰征由嗜酸性粒细胞颗粒组成

蝉叮咬　　　　　　　　　　　　　参见临床图 Ⅴ C6.b，图 Ⅴ C6.e ～图 Ⅴ C6.g。

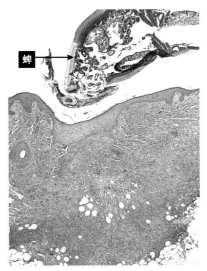

临床图 Ⅴ **C6.b.** *蝉叮咬*。需要通过环状取材去除下背部水肿性红丘疹内嵌入的充分吸食血液的蝉虫

图 Ⅴ **C6.e.** *蝉叮咬，低倍镜*。再上皮化的伤口上方可见蝉虫

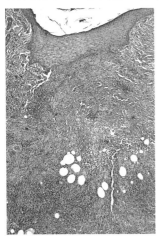

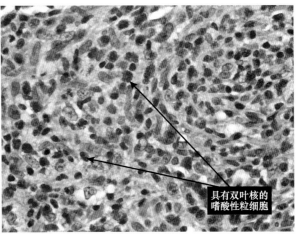

图 Ⅴ **C6.f.** *蝉叮咬，中倍镜*。真皮内弥漫的混合性浸润，伴有嗜酸性粒细胞

图 Ⅴ **C6.g.** *蝉叮咬，高倍镜*。浸润的细胞包括许多嗜酸性粒细胞、淋巴细胞和浆细胞

鉴别诊断

嗜酸性蜂窝织炎（Wells综合征）
昆虫叮咬反应
面部肉芽肿

V C7　弥漫性浸润，混合细胞性

弥漫性浸润包含浆细胞、淋巴细胞、组织细胞及多种急性炎症细胞。利什曼病为典型疾病[34]。

皮肤利什曼病

临床特征　利什曼病可由多种不同的利什曼原虫造成传播。皮肤利什曼病（CL）发生在白蛉叮咬后数周或数个月，最初表现为发生于身体暴露部位的单个或多个红色丘疹。丘疹可扩大，形成硬化性结节，常出现溃烂，导致皮损中央形成火山口样改变。可将皮肤利什曼病置于临床及免疫病理谱系中来考量，该病患者出现何种临床特征依赖于宿主对寄生虫的反应。在该疾病谱系的一端是局限型皮肤利什曼病（LCL），其特征为针对少数寄生虫发生充分的免疫反应，导致出现一个或几个皮损，此类型疾病的治疗反应良好。在疾病谱系的另一端是弥漫型皮肤利什曼病（DCL），其特点是病灶多发，大量的寄生虫，缺乏免疫反应，对治疗的反应不佳。90%以上的皮肤利什曼病的病例属于局限型。疾病谱系的中间形式被冠名以皮肤黏膜、疣状或复发性皮肤利什曼病，在美洲的CL中约占8%。弥漫型病例极为罕见，其特点表现为斑块样或结节性病变，早期阶段可以以局限分布于身体某个区域，随后扩展直至累及大部分皮肤，并开始慢慢侵入鼻腔、口腔、喉黏膜组织，临床上此类病变可能会与瘤型麻风或皮肤淋巴瘤相混淆。

组织病理　LCL早期病变的特征是巨噬细胞浸润，伴有轻微的向上皮样细胞分化的倾向（与疾病发展的进程相关）及淋巴样细胞浸润。在此阶段，通过直接皮损涂片和活检切片可以发现巨噬细胞内大量的寄生虫（数量可有所变化），易于诊断。在疾病发展的中期或后期，大部分病变出现破溃，在少数未溃烂的病变中，其形态学特征表现为结核样型肉芽肿，伴有显著的淋巴细胞浸润。当病变破溃，表现为由继发感染引起的亚急性或慢性混合细胞反应。后者可出现巨噬细胞浸润、小

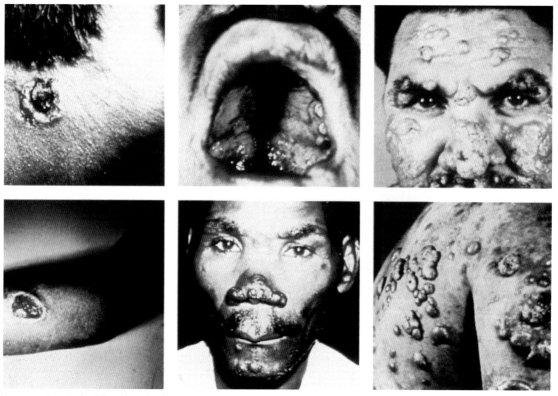

临床图 V C7.a. *美洲皮肤利什曼病疾病谱*。左侧图：局限型皮肤利什曼病。中间图：黏膜皮肤利什曼病。右侧图：弥漫型皮肤利什曼病（J. Convit）

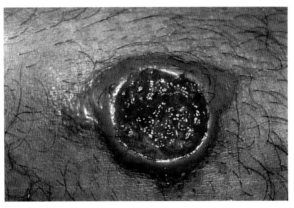

临床图ⅤC7.b. *美洲皮肤利什曼病。局限型皮肤利什曼病的病灶表现为硬化性结节与溃疡，中心呈漏斗状（J. Convit）*

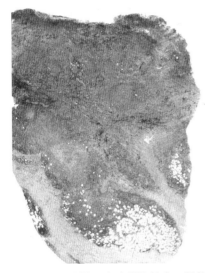

图ⅤC7.a. *局限型皮肤利什曼病，低倍镜。表皮破溃，真皮弥漫性浸润，累及皮下组织*

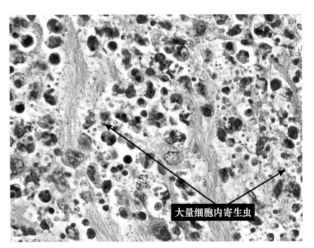

大量细胞内寄生虫

图ⅤC7.b. *局限型皮肤利什曼病，高倍镜。混合性浸润，可见许多浆细胞和中性粒细胞，但以组织细胞为主。在此阶段，组织细胞中可找到许多生物体*

脓肿形成，坏死，浆细胞浸润和小血管增生。在此阶段病变区寄生虫变得越来越难以找到。急性病变的病理特征为上皮缺失，但在慢性皮损中可以有不同程度的表皮增生。弥漫型皮肤利什曼病的组织形态学特点是巨噬细胞浸润伴稀疏淋巴细胞，以及巨噬细胞内大量的寄生虫。

鉴别诊断

皮肤B细胞淋巴样增生
　　假性淋巴瘤
　　皮肤淋巴细胞瘤
梅毒，一期、二期或三期
萎缩性慢性肢端皮炎
对细胞因子的皮肤反应

慢性光化性皮炎（光线性类网织细胞增生症）
鼻孢子菌病
鼻硬结病
组织胞浆菌病
皮肤造血（髓外造血）
皮肤利什曼病
腹股沟肉芽肿
婴儿臀部肉芽肿

ⅤC8　弥漫性浸润，色素细胞

　　此类疾病弥漫浸润的细胞可呈下列形态：双极、立方形或树突状，胞质含有棕色色素。太田痣是我们较为熟悉的典型疾病[35]。

太田痣、伊藤痣和真皮黑素细胞错构瘤

临床特征　太田痣表现为面部单侧分布的蓝色、棕色斑片，部分融合，多分布于眶周区、颞部、前额、颧骨区、鼻部，也称为眼上腭部褐青色痣。经常累及同侧眼巩膜，呈片状蓝色，偶可累及同侧结膜、角膜和视网膜。在某些情况下，口腔和鼻腔黏膜可受到累及。少数情况下太田痣的皮肤损害也可为双侧分布。病变所累及的皮肤呈褐色、灰蓝色或斑驳状色素增多，通常没有浸润感。偶尔，一些区域微微隆起，有时皮损内可见大小不一甚至可达数厘米的具有蓝痣样外观的、散在分布的结节。伊藤痣也有类似的临床表现，但有所不同的是，后者分布于锁骨上、肩胛骨和三角肌区域，可以单独出现或者伴有同侧或双侧太田痣。真皮黑素细胞错构瘤出生时即有，表现为单一的、广泛的灰蓝色色素增多区域，受累范围可近乎泛发，或者表现为数个趋向融合的蓝色斑，从孩提时代起，在某一局限的区域内逐渐扩展。

组织病理　太田痣、伊藤痣和真皮黑素细胞错构瘤的非浸润区域，在胶原束之间散在分布着细

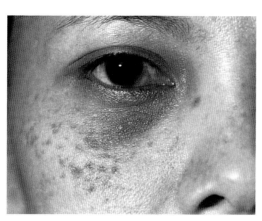

临床图 Ⅴ C8. *太田痣*。眶周区（典型部位）呈斑驳和均匀灰蓝色的斑疹（斑片），累及巩膜

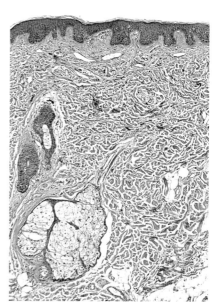

图 Ⅴ C8.a. *太田痣，低倍镜*。在扫视放大倍率下，很容易漏掉黑素细胞浸润。表皮内无黑素细胞增生。表皮上层可见小范围的褐色色素增多

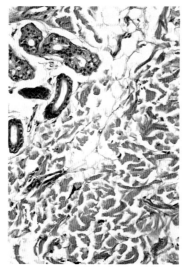

图 Ⅴ C8.b. *太田痣，中倍镜*。色素增多的细胞存在于正常的真皮网状层胶原束之间

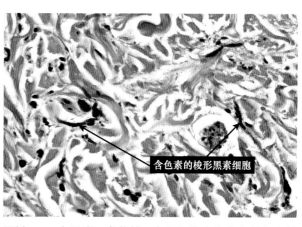

含色素的梭形黑素细胞

图 Ⅴ C8.c. *太田痣，高倍镜*。病变细胞为含有大量色素的呈细长树突状的梭形黑素细胞

长的树突状黑素细胞。虽然大多数的梭形黑素细胞分布在真皮网状层的上1/3，但是此类细胞也可以存在于真皮乳头层，并且可以向下扩展至皮下组织。噬黑素细胞较为少见。

与非浸润区域相比，略微凸起的和浸润区域内可以见到数量更多的、细长的树突状黑素细胞，与蓝痣的组织学表现相似，结节性区域从组织学上无法与蓝痣区分。已有少数太田痣恶变的病例报道，其组织学表现通常呈恶性或细胞性蓝痣样模式。极少数情况下，脉络膜、虹膜、眼眶和脑部的原发性黑素瘤可发生于累及眼部的太田痣患者。

鉴别诊断
蒙古斑
太田痣，伊藤痣
真皮黑素细胞错构瘤

Ⅴ C9　弥漫性浸润，广泛坏死

血管和皮肤坏死继发于血管闭塞或微生物破坏。坏疽性缺血性坏死为典型疾病[36]。

坏疽性缺血性坏死

临床特征　坏疽性坏死通常见于肢端，是外周血管性疾病的发展结果，多与动脉粥样硬化有关。本病多发于老年人，糖尿病为特别的危险因素，此类患者倾向于更为早期发病，病情更为严重，更容易合并感染。在慢性缺血状态下，患者皮肤出现萎缩的表现，包括变薄、发亮，皮肤附属器缺失，或者可出现皮肤肥厚性改变，伴有角化过度，以及甲

增厚。当伴有静脉淤滞时，则更有可能出现上述肥厚性改变。当肢体或指（趾）出现坏死时，根据闭塞和（或）淤滞的程度，皮肤最初会出现苍白或轻微发黑等改变，最终，病变部位会变成黑色。如果出现溃疡，很可能会合并感染，常可导致指（趾）骨髓炎。

组织病理　慢性缺血的组织学表现包括皮肤、附属器和肌纤维的萎缩。急性缺血的早期变化可见于梗死区的边缘，包括基底细胞空泡变性，表皮浅层角质形成细胞开始出现凝固性坏死，以及附属器尤其是代谢活跃的汗腺出现坏死。一旦出现梗死，由于组织仍然保留着部分细胞形态和结缔组织基质，但细胞核消失，呈现"鬼影样"模糊结构。在梗死灶的边缘可见由中性粒细胞构成的炎性浸润带，缺血区域内可见白细胞碎裂。在小血管内，有时在大血管内，可见血栓形成。在一般情况下，严重的动脉粥样硬化出现在近端血管，肢端截肢标本中无此类表现。

鉴别诊断
三期梅毒
孢子丝菌病
深部真菌病
非典型分枝杆菌感染
梗死
血管炎和深部血管炎
血栓和深部血栓
钙化防御（皮肤坏死/钙化综合征）
坏疽性缺血性坏死

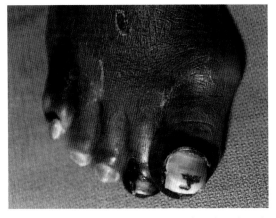

临床图 Ⅴ C9. *坏疽*。胰岛素依赖型糖尿病患者，病史较长，严重的周围血管疾病导致足部冰冷，可见暗黑色的块死性斑片

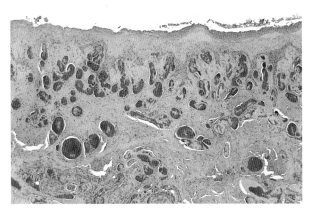

图 Ⅴ C9.a. *坏疽，低倍镜*。在扫视放大倍率下可见皮肤全层凝固性坏死，细胞核和细微的细胞学结构消失，真皮血管严重阻塞

VD 真皮网状层弥漫性或结节状浸润，伴表皮增生

此类疾病主要表现为真皮网状层内炎症细胞呈境界不清的结节状或弥漫性浸润，通常包括淋巴细胞、浆细胞和中性粒细胞，伴表皮不规则增厚。

VD1 表皮增生，伴混合细胞浸润

此类疾病可见真皮内表现各异的混合性炎症细胞浸润，浸润的细胞包括淋巴细胞、浆细胞、嗜酸性粒细胞、中性粒细胞和组织细胞。病变中心区域可以出现坏死，形成脓肿，也有可能形成界线不清或边界清晰的肉芽肿。上覆的表皮不规则增生，表皮突下延，从境界清楚的基底层直至增厚的角质层，上皮组织通常表现出良好的成熟状态。卤素皮炎[37]和深部真菌病，如芽生菌病，可作为此类疾病的代表[38]。

北美芽生菌病

临床特征　北美芽生菌病由皮炎芽生菌感染所致，分为以下三种形式：原发性皮肤接种性芽生菌病、肺芽生菌病和系统性芽生菌病。原发性皮肤接种性芽生菌病非常罕见，几乎全部为实验室或解剖室内的感染，病情始于手部或腕部的外伤部位，表现为硬化性的，伴有溃疡的下疳样单发皮损。受累的上肢可出现淋巴管炎和淋巴结炎，沿受累淋巴管可出现小结节，皮损可于数周或数月内自然愈合。

肺芽生菌病是本病较为常见的感染形式，可以没有症状或出现轻中度急性肺炎的症状，如发热、胸痛、咳嗽和咯血。肺部感染可以消退或发展为伴有空洞形成的慢性肺芽生菌病。

在系统性芽生菌病中肺部是主要的感染部位。肉芽肿和化脓性病变可以出现在许多不同的器官，除了肺部以外，最常见于皮肤，其次是骨骼、男性生殖系统、口腔和鼻黏膜及中枢神经系统。皮损在系统性芽生菌病中很常见，约70%的患者可出现，可单发或多发。皮损可分为两种类型，一种是疣状皮损，这是最常见的类型，另一种是溃疡型。疣状皮损表现为中央逐渐愈合伴瘢痕形成，凸起的疣状边缘缓慢地向外扩展，周围包绕大量的脓疱或结了痂的小脓肿。临床上与基底细胞癌、鳞状细胞癌和角化棘皮瘤表现相似。溃疡性皮损开始表现为脓疱，迅速发展成溃疡，溃疡基底呈颗粒状。此外，可能会出现皮下脓肿，通常由骨损害扩展而来。

组织病理　原发性皮肤接种性芽生菌病，原发病灶初期表现为非特异性炎性浸润，没有上皮样细胞或巨细胞，可见大量处于出芽状态的真菌。数周之后，偶尔可见巨细胞，随后原发病灶可演变为疣状组织学模式，此类模式通常见于系统性芽生菌病的皮肤损害。

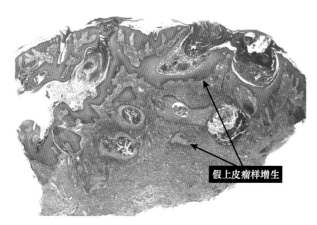

图 VD1.a.　*北美芽生菌病，低倍镜*。鳞状上皮出现假上皮瘤样增生，向下延伸至真皮网状层，伴有致密的弥漫性浸润

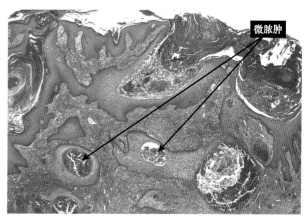

图 VD1.b.　*北美芽生菌病，中倍镜*。上皮组织（向下增生形成的）舌状结构（epithelial tongues）中可见微脓肿

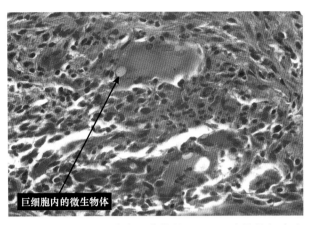

图 Ⅴ D1.c. *北美芽生菌病，高倍镜*。可见以中性粒细胞为主的，伴有淋巴细胞、浆细胞及巨细胞的混合细胞浸润。图片中可见一巨细胞内包含着一个微生物体，在其细胞质中表现为圆形缺损

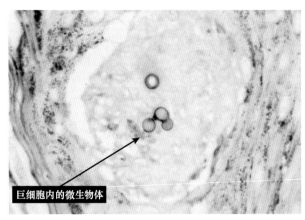

图 Ⅴ D1.d. *北美芽生菌病，高倍镜，真菌银染*。银染色或 PAS染色可以突出显示微生物体——直径8 ~ 15μm的厚壁孢子。其中一个孢子处于广基出芽状态

于系统性芽生菌病的疣状皮损的活动性边缘处取材活检可见表皮明显向下增生，常可达到假上皮瘤样增生的状态，类似于鳞状细胞癌。常可见到表皮内脓肿，偶尔，增生的表皮可将多核巨细胞包绕。真皮可见中性粒细胞为主的多形性浸润，常常形成小脓肿，多核巨细胞散布于真皮全层，只是偶尔形成结构模糊的肉芽肿。仔细在切片中寻找，可以在中性粒细胞聚集处或巨细胞内发现皮炎芽生菌的孢子。孢子为呈现出双层轮廓的厚壁孢子，直径为8 ~ 15μm（平均为10μm）。免疫受损宿主的组织切片中可出现比较多的微生物体，伴有轻微的炎症，典型情况下，可见到多核酵母形态和广基出芽形式。

深部真菌感染

　　组织病理　皮肤深部真菌感染包括原发性皮肤曲霉病、着色真菌病、暗色丝孢霉病、暗色真菌足菌肿、鼻孢子菌病和罗伯芽生菌病（lobomycosis）的病理反应模式，通常表现为混合性真皮炎症细胞浸润，常伴有假上皮瘤样增生，偶见皮肤纤维化改变。由通常最初累及其他器官的真菌所导致的偶发皮肤感染，如芽生菌病或球孢子菌病，组织学表现与原发性皮肤深部真菌感染的模式相似：真皮内伴有多核巨细胞的混合性炎症细胞浸润，伴有假上皮瘤样增生[39]。表皮呈现假上皮瘤样增生的反应模式还可见于卤素摄入（如氟、溴、碘）相关的皮疹。一些真菌，如组织胞浆菌和罗

伯菌（*Loboa lobi*），其感染更多的是伴有表皮变薄，而非增生。其他系统性真菌感染，如伴有微脓肿形成的播散性念珠菌病，伴有凝胶状或肉芽肿反应模式的隐球菌病，或伴有侵犯血管和梗死倾向的接合菌病与曲霉病等均具有特殊的组织反应模式。

鉴别诊断

鳞状细胞癌

假上皮瘤样增生

卤素皮炎

深部真菌感染

　　北美芽生菌病

　　副球孢子菌病

　　着色芽生菌

　　球孢子菌病

　　鼻孢子菌病

　　原藻病

　　疣状皮肤利什曼病

疣状寻常狼疮

疣状皮肤结核

海分枝杆菌感染

腹股沟肉芽肿（肉芽肿荚膜杆菌）

增殖性脓皮病

疣状黄瘤

疣状结节病

婴儿臀部肉芽肿

疣状红斑狼疮

VE　真皮网状层结节状炎性浸润——肉芽肿、脓肿和溃疡

肉芽肿可以定义为组织细胞的局限性聚集，此类细胞可以有丰富的细胞质和融合的边界（上皮样组织细胞），常伴有朗汉斯巨细胞。肉芽肿可伴有坏死，或者呈栅栏状围绕坏死的区域，可以与其他炎症细胞混合，包括异物巨细胞，并且可能包含吞噬的异物或病原体（抗酸杆菌、真菌）。脓肿是局限性的化脓性坏死区域，含有丰富的中性粒细胞及其坏死碎片，通常由肉芽组织和纤维化反应所包绕。

1. 上皮样细胞肉芽肿，不伴有坏死
2. 上皮样细胞肉芽肿，伴有坏死
3. 栅栏状肉芽肿
4. 混合细胞肉芽肿
5. 炎性结节，嗜酸性粒细胞显著
6. 炎性结节，混合细胞性
7. 炎性结节，伴有坏死和中性粒细胞（脓肿）
8. 炎性结节，坏死显著
9. 慢性溃疡/窦道，累及真皮网状层

VE1　上皮样细胞肉芽肿，不伴有坏死

浸润中常见体积较大的上皮样组织细胞和多核巨细胞。浸润细胞中也可能含有少量的浆细胞和淋巴细胞。结节病为典型疾病[40]。

结节病

临床特征　结节病是一种原因不明的系统性肉芽肿性疾病，分为罕见的亚急性短暂型结节病和常见的慢性持续型结节病。几乎全部亚急性短暂型结节病基本在数月内消退，无后遗症，皮损仅表现为结节性红斑。

慢性持续型结节病的皮肤损害较为常见，也可能是唯一的表现。皮肤损害中最常见的为褐红色或紫色丘疹和斑块，皮损中央消退，可形成环形外观。当丘疹或斑块位于鼻、脸颊、耳廓时称为"冻疮样狼疮"。结节病的少见表现包括苔藓样型，可出现小的丘疹，还有非常少见的红皮病型、鱼鳞病型、萎缩型、溃疡型、疣状型、血管狼疮型、色素减退型及脱发型等表现。结节病的皮下结节不常见。

组织病理　与其他脏器的损害相似，慢性持续型结节病的皮肤损害特征是出现局限性的上皮样细胞肉芽肿，即所谓的上皮样细胞结节，很少有或没有坏死区域。偶尔在一些肉芽肿的中心部位可以找到嗜酸性染色的轻度坏死区域。典型的结节病只有稀疏的淋巴细胞浸润，特别是在上皮样细胞肉芽肿的边缘。因此，这种肉芽肿被称为"裸"结节。然而，有的病例，肉芽肿周围也可见淋巴细胞密集浸润，类似于结核病。

典型的结节病损害可见境界清楚的上皮样细胞岛，通常没有，或仅含有很少的巨细胞，通常是朗汉斯细胞型（胞核分布在胞质的周边）。可以在陈旧病灶中发现中等数量的巨细胞，这些巨细胞可能包含星状体或Schauman小体，分别表现为星形的嗜酸性结构和圆形/椭圆形层状、部分钙化的蓝色结构。这两个结构对于结节病而言，都不是特征性的。

丘疹、斑块、冻疮样狼疮型皮损中可见大小不等的上皮样细胞聚集性团块，不规则的分布于整个真皮层，偶尔扩展至皮下组织。红皮病型结节病中可见真皮上部上皮样细胞形成小的肉芽肿，伴有大量的淋巴细胞和少数巨细胞。鱼鳞病样型中可见典型的上皮样细胞结节。疣状结节病可见明显的棘层肥厚和角化过度。皮下结节病（也称为Darier-Roussy结节病）的肉芽肿浸润仅限于皮下脂肪组织[41, 42]。

寻常狼疮是皮肤结核的常见表现形式，常常以表皮受累为特征，并且在肉芽肿之间常有明显的淋巴细胞浸润。

寻常狼疮

寻常狼疮肉芽肿是血行播散所导致的皮肤结核的一种形式，通常无坏死（另见ⅤE2章节）。

鉴别诊断

结节病（冻疮样狼疮型和其他类型）
肉芽肿型环状肉芽肿
异物肉芽肿
梅毒，二期或三期
肉芽肿性玫瑰痤疮
肉芽肿性唇炎（Miescher-Melkersson-Rosenthal）

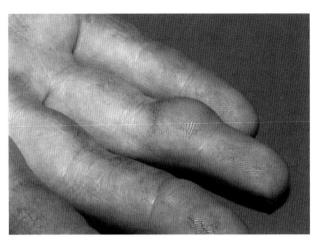

临床图 VE1.a. *结节病*。一名39岁患有肺结节病的男性，掌指部出现数个肉色皮下结节，皮损内注射类固醇激素后结节性损害消退

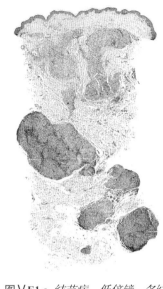

图 VE1.a. *结节病，低倍镜*。多结节弥漫性浸润累及真皮网状层浅层和深层

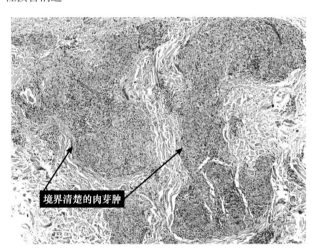

图 VE1.b. *结节病，中倍镜*。结节是由上皮样组织细胞构成的肉芽肿，周围伴有相对稀疏的淋巴细胞浸润

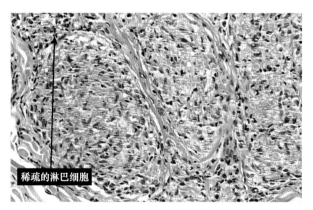

图 VE1.c. *结节病，中倍镜*。肉芽肿含有上皮样组织细胞，偶见巨细胞，一般无干酪样坏死

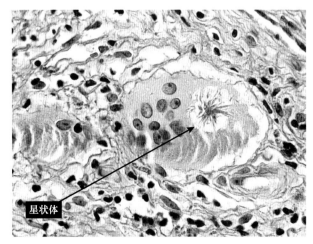

图 VE1.d. *结节病，高倍镜*。巨细胞内含有一个明显的星状体，虽然具有一定的特征性，但并非结节病的确诊依据

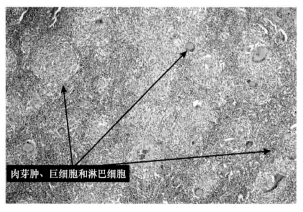

图 VE1.e. *寻常狼疮，低倍镜*。真皮层可见有融合倾向的非坏死性肉芽肿，淋巴细胞浸润较结节病更加致密（S. Lucas）

VE 真皮网状层结节状炎性浸润——肉芽肿、脓肿和溃疡

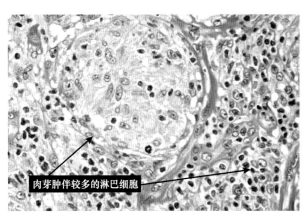

图 VE1.f. *寻常狼疮，高倍镜。*与VE1.e为同一皮损，可见上皮样细胞肉芽肿，以及间质性淋巴细胞浸润（S. Lucas）

结核样型麻风

结核病

　　寻常狼疮

　　瘰疬性苔藓

克罗恩病（Crohn病）

针对化学物质的变应性肉芽肿反应，如二氧化硅、锆、铝、铍（可出现坏死）

胶原蛋白植入性肉芽肿

肉芽肿性蕈样肉芽肿

慢性皮肤利什曼病

VE2 上皮样细胞肉芽肿，伴有坏死

皮肤上皮样细胞肉芽肿中出现坏死，强烈提示皮肤结核，但面部皮损除外。此外，一些皮肤结核疹并不含有明显的坏死。尽管如此，皮肤结核仍是坏死性肉芽肿的典型代表[43]。

结核病

临床特征　皮肤和皮下组织主要通过以下三种途径感染结核分枝杆菌：①直接接种到皮肤（导致原发性下疳或疣状皮肤结核，或腔口部位结核病变）；②通过体内病灶血行播散（导致寻常狼疮、粟粒性结核、结核树胶肿）；③从深层结核性淋巴结直接扩展（导致瘰疬性皮肤结核）。在临床实践中，很多病例难以归于上述临床和组织学分类当中。坏死性肉芽肿是结核病和其他分枝杆菌感染的典型表现，但并不具有特异性。

组织病理　在寻常狼疮中可见上皮样细胞和巨细胞组成的结核样肉芽肿。结节内可见轻微的或无干酪样坏死。巨细胞通常为朗汉斯型，细胞核外周排列，但也有一些可以为异物巨细胞。可伴有淋巴细胞浸润，有时比肉芽肿成分更加明显。皮肤附属器遭到破坏，在愈合区域可见广泛纤维化。通常难以发现结核菌。在粟粒性结核中，丘疹病变中心坏死组织形成微脓肿，其内包含中性粒细胞、细胞碎片及大量的结核杆菌，由巨噬细胞带所包绕，其中偶见巨细胞。瘰疬性皮肤结核病变的中心通常会表现出非特异性的急性炎症性变化，但在更深的部位，或者在皮损的周边可见结核样肉芽肿伴有明显的坏

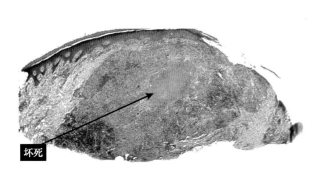

图 VE2.a. *接种性结核，低倍镜。*本病例是一名解剖员手指部位的疣状皮损，从感染者的尸体接种获得，病变中央形成干酪样坏死，周围可见致密的巨噬细胞和淋巴细胞浸润（S. Lucas）

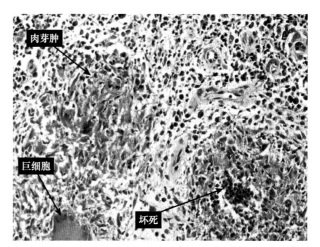

图 VE2.b. *接种性结核，中倍镜。*镜下可见左侧的上皮样细胞肉芽肿，左下方的朗汉斯巨细胞、中央坏死的肉芽肿和急性炎症性表现。本病例中偶尔可见抗酸杆菌（S. Lucas）

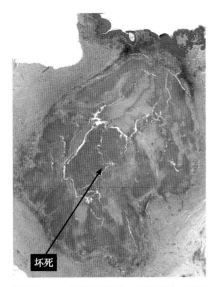

图ⅤE2.c. *结核树胶肿，低倍镜*。可见结核瘤样表现，真皮广泛的干酪样坏死，伴有周围细胞浸润（S. Lucas）

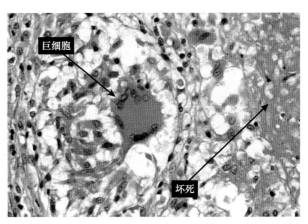

图ⅤE2.d. *结核树胶肿，高倍镜*。右侧可见坏死的区域伴有组织细胞、淋巴细胞，图片左侧可见朗汉斯巨细胞

死和炎症。疣状皮肤结核是发生于先前接受过免疫的个体的接种性感染，有上皮角化过度和棘层肥厚，真皮中可见伴有坏死的上皮样细胞肉芽肿。腔口部位结核病变表现为发生于近腔口部位黏膜的浅溃疡，基底呈颗粒状，由内脏病变排出的病原体直接感染所致，在大多数情况下，伴有明显坏死的结核样肉芽肿位于真皮深层，即使组织病理学表现是非特异性的，也常常易于在切片中发现结核杆菌。结核树胶肿，大多数病灶呈干酪样坏死，边缘可见上皮样细胞和巨细胞，抗酸杆菌很少。

表皮继发性改变较为常见，以皮肤疣状结核表现最为明显。表皮可经历萎缩，随后发生结构破坏，导致溃疡，或者出现增生，表现为棘层肥厚、角化过度和乳头状瘤样增生。在溃疡的边缘，常存在假上皮瘤样增生。在极少数情况下可继发鳞状细胞癌。

结核样型麻风（另见ⅤC3章节）

参见图ⅤE2.e ～图ⅤE2.g。

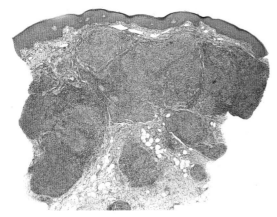

图ⅤE2.e. *结核样型麻风，低倍镜*。真皮网状层被上皮样细胞肉芽肿所取代，表皮无受累

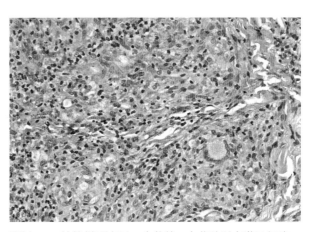

图ⅤE2.f. *结核样型麻风，中倍镜*。肉芽肿混有淋巴细胞

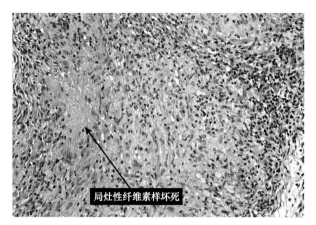

图 V E2.g. *结核样型麻风，中倍镜*。可见局灶性纤维素样坏死，正如在升级（upgrading）迟发型超敏反应（类型1）中所见

颜面播散性粟粒性狼疮

临床特征　虽然目前认为颜面播散性粟粒性狼疮是玫瑰痤疮的一种变异型，但本病具有独特的临床表现，特征性的皮损表现为离散分布的、单个或小群的肉色或淡红色丘疹，累及面部，尤其是眼睑和上唇，并非玫瑰痤疮的常见部位，并且缺乏玫瑰痤疮特征性的红斑和毛细血管扩张。

组织病理　在本病丘疹性病变中央部位的切片中可以见到最具特色的一种皮肤组织病理模式。上皮样组织细胞和偶尔可见的多核巨细胞聚集围绕较大的干酪样坏死区，形成实性的"结节"，肉芽肿的周围有稀疏淋巴样细胞浸润。皮损尺寸接近小米或半粒大米大小。本病病因目前还不清楚，有人猜测，可能由针对毛囊及其分解产物的异物反应所引起[44]。

鉴别诊断

结核
　　疣状皮肤结核
　　粟粒性结核
　　寻常狼疮（坏死通常较轻或无）
非结核分枝杆菌（如溃疡分枝杆菌）感染
结核样型麻风 I 型麻风反应
颜面播散性粟粒性狼疮
肉芽肿型玫瑰痤疮
三期梅毒
上皮样肉瘤
隐球菌病
组织胞浆菌病

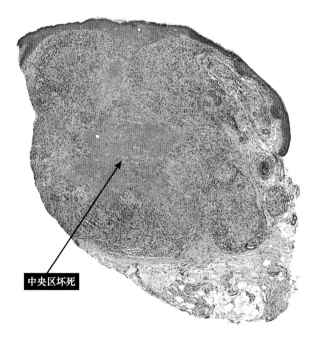

图 V E2.h. *颜面播散性粟粒性狼疮，低倍镜*。丘疹性病变的特点是密集的淋巴组织细胞浸润与明显的干酪样坏死

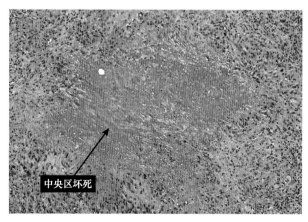

图 V E2.i. *颜面播散性粟粒性狼疮，中倍镜*。本病所具有的特征性的干酪样坏死并非分枝杆菌或其他感染的征象

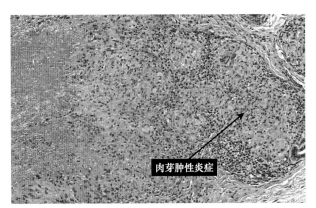

图 V E2.j. *颜面播散性粟粒性狼疮，中倍镜。* 坏死区域周围可见肉芽肿性炎症

V E3　栅栏状肉芽肿

此类组织学模式，可见组织细胞和淋巴细胞围绕变性的胶原病灶（渐进性坏死），浸润中也可见到巨细胞。上皮样肉瘤的损害伴有真正的肿瘤坏死，但表面看上去可近似于类风湿结节。环状肉芽肿为典型疾病[45]。

环状肉芽肿

临床特征　环状肉芽肿的皮损表现为小的、坚实的、无症状的肤色或淡红色丘疹，常群集呈环形分布，好发于手和足。虽然病程呈慢性，但皮损可于数年内消退。环状肉芽肿不常见的类型包括：①泛发型，由数百个丘疹组成，可以孤立分布，也

可出现融合，但很少见到环形排列的皮疹；②穿通性环状肉芽肿，带有脐状凹陷的皮损，可呈局限性或泛发全身；③红斑型环状肉芽肿，表现为大的、轻度浸润的红色斑片，边缘可触及，随后红斑表面可出现散在丘疹；④皮下型环状肉芽肿，皮下结节与类风湿结节相似，尤其是在儿童，可单独出现或伴有真皮内损害。

组织病理　环状肉芽肿的组织学特征表现为组织细胞和淋巴细胞浸润，可表现为无序的间质内浸润模式，或者呈充分发展的栅栏状模式，完全包绕明显存在黏蛋白的区域。病理模式往往处于这两种极端表现之间。虽然可能存在变性的胶原和少量的纤维蛋白，但环状肉芽肿的特点（尽管有些皮损可能不存在此类改变，特别是缺乏典型的栅栏状排列的皮损）是黏蛋白（透明质酸）的增多。黏蛋白的增多通常在常规染色切片中即显而易见，表现为淡蓝色物质，具有细颗粒状外观，特殊染色如胶体铁和阿新蓝可将其突出显示。浆细胞很少见，可见到稀疏至中等密度的嗜酸性粒细胞浸润。多核组织细胞可见，但通常很少，且不明显。偶尔可见多核组织细胞内有被吞噬的、短粗的蓝灰色弹性纤维。在环状肉芽肿中，很少见到类似于结节病样的肉芽肿（肉芽肿型环状肉芽肿）。在穿通性环状肉芽肿中，至少有部分栅栏状肉芽肿的位置非常表浅，伴有表皮的破坏。皮下型环状肉芽肿的结节通常表现为较大面积的、呈栅栏状排列的组织细胞包绕变性的胶原和呈苍白外观的黏蛋白。

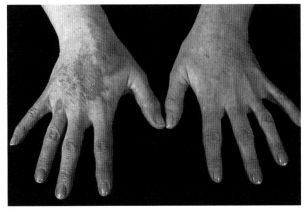

临床图 V E3.a. *环状肉芽肿。* 中年女性，泛发型环状肉芽肿，可见右手背部典型的环形斑块

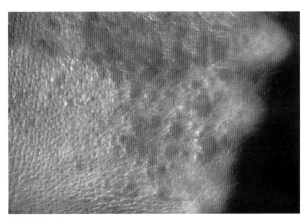

临床图 V E3.b. *环状肉芽肿。* 与临床图 V E3.a 相同的环状肉芽肿患者，左手背部可见多发的橙黄色丘疹

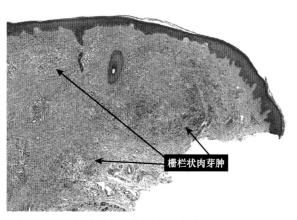

图ⅤE3.a. *环状肉芽肿，低倍镜*。真皮网状层出现边界不清的淡染区域，由有些呈栅栏状的浸润所围绕

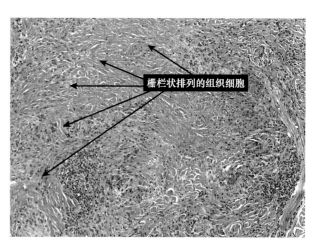

图ⅤE3.b. *环状肉芽肿，中倍镜*。组织细胞和淋巴细胞排列于黏蛋白沉积与胶原变性区域的周围

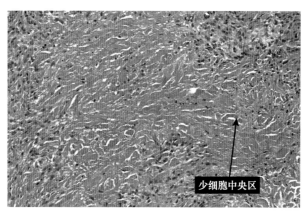

图ⅤE3.c. *环状肉芽肿，中倍镜*。栅栏状肉芽肿的中心部位细胞较少，可见黏液样基质

糖尿病性类脂质渐进性坏死

临床特征　虽然糖尿病患者中，发生类脂质渐进性坏死的比例不超过1%，但多数类脂质渐进性坏死患者合并有糖尿病（或有患糖尿病的倾向）、糖耐量异常或有糖尿病家族史。皮损表现为一个或数个境界清楚但形态不规则的斑片或斑块，伴有中央毛细血管扩张，好发于胫前，也可出现在下肢其他部位，或偶尔出现在身体其他部位[46]。

组织病理　表皮可正常、萎缩、过度角化或有溃疡形成。通常真皮全层或真皮下2/3可见不同程度的肉芽肿性炎症、胶原变性和硬化。巨细胞通常是朗汉斯细胞或者异物巨细胞，偶见Touton巨细胞或星状体。可见组织细胞呈栅栏状排列，也可无此类变化，组织细胞趋向于水平方向排列，形成模糊的分层结构。组织细胞可围绕变性的结缔组织，特别是变性的胶原，被称为渐进性坏死，与正常胶原不同，染色呈浅灰色，结构上可见更多碎片，排列更加散乱或者更为紧凑。与环状肉芽肿相比，黏蛋白增多不明显或轻微。其他组织学表现包括稀疏至中等密度的、主要分布于血管周围的淋巴细胞浸润，在一些活检组织的真皮深层可以出现浆细胞，皮下组织上部纤维间隔增厚，可见存在于泡沫样细胞内和胆固醇裂隙中的脂质。陈旧性病灶表面可见毛细血管扩张。血管，特别是真皮中下层的血管，常常出现管壁增厚，伴有PAS染色阳性的耐淀粉酶物质及血管内皮细胞增生。该过程可导致血管腔部分闭塞，极少数可出现完全闭塞。

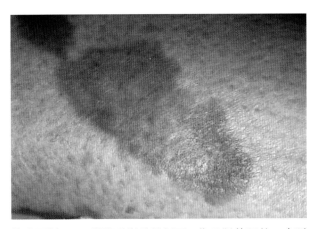

临床图 Ⅴ E3.c. *类脂质渐进性坏死*。位于胫前区的一个孤立的斑块，呈粉红棕色，可见皮肤萎缩和毛细血管扩张（W. Witmer）

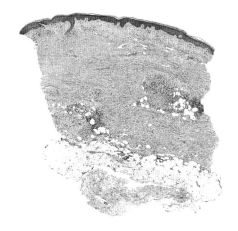

图 Ⅴ E3.d. *类脂质渐进性坏死，低倍镜*。由于活检组织边缘平直，可以确认有纤维化的存在。浸润累及真皮全层，并呈层状排列

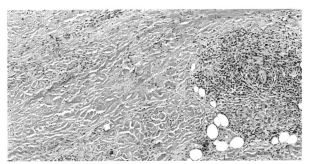

图 Ⅴ E3.e. *类脂质渐进性坏死，中倍镜*。图片左侧可见组织细胞和淋巴细胞围绕变性的胶原。相比于其上方正常的胶原，变性的胶原排列更紧密，呈灰蓝色，而非粉红色

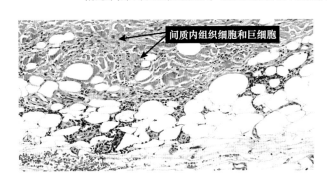

间质内组织细胞和巨细胞

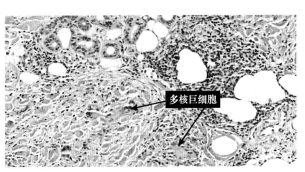

多核巨细胞

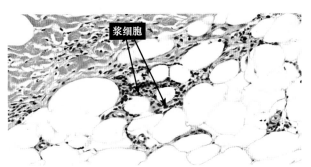

浆细胞

图 Ⅴ E3.f ～图 Ⅴ E3.h. *类脂质渐进性坏死，高倍镜*。上皮样肉芽肿位于真皮深层，淋巴细胞和浆细胞浸润于真皮和皮下组织交界处，上述特点更支持类脂质渐进性坏死的诊断，而不是环状肉芽肿

鉴别诊断　虽然从组织学上鉴别类脂质渐进性坏死和环状肉芽肿非常困难，但可以通过以下标准来完成上述两种疾病的鉴别：①环状肉芽肿一般仅主要累及真皮上部或形成真皮单一病灶性损害，而类脂质渐进性坏死累及的范围要大得多。②环状肉芽肿，栅栏状排列的组织细胞完全围绕变性的结缔组织较为常见；组织细胞呈线状水平排列，略呈分层状模式，是类脂质渐进性坏死的典型表现。③丰富的黏蛋白多见于典型的环状肉芽肿，而在类脂质渐进性坏死中少见。④类脂质渐进性坏死，常常出现皮肤硬化和皮下脂肪间隔增厚，而环状肉芽肿无

此表现[皮肤硬化通常导致环钻取材标本两侧边缘平直，与此相反，未出现硬化的组织环钻取材标本两侧边缘更多的是向内回缩和（或）更为不规则的边缘]。类脂质渐进性坏死的其他特征表现包括更多的巨细胞、更明显的血管改变，如血管壁增厚，真皮深层显著的浆细胞浸润，偶尔在真皮深层和皮下组织可见广泛的脂质沉积或者结节状淋巴细胞浸润。

渐进性坏死性黄色肉芽肿伴副球蛋白血症

临床特征　伴副球蛋白血症的渐进性坏死性黄

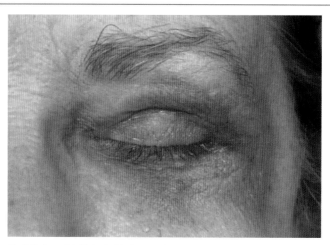

临床图ⅤE3.d.　*渐进性坏死性黄色肉芽肿*。一位65岁的女性患者，眼眶周围出现非对称性的硬化性改变，呈紫红色

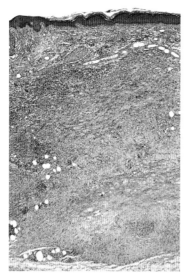

图ⅤE3.i.　*渐进性坏死性黄色肉芽肿，低倍镜*。真皮及皮下组织弥漫性浸润

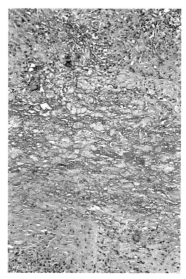

图ⅤE3.j.　*渐进性坏死性黄色肉芽肿，中倍镜*。模糊的肉芽肿性浸润，可见穿插出现的无细胞结构的坏死带和细胞浸润带，后者可表现为局灶性聚集，或呈宽幅的条带状，占据真皮和皮下组织

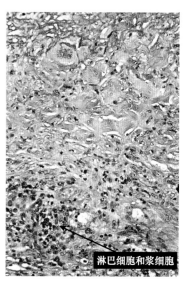

淋巴细胞和浆细胞

图ⅤE3.k.　*渐进性坏死性黄色肉芽肿，高倍镜*。肉芽肿性浸润中包含组织细胞、泡沫细胞并混合有淋巴细胞和浆细胞，伴有很多大的巨细胞，包括泡沫状胞质分布于细胞周边的Touton巨细胞或异物巨细胞

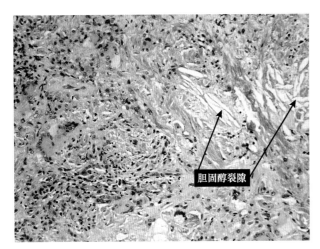

图 V E3.l. *渐进性坏死性黄色肉芽肿，高倍镜*。在肉芽肿性炎症中可见胆固醇裂隙

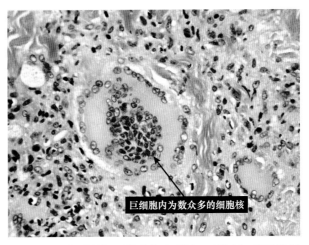

图 V E3.m. *渐进性坏死性黄色肉芽肿，高倍镜*。渐进性坏死性黄色肉芽肿包含有大量的多核巨细胞。有些巨细胞体积非常大，含有相当多的细胞核

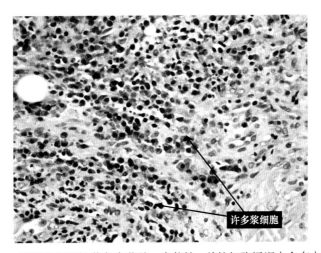

图 V E3.n. *渐进性坏死性黄色肉芽肿，高倍镜*。单核细胞浸润中含有大量的浆细胞

色肉芽肿是一种罕见的疾病，本病皮损好发于眼眶周围，胸部也常可累及。皮损表现为大的、通常呈黄色的硬化性斑块，可见萎缩、毛细血管扩张，偶尔也可出现溃疡[47]。大多数患者，血清蛋白电泳可出现IgG的单克隆丙种球蛋白，通常由 κ 轻链构成。骨髓检查可发现多发性骨髓瘤。渐进性坏死性黄色肉芽肿的皮损是反应性的，与单克隆的浆细胞或多发性骨髓瘤[48]不相关。

　　组织病理　肉芽肿性团块表现为真皮和皮下组织局灶性聚集性浸润或大片穿插性的带状浸润，分隔肉芽肿的间隔性组织显示广泛的渐进性坏死。肉芽肿含有组织细胞、泡沫细胞，也常常含有混合性的炎症细胞，这些细胞通常排列成淋巴滤泡样。一个显著特征是存在许多大的巨细胞，包括周缘胞质呈泡沫状的Touton巨细胞和异物巨细胞。聚集的胆

固醇裂隙也很常见。

类风湿结节

　　临床特征　类风湿结节从数毫米至5cm大小不等，可单发或多发，皮损见于类风湿关节炎患者，特别是在肢体伸侧[49]，而很少发生于皮肤以外的部位。假类风湿结节是指发生于皮下的结节，与类风湿结节组织学相似，但患者不伴有类风湿关节炎（或系统性红斑狼疮），在假类风湿结节出现之后，很少有成年人出现类风湿关节炎，儿童更为少见，此类结节被认为是环状肉芽肿的皮下类型。

　　组织病理　类风湿结节发生于皮下组织和真皮下层，可见一个或多个胶原纤维素样变性区域，均匀红染，可见核碎片和嗜碱性物质，但很少或

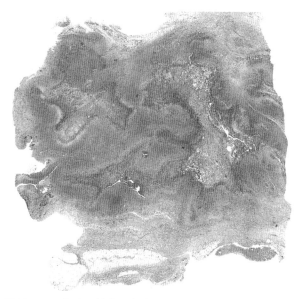

图ⅤE3.o. *类风湿结节，低倍镜*。真皮网状层可见被浸润细胞包绕的片状少细胞胶原区域

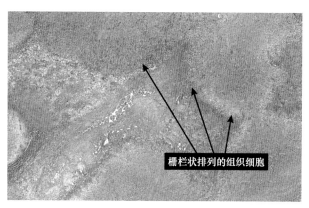

图ⅤE3.p. *类风湿结节，中倍镜*。图中的斑片状结构是变性的无细胞成分的胶原区域

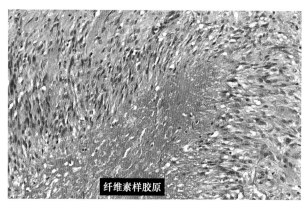

图ⅤE3.q. *类风湿结节，高倍镜*。少细胞的纤维素样区域被栅栏状排列的组织细胞所包绕

无黏蛋白沉积，这些区域由呈栅栏状排列的组织细胞所包绕，通常有散在的异物巨细胞。周围基质中可见血管增生伴有纤维化和其他炎症细胞的稀疏浸润，浸润细胞以淋巴细胞为主，还可见一些中性粒细胞，偶尔可见肥大细胞、浆细胞和嗜酸性粒细胞。

栅栏状嗜中性和肉芽肿性皮炎

临床特征 栅栏状嗜中性和肉芽肿性皮炎（PNGD）是一种皮肤的炎症反应过程，通常与潜在的免疫介导的系统性疾病有关[50-52]。临床上皮损表现为丘疹、斑块和条带状皮损，好发于四肢，尤其是伸侧。丘疹可能有中央脐状凹陷、结痂或溃疡。临床上患者无自觉症状或伴有疼痛症状。已经报道的病例中74%发生于妇女，一般发生于中年人。该疾病和以下一些系统性疾病相关，如类风湿关节炎、系统性红斑狼疮、Wegener肉芽肿病、变应性肉芽肿病（CSS）、高安大动脉炎、结节病和淋巴增生性疾病[53]。该疾病的发生还和一些药物，如别嘌呤醇等相关[54]。在临床和组织病理学上，该疾病和所谓的间质肉芽肿性皮炎（IGD）有重叠。该疾病也可发生于有关节炎和（或）关节痛病史的患者，皮疹具有特征性表现，即间擦部位和四肢出现线状排列的斑块，也称为"绳样征"（rope sign）。

组织病理 PNGD的组织病理学特征是Churg-Strauss肉芽肿，此类肉芽肿最初发现于变应性肉芽肿病（Churg-Strauss综合征）。可见伴有白细胞碎片的中性粒细胞性炎症和明显嗜碱性变区域，被结构模糊的栅栏状排列的组织细胞包绕。炎性浸润呈混合性，可见中性粒细胞、嗜酸性粒细胞和单核细胞。某些情况下，可能会出现白细胞碎裂性血管炎。同样，在间质肉芽肿性皮炎中会出现间质性和（或）栅栏状组织细胞浸润伴有胶原变性、中性粒细胞性炎症、白细胞碎裂性血管炎和嗜碱性碎片等表现相对更不明显。PNGD和IGD可能会出现组织学特征上的重叠。

鉴别诊断

环状肉芽肿
类风湿结节

类脂质渐进性坏死
皮下型环状肉芽肿
白细胞碎裂性血管炎
环状肉芽肿样药物反应
间质肉芽肿性皮炎（IGD）
渐进性坏死性黄色肉芽肿伴副球蛋白血症
环状弹性纤维溶解性巨细胞性肉芽肿（光线性肉芽肿）
风湿热结节
上皮样肉瘤
深部真菌感染的个别病例

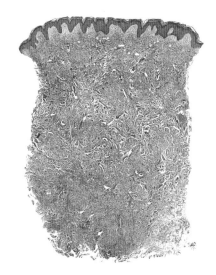

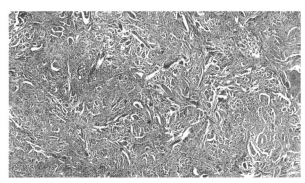

图Ⅴ E3.r. *栅栏状嗜中性和肉芽肿性皮炎，低倍镜。* 真皮水肿，伴有血管周围和间质内弥漫性浸润

图Ⅴ E3.s. *栅栏状嗜中性和肉芽肿性皮炎，中倍镜。* 真皮网状层可见特征性的混合性炎性浸润和颗粒状嗜碱性物质

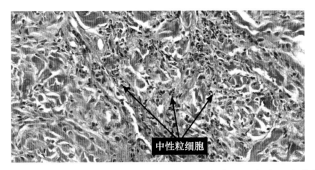

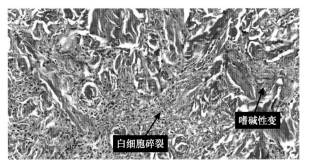

图Ⅴ E3.t和图Ⅴ E3.u. *栅栏状嗜中性和肉芽肿性皮炎，高倍镜。* 在某些区域，可见以中性粒细胞为主的浸润，并可能出现血管炎改变。在这些图片中，也可见特征性的嗜碱性物质，亦可见嗜酸性粒细胞

表 V.1　栅栏状肉芽肿的比较

项目	环状肉芽肿	类脂质渐进性坏死	类风湿结节	PNGD	NXG
组织定位	一般位于真皮，存在位于皮下的变异型	真皮	真皮深层和皮下脂肪	真皮	真皮
典型临床表现	四肢伸侧；密集排列成环状的丘疹	位于胫部的蜡黄色斑片和斑块，周围围绕以红斑，斑块中央可出现萎缩和毛细血管扩张	关节处皮下结节	四肢对称性丘疹	眶周坚实的斑块和结节，干躯干和四肢，伴有萎缩和毛细血管扩张
主要组织学特征	栅栏状肉芽肿围绕变性的胶原，也可能为间质模式	栅栏状肉芽肿性皮炎，呈层状排列，平行于其上方表皮。可存在浆细胞	栅栏状肉芽肿性皮炎围绕大片区域的纤维蛋白	因皮肤存在的时间长短不同而有不同的表现，但均可见明显的中性粒细胞存在。可类似于GA或NL	栅栏状肉芽肿性皮炎伴有胆固醇裂隙。可见Toutom巨细胞和异物巨细胞
是否出现黏蛋白	是	否	否	否	否
相关疾病	被认为是对包括创伤、感染在内的许多疾病的一种反应模式	糖尿病	类风湿关节炎	很多，包括系统性红斑狼疮、类风湿关节炎、炎症性肠病和感染	IgG副蛋白血症、淋巴增生性疾病、浆细胞病

PNGD. 栅栏状嗜中性和肉芽肿性皮炎；NXG. 渐进性坏死性黄色肉芽肿伴副球蛋白血症；GA. 环状肉芽肿；NL. 类脂质渐进性坏死。

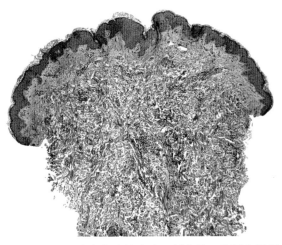

图 Ⅴ E3.v. *间质肉芽肿性皮炎，低倍镜*。浅层和深层血管周围及间质内浸润，未累及表皮

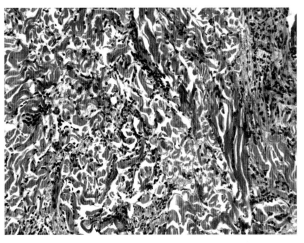

图 Ⅴ E3.w. *间质肉芽肿性皮炎，高倍镜*。淋巴组织细胞浸润，以间质模式为主，类似于早期环状肉芽肿

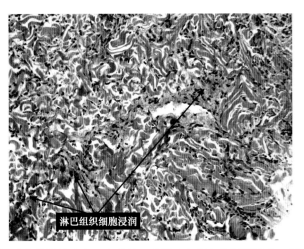

图 Ⅴ E3.x. *间质肉芽肿性皮炎，高倍镜*。以淋巴组织细胞浸润为主，无血管炎

Ⅴ E4　混合细胞肉芽肿

此类型肉芽肿性损害，除了上皮样组织细胞之外，还可见疏松群集的淋巴细胞和浆细胞，以及不甚明显的巨细胞。在许多此类肉芽肿性浸润中可以见到微生物体。角蛋白肉芽肿是最常见的混合细胞肉芽肿，在巨细胞的胞质中，角蛋白碎片常被认为是纤维组织，呈灰色，而不是粉红色。异物反应可表现为混合细胞肉芽肿[55]。

异物反应

临床特征　外来物质偶尔通过注射或植入进入皮肤，可诱发局限的非变应性的异物反应，或者对异物敏感的特殊个体可出现局灶性变态反应。此外，某些体内形成的物质也可能在真皮或皮下组织沉积，从而诱发非变应性异物反应。例如，痛风中的尿酸盐，毛母质瘤中，以及破裂的表皮囊肿和外毛根鞘囊肿中的角质物，均可以引起内源性的异物反应。

组织病理　非变应性异物反应通常表现为围绕异物的组织细胞和巨细胞肉芽肿反应，通常一部分巨细胞类型为异物巨细胞，此类细胞的细胞核是无序排列的。此外，通常存在淋巴细胞，也可以有浆细胞与中性粒细胞，构成混合细胞肉芽肿。通常情况下，有些巨噬细胞和巨细胞内可见异物，具有很重要的诊断价值。导致异物肉芽肿最常见的原因是毛囊或毛囊囊肿破裂，有时只能看到囊肿内容物，而看不到残存的囊壁。诱发非变应性异物反应的外源性物质包括丝线和尼龙缝线、木材、石蜡和其他油性物质、硅胶、滑石、外科手套淀粉粉末及仙人掌刺等。其中，一些物质如尼龙缝线、木材、滑石、外科手套淀粉粉末和海胆刺，在偏振光检查时可表现出双折射的特征，对于异物的定位非常有帮助。针对外来物质的变应性肉芽肿性反应，通常表现为由上皮样细胞组成的结节病样或结核样模式，伴或者不伴有巨细胞，对异物的吞噬作用轻微或无。可导致敏感个体产生变应性肉芽肿性反应的物质包括锆、铍和文身中使用的某些染料。一些物质首先可作为异物发挥作用，当人体被致敏后，再作为变应原发挥作用，如海胆刺和二氧化硅。

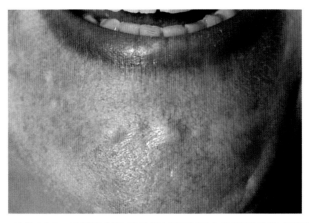

临床图ⅤE4. 异物反应。硅胶注射除皱导致局部出现白色坚硬的伴有疼痛的结节

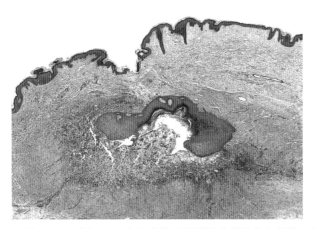

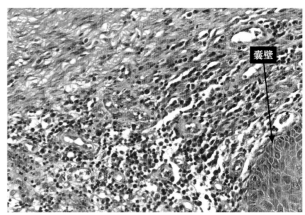

囊壁

图ⅤE4.a和图ⅤE4.b. 表皮囊肿破裂所导致的异物肉芽肿，低倍镜。囊肿残留物的邻近部位可见混合性炎症细胞浸润，来自囊肿的角蛋白碎片引发炎症反应

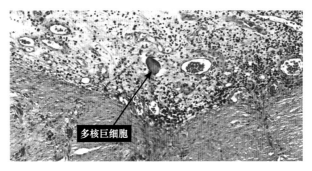

多核巨细胞

图ⅤE4.c. 表皮囊肿破裂所导致的异物肉芽肿，高倍镜。炎症反应中包含有混合细胞肉芽肿浸润，包括淋巴细胞、浆细胞、一些中性粒细胞和巨细胞。当病灶中残留的囊肿无法识别时，往往可以通过寻找巨细胞内的角蛋白碎片来确定诊断

鉴别诊断

角蛋白肉芽肿

　　囊肿破裂

　　毛囊炎

异物肉芽肿

孢子丝菌病

持续性节肢动物叮咬反应

梅毒，二期和三期

隐球菌病

念珠菌性肉芽肿

非结核分枝杆菌感染

猫抓病

北美芽生菌病

南美芽生菌病

着色真菌病

暗色丝孢霉病

球孢子菌病

Ⅴ E5　炎性结节，嗜酸性粒细胞显著

　　皮肤的结节性浸润含有许多嗜酸性粒细胞，常混有淋巴细胞。血管淋巴样增生为典型疾病[56]。

伴嗜酸性粒细胞增多的血管淋巴样增生和木村病

　　临床特征　伴嗜酸性粒细胞增多的血管淋巴样增生（ALHE）的皮损可发生于真皮浅层、皮下或深层组织。浅表皮损曾被称为假性化脓性肉芽肿，常发生于年轻至中年女性，表现为瘙痒性丘疹和斑块，好发于外耳及其周围或头颈部其他部位。皮下和深层组织的损害通常表现为孤立的、缓慢生长的、坚实的皮下肿块，可达10cm大小，通常发生于头颈部区域，具有一定发生于耳廓前、后部位的倾向。可出现血嗜酸性粒细胞增多和邻近的淋巴结与涎腺组织中度增大，病情呈慢性经过，无严重的并发症。

　　当西欧首次报道ALHE，便记述了该病与远东地区已见报道的木村病具有相似之处，然而，近来多数权威专家强调这两个疾病之间存在差异。血管淋巴样增生和木村病最常发生于成人头颈部区域，两者共同的组织学特点是都存在广泛的淋巴样增生，组织中可见嗜酸性粒细胞增多和血管增生。然而患木村病的患者年龄跨度更大，男性居多，病变累及的区域更广泛，往往累及涎腺组织和淋巴结，而且可以发生于远离头颈部的区域。

　　组织病理　上述疾病的主要病理学表现包括：①小至中等大小血管增生，常呈小叶状结构，内衬明显增大的（上皮样）内皮细胞；②血管周围有炎症细胞浸润，主要为淋巴细胞和嗜酸性粒细胞；③淋巴细胞浸润所形成的结节性区域伴或不伴"滤泡"结构形成；④中等大小的动脉可见炎症性血管闭塞性变化，伴内皮细胞增生。

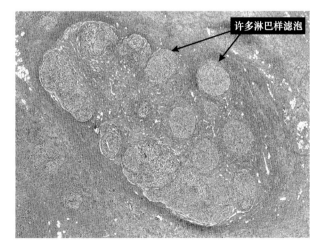

许多淋巴样滤泡

图 Ⅴ E5.a. *木村病，低倍镜。* 真皮深层和皮下组织可见呈结节状的、群集的淋巴滤泡

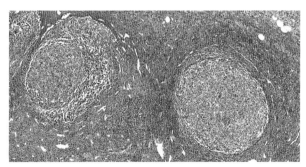

图 Ⅴ E5.b. *木村病，中倍镜。* 滤泡周围被纤维化组织所包绕，彼此之间被显著的小血管网分隔开

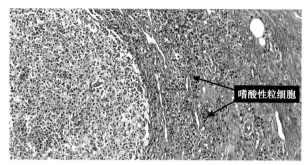

图Ⅴ E5.c. *木村病，中倍镜*。通常可见大量的嗜酸性粒细胞

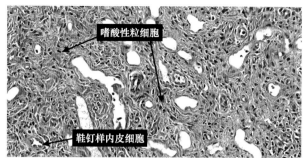

图Ⅴ E5.d. *木村病，高倍镜*。内衬于小血管的内皮细胞肿胀，可突入管腔，呈鹅卵石样外观

在浅表性病变中可见数量不等的血管增生，有些区域可类似于血管瘤样增生。一些血管内皮细胞增大并突入管腔，形成"鹅卵石"或"鞋钉"样的特征性外观，这些细胞没有异型性或活跃的有丝分裂。受累血管可见内皮细胞胞质内空泡，即所谓的"组织细胞样血管瘤"模式。在皮下病变中炎症细胞浸润的范围通常更为广泛，中央可见境界不清的结节，取代了脂肪组织。结节由融合成片的小淋巴细胞和嗜酸性粒细胞构成，其内可见由贯通不良的厚壁毛细血管构成的网状结构。通常可见由淋巴样细胞与淋巴滤泡形成的较小的卫星灶围绕着中心结节，也常见中型至大型动脉受累，表现为血管壁炎症细胞浸润和管腔闭塞。

AHLE和木村病之间的组织学差异包括木村病血管增生的程度较轻，缺乏明显的嗜酸性内皮细胞和缺乏贯通不良的血管。其他的差异为木村病皮损周围可见明显纤维化和嗜酸性脓肿，缺少以受损动脉为中心的病变。另外，木村病和肾病综合征之间存在着重要的联系。

疥疮结节

参见图Ⅴ E5.e ～图Ⅴ E5.h。

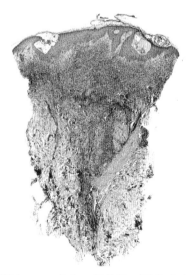

图Ⅴ E5.e. *疥疮，低倍镜*。网状真皮层中可见片状至弥漫性炎症浸润。若没有在表皮内发现疥螨则有可能造成漏诊

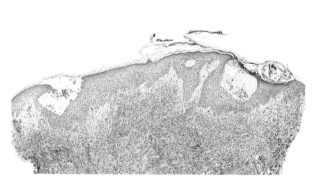

图Ⅴ E5.f. *疥疮，中倍镜*。角质层内可见疥螨虫体

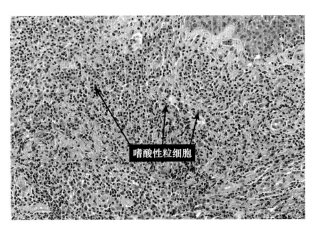

图 V E5.g. *疥疮，高倍镜*。真皮炎症浸润中可见明显的嗜酸性粒细胞成分

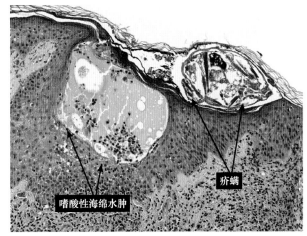

图 V E5.h. *疥疮结节，高倍镜*。真皮炎症浸润中可见明显的嗜酸性粒细胞成分

鉴别诊断
伴嗜酸性粒细胞增多的血管淋巴样增生
木村病
疥疮结节

V E6 炎性结节，混合细胞性

炎症浸润中可见多种类型的细胞，包括中性粒细胞、组织细胞、浆细胞、巨细胞及淋巴细胞。孢子丝菌病为典型疾病[57]。

孢子丝菌病

临床特征　根据临床表现可将孢子丝菌病分为两种类型：固定型和淋巴皮肤型。两者都是由轻微外伤的部位直接接种所导致的。系统性孢子丝菌病罕见，常继发于伴有免疫抑制的肺部感染。淋巴皮肤型孢子丝菌病发病初期表现为无痛的丘疹，逐渐生长发生溃疡，好发于手指或手部。随后，沿淋巴管引流区域出现成串状排列的无症状结节，形成"淋巴管炎样"或"孢子丝菌病样"的播散。这些淋巴小结可发生化脓，随后形成溃疡。固定型孢子丝菌病主要表现为孤立的斑块，偶尔可见成群的皮损，最常见于手臂或面部，皮损可能会出现浅表结痂或疣状外观，但无沿淋巴管扩散的倾向。

组织病理　原发性皮肤孢子丝菌病的早期病变通常表现为由中性粒细胞、淋巴细胞、浆细胞及组织细胞组成的非特异性的炎性浸润。陈旧病灶可出现隆起的边缘或疣状外观，小脓肿往往出现在增生的表皮中，真皮中包含小脓肿及肉芽肿，常伴有星状体，散布于淋巴浆细胞性浸润当中，伴有嗜酸性粒细胞和巨细胞。此后，病变通过融合可形成特征性的、包括三个区域的浸润模式，其中包括由中性粒细胞组成的中央"化脓性"区，由上皮样细胞及多核组织细胞组成的"结核样"区，以及外围淋巴样细胞和浆细胞组成的"圆形细胞"区。

孢子丝菌病的结节主要位于真皮深层和皮下脂肪层，最初表现为炎性浸润背景下散在的肉芽肿，这些结节增大和聚集，形成了不规则形状的化脓性肉芽肿，最终形成较大的脓肿区域，周围环绕以淋巴细胞和组织细胞，类似于原发性皮损的表现。

在许多情况下，组织切片中无法识别申克孢子丝菌。免疫组织化学染色可以提高识别率。在一项有关119例确诊的孢子丝菌病的研究中，65%的组织标本中没有发现真菌。作者指出，与陈旧性病变有关、或者是与充分发展的免疫反应有关的组织学变化，与病原体的缺失直接相关[58]。如果存在病原体，申克孢子丝菌的孢子镜下表现为圆形至椭圆体的小体，直径为4～6μm，周边染色比中央更深，单芽或偶尔可见多芽。在一些情况下，可见小的雪茄形小体，可长达8μm。孢子丝菌病中，星状体结构包括一个位于中央的、直径为5～10μm的孢子，周围可见由均质的嗜酸性物质构成的、呈放射状的长突，被称为Splendore-Hoeppli现象，被认为是抗原-抗体复合物与宿主碎屑的沉积。

标注：嗜酸性粒细胞
标注：嗜酸性海绵水肿　疥螨

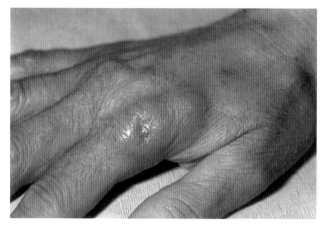

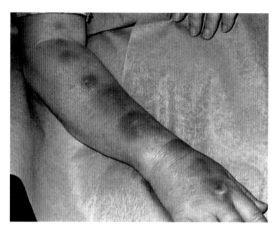

临床图Ⅴ E6.a. *孢子丝菌病*。玫瑰刺伤部位发展为溃疡性结节

临床图Ⅴ E6.b. *孢子丝菌病*。随后，沿引流淋巴管出现多个结节（"孢子丝菌病样"的播散模式）

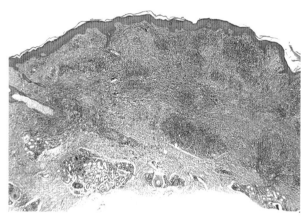

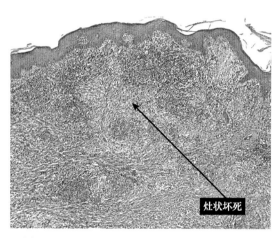

图Ⅴ E6.a. *孢子丝菌病，低倍镜*。整个真皮层可见片状至弥漫性的浸润

图Ⅴ E6.b. *孢子丝菌病，中倍镜*。在炎症浸润区可见灶状坏死，某些区域可见肉芽肿

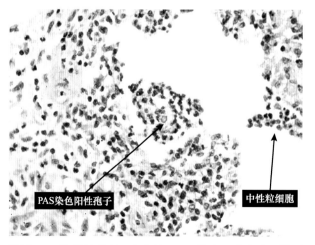

图Ⅴ E6.c. *孢子丝菌病，高倍镜*。PAS 染色，在炎症区域可见一个镜下罕见的小孢子（S. Lucas）

非典型分枝杆菌感染

临床特征 发生于非免疫抑制人群皮肤的非结核、非麻风的分枝杆菌感染，以海分枝杆菌最为常见[59]。不同于可以发生人与人之间传播的结核分枝杆菌，非结核分枝杆菌大量存在于自然界，包括土壤和水中，在世界大部分地区都能时常与之发生接触。

皮肤感染可以由直接接种或者从感染的内脏血行播散而来。由于免疫抑制剂更为广泛的使用（如用于器官移植和癌症化疗）和HIV/艾滋病的流行，已导致了更多的皮肤分枝杆菌感染。细胞介导的免疫系统是针对此类生物体最主要的防线。在上述免疫抑制状态下，免疫防御系统受到影响或破坏，与免疫功能正常的个体相比，患者的临床和组织病理模式会发生改变，并可以出现更多的致病菌。

组织病理 非结核分枝杆菌病的组织病理学表现和临床表现一样，具有明显的多样性，可能表现为非特异性的急性和慢性炎症，化脓及脓肿形成，或者表现为伴有或不伴有干酪样坏死的结核样肉芽肿[60]。在某些情况下，上述两种组织反应（模式）可同时发生。抗酸杆菌的存在与否取决于组织反应，化脓性病变常可以发现大量抗酸杆菌。

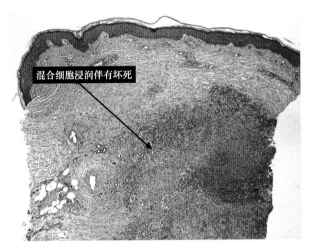

图ⅤE6.d. *非典型分枝杆菌病*。真皮内可见境界不清的细胞性病变

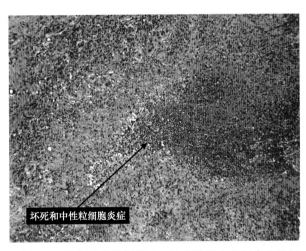

图ⅤE6.e. *非典型分枝杆菌病*。构成该病变的混合炎性浸润的细胞成分包括中性粒细胞（某些病例以此类细胞为主）、浆细胞、组织细胞和巨细胞

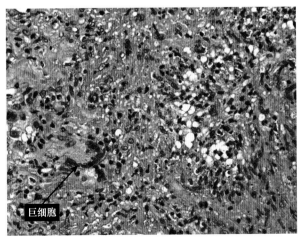

图ⅤE6.f. *非典型分枝杆菌病*。炎症细胞浸润中可见一些泡沫样组织细胞，在某些菌体较多的区域，可以泡沫样组织细胞浸润为主

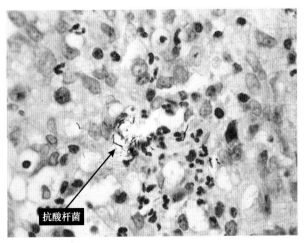

图ⅤE6.g. *非典型分枝杆菌病*。组织细胞的细胞质中常可以发现抗酸杆菌

鉴别诊断

慢性细菌感染

角蛋白肉芽肿

　　破裂的囊肿

　　毛囊炎

孢子丝菌病

鼻硬结病（鼻硬结克雷伯菌）

非典型分枝杆菌感染

　　鸟-胞内分枝杆菌感染

　　海分枝杆菌感染

奴卡菌病

瘢痕疙瘩性芽生菌病（罗伯芽生菌病）

原藻病

VE7　炎性结节，伴有坏死和中性粒细胞（脓肿）

炎性结节特征在于中央化脓坏死，邻近坏死区域可见中性粒细胞浸润，常伴有肉芽组织形成，在外围常见混合炎症细胞浸润，包括上皮样组织细胞、巨细胞和纤维化。葡萄状菌病为本型的典型疾病[61]。

葡萄状菌病

临床特征　葡萄状菌病是皮肤的一种慢性化脓性感染（也可发生于其他器官，如肺、脑膜），疾病过程中化脓性细菌形成颗粒，与足菌肿中所见相似。大多数患者无免疫缺陷。皮损表现为局灶性结节、溃疡或与深部脓肿相通的窦道。该病主要发生于四肢。

组织病理　真皮炎症主要是由中性粒细胞形成的脓肿，周围可见肉芽组织和纤维化。脓肿内可见形如成串葡萄的颗粒，本病亦因此而得名。这些直径可达2mm的颗粒由致密聚集的非丝状菌组成，伴随外周呈放射状排列的强嗜酸性染色物质——Hoeppli-Splendore（HS）反应。前述致病菌通常为金黄色葡萄球菌，而链球菌和某些革兰氏阴性杆菌，如变形杆菌、假单胞菌和大肠埃希菌有时也可被发现。病灶上方表皮往往出现假上皮瘤样增生，可见经上皮排出颗粒现象。

着色芽生菌病

临床特征　着色芽生菌病是一种缓慢进展的皮肤真菌病，由着色（暗色）真菌引起，在组织切片中，以圆形、非出芽形式存在。由于缺乏出芽生长方式，"着色芽生菌病"这一命名似乎有些不太恰当。致病真菌为腐生菌，存在于亚热带和热带国家土壤、腐烂的植物和木材中。原发病灶被认为是创伤后真菌植入皮肤的结果。病变最常见于下肢，皮损形态包括疣状丘疹、结节及斑块，伴有瘙痒。着色芽生菌病最常见的病原菌是裴氏着色霉（*Fonsecea pedrosoi*）。

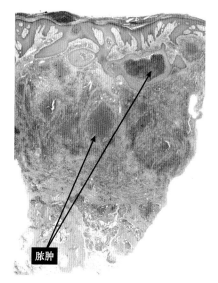

图ⅤE7.a. *葡萄状菌病，低倍镜*。可见表皮假上皮瘤样增生和真皮内小脓肿形成（S. Lucas）

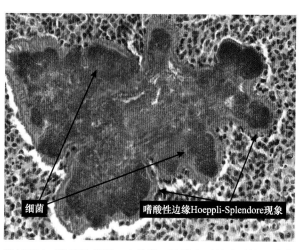

图ⅤE7.b. *葡萄状菌病，中倍镜*。脓肿内可见嗜碱性细菌菌落与周围的嗜酸性Hoeppli-Splendore现象（S. Lucas）

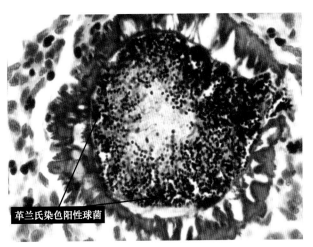

图 V E7.c. *葡萄状菌病，高倍镜*。由葡萄球菌所导致的病变可见革兰氏阳性球菌（中央球菌变性，无染色）（S. Lucas）

组织病理　皮肤型着色芽生菌病与北美芽生菌病的组织学表现相似，呈苔藓样肉芽肿性炎症模式，伴有表皮假上皮瘤样增生和广泛的真皮浸润，由大量上皮样组织细胞及多核巨细胞、小脓肿伴有成簇的中性粒细胞，以及数量不等的淋巴细胞、浆细胞和嗜酸性粒细胞组成。可能存在结核样肉芽肿模式，但无干酪样坏死。在巨细胞及病变组织中，特别是在脓肿内可发现致病微生物。此类微生物非常显眼，呈深褐色、厚壁、卵圆形或球形孢子，6 ～ 12μm 大小不等，呈散在或链状、簇状分布。在一项关于27例巴西着色芽生菌病的研究中，92.5%的病例中发现了硬壳小体[62]。Fontana染色、未经过染色的切片或脱色切片有助于鉴别致病微生物[63]。

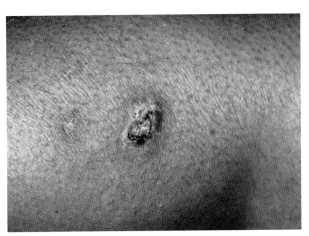

临床图 V E7. *着色芽生菌病*。在本例结痂的溃疡性斑块中央进行皮肤组织活检，发现特征性的暗褐色孢子

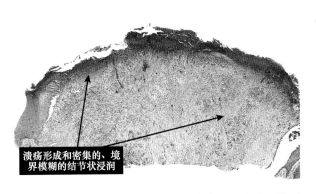

图 V E7.d. *着色芽生菌病，低倍镜*。表皮可见溃疡，其下方的真皮可见混合性炎症细胞浸润

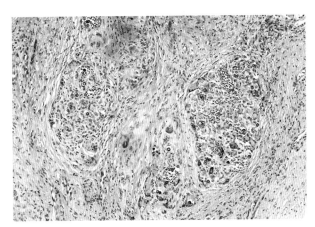

图 V E7.e. *着色芽生菌病，中倍镜*。浸润中包括淋巴细胞、上皮样细胞和巨细胞，但未形成结构清晰的上皮样细胞肉芽肿

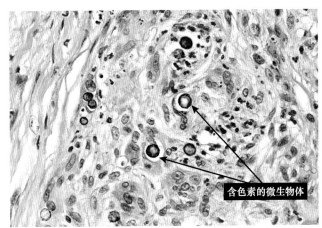

图 V E7.f. *着色芽生菌病，高倍镜*。微生物表现为深褐色、厚壁、卵圆形或球形孢子，位于巨细胞内或游离于组织中

鉴别诊断

急性或慢性细菌性脓肿

深部真菌感染

　　暗色丝孢霉菌囊肿

　　北美芽生菌病

　　着色芽生菌病

　　皮肤链格孢病

　　副球孢子菌病

　　球孢子菌病

　　孢子丝菌病

非典型分枝杆菌感染

葡萄状菌病

放线菌病

诺卡菌病

猫抓病

麻风结节性红斑（2型麻风反应）

瘰疬性皮肤结核

结核性树胶肿

原藻病

VE8　炎性结节，坏死显著

坏死为本组疾病的显著特征，伴有数量不等的炎症细胞浸润，有时可较为稀疏，可能包括浆细胞、上皮样组织细胞、中性粒细胞、淋巴细胞和出血。可以找到致病微生物。曲霉病为典型疾病[64]。

曲霉病

临床特征　皮肤曲霉病可以为原发感染或继发于播散性曲霉病。原发性皮肤曲霉病多发生于静脉注射部位。表现为一个或数个斑疹、丘疹、斑块或出血性大疱，可迅速发展为坏死性溃疡，表面结有厚层黑色焦痂。曲霉病出现系统性播散时往往会造成死亡。原发性皮肤感染可见于艾滋病患者。此外，曲霉可定植于烧伤或手术伤口，随后侵入具有活力的组织，此类情况，一般预后良好。继发性皮肤曲霉病通常与侵袭性肺部疾病有关，可见多个散在病灶，多为栓塞或血行播散的结果，预后不良。

组织病理　不同于大多数皮肤深部真菌感染，皮肤曲霉病没有典型的表皮假上皮瘤样增生。在较为严重的原发和继发播散性感染中，在苏木精-伊红染色的切片中可于真皮层发现许多曲霉菌丝，或者通过PAS或银染色也可发现菌丝。这些2～4μm大小的菌丝通常呈放射状分布，有隔膜，并可见成锐角的分支。在某些情况下，菌丝特征性地侵入血管，引起相应区域的缺血性坏死，仅见很少的炎症细胞浸润。在其他一些情况下，可能存在急性炎症反应，除淋巴细胞和组织细胞外，还伴有多形核白细胞。原发性皮肤或皮下曲霉菌患者，如身体其他健康状况较好，则病变中菌丝数量相对较少，并可见充分发展的肉芽肿反应。

鉴别诊断

三期梅毒

三期雅司

曲霉病

接合菌病（毛霉病）

结核

非典型分枝杆菌感染

梗死

深部血管炎

深部血栓

钙化防御

冻疮

渐进性坏死性黄色肉芽肿伴副球蛋白血症

坏疽性缺血性坏死

上皮样肉瘤

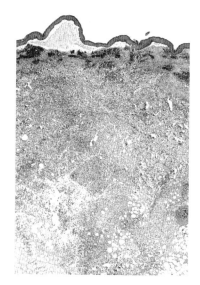

图VE8.a. *皮肤曲霉病，低倍镜*。图片中的大部分区域可见广泛的真皮炎性浸润，图片左下方可见一少细胞坏死区，基底角质形成细胞的缺血性改变导致表皮分离

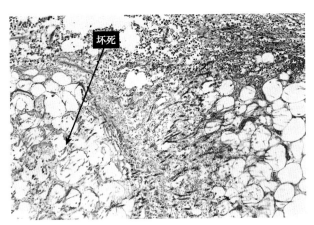

图Ⅴ E8.b. *皮肤曲霉病，中倍镜*。图片左下方为坏死区域，在其周围尚存活性的真皮中可见炎性浸润，上述两个区域内均可见到广泛的真菌菌丝侵入

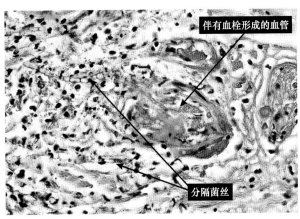

图Ⅴ E8.c. *皮肤曲霉病，高倍镜*。可见一管腔内有血栓形成的血管，其周围被急性炎症细胞所包绕，同时可见具有典型曲霉菌形态特征的真菌菌丝跨越管壁

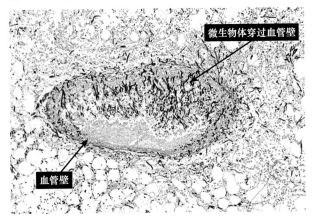

图Ⅴ E8.d. *皮肤曲霉病，中倍镜，银染*。血管腔、管壁及周围组织中可见被染成黑色的真菌菌丝

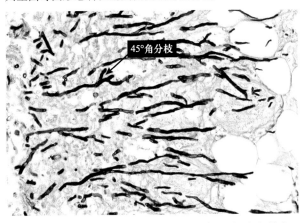

图Ⅴ E8.e. *皮肤曲霉病，高倍镜，银染*。菌丝细狭、粗细均匀、分隔，倾向于以锐角分枝

ⅤE9　慢性溃疡/窦道，累及真皮网状层

　　慢性溃疡的特征为病变中央出现化脓性坏死，坏死区域附近有中性粒细胞浸润，坏死区域周围可见肉芽组织、纤维化及反应性上皮增生。窦道蜿蜒伸入真皮层，比大多数溃疡位置更深。瘘管是一种异常管道，两端连接的组织均内衬（或被覆）有上皮。瘘管和窦道的组织学结构与慢性溃疡相似。软下疳是一种典型的慢性溃疡[65]。

软下疳

　　临床特征　软下疳由杜克雷嗜血杆菌引起，属于性传播疾病，主要表现为生殖器区域的一个或多个溃疡。溃疡几乎没有硬化，可有潜行的边缘，常伴有触痛。单侧或双侧腹股沟淋巴结炎较为常见，如果不治疗，往往会导致腹股沟脓肿。

　　组织病理　因为软下疳溃疡下方的组织学变化具有特征性，所以在许多情况下，可以据此对该病做出初步诊断。病变可分为彼此重叠的三个区域，并且表现出特征性的血管改变。溃疡底部的浅表区域比较狭窄，由中性粒细胞、纤维蛋白、红细胞和坏死组织组成。接下来的下方区域较宽，包含了许多新生血管，血管内皮细胞增生明显，因此导致血管腔常常被堵塞，进而导致血栓形成，此外，也可见血管壁的退行性改变。深部区域由密集的浆细胞和淋巴样细胞浸润构成。组织切片用吉姆萨染色或革兰氏染色后偶尔可以看到杜克雷嗜血杆菌。该杆菌最容易出现在浅表区域的细胞之间。杜克雷嗜血杆菌是细短的革兰氏阴性杆菌，长1.5μm±0.2μm，常排列成平行链状。

坏疽性脓皮病

　　临床特征　本病皮损开始表现为伴有触痛的丘脓疱疹或毛囊炎，最终发生溃疡。在充分发展阶段，皮损有隆起的、潜行性边缘，呈暗紫色。坏疽性脓皮病可能是一种独立的皮肤现象，或者

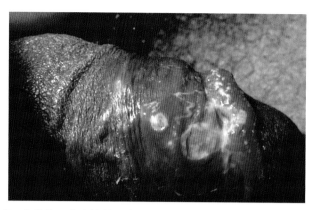

临床图ⅤE9.a. *软下疳*。多发的、疼痛性的、非硬化性溃疡，需要考虑到患此类性传播疾病的可能性

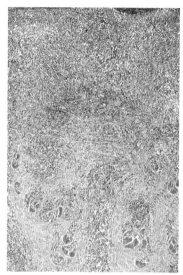 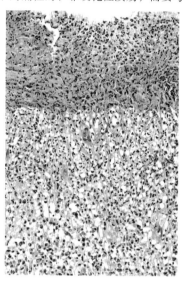 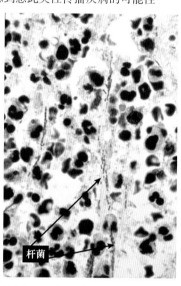

图ⅤE9.a. *软下疳，低倍镜*。皮肤溃疡，伴有特征性的可分为三个区域的炎性浸润：浅表区域为急性炎症性渗出，中间区为肉芽组织，深层为浆细胞和淋巴细胞（S. Lucas）

图ⅤE9.b. *软下疳，中倍镜*。浅表坏死区和其下方的肉芽组织（S. Lucas）

图ⅤE9.c. *软下疳，高倍镜*。浅表坏死区内吉姆萨染色阳性的杆菌呈平行链状排列（S. Lucas，A. Freinkel）

可能是与多种系统性疾病相关的皮肤表现，如炎症性肠病、结缔组织病、淋巴增生性病变[66]。外伤是本病的常见诱发因素，手术切口也是报道中常见的诱发因素之一。皮损常发生于腿、乳房、腹部，造口周围的区域也可能发生。坏疽性脓皮病愈后通常遗留筛状瘢痕。近期有文章对本病进行了回顾[67]。

　　组织病理　组织学表现不具有特异性，诊断主要依靠临床。大多数关于本病早期病变的研究报道所描述的组织学表现为以中性粒细胞为主的浸润，常累及毛囊结构，但也常常出现弥漫性浸润，与Sweet反应的组织学表现可能存在重叠。然而，另有学者表示，病变开始于淋巴细胞反应。血管受累程度从不受累到血管纤维素样坏死，不尽相同。在大多数病灶中，可见中性粒细胞性浸润，

伴随一些有限的血管损伤，明确的血管炎改变也有报道，此现象引发了人们关于血管炎在本病发病过程中所可能起到作用的思考。局灶性血管炎往往出现在发展充分的病变中，继发出现于炎症过程之后。与经典的Sweet综合征相比，浸润往往更深，也更为广泛。充分发展的病变表现为溃疡、坏死及混合炎症细胞浸润。上述过程所导致的组织破坏模式被称为"变态反应性"（patheray）。真皮网状层深部和皮下组织受累时，主要表现为单核细胞和肉芽肿性炎症反应。重要的组织病理学鉴别诊断为感染性疾病过程。

结节性耳轮软骨皮炎

　　参见临床图ⅤE9.c，图ⅤE9.g～图ⅤE9.i。

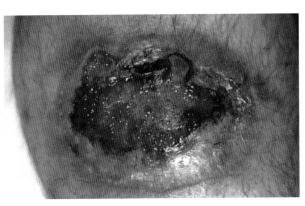

临床图 V E9.b. *坏疽性脓皮病。*一名25岁男子，患有溃疡性结肠炎，小腿屈侧出现具有波动感的结节，破溃后形成逐渐增大的疼痛性溃疡，有紫红色潜行性边缘

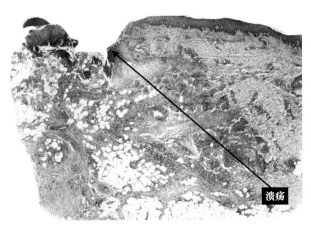

图 V E9.d. *坏疽性脓皮病，低倍镜。*一处穿孔性溃疡，潜行性的溃疡边缘延伸至真皮深层

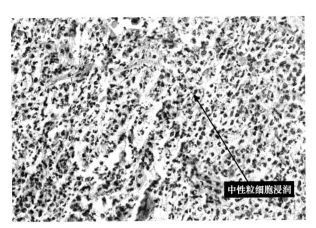

图 V E9.e. *坏疽性脓皮病，中倍镜。*溃疡的基底部可见密集的中性粒细胞浸润

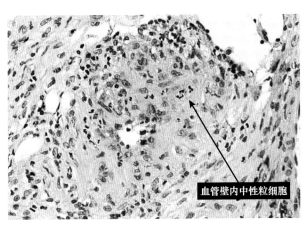

图 V E9.f. *坏疽性脓皮病，高倍镜。*血管壁内可见中性粒细胞，但没有形成真正的血管炎，真正的血管炎其管壁会出现纤维素样坏死。坏死性血管炎可见于急性溃疡的表面，可以是溃疡的继发性改变，无须将其视为致病因素

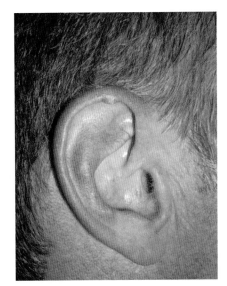

临床图 V E9.c. *结节性耳轮软骨皮炎。*耳轮上部出现伴有触痛的、表面结痂的结节，需要进行活检以排除皮肤癌

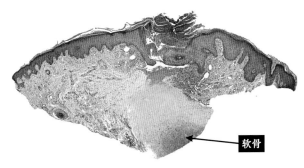

图 V E9.g. *结节性耳轮软骨皮炎。*角化过度，表皮增生，伴有局灶性溃疡和深达耳软骨的炎症反应

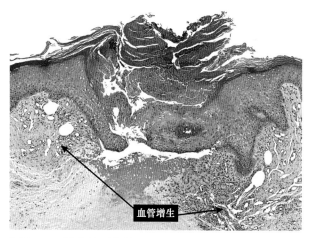

图ⅤE9.h. *结节性耳轮软骨皮炎*。局灶性溃疡下方可见特征性的、深达软骨的嗜酸性纤维素样胶原变性区域

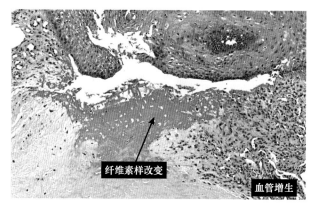

图ⅤE9.i.*结节性耳轮软骨皮炎*。嗜酸性纤维素样变性区域周围可见成熟的小血管增生与炎症细胞浸润

鉴别诊断

坏疽性脓皮病

坏疽性臁疮

深部真菌感染

　北美芽生菌病

　足菌肿

腔口部位皮肤结核

肠外瘘

结节性耳轮软骨皮炎

臁疮

丘疹坏死性结核疹

布鲁里溃疡（溃疡分枝杆菌）

软下疳（杜克雷嗜血杆菌）

腹股沟肉芽肿（肉芽肿荚膜杆菌）

性病淋巴肉芽肿（沙眼衣原体）

毛囊闭锁性疾病

　藏毛窦

　化脓性汗腺炎

　聚合性痤疮

　头部脓肿性穿掘性毛囊周围炎（头皮分割性
　　蜂窝织炎）

炭疽（炭疽杆菌）

兔热病（土拉热弗朗西丝菌，Francisella tularensis）

皮肤利什曼病

硬腭坏死性涎腺化生

舌嗜酸性溃疡

ⅤF　真皮基质纤维组织异常

真皮层是各种炎症性、浸润性和结缔组织增生性（疾病）过程的反应部位。针对各种不同的刺激因素，真皮内会反应性地出现纤维和非纤维性基质成分的堆积或缺失。

1. 纤维组织异常，胶原蛋白增多
2. 纤维组织异常，胶原蛋白减少
3. 纤维组织异常，弹性蛋白增多或显著
4. 纤维组织异常，弹性蛋白减少
5. 纤维组织异常，穿通

ⅤF1　纤维组织异常，胶原蛋白增多

真皮层胶原含量随着真皮与皮下组织交界处胶原的生成而增多，该部位可见炎症。炎症细胞包括淋巴细胞、浆细胞及嗜酸性粒细胞。在某些情况下成纤维细胞可增多。硬皮病为典型疾病[68]。

硬皮病

临床特征　硬皮病是一种结缔组织疾病，其特征是皮肤增厚和纤维化。本病包括两种类型：局限性硬皮病（硬斑病）和系统性硬皮病（进行性系统性硬化症）。在硬斑病中，病灶通常局限于皮肤和皮损下方的皮下组织，硬斑病可根据皮损形态和分布特征分为六种类型：点滴状、斑块状、带状、节段型、皮下型和泛发型。硬斑病的根本病因尚不清

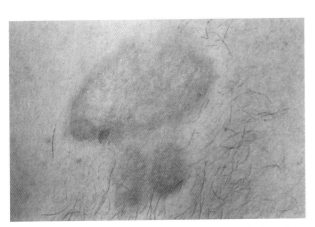

临床图 ⅤF1.a. *硬斑病*。平素健康的老年男性患者，背部可见一无症状的、质硬、凹陷的斑块，中心区域硬化呈白色

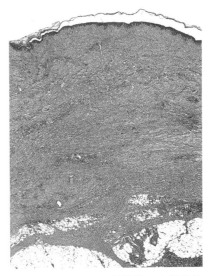

图 ⅤF1.a. *硬斑病，低倍镜*。晚期炎性病变，可见间质和血管周围片状炎性浸润，以及真皮胶原的部分硬化

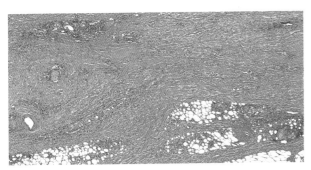

图 ⅤF1.b. *硬斑病，中倍镜*。在真皮-皮下交界处炎症细胞浸润尤其明显

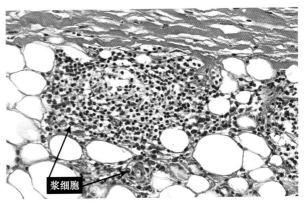

浆细胞

图 ⅤF1.c. *硬斑病，高倍镜*。可见淋巴细胞、浆细胞混合性浸润

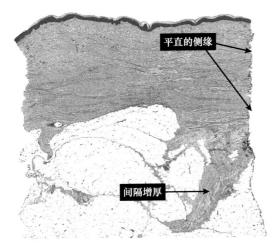

平直的侧缘

间隔增厚

图 ⅤF1.d. *硬斑病，低倍镜*。一处晚期硬化性病变，穿刺活检标本平直的侧缘提示存在真皮硬化

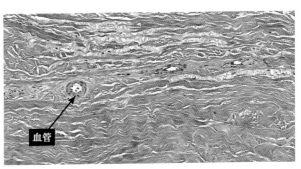

血管

图 ⅤF1.e. *硬斑病，中倍镜*。在硬化的真皮网状层中，附属器消失

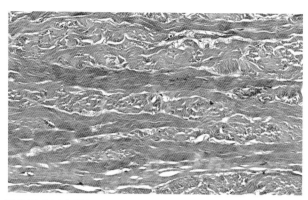

图 V F1.f. *硬斑病，高倍镜*。真皮网状层胶原束增粗，紧密排列，细胞成分减少，呈强嗜酸性，硬化的胶原中血管很少

楚，目前认为该病的发生基于个体的易感性和来自于外界环境的诱发因素。已知的诱因包括外伤、辐射、药物和感染。自身免疫也被怀疑与该病发生有关[69]。斑块状皮损最为常见，表现为表面光滑的质硬斑块，呈象牙色的进展期皮损，伴有淡紫色的边缘，即所谓的丁香花环状（lilac ring）。点滴状病灶小而表浅。带状病灶呈刀砍状外观。节段型硬斑病发生在一侧面部，造成偏侧萎缩。皮下型（深在型）硬斑病受累的皮肤增厚，并固着于其下方的筋膜和肌肉。泛发性硬斑病病例较多，临床上表现为上述五中类型的不同组合。

在系统性硬皮病中，除了皮肤和皮下组织的病变外，患者还伴有内脏病变，可导致部分患者死亡。皮肤的硬化性损害没有明显边界或界线，面部的变化包括无表情的面具脸，口腔周围皮肤紧绷、伴有放射状褶皱。也可出现弥漫性色素沉着，主要见于弥漫性系统性硬皮病。手部表现为非凹陷性水肿，累及手指、手和前臂伸侧。手指逐渐变成锥形，皮肤变得坚硬，形成屈曲挛缩。上述变化被称为肢端硬化，与雷诺现象有关。面部和手部的斑疹性毛细血管扩张，四肢的钙质沉着，溃疡，特别是发生于指尖和指关节及下肢的溃疡，主要发生于肢端硬化症。

伴有局限性硬皮病的系统性硬化症，被称为CREST综合征，是肢端硬化症的一个变异型，包括以下数种或全部临床表现：皮肤钙质沉着、雷诺现象、食管受累伴吞咽困难、指端硬化和毛细血管扩张。由于内脏病变导致死亡在CREST综合征中较为少见。

硬皮病患者存在多种自身抗体，许多是针对细胞核内抗原的，如抗着丝点抗体（ACA、抗CENP-B），抗拓扑异构酶 I 抗体，抗RNA聚合酶 I / III 抗体和抗Th/To抗体；这些抗体是否能够致病，

以及在多大程度上发挥着致病作用还存在争议[70]。最近的一项研究表明，特异性自身抗体和硬皮病的表型及预后相关[71]。

组织病理 从组织病理学上无法区别不同类型的硬斑病，但可以对早期炎症阶段和晚期硬化阶段进行区分。在早期炎症阶段，特别是在皮损紫色的活动性边缘，真皮网状层胶原束增粗，伴有中等程度的间质和血管周围炎性浸润，浸润的细胞以淋巴细胞为主，混有浆细胞。更加明显的炎性浸润常累及皮下脂肪，并向上延伸至小汗腺。皮下脂肪间隔由于新生胶原的沉积和炎性浸润而增厚。大片皮下脂肪被新形成的胶原所替代，胶原由纤细的波浪形纤维组成。在早期炎症阶段，血管改变表现为血管内皮细胞肿胀和血管壁水肿。

在硬化阶段后期，如陈旧皮损中心所见，除了皮下组织的某些区域，炎性浸润几乎完全消失。表皮正常，真皮网状层的胶原束常常出现增粗、紧密排列、细胞成分减少和强嗜酸性染色。在真皮乳头层，均质化的胶原取代正常疏松排列的纤维。小汗腺萎缩，被新形成的胶原包绕，其周围很少或无脂肪细胞。硬化的胶原内很少见到血管，可见血管壁纤维化或管腔狭窄，毛囊和皮脂腺缺失。带状硬皮病、节段型硬皮病、皮下型和泛发性硬斑病中可见到皮损下方的筋膜和横纹肌受累，表现类似于皮下组织的纤维化和硬化，肌纤维由于水肿和炎症细胞局灶性聚集而出现空泡化和彼此分离。

系统性硬皮病的皮损组织学表现与硬斑病类似，因此难以从组织学上对两者做出区分。然而，系统性硬皮病早期病变的炎症反应要比硬斑病轻微，早期病变和硬斑病一样，血管变化轻微。不同的是，在后期阶段，系统性硬皮病表现出比硬斑病更为明显的血管变化，特别是在皮下组织中。

这些变化包括血管数量减少、管壁增厚和透明变性、管腔变窄。即使在晚期病变中，表皮通常依然呈正常形态。病变晚期可于硬化区域和皮下组织的均质化胶原区域见到钙质沉积。

放射性皮炎

临床特征　大剂量的X线或镭辐射可导致早期或急性放射性皮炎。在大约1周内出现红斑，随后逐渐恢复，伴有脱屑和色素沉着。如果剂量足够高，红斑部位可能形成伴有疼痛的水疱，在这种情况下，愈合后通常会出现萎缩、毛细血管扩张和不规则的色素沉着。如果照射的剂量非常大，照射部位一般可于两个月内发生溃疡，此类溃疡可以愈合，最终形成严重的萎缩性瘢痕，也可能迁延不愈。

晚期（慢性）放射性皮炎发生于小剂量X线或镭辐射的数月至数年之后，皮肤出现萎缩、毛细血管扩张及不规则色素沉着和色素减退，溃疡及局灶性的角化过度可出现在萎缩区域。慢性放射性皮炎进一步发展，有可能发生鳞状细胞癌和基底细胞癌。由于微创手术正变得越来越普遍，当发现上述组织学特征时，病理学家应考虑到X线辐射诱发的慢性放射性皮炎，患者通常不会提供辐射暴露史。受累的特征性部位包括腋下、肩胛区和中背部。皮损可出现于辐射暴露后数天至数年，临床表现为一个萎缩性斑块，可伴有溃疡和毛细血管扩张[72]。

组织病理　早期放射性皮炎可出现表皮细胞内水肿，伴有表皮和附属器细胞核固缩。整个真皮层可见炎症细胞浸润，并可外渗至表皮。部分血管扩张，而另一些真皮深层血管可见管壁水肿，内皮细胞增生甚至血栓形成。胶原纤维束水肿。当有水疱形成时，变性的表皮与真皮分离，也可以形成溃疡，伴有坏死和中性粒细胞浸润。

晚期放射性皮炎，表皮形态不规则，可见不同程度的萎缩或增生，常伴有角化过度，表皮生发层细胞排列紊乱，伴有单个细胞角化，一部分细胞核具有非典型性。表皮也可能会出现不规则的向下生长，甚至围绕扩张的毛细血管生长，几乎将毛细血管包绕起来。真皮层中胶原纤维束肿胀，并且常出现透明变性，可见大的、形状怪异的、星状辐射性成纤维细胞，可见增大、不规则、深染的细胞核。

这种"辐射异型"不同于肿瘤，因为细胞异型性低，异型核细胞散在分布于其他异型性不明显的细胞中，因此异型性是"随机的"而不是"均匀的"，此外，通常无有丝分裂活动。真皮深层的血管常出现管壁纤维性增厚，几乎或完全闭塞管腔。有些血管出现血栓形成和血管再通。与此相反，真皮上部可出现毛细血管扩张，并有可能在表皮下区域形成淋巴水肿。毛发结构和皮脂腺均缺失，但通常可保留至少一部分汗腺结构，严重损伤区域除外。

肾源性系统性纤维化

临床特征　肾源性系统性纤维化（NSF）最初于1997年被提出，2000年出现了对该病的系统描述，2001年被命名为肾源性纤维化性皮肤病，后来疾病名称变更为肾源性系统性纤维化，以体现该疾病可导致系统受累的特征。NSF的发生是由肾功能不全患者使用含钆的造影剂进行磁共振成像检查所导致的[73]。早期皮损可表现为躯干、四肢红斑、水肿和硬化性斑块，其中可见大的、境界不清、有着不规则边缘的斑块，质地逐渐变硬，硬化可以比较严重并造成功能障碍。皮肤纤维化进一步发展最终可导致关节挛缩和活性障碍。早期皮肤水肿和硬化性斑块可呈多边形、网状或变形虫状，丘疹和结节也有报道。病变常双侧对称分布，四

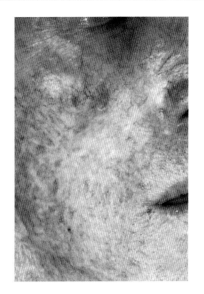

临床图 Ⅴ F1.b. *放射性皮炎*。痤疮患者，接受放射治疗多年之后，面部出现了萎缩、色素减退、色素沉着和毛细血管扩张等慢性放射性皮炎的变化

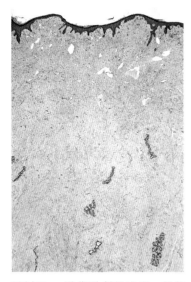

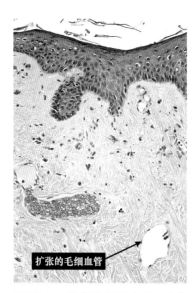

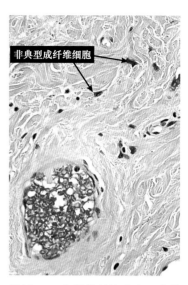

图ⅤF1.g. *晚期放射性皮炎，低倍镜*。真皮胶原均质化，毛细血管扩张明显，表皮不规则地向下生长，附属器结构明显减少

图ⅤF1.h. *晚期放射性皮炎，中倍镜*。硬化的胶原中可见明显的星状成纤维细胞

图ⅤF1.i. *晚期放射性皮炎，高倍镜*。随机散在分布的成纤维细胞可见增大、深染的细胞核。无有丝分裂和连续性的非典型细胞增生

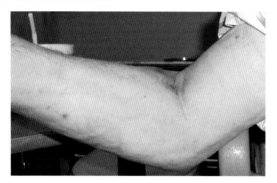

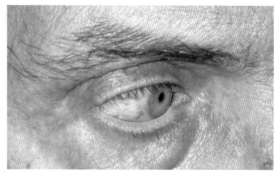

临床图ⅤF1.c. *肾源性纤维化性皮肤病*。皮肤紧缩导致运动范围减小

临床图ⅤF1.d. *肾源性纤维化性皮肤病*。巩膜上出现特征性的黄色斑块

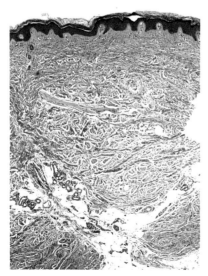

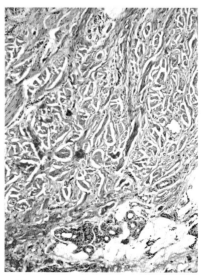

图ⅤF1.j. *肾源性纤维化性皮肤病，低倍镜*。可见真皮网状层细胞成分轻微增多，此现象可见于真皮网状层上部或下部，并可向下延伸至皮下间隔

图ⅤF1.k. *肾源性纤维化性皮肤病，中倍镜*。真皮网状层可见梭形细胞增多

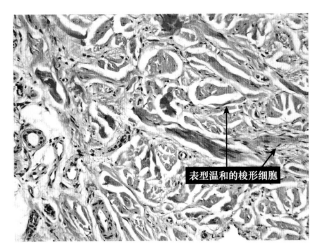

图 V F1.l. *肾源性纤维化性皮肤病，高倍镜*。肾源性纤维化皮损中的梭形细胞，表型温和、类似于成纤维细胞

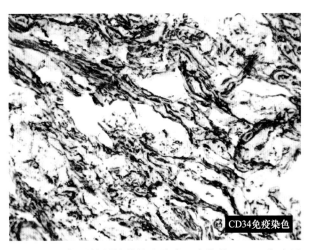

图 V F1.m. *肾源性纤维化性皮肤病，高倍镜*。CD34免疫过氧化物酶染色示梭形细胞CD34呈弥漫强阳性

肢常受到累及。巩膜也可出现黄色斑块。NSF的发病机制与胶原沉积增多和纤维化有关，可影响多器官和系统，包括肺、心脏、骨骼肌、肾脏、睾丸，硬脑膜等。NSF的发展与肾功能减退（急性和慢性）和促炎症反应活动如外科手术有关[74]。临床表现上，该病与硬皮病和硬化性黏液水肿有重叠。然而，患者缺乏抗SCL-70抗体，也缺乏与硬化性黏液水肿相关的副蛋白血症。该疾病病因尚不清楚，但一些研究表明循环纤维细胞可能在广泛纤维化性斑块的形成中发挥作用。

　　组织病理 本病组织学表现与硬化性黏液水肿基本没有区别[75]。真皮内可见梭形细胞增生，偶尔可延伸至皮下组织，表皮不受影响，细胞成分的多少和黏蛋白沉积的程度取决于病变持续存在的时间。长期病变可能会出现钙化和骨性化生。梭形细胞特征性地呈抗CD34抗体和Ⅰ型前胶原抗体阳性。早期病变可见胶原纤维束水肿，伴有不同程度的黏蛋白沉积，弹力纤维增加。晚期皮损表现为胶原束增粗，伴有胶原束间小裂隙，并长期存在[76, 77]。由于该病的组织学表现与硬化性黏

液水肿类似，故必须依据临床表现对两种疾病做出鉴别诊断。硬皮病和硬肿症组织学表现与肾源性系统性纤维化表现不同，梭形细胞未见增多。

退行性黑素瘤

　　参见临床图 V F1.e，图 V F1.n 和图 V F1.o。

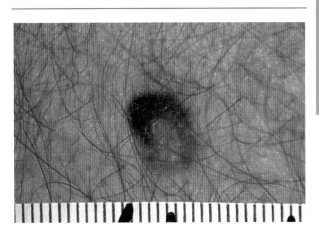

临床图 V F1.e. *退行性黑素瘤*。非对称性、色素不均的斑块中央部位皮肤呈灰色至正常肤色，是黑素瘤部分退行性区域。与良性痣，包括晕痣相比，此皮损缺少对称性

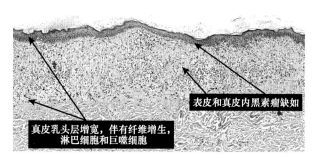

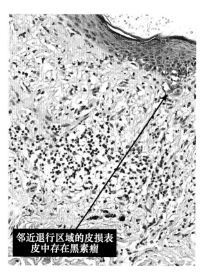

图 VF1.n. *退行性黑素瘤，低倍镜*。真皮乳头层由于纤维组织增生而增宽，这些纤维组织代表黑素瘤水平生长阶段的部分退行区域，此退行区域是一个更大的黑素瘤病变的一部分，偶尔也可以见到几乎完全消退的黑素瘤呈现上述组织学表现

图 VF1.o. *退行性黑素瘤，中倍镜*。黑素瘤的退行性改变的特征是真皮乳头层增宽，其间可见轻微的纤维组织增生和水肿，成熟小血管数量增多，伴有不同程度的淋巴细胞浸润，常可见到噬色素细胞

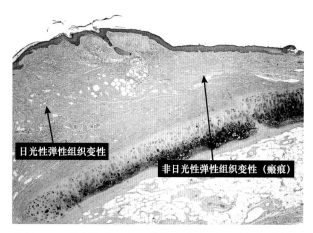

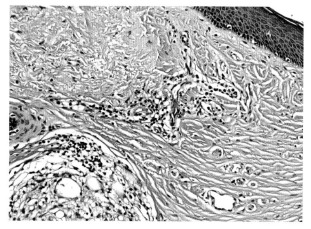

图 VF1.p. *手术瘢痕*。在扫视放大倍率下，耳部切片软骨的上方真皮层胶原发生细微变化，图片左侧可见自然的光损伤皮肤的表现，因存在日光性弹性组织变性，使病变区域呈灰色

图 VF1.q. *手术瘢痕*。图片右侧可见瘢痕，左侧为日光性弹性组织变性，两者之间的间隔区域可见淋巴细胞和组织细胞浸润，伴有泡沫样组织细胞（脂肪坏死区域），如本例所示，成熟的瘢痕通常炎症较轻微

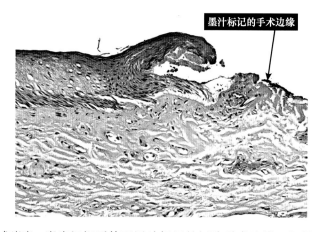

图 VF1.r. *手术瘢痕*。瘢痕组织延伸至墨汁标记的切除手术边缘，如果这是对发生于该位置肿瘤的再次切除，则意味着本次手术范围是不够的，因为瘢痕延伸到了切除标本的边缘。在此病例中，所形成的瘢痕与之前的手术有关

浅表性瘢痕（如活检部位的反应）

识别真皮中的瘢痕组织是较为重要的，因为此类变化可以作为既往曾进行过活检的线索，如对于曾发生于该部位的肿瘤。

鉴别诊断

瘢痕，瘢痕疙瘩

硬皮病/硬斑病

硬皮病样移植物抗宿主病

硬化性黏液水肿

硬肿症

肾源性纤维化性皮肤病

甲萘醌诱导的假性硬皮病

类脂质渐进性坏死

嗜酸性筋膜炎

放射性纤维化

退行性病变（黑素瘤，其他肿瘤）

纤维瘤病

萎缩性慢性肢端皮炎

面部偏侧萎缩

慢性淋巴水肿

肢端骨质溶解

ⅤF2 纤维组织异常，胶原蛋白减少

胶原出现局灶性或弥漫性减少，可以是胶原纤维先天代谢障碍的一部分，或是后天获得性疾病的表现。局灶性真皮发育不全为典型疾病[78]。

局灶性真皮发育不全（Goltz 综合征）

临床特征 局灶性真皮发育不全或Goltz 综合征是一种X连锁显性遗传综合征，可导致纯合子男性的死亡，因此该综合征主要发生于女性，由位于染色体Xp11.23上的*PORCN*基因突变所致。该基因编码O-酰基转移酶，影响Wnt信号蛋白，此类蛋白与成纤维细胞增生和骨生长有关。皮肤表现包括广泛分布的类似膨胀纹的线状皮肤发育不全性损害；质软的黄色结节，通常呈线状排列；由先天性皮肤缺损形成的大溃疡，逐渐愈合并伴有萎缩。皮损常沿着Blaschko线分布。同时，长骨X线检查可见干骺端存在纤细、平行、垂直走行的条纹，被称为纹状骨瘤，是Goltz综合征可靠的诊断依据。也可发生眼和牙齿畸形[79]。

组织病理 皮肤线状发育不全区域可见明显的真皮层变薄，胶原呈细纤维状，而非集合成束。柔软的黄色结节代表脂肪积聚，并在很大程度上取代真皮，因此，在某些区域皮下脂肪向上延伸至表皮。在位于表皮下的脂肪组织和皮下脂肪之间可以看到纤细的胶原纤维，甚至是近乎正常的胶原束。

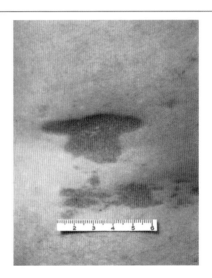

临床图 Ⅴ F2. *皮肤萎缩*。躯干部位可见典型的边界清晰的，边缘呈"断崖"样外观的棕色斑块

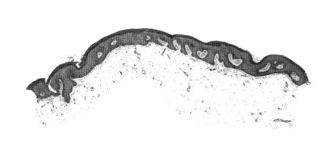

图 Ⅴ **F2.a.** *局灶性真皮发育不全（Goltz综合征），低倍镜*。真皮基本消失，本病例表皮可见反应性变化

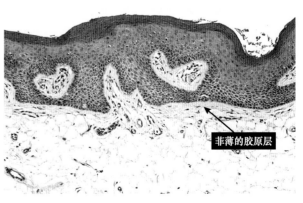

非薄的胶原层

图 Ⅴ **F2.b.** *局灶性真皮发育不全（Goltz综合征），中倍镜*。皮下脂肪小叶向上延伸至表皮基底层，两者仅被少许纤细的胶原分隔开

鉴别诊断

埃勒斯-当洛综合征（Ehlers-Danlos综合征，先
天性皮肤及皮下血管脆弱症）

马方综合征（Marfan综合征）

青霉胺引起的萎缩

膨胀纹

皮肤发育不良

局灶性真皮发育不全（Goltz综合征）

皮肤萎缩（Pasini and Pierini）

复发性多软骨炎（软骨Ⅱ型胶原变性）

∨F3　纤维组织异常，弹性蛋白增多或显著

异常弹性纤维在真皮内局灶性增多，并可以发
生钙化，如弹性纤维性假黄瘤中所见，或者是日光
暴露部位皮肤真皮网状层浅层出现的弥漫性弹性组
织变性。弹性纤维性假黄瘤为典型疾病[80]。

弹性纤维性假黄瘤

临床特征　本病由于基因异常导致皮肤弹性
纤维异常，并趋向于发生钙化，此类情况也常发
生于视网膜和动脉壁，特别是胃黏膜动脉、冠状
动脉和外周大动脉管壁。本病呈常染色体隐性遗
传，由*ABCC6*基因突变引起，该基因编码一种主
要表达于肝脏的跨膜转运蛋白[81]。皮肤表现首发
年龄通常为10 ～ 30岁，累及范围渐有扩大，病情
逐渐加重。皮肤表现为柔软、淡黄色的融合性丘疹，
并且受损皮肤出现松弛和皱纹。双侧颈部、腋窝

和腹股沟是最常见的受累部位。在眼部，眼底血
管样条纹症可能会导致视力进行性受损。胃黏膜
动脉受累可导致胃出血；冠状动脉受累可能会导
致心绞痛发作；外周大动脉受累时可引起间歇性
跛行。在此种情况下，影像学检查显示受累动脉
出现广泛钙化。

组织病理　受累皮肤组织学检查，在真皮中
下2/3的区域可见相当数量的肿胀、呈不规则簇状
聚集的纤维，地衣红或韦尔霍夫染色（Verhoeff
stain）表现类似于弹性纤维。常规HE染色，异常
的弹性纤维呈淡嗜碱性，这是由于它们吸纳了钙
质，冯·科萨（von Kossa）染色能够清晰地显示钙质。
在异常的弹性纤维附近，可以出现轻度嗜碱性黏
液样物质的积聚，胶体铁染色或阿新蓝染色呈强
阳性。在某些存在明显弹性组织钙化的情况下，
有可能出现巨噬细胞和巨细胞反应。

血管样条纹发生于布鲁赫膜（Bruch mem-
brane），后者位于视网膜和脉络膜之间，该膜状
结构的外层部分（弹性层）含有大量的弹性纤维。
该弹性层弹性纤维的钙化导致裂隙形成，可进一
步导致反复出血和渗液，进而形成瘢痕和视网膜
色素移位。胃出血是由于胃黏膜下薄壁动脉弹性
纤维钙化所致，内弹力膜受到的影响尤为严重。
肌性动脉，如冠状动脉和外周大动脉的钙化从内、
外弹力膜开始，导致内外弹力膜的断裂，进而延
伸至中膜和内膜。

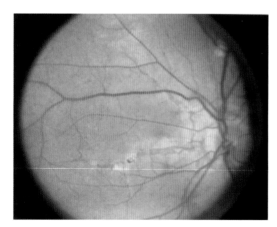

临床图∨F3.a. *弹性纤维性假黄瘤*。中年妇女的视
网膜上可见血管样条纹

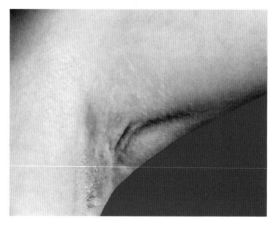

临床图∨F3.b. *弹性纤维性假黄瘤*。与临床图VF3.a
为同一患者，转诊至皮肤科被确诊为弹性纤维性假
黄瘤，可见其腋下存在多发的淡黄色蜡样丘疹，该
患者肘窝和颈部也存在类似的病变

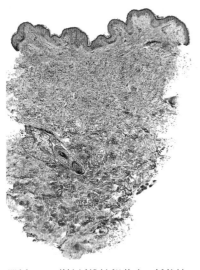

图 V F3.a. *弹性纤维性假黄瘤，低倍镜*。本例图片中可见少量钙化，在扫描放大倍率下，真皮网状层的结构变化轻微

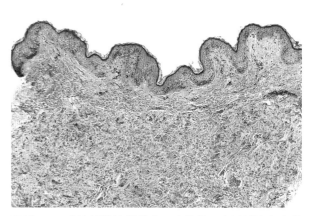

图 V F3.b. *弹性纤维性假黄瘤，中倍镜*。胶原纤维失去其正常交织排列的结构模式

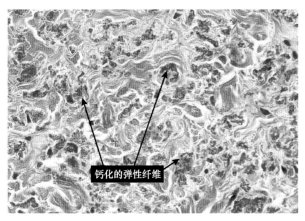

钙化的弹性纤维

图 V F3.c. *弹性纤维性假黄瘤，高倍镜*。在此放大倍率下可见异常的纤维，本图中被染成亮粉红色

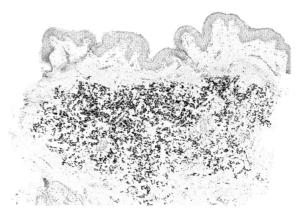

图 V F3.d. *弹性纤维性假黄瘤，低倍镜*。弹性蛋白染色显示真皮内缠结的、异常的弹性纤维

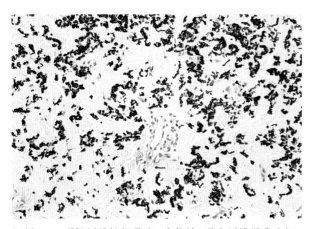

图 V F3.e. *弹性纤维性假黄瘤，中倍镜*。弹力纤维异常变短、肿胀、不规则聚集成簇

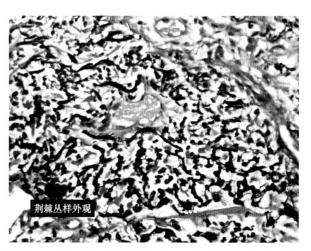

荆棘丛样外观

图 V F3.f. *弹性纤维性假黄瘤，高倍镜*。青霉胺引起的弹性纤维性假黄瘤，弹性纤维粗糙、碎片化，呈现"荆棘丛状"外观（Verhoeff-van Geison 染色）

真皮基质纤维组织异常

V F

鉴别诊断

弹性纤维性假黄瘤

青霉胺引起的穿通性弹性纤维病

光线性弹性纤维病

火激红斑

环状弹性组织溶解性巨细胞肉芽肿（光线性肉芽肿）

∨F4 纤维组织异常，弹性蛋白减少

弹性蛋白可出现局灶性或弥漫性减少，可以是弹性蛋白先天性代谢异常的一部分，也可以是后天获得性的疾病表现，此类情况较罕见。皮肤松弛症为典型疾病[82]。

皮肤松弛症（斑状萎缩）

临床特征　皮肤松弛症又称斑状萎缩，特征性的表现为分布于上躯干部的萎缩性斑片。斑片处皮肤较薄，呈蓝白色且轻微膨隆。手指触诊病变区时，有类似于疝口样的感觉。许多患者，可持续多年出现新发皮损。原发性皮肤松弛症发生在既往健康的个体，并且与抗磷脂抗体及自身免疫性疾病如系统性红斑狼疮和抗磷脂综合征有关。继发性皮肤松弛症多因既往皮损的异常愈合所导致，如寻常痤疮[83]。出现于早产儿的皮肤松弛症通常发生在监测导线连接皮肤的区域[84]。

组织病理　早期的红色皮损通常表现为血管周围中等密度的单个核细胞浸润，偶尔可见以中性粒细胞和嗜酸性粒细胞为主的浸润，伴有核尘，呈现

白细胞碎裂性血管炎的组织学表现。早期病变，弹性组织可仍然保持正常形态，但通常已出现弹性组织减少甚至缺如，可见单个核细胞附着在弹性纤维上。无论是在真皮乳头层和真皮网状层上部，或仅限于真皮网状层上部，长期存在的病灶通常表现为全部或近乎全部弹性组织的消失。

鉴别诊断

皮肤松弛症

皮肤松弛（anetoderma）

真皮中层弹性组织溶解症

∨F5 纤维组织异常，穿通

异常弹性纤维或胶原纤维可经表皮排出，形成通道向下延伸至真皮。匐行性穿通性弹性纤维病为典型疾病[85]。

匐行性穿通性弹性纤维病

临床特征　匐行性穿通性弹性纤维病（EPS），真皮上部可见弹性纤维增粗和数量增多，变性的弹性纤维通过表皮排出。本病是一种好发于年轻人的罕见疾病，男性多于女性，发病年龄高峰在10～20岁。EPS主要表现为局限发生于某一解剖部位的丘疹，最常累及项部、面部或上肢。丘疹直径通常为2～5mm，呈弧形或匐行性排列，可发生融合。

与EPS密切相关的系统性疾病包括唐氏综合征、埃勒斯-当洛（Ehlers-Danlos）综合征、成骨不全、弹性纤维性假黄瘤和马方（Marfan）综合征。此外，在罕见情况下，本病可能与Rotrhmund-Thomson综

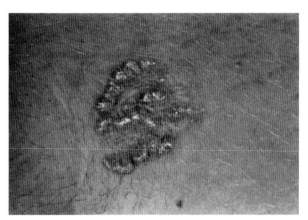

临床图∨F5. *匐行性穿通性弹性纤维病。* 健康成年女性前臂屈侧可见呈环形和匐行性分布的丘疹

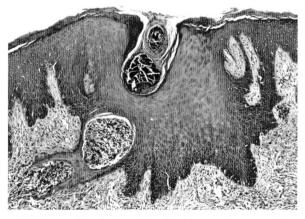

图∨F5.a. *匐行性穿通性弹性纤维病，低倍镜。* 增生的表皮内可见一狭窄、弯曲的通道。通道的上部，含有嗜碱性变性物质，通道的下部含有弹性纤维和变性物质（E. Heilman和R. Friedman）

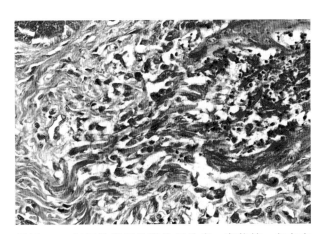

图 Ⅴ F5.b. *匐行性穿通性弹性纤维病，高倍镜。* 在表皮通道的起点处可见变性增粗的弹性纤维（E. Heilman 和 R. Friedman）

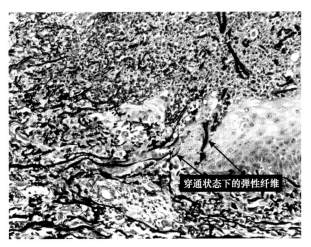

图 Ⅴ F5.c. *匐行性穿通性弹性纤维病，高倍镜，Verhoeff-van Geison 染色。* 可见黑色弹性纤维穿通表皮

合征或其他结缔组织疾病有关。EPS 也可能为青霉胺治疗所导致的一种并发症。

　　组织病理　本病最基本的组织学表现包括在棘层增厚的表皮中出现穿通性狭窄通道，可呈线性走行、也可呈波浪或螺旋状，包含增粗、粗糙的弹性纤维伴颗粒状嗜碱性碎片，也可见混合炎症细胞浸润。异常弹性纤维存在于表皮上部的穿通通道附近，在此区域中，弹性纤维尺寸增大、数量增多。当异常纤维进入穿通通道的下部时，仍保持正常的染色特性，但接近表皮时，弹性组织染色常常不着色。

反应性穿通性胶原病

　　参见图 Ⅴ F5.d ～图 VF5.f。

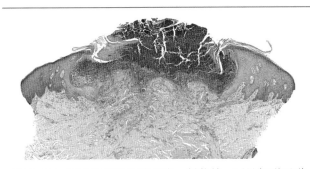

图 Ⅴ F5.d. *反应性穿通性胶原病，低倍镜。* 可见杯形通道内变性的胶原束和嗜碱性物质

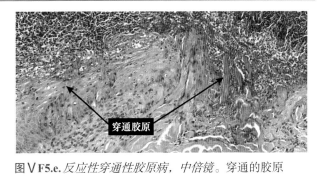

图 Ⅴ F5.e. *反应性穿通性胶原病，中倍镜。* 穿通的胶原

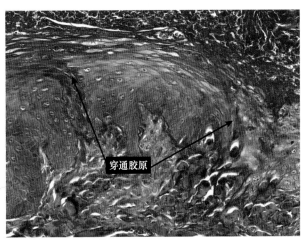

图 Ⅴ F5.f. *反应性穿通性胶原病，中倍镜。* 可见蓝染的胶原纤维穿通延伸至皮肤表面

穿通性毛囊炎

参见图 Ⅴ F5.g。

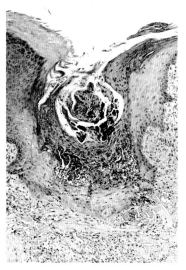

图Ⅴ F5.g. *穿通性毛囊炎，中倍镜。* 扩张的毛囊单位含有角栓和嗜碱性碎片。毛囊上皮穿通，且在相邻的真皮中可见变性的胶原纤维（E. Heilman和R. Friedman）

鉴别诊断

匐行性穿通性弹性纤维病

Kyrle病

穿通性毛囊炎

反应性穿通性胶原病

肾衰竭和糖尿病相关的穿通性疾病

穿通性钙化性弹性纤维病

穿通性环状肉芽肿

Ⅴ G 真皮内物质沉积

真皮层是各种炎症、浸润和结缔组织增生性病理过程的反应部位，上述过程中可能包括有基质成分的积聚，积聚的物质可以是正常真皮的固有成分，也可以是外来物质。

1. 正常的非纤维基质成分增多
2. 非正常真皮组分物质增多
3. 真皮和（或）皮下组织的寄生虫侵染

Ⅴ G1 正常的非纤维基质成分增多

基质物质（透明质酸）增多伴有数量不等的炎症细胞浸润，可以包括淋巴细胞、浆细胞及嗜酸性粒细胞。指（趾）黏液囊肿和局灶性黏蛋白病[86]是常见的代表性疾病。

指（趾）黏液囊肿和局灶性黏蛋白病

临床特征　临床上可见到两种类型的黏液囊肿，一类表现为苍白丘疹，类似于局灶性黏蛋白病，与后者的差别仅在于此类皮损好发于近端甲皱襞的附近和更易于出现波动感[87]。另一类发生于手指伸侧邻近远端指间关节的位置，由关节内衬物质疝出导致，故相当于腱鞘囊肿[88]。指（趾）黏液囊肿常可导致甲板产生纵向的凹陷沟槽。

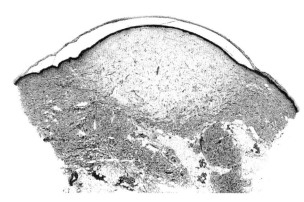

图Ⅴ G1.a. *皮肤局灶性黏蛋白病，低倍镜。* 真皮浅层可见一苍白区域，向上延伸至表皮

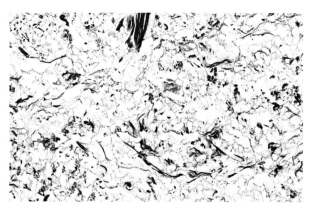

图Ⅴ G1.b. *皮肤局灶性黏蛋白病，中倍镜。* 胶原纤维束被基质物质（黏蛋白）分隔开，含有大量透明质酸的基质可以通过胶体铁染色来突出显示，基质物质胶体铁染色呈阳性，增大的间隙含有丰富的透明质酸

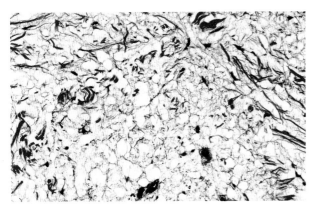

图 V G1.c. *皮肤局灶性黏蛋白病，高倍镜。*可见间质黏蛋白增多、胶原减少，但无血管增多

组织病理　在早期阶段，黏液瘤型的指（趾）黏液囊肿与局灶性黏蛋白病具有相同的组织学表现，表现为境界模糊的黏蛋白样物质沉积。随后，形成多个裂隙，然后融合成一个大的囊性腔隙，内含主要由透明质酸构成的黏蛋白，可被阿新蓝和胶体铁染色。早期病变，有黏蛋白样基质将囊性腔隙与其上方表皮间隔开，而陈旧性皮损，囊性腔隙位于（紧邻）表皮下方，其上方被覆的表皮变薄，囊肿周围的胶原蛋白呈现被压缩状态，囊壁无明显的内衬结构。对于指（趾）黏液囊肿的腱鞘囊肿类型，手术探查可见囊肿具有扁平的内衬结构，以及与关节间隙相连的蒂状结构。

红斑狼疮黏蛋白沉积

参见图 V G1.d。

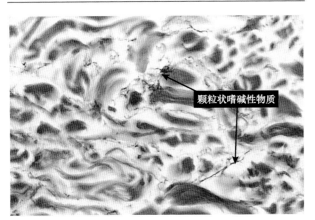

颗粒状嗜碱性物质

图 V G1.d. *红斑狼疮，高倍镜。*红斑狼疮患者病变中可见几乎没有变化的胶原束之间弥漫分布的嗜碱性黏蛋白样物质

黏蛋白病

原发性皮肤黏蛋白病包括六种类型：①泛发性（全身性）黏液性水肿；②胫前黏液性水肿；③黏液水肿性苔藓或丘疹性黏蛋白病；④网状红斑性黏蛋白病或斑块状黏蛋白病；⑤自愈性幼年皮肤黏蛋白病；⑥硬肿病。仅在下列疾病中可较为恒定地出现真皮黏蛋白沉积：胫前黏液性水肿、自愈性幼年皮肤黏蛋白病和黏液水肿性苔藓。绝大多数网状红斑性黏蛋白病在真皮网状层中可见黏蛋白沉积。对于泛发性黏液性水肿，黏蛋白含量通常很少，以至无法被观察到。硬肿病中黏蛋白仅在疾病早期阶段存在。

胫前黏液性水肿

临床特征　胫前黏液性水肿，皮损多局限于小腿伸侧，但可以蔓延至足背部，个别可累及前臂。表现为凸起的、结节状、黄色蜡样斑块，可见明显的毛囊开口，呈现橘皮样外观。胫前黏液性水肿的发生通常与甲状腺功能亢进（甲亢）相关，然而在治疗甲亢后，病变变得更加明显的情况也并不少见。少数情况下，本病也可发生于非甲亢的甲状腺疾病中，如慢性淋巴细胞性甲状腺炎。

组织病理　表皮和真皮乳头层通常正常，黏蛋白大量存在于真皮中，特别是在真皮上半部分，导致真皮层明显增厚。黏蛋白不仅以孤立的线状或者颗粒状形式沉积，也可以表现为广泛沉积，造成胶原束分裂，并且胶原间隙增宽。在固定和脱水的过程中，由于黏蛋白收缩而造成黏蛋白沉积区域出现空白间隙。成纤维细胞的数目无增多，但在富含黏蛋白的区域，一些成纤维细胞呈星状，被称为黏液母细胞。在某些情况下可能会出现血管周围淋巴细胞浸润，肥大细胞数量有中等程度的增多。

黏液性水肿

参见图 V G1.e 和图 V G1.f。

硬肿病

参见图 V G1.g ～图 V G1.i。

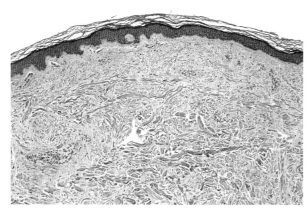

图 V G1.e. *黏液性水肿，低倍镜。* 真皮尤其是真皮上半部分黏蛋白增多，导致真皮显著增厚

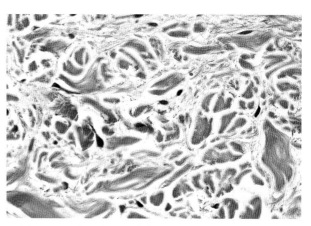

图 V G1.f. *黏液性水肿，高倍镜。* 黏蛋白呈线状、颗粒状分布，导致胶原束分离成纤维，纤维之间的间隙增宽。在固定和脱水制片过程中，因黏蛋白的收缩而形成黏蛋白沉积区域的空白间隙，成纤维细胞的数量无增多

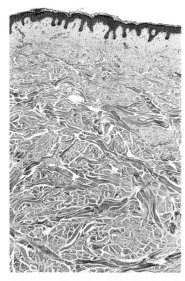

图 V G1.g. *硬肿病，低倍镜。* 真皮明显增厚、胶原束增粗，被透明间隙分隔开，形成胶原 "开窗" 样表现

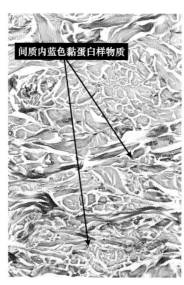

间质内蓝色黏蛋白样物质

图 V G1.h. *硬肿病，中倍镜，胶体铁染色。* 胶原束分离不伴有细胞成分增多

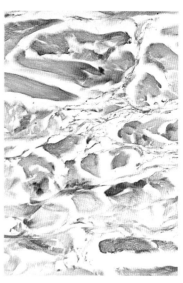

图 V G1.i. *硬肿病，高倍镜，胶体铁染色。* 在本张和上一张图片中，所见到的分离间隔是由间质中黏蛋白沉积造成的，通过胶体铁染色得以突出显示

黏液水肿性苔藓和硬化性黏液水肿

根据临床和组织学特点进行的最新分类，可将黏液水肿性苔藓（丘疹性黏蛋白病）分为两个主要亚型：一是泛发性（全身性）丘疹和硬皮病样型，也称为硬化性黏液水肿；二是局限性丘疹型[89]。诊断硬化性黏液水肿需要符合以下条件：①泛发性（全身性）丘疹和硬皮病样皮损；②黏蛋白沉积，成纤维细胞增生和纤维化；③单克隆丙种球蛋白病；④无甲状腺疾病。局限性黏液水肿性苔藓诊断标准如下：①丘疹或结节/斑块；②黏蛋白沉积，伴有不同程度的成纤维细胞增生；③无单克隆丙种球蛋白病和甲状腺疾病。

组织学上，在硬化性黏液水肿弥漫性增厚的皮肤中，真皮全层可见成纤维细胞广泛增生、胶原束排列不规则。在许多区域，胶原束被黏蛋白分隔成单纤维。通常情况下黏蛋白沉积程度在真皮上半部要多于真皮下半部。副蛋白，通常是IgG，存在于大多数硬化性黏液水肿患者的血清中，通常伴有骨髓浆细胞增生，骨髓浆细胞合成单克隆IgG。在某些情况下，上述细胞可能具有非典型性，但明确的多发性骨髓瘤并不常见。

局限性黏液水肿性苔藓（丘疹性黏蛋白病），临床上主要表现为小的、坚硬的、蜡样丘疹，皮疹可发生融合，仅局限分布于数个区域，通常发生

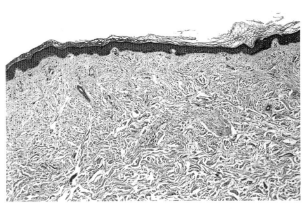

图 Ⅴ G1.j. *硬化性黏液水肿，低倍镜。*可见皮肤弥漫性增厚，细胞成分明显增多

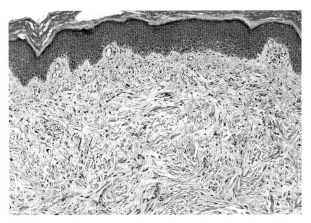

图 Ⅴ G1.k. *硬化性黏液水肿，中倍镜。*整个真皮层成纤维细胞广泛的增生导致细胞成分增多，伴胶原束不规则排列

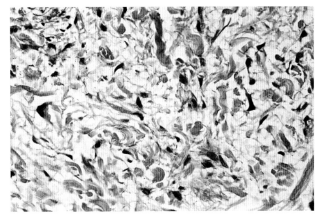

图 Ⅴ G1.l. *硬化性黏液水肿，高倍镜。*胶原束倾向于被黏蛋白分隔成单纤维，通常真皮上半部分黏蛋白沉积量多于真皮下半部分

于上肢、下肢和躯干。组织病理检查可见黏蛋白沉积伴数量不等的成纤维细胞增生，无硬化特点，也无副蛋白血症、系统受累或甲状腺疾病。确诊需要结合临床表现与组织病理学检查所见。

鉴别诊断

环状肉芽肿

胫前黏液性水肿

泛发性（全身性）黏液性水肿

幼年皮肤黏蛋白病

丘疹性黏蛋白病（黏液水肿性苔藓）

硬化性黏液水肿

网状红斑性黏蛋白病

硬肿病

局灶性真皮黏蛋白病（focal dermal mucinosis）

指（趾）黏液囊肿/黏液样囊肿

皮肤黏液瘤

黏液囊肿，黏膜黏液囊肿（mucocele，mucinous mucosal cyst）

红斑狼疮

遗传性进行性黏蛋白性组织细胞增生症

ⅤG2　非真皮组分物质增多

沉积物为正常真皮中不会大量出现的物质，如晶体（痛风）、无定型物质（钙质沉着）、透明物质（胶样粟丘疹、淀粉样变性、卟啉病）或色素。痛风为典型疾病[90]。

痛风

临床特征　痛风的早期阶段，通常有不规律的急性关节炎反复发作。后期阶段，不同关节的内部和周围出现尿酸钠盐的沉积，导致慢性关节炎，伴有关节和邻近骨骼的破坏。后期阶段，尿酸盐沉积，也称为痛风石，可发生于真皮和皮下组织。

痛风石最常见于耳轮、肘部、手指及足趾。直径可达数厘米，足够大时可排出白垩样物质。在极少数情况下，痛风可表现为指尖的痛风石或下肢的脂膜炎，而不伴有痛风性关节炎。

　　组织病理　对于痛风石的组织病理检查，用无水乙醇或以乙醇为基本成分的固定液，如卡诺固定液（Carnoy Fluid），优于福尔马林固定，含水的固定液如福尔马林溶液可溶解特征性的尿酸盐结晶，只留下无定形物质，根据特征性的围绕在聚积的无定型物质周围、由异物巨细胞和巨噬细胞形成的边缘带，通常可识别痛风石。无水组织处理也很重要，以保持尿酸盐结晶。利用乙醇进行固定，可以看到痛风石由不同大小、边界清楚的针状尿酸盐结晶呈束状紧密排列并积聚而成。偏振光显微镜下该晶体往往呈棕褐色，具有双折光性。

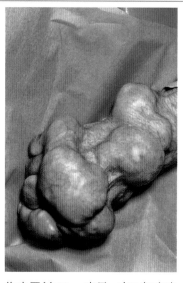

临床图 ⅤG2.a. *痛风*。有17年病史的老年女性患者，出现大的球状痛风石，皮损变软，需要给予引流

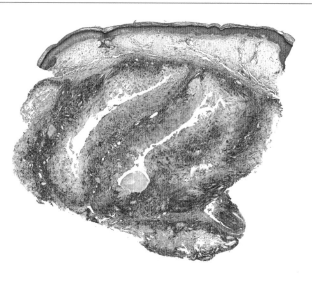

图 ⅤG2.a. *痛风，低倍镜*。真皮中可见由淡紫色物质构成的不规则团块

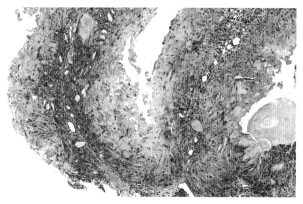

图 ⅤG2.b. *痛风，中倍镜*。肉芽肿性炎症包绕无定形物质

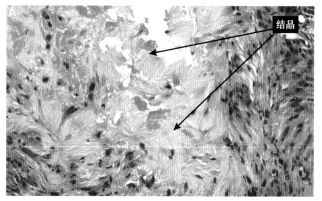

结晶

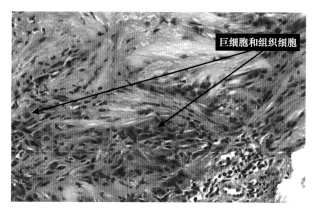

巨细胞和组织细胞

图 ⅤG2.c和图 ⅤG2.d. *痛风，高倍镜*。淡染的物质由狭长的结晶体构成，乙醇固定最利于观察，在利用含水的固定液固定后，如本图所示，通常可以辨认出结晶体被溶解后的组织学模式，周围有异物巨细胞反应

草酸盐沉积症

临床特征　高草酸尿症可出现皮肤内的草酸盐结晶沉积[91]。高草酸尿症可以是原发性（家族性）或继发性（获得性，来源于外界或与基础疾病相关）。有三种类型的原发性高草酸尿症：Ⅰ型存在丙氨酸乙醛酸氨基转移酶不足；Ⅱ型存在D-甘油酸酯脱氢酶不足；Ⅲ型继发于草酸盐吸收增多，而没有任何已知的肠道疾病。继发性高草酸尿症可继发于草酸盐吸收增多，或继发于小肠切除或炎性肠病、终末期肾病、吡哆醇缺乏及过量摄入草酸盐或草酸盐前体，后者包括乙二醇中毒、甲氧氟烷麻醉或使用大剂量的抗坏血酸。

高草酸尿症，草酸盐可以草酸钙的形式在体内几乎所有的组织中沉积。好发器官包括具有代谢活性的骨骼、钙调电流的组织如心肌和血管平滑肌。原发性高草酸尿症一般会发展为肾衰竭、心脏疾病、严重的周围血管缺血、视网膜沉积物和肝衰竭。如果不进行肝、肾移植手术，许多患者会在30 ～ 40岁死亡。

皮肤表现通常继发于血管草酸钙沉积，表现为网状青斑、溃疡、皮肤梗死、肢端发绀或坏疽[92, 93]，也可出现钙化结节。

组织病理　黄棕色草酸钙沉积最常见于小血管和大血管的管壁内，皮下组织也可出现结晶体呈结节样聚积沉积。结晶体特征性表现为放射状排列或玫瑰花状外观。在偏振光显微镜下可清晰显示出具有双折光性的晶体物质。常伴有稀疏的单个核细胞浸润和多核巨细胞。其上方表皮及真皮浅层可出现继发性坏死和（或）溃疡[94]。

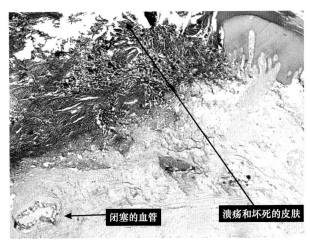

闭塞的血管　　**溃疡和坏死的皮肤**

图Ⅴ G2.e. *草酸盐沉积症，低倍镜*。表皮溃疡和真皮浅层坏死，溃疡下方可见一中等大小血管，管壁增厚

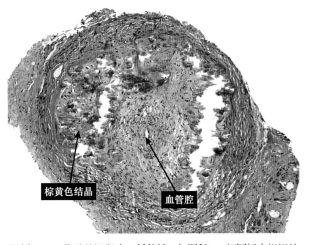

棕黄色结晶　　**血管腔**

图Ⅴ G2.f. *草酸盐沉积症，低倍镜*。与图Ⅴ G2.e相同标本组织的基底部可见一片分离的结缔组织，其中包含一个中型血管，血管壁明显增厚，管腔非常狭小，血管壁内可见大量晶体物质沉积

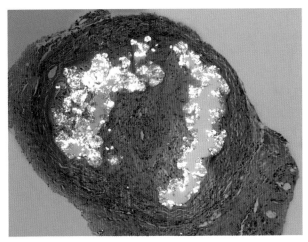

图Ⅴ G2.g. *草酸盐沉积症，中倍镜*。图Ⅴ G2.f中所见到的血管，偏振光显微镜下可见血管壁内具有双折光性的晶体物质

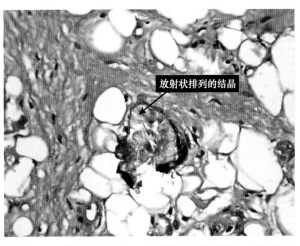

放射状排列的结晶

图Ⅴ G2.h. *草酸盐沉着症，高倍镜*。仔细观察，可见部分晶体呈放射状排列

胶样粟丘疹

参见临床图ⅤG2.b，图ⅤG2.i和图ⅤG2.j。

特发性皮肤钙质沉积症

临床特征　皮肤钙质沉积症常常与结缔组织疾病如硬皮病有关。在某些情况下，营养不良性皮肤钙质沉积症所伴发的基础性疾病表现轻微，如果不仔细检查，容易被忽略。还有一些特发性皮肤钙质沉积症与营养不良性皮肤钙质沉积症相似，但不伴有基础疾病。

肿瘤样钙质沉积症被认为是特发性皮肤钙质沉积症的一种特殊表现[95]。由数目众多的、大的、位于皮下的钙化团块构成，并伴有丘疹和结节性皮肤钙质沉积性损害。此类疾病通常具有家族性，并与高磷血症有关。另外，肿瘤样钙质沉积症的表现与皮肌炎中所观察到的全身性的营养不良性钙质沉积症具有高度的相似性。

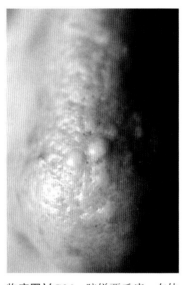

临床图ⅤG2.b. *胶样粟丘疹*。在体检中偶然发现发生于鼻部的白色、柔软的、无症状的丘疹

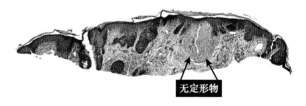

无定形物

图ⅤG2.i. *胶样粟丘疹，低倍镜*。真皮乳头层可见呈结节状的粉红色无定形物质

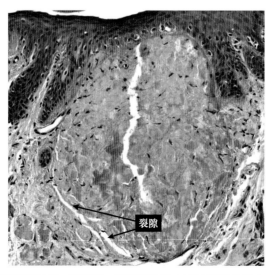

裂隙

图ⅤG2.j. *胶样粟丘疹，高倍镜*。无定形物质中可见特征性的人工裂隙

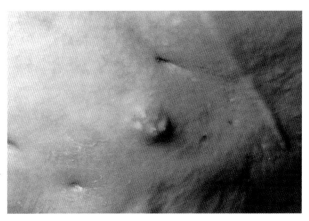

临床图ⅤG2.c. *皮肤钙质沉积症*。躯干可见群集的、坚硬的白色丘疹，患者没有明显发生钙化的易感因素

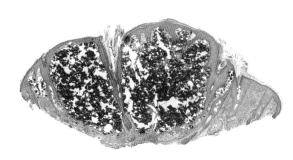

图ⅤG2.k. *特发性皮肤钙质沉积症，低倍镜*。真皮中可见肿瘤样的钙质团块，未发现明显的、可能与之相关的结缔组织病的表现，以及其他可导致营养不良性钙化的易感因素

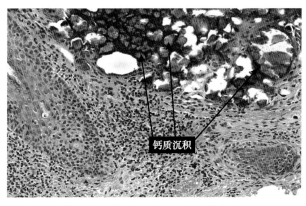

图ⅤG2.l. *特发性皮肤钙质沉积症，中倍镜*。真皮内可见无定形的钙化团块，周围伴有炎症反应

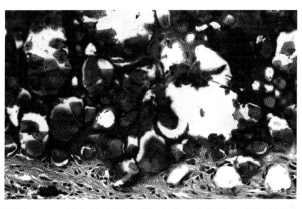

图ⅤG2.m. *特发性皮肤钙质沉积症，高倍镜*。可见不规则的紫色物质聚集，无细胞核

　　组织病理　肿瘤样钙质沉积症表现为皮下组织中有大的、团块状的钙质沉积，被异物反应所包绕。有时可见真皮内钙质聚积。钙质沉积物可以通过破溃处排出，或以经表皮排出的方式排出。

冷球蛋白血症

　　参见图ⅤG2.n。

角蛋白肉芽肿

　　参见图ⅤG2.o ～图ⅤG2.q。

缝线肉芽肿

　　参见图ⅤG2.r ～图ⅤG2.t。

米诺环素色素沉着

　　临床特征　表现为皮肤蓝黑色色素沉着斑，色素沉着常出现在毛囊周围或前期曾发生过炎症的部位，如陈旧痤疮瘢痕。色素沉着以光暴露部位

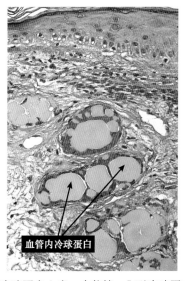

图ⅤG2.n. *冷球蛋白血症，中倍镜*。Ⅰ型冷球蛋白血症，无定形物质（Waldenstrom巨球蛋白血症患者，沉淀物为单克隆冷球蛋白）沉积在内皮细胞下方和整个血管壁及血管腔中，从而形成非炎症性血栓样外观

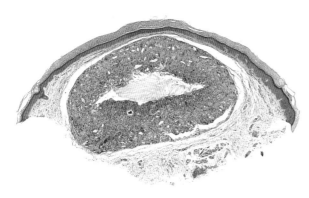

图 V G2.o. *角蛋白肉芽肿，低倍镜*。真皮内可见角蛋白聚集，该部位即表皮样囊肿发生破裂的位置，其周边有异物巨细胞反应

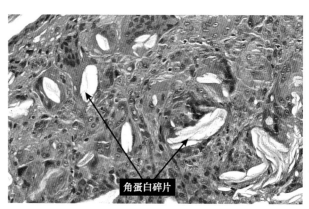

图 V G2.p. *角蛋白肉芽肿，中倍镜*。灰粉色角蛋白碎片存在于病变中心部位，以及周围的巨细胞内

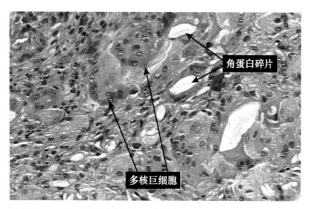

图 V G2.q. *角蛋白肉芽肿，高倍镜*。在某些病变中，角蛋白碎片可能难以识别，但有时可在巨细胞的细胞质内被发现，通常为灰色，而不是粉红色

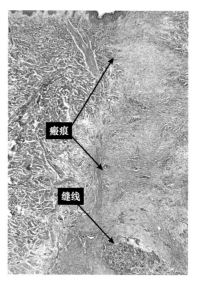

图 V G2.r. *缝线肉芽肿，低倍镜*。在图片右侧瘢痕组织的基底部，可见群集的粉红色细胞和灰色的纤维

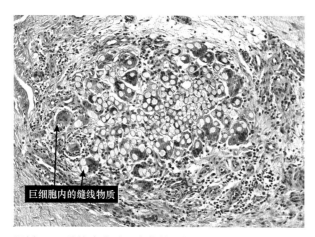

图 V G2.s. *缝线肉芽肿，中倍镜*。中倍镜下观察图 V G2.r 中所见到的细胞和纤维，其中的细胞为异物巨细胞，纤维则是缝线的横切面

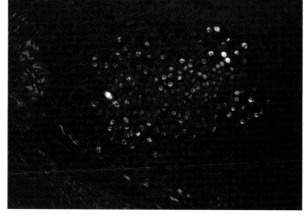

图 V G2.t. *缝线肉芽肿，高倍镜*。如本图所示，偏振光显微镜下，许多人造纤维表现出双折光性

最为明显，如面部。弥漫性色素沉着是本病的另一种临床变异型，色斑呈"石板灰"色，四肢最易受累，下肢的病变最为明显，色素沉着也可遍及全身，后一种临床表现也可发生于除米诺环素外的其他药物[96, 97]。米诺环素色素沉着还可以累及身体的其他部位，包括甲床、巩膜、牙齿、甲状腺和骨[98]。

组织病理　可见表皮基底层色素增多，此表现见于本病所有的临床类型，但以弥漫型最为明显。真皮层中，在巨噬细胞内、血管周围及小汗腺周围可见棕黑色颗粒聚集物。色素颗粒也可以仅仅出现在皮下组织中。可以通过银（Fontana-Masson）和铁（Perls'）染色显示这些色素颗粒。鉴别诊断包括炎症后色素沉着和其他药物原因，包括胺碘酮、抗疟疾药物、环磷酰胺、苯妥英钠、氯丙嗪、金、银和氯法齐明所导致的皮肤色素沉着[99]。

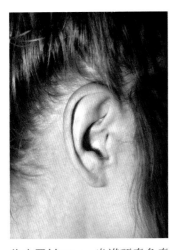

临床图 Ⅴ G2.d. *米诺环素色素沉着*。耳软骨的色素沉着，导致耳轮皮肤出现灰蓝色斑

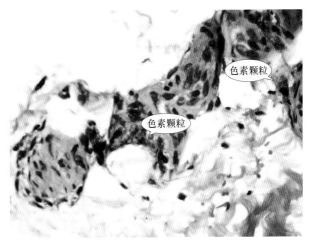

图 Ⅴ G2.u. *米诺环素色素沉着，高倍镜*。色素颗粒分布于真皮血管周围

鉴别诊断

痛风
草酸盐沉着症
胶样粟丘疹
皮肤钙质沉积症
　全身性/局限性钙质沉积症（硬皮病）
　肿瘤样钙质沉积症
　阴囊特发性钙化
　表皮下钙化结节
　钙化防御
　蒙克伯格（Monckeberg）钙化
结节性多动脉炎
淀粉样变病
真皮色素
　米诺环素
　银沉积

金沉积
汞沉积
血色素沉积症
尿黑酸黄褐病
足跟瘀点（血红蛋白）
类脂质蛋白沉积症（表皮黏膜透明变性，
　Urbach-Wiethe）
冷球蛋白血症
迟发性皮肤卟啉病
异物-灰尘，玻璃、石蜡、油脂等
　文身反应
　有机硅、滑石粉、淀粉
　仙人掌，海胆，毛发肉芽肿
　皮损内类固醇
　疫苗
亨特（Hunter）综合征（溶酶体贮积颗粒）

∨G3　真皮和（或）皮下组织的寄生虫侵染

肉眼可见的寄生虫可以侵染皮肤和皮下组织。匐行疹（幼虫移行症）为典型疾病[100]。

幼虫移行疹

临床特征　幼虫移行疹通常被称为匐行疹，由寄生于猫、犬的钩虫，如巴西钩虫（*Ancylostoma braziliensis*）、犬钩虫（*A.caninum*）的幼虫引起。移行过程表现为不规则的、细线状的、2 ～ 3mm宽的凸起隧道。幼虫每天移行数毫米，皮疹具有自限性，因为人类是非正常的宿主。本病好发于足部和臀部。发达国家的大多数病例为旅行者。当裸露的皮肤接触到受污染的土壤[101]时，可出现致病微生物的侵染。

组织病理　从移行痕迹的前端再向前一点的位置取材可以找到幼虫，虫体位于浅表表皮的隧道中。病变部位的活检标本中常见不到幼虫，主要表现为海绵水肿和表皮内水疱，水疱内含有坏死的角质形成细胞。表皮和真皮上层可见伴有许多嗜酸性粒细胞的慢性炎性浸润。

鉴别诊断

幼虫移行疹（钩虫）

皮下恶丝虫病

盘尾丝虫病

类圆线虫病

血吸虫病

皮下囊虫病

蝇蛆病

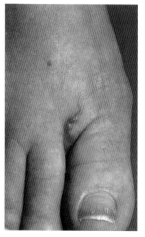

临床图∨G3. *幼虫移行疹。*在牙买加度假后不久，患者察觉足部有瘙痒性的蠕动。局部出现匐行性斑块，冷冻治疗有效

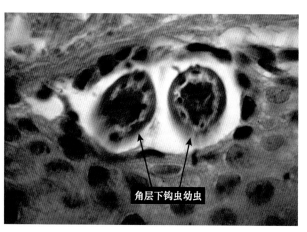

角层下钩虫幼虫

图∨G3.a. *幼虫移行疹，高倍镜。*角质层内可见钩虫幼虫横截面（PAS染色）（From Johnson BJ Jr., Honig P, Jaworsky C, eds., Pediatric Dermatopathology. Newton, MA: Butterworth-Heineman, 1994. 经授权后转载）

（刘振锋　祝　贺　李海涛　郝震锋　译，王文岭　杨蓉娅　审校）

参考文献

1. Kim KJ, Chang SE, Choi JH, et al. Clinicopathologic analysis of 66 cases of erythema annulare centrifugum. *J Dermatol* 2002; 29:61.
2. Bressler GS, Jones RE Jr. Erythema annulare centrifugum. *J Am Acad Dermatol* 1981;4:597.
3. Ruiz H, Sanchez JL. Tumid lupus erythematosus. *Am J Dermatopathol* 1999;12:356.
4. Shaffer B, Jacobsen C, Beerman H. Histopathologic correlation of lesions of papular urticaria and positive skin test reactions to insect antigens. *Arch Dermatol* 1954;70:437.
5. Cohen LM, Capeless EL, Krusinski PA, et al. Pruritic urticarial papules and plaques of pregnancy and its relationship to maternal-fetal weight gain and twin pregnancy. *Arch Dermatol* 1989;125:1534.
6. Ambros-Rudolph CM. Dermatoses of pregnancy - clues to diagnosis, fetal risk and therapy. *Ann Dermatol* 2011;23(3):265–275.
7. Jeerapaet P, Ackerman AS. Histologic patterns of secondary syphilis. *Arch Dermatol* 1973;107:373.
8. Hoang MP, High WA, Molberg KH. Secondary syphilis: a histologic and immunohistochemical evaluation. *J Cutan Pathol* 2004;31(9):595–599.
9. Phelps RG, Knispel J, Tu ES, et al. Immunoperoxidase technique for detecting spirochetes in tissue sections: comparison with other methods. *Int J Dermatol* 2000;39(8):609–613.

10. Buffet M, Grange PA, Gerhardt P, et al. Diagnosing Treponema pallidum in secondary syphilis by PCR and immunohistochemistry. *J Invest Dermatol* 2007;127(10):2345–2350.

11. Berger BW. Erythema chronicum migrans of Lyme disease. *Arch Dermatol* 1984;120:1017.

12. Magrinat G, Kerwin KS, Gabriel DA. The clinical manifestations of Degos' syndrome. *Arch Pathol Lab Med* 1989;113:354.

13. Wobser M, Burger M, Trautmann A. Images in dermatology. The red flag. *Am J Med* 2010;123(1):31–33.

14. Wall LM, Smith NP. Perniosis: a histopathological review. *Clin Exp Dermatol* 1981;6:263.

15. Boada A, Bielsa I, Fernández-Figueras MT, et al. Perniosis: clinical and histopathological analysis. *Am J Dermatopathol* 2010;32(1):19–23.

16. Diaz-Perez JL, Winkelmann RK. Cutaneous polyarteritis nodosa. *Arch Dermatol* 1974;110:407.

17. Morgan AJ, Schwartz RA. Cutaneous polyarteritis nodosa: a comprehensive review. *Int J Dermatol* 2010;49(7):750–756.

18. Villiger PM, Guillevin L. Microscopic polyangiitis: clinical presentation. *Autoimmun Rev* 2010;9(12):812–819.

19. Carlson JA. The histological assessment of cutaneous vasculitis. *Histopathology* 2010;56(1):3–23. Review.

20. Finan MC, Winkelman RK. The cutaneous extravascular necrotizing granuloma (Churg-Strauss granuloma) and systemic disease: a review of 27 cases. *Medicine (Baltimore)* 1983;62:142.

21. Fischer AH, Morris DJ. Pathogenesis of calciphylaxis: study of three cases with literature review. *Hum Pathol* 1995;26:1055.

22. Ng AT, Peng DH. Calciphylaxis. *Dermatol Ther* 2011;24(2):256–262.

23. Akasu R, Kahn HJ, From L. Lymphocyte markers on formalin-fixed tissue in Jessner's lymphocytic infiltrate and lupus erythematosus. *J Cutan Pathol* 1992,19:59.

24. Von Den Driesch P. Sweet's syndrome: acute febrile neutrophilic dermatosis. *J Am Acad Dermatol* 1994;31:535.

25. Bisno AL, Stevens DL. Streptococcal infections of skin and soft tissues. *New Engl J Med* 1996;334:240.

26. DiCaudo DJ, Connolly SM. Neutrophilic dermatosis (pustular vasculitis) of the dorsal hands. *Arch Dermatol* 2002;138:361–365.

27. Weenig RH, Bruce AJ, McEvoy MT, et al. Neutrophilic dermatosis of the hands: four new cases and review of the literature. *Int J Dermatol* 2004;43:95–102.

28. Gilaberte Y, Coscojuela C, Garcia-Prats MD. Neutrophilic dermatosis of the dorsal hands versus pustular vasculitis. *J Am Acad Dermatol* 2002;46:962–963.

29. Krasagakis K, Samonis G, Valachis A, et al. Local complications of erysipelas: a study of associated risk factors. *Clin Exp Dermatol* 2011;36(4):351–354.

30. Ridley DS. Histological classification and the immunological spectrum of leprosy. *Bull World Health Organization* 1974;51:451.

31. Risdall RJ, Dehner LP, Duray P, et al. Histiocytosis X (Langerhans' cell histiocytosis): prognostic role of histopathology. *Arch Pathol Lab Med* 1983;107:59.

32. Fisher GB, Greer KE, Copper PH. Eosinophilic cellulitis (Wells' syndrome). *Int J Dermatol* 1985;24:101.

33. Gandhi RK, Coloe J, Peters S, et al. Wells syndrome (eosinophilic cellulitis): a clinical imitator of bacterial cellulitis. *J Clin Aesthet Dermatol* 2011;4(7):55–57.

34. Convit J, Ulrich M, Fernandez CT, et al. The clinical and immunological spectrum of American cutaneous leishmaniasis. *Trans R Soc Trop Med Hyg* 1993;87:444.

35. Kopf AW, Weidman AI. Nevus of Ota. *Arch Dermatol* 1962;85:195.

36. Tanabe JL, Huntley AC. Granulomatous tertiary syphilis. *J Am Acad Dermatol* 1986;15:341.

37. O'Brien TJ. Iodic eruptions. *Australas J Dermatol* 1987;28:119.

38. Saccente M, Woods GL. Clinical and laboratory update on blastomycosis. *Clin Microbiol Rev* 2010;23(2):367–381.

39. Mercurio MG, Elewski BE. Cutaneous blastomycosis. *Cutis* 1992;50:422.

40. Olive KE, Kataria YP. Cutaneous manifestations of sarcoidosis. *Arch Int Med* 1985;145:1811.

41. Marcoval J, Moreno A, Mañá J, et al. Subcutaneous sarcoidosis. *Dermatol Clin* 2008;26(4):553–556, ix.

42. Dalle Vedove C, Colato C, Girolomoni G. Subcutaneous sarcoidosis: report of two cases and review of the literature. *Clin Rheumatol* 2011;30(8):1123–1128.

43. Farina MC, Gegundez MI, Pique E, et al. Cutaneous tuberculosis: a clinical, histopathologic, and bacteriologic study. *J Am Acad Dermatol* 1995;33:433.

44. Amîruddîn D, Mii S, Fujimura T, et al. Clinical evaluation of 35 cases of lupus miliaris disseminatus faciei. *J Dermatol* 2011;38(6):618–620.

45. Umbert P, Winkelmann RK. Histologic, ultrastructural, and histochemical studies of granuloma annulare. *Arch Dermatol* 1977;113:1681.

46. Lowitt MH, Dover JS. Necrobiosis lipoidica. *J Am Acad Dermatol* 1991;25:735.

47. Mehregan DA, Winkelmann RK. Necrobiotic xanthogranuloma. *Arch Dermatol* 1992;128:94.

48. Wood AJ, Wagner MV, Abbott JJ, et al. Necrobiotic xanthogranuloma: a review of 17 cases with emphasis on clinical and pathologic correlation. *Arch Dermatol* 2009;145(3):279–284.

49. Veys EM, De Keyser F. Rheumatoid nodules: Differential diagnosis and immunohistological findings. *Ann Rheum Dis* 1993;52:625.

50. Aloi F, Tomasini C, Pippione M: Interstitial granulomatous dermatitis with plaques. *Am J Dermatopathol* 1999;21:320–323.

51. Chu P, Connolly MK, LeBoit PE. The histopathologic spectrum of palisaded neutrophilic and granulomatous dermatitis in patients with collagen vascular disease. *Arch Dermatol* 1994;130:1278–1283.

52. Sangueza OP, Caudell MD, Mengesha YM, et al. Palisaded neutrophilic granulomatous dermatitis in rheumatoid arthritis. *J Am Acad Dermatol* 2002;47:251–257.

53. Mahmoodi M, Ahmad A, Bansal C, et al. Palisaded neutrophilic and granulomatous dermatitis in association with sarcoidosis. *J Cutan Pathol* 2011;38(4):365–368.

54. Gordon K, Miteva M, Torchia D, et al. Allopurinol-induced palisaded neutrophilic and granulomatous dermatitis. *Cutan Ocul Toxicol* 2012. [Epub ahead of print]

55. Epstein WL, Shahen JR, Krasnobrod H. The organized epithelioid cell granuloma: differentiation of allergic (zirconium) from colloidal (silica) types. *Am J Pathol* 1963;43:391.

56. Olsen TG, Helwig EB. Angiolymphoid hyperplasia with eosinophilia: a clinicopathologic study of 116 patients. *J Am Acad Dermatol* 1985;12:781.

57. Urabe H, Honbo S. Sporotrichosis. *Int J Dermatol* 1986;25:255.

58. Quintella LP, Passos SR, do Vale AC, et al. Histopathology of cutaneous sporotrichosis in Rio de Janeiro: a series of 119 consecutive cases. *J Cutan Pathol* 2011;38(1):25–32.

59. Huminer D, Pitlik SD, Block C, et al. Aquarium-borne Mycobacterium marinum skin infection. *Arch Dermatol* 1986;122:698.

V G 真皮内物质沉积

60. Travis WD, Travis LB, Roberts GD, et al. The histopathologic spectrum in Mycobacterium marinum infection. *Arch Pathol Lab Med* 1985;109:1109.

61. Hacker P. Botryomycosis. *Int J Dermatol* 1983;22:455.

62. Correia RT, Valente NY, Criado PR, et al. Chromoblastomycosis: study of 27 cases and review of medical literature. *An Bras Dermatol* 2010;85(4):448–454.

63. Chavan SS, Kulkarni MH, Makannavar JH. 'Unstained' and 'de stained' sections in the diagnosis of chromoblastomycosis: a clinico-pathological study. *Indian J Pathol Microbiol* 2010; 53(4):666–671.

64. Estes SE, Hendricks AA, Merz WG, et al. Primary cutaneous aspergillosis. *J Am Acad Dermatol* 1980;3:397.

65. Fiumara NJ, Rothman K, Tang S. The diagnosis and treatment of chancroid. *J Am Acad Dermatol* 1986;15:939.

66. Su WP, Schroeter AL, Perry HO, et al. Histopathologic and immunopathologic study of pyoderma gangrenosum. *J Cutan Pathol* 1986;13:323.

67. Hadi A, Lebwohl M. Clinical features of pyoderma gangrenosum and current diagnostic trends. *J Am Acad Dermatol* 2011; 64(5):950–954.

68. Callen JP, Tuffanelli DL, Provost TT. Collagen-vascular disease: an update. *J Am Acad Dermatol* 1993;28:477.

69. Fett N, Werth VP. Update on morphea: part I. Epidemiology, clinical presentation, and pathogenesis. *J Am Acad Dermatol* 2011;64(2):217–228.

70. Senecal JL, Henault J, Raymond Y. The pathogenic role of autoantibodies to nuclear autoantigens in systemic sclerosis (scleroderma). *J Rheumatol* 2005;32:1643–1649.

71. Graf SW, Hakendorf P, Lester S, et al. South Australian Scleroderma Register: autoantibodies as predictive biomarkers of phenotype and outcome. *Int J Rheum Dis* 2012;15(1):102–109.

72. Boncher J, Bergfeld WF. Fluoroscopy-induced chronic radiation dermatitis: a report of two additional cases and a brief review of the literature. *J Cutan Pathol* 2012;39(1):63–67.

73. Girardi M, Kay J, Elston DM, et al. Nephrogenic systemic fibrosis: clinicopathological definition and workup recommendations. *J Am Acad Dermatol* 2011;65(6):1095–1106.

74. Haemel AK, Sadowski EA, Shafer MM, et al. Update on nephrogenic systemic fibrosis: are we making progress? *Int J Dermatol* 2011;50(6):659–666.

75. Kucher C, Xu X, Pasha T, et al. Histopathologic comparison of nephrogenic fibrosing dermopathy and scleromyxedema. *J Cutan Pathol* 2005;32(7):484–490.

76. Chen AY, Zirwas MJ, Heffernan MP. Nephrogenic systemic fibrosis: a review. *J Drugs Dermatol* 2010;9(7):829–834.

77. Braverman IM, Cowper S. Nephrogenic systemic fibrosis. *F1000 Med Rep* 2010;2:84.

78. Goltz RW, Henderson RR, Hitch JM, et al. Focal dermal hypoplasia syndrome. *Arch Dermatol* 1970;101:1.

79. Maalouf D, Mégarbané H, Chouery E, et al. A novel mutation in the PORCN gene underlying a case of almost unilateral focal dermal hypoplasia. *Arch Dermatol* 2012;148(1):85–88.

80. Danielsen L, Kohayasi T, Larsen HW, et al. Pseudoxanthoma elasticum. *Acta Derm Venereol (Stockh)* 1970;50:355.

81. Uitto J, Bercovitch L, Terry SF, et al. Pseudoxanthoma elasticum: progress in diagnostics and research towards treatment: Summary of the 2010 PXE International Research Meeting. *Am J Med Genet A* 2011;155A(7):1517–1526.

82. Miller WM, Ruggles CW, Rist TE. Anetoderma. *Int J Dermatol* 1979;18:43.

83. Staiger H, Saposnik M, Spiner RE, et al. Primary anetoderma: a cutaneous marker of antiphospholipid antibodies. *Skinmed* 2011;9(3):168–171.

84. Goujon E, Beer F, Gay S, et al. Anetoderma of prematurity: an iatrogenic consequence of neonatal intensive care. *Arch Dermatol* 2010;146(5):565–567.

85. Mehregan AH. Elastosis perforans serpiginosa: a review of the literature and report of 11 cases. *Arch Dermatol* 1968;97:381.

86. Wilk M, Schmoekel C. Cutaneous focal mucinosis: a histopathological and immunohistochemical analysis of 11 cases. *J Cutan Pathol* 1994;21:446.

87. Salasche SJ. Myxoid cysts of the proximal nail fold. *J Dermatol Surg Oncol* 1984;10:35.

88. Armijo M. Mucoid cysts of the fingers. *J Dermatol Surg Oncol* 1981;7:317.

89. Rongioletti F, Rebora A. Updated classification of papular mucinosis, lichen myxedematosus, and scleromyxedema. *J Am Acad Dermatol* 2001;44(2):273–281. Review.

90. Lichtenstein L, Scott HW, Levin MH. Pathologic changes in gout. *Am J Pathol* 1956;32:871.

91. Maldonado I, Prasad V, Reginato AJ. Oxalate crystal deposition disease. *Curr Rheumatol Rep* 2002;4(3):257–264.

92. Blackmon JA, Jeffy BG, Malone JC, et al. Oxalosis involving the skin: case report and literature review. *Arch Dermatol* 2011; 147(11):1302–1305.

93. Shih HA, Kao DM, Elenitsas R, et al. Livedo reticularis, ulcers, and peripheral gangrene: cutaneous manifestations of primary hyperoxaluria. *Arch Dermatol* 2000;136(10):1272–1274.

94. Trent JT, Kirsner RS. Ulcerations in primary hyperoxaluria. *Adv Skin Wound Care* 2005;18(5 Pt 1):244–247.

95. Pursley TV, Prince MJ, Chausmer AB, et al. Cutaneous manifestations of tumoral calcinosis. *Arch Dermatol* 1979;115:1100.

96. Fenske NA, Mills JL. Cutaneous pigmentation due to minocycline hydrochloride. *J Am Acad Dermatol* 1980;3:308.

97. Dereure O. Drug induced skin pigmentation. Epidemiology, diagnosis and treatment. *Am J Clin Dermatol* 2001; 2(4) 253–262.

98. Tavares J, Leung WW. Discoloration of nail beds and skin from minocycline. *CMAJ* 2011;183(2):224.

99. Argenyi ZB, FInell L, Bergfeld WF, et al. Minocycline related cutaneous hyperpigmentation as demonstrated by light microscopy, electron microscopy and x-ray energy spectroscopy. *J Cutan Pathol* 1987:14:176.

100. Sulica VJ, Berberian B, Kao GF. Histopathologic findings in cutaneous larva migrans (abstr). *J Cutan Pathol* 1988; 15: 346.

101. Feldmeier H, Schuster A. Mini review: hookworm-related cutaneous larva migrans. *Eur J Clin Microbiol Infect Dis* 2012; 31(6):915–918.

真皮和皮下组织肿瘤与囊肿　第6章/Ⅵ

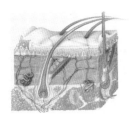

真皮网状层的肿瘤可来源于真皮中的任何一种组织——淋巴网状组织、结缔组织、皮肤附属器的上皮组织。而且，转移性肿瘤也常出现在真皮和皮下组织。肿瘤性结节就是真皮中肿瘤细胞的局限性集合。脓肿、肉芽肿、囊肿也可能表现为结节，文中对囊肿相关内容做了单独讨论。总体而言，肿瘤性结节与反应性或炎性结节的区别在于其成分为单克隆增生形成的单一性细胞群，而炎性结节由炎性细胞（淋巴细胞、中性粒细胞、组织细胞等）组成，一般是异质性细胞的混合。

VIA 小细胞肿瘤

本组肿瘤的细胞大小介于小淋巴细胞至接近组织细胞大小之间。此类肿瘤的总体特征是胞质少，以至于细胞核一个紧贴另一个，且像一个模具制造出来的一样，类似于小细胞肺癌。其细胞核虽大于淋巴细胞的细胞核（高分化小细胞淋巴瘤除外），但总体比较小，染色质致密深染，核仁不明显或无。

　　1. 淋巴细胞或造血细胞肿瘤
　　2. 淋巴细胞和混合性细胞肿瘤
　　3. 浆细胞肿瘤
　　4. 小圆细胞肿瘤

VIA1 淋巴细胞或造血细胞肿瘤

　　真皮层出现正常或具有非典型性的淋巴细胞呈结节性或弥漫性浸润。在299例原发性皮肤淋巴瘤单中心随访调查中发现，63%呈T细胞表型，37%呈B细胞表型[1]。最常见的原发皮肤T细胞淋巴瘤为蕈样肉芽肿（31%，5年生存率为80%），淋巴瘤样丘疹病（LyP）（16%，5年生存率100%），间变大细胞淋巴瘤（9%，5年生存率为92%）。最常见的原发皮肤B细胞淋巴瘤为滤泡中心细胞淋巴瘤（17%，5年生存率为98%），边缘区B细胞淋巴瘤（10%，5年生存率为100%），弥漫大B细胞淋巴瘤（DLBCL），腿型（9%，5年生存率为63%）。原发皮肤套细胞淋巴瘤很少见，预后很差[2]。皮肤滤泡中心细胞淋巴瘤（follicular center cell lymphoma，FL）为典型疾病[3]。

皮肤B细胞淋巴瘤

　　临床特征　原发皮肤FL通常表现为发生于某一区域的单个或多个结节，大部分见于头皮和前额部位。损害呈红色或紫色，表面完整或有溃疡形成。总的来说，原发于皮肤的B细胞淋巴瘤预后较好，而继发于淋巴结或系统性淋巴瘤者预后较差。淋巴结FL约4%累及皮肤。

　　组织病理　皮肤B细胞淋巴瘤如果浸润细胞呈现出"底重"（bottom-heavy）的特征（肿瘤大部分位于真皮深层和皮下）比较容易诊断，但头重型（top-heavy）也可发生。皮肤FL，肿瘤性滤泡常大小一致，套细胞很少或缺如，导致滤泡融合。含有Tingible小体的巨噬细胞很少见，Tingible小体代表着被吞噬的凋亡淋巴细胞碎片。与上述情况相反，由异质性细胞成分组成的滤泡，伴有较多内含有Tingible小体的巨噬细胞，滤泡周围可见由小淋巴细胞组成的结构发育较好的套区，提示病变

VIA 小细胞肿瘤

偏于良性。如果以小裂细胞（small cleaved cell，中心细胞）为主，则有丝分裂率较低，随着大的无裂细胞（non-cleaved cell）或中心母细胞成分的增加，有丝分裂率随之升高。大多数发生于淋巴结的FL的变异型，如不规则形的滤泡、锯齿状滤泡、套区增厚的滤泡、显著的滤泡树突细胞、大量含Tingible小体的巨噬细胞，带有细胞外无定形物质的滤泡，这些变异型也可发生于皮肤。免疫表型类似MALToma（边缘区淋巴瘤）的皮损中，肿瘤细胞类似滤泡中心细胞，表现为小淋巴细胞，有锯齿状的核，多少不一的淡染胞质和（或）浆细胞样改变。

通过免疫组化标记，皮肤FL的B细胞可能表达单一型细胞膜表面免疫球蛋白（冰冻切片或流式细胞计量术更常见），或根本不表达膜表面免疫球蛋白（所谓的"膜表面免疫球蛋白阴性"FL）。轻链限制可用于显示其细胞克隆性。表型研究可以检测到免疫球蛋白重链或轻链基因重排，或二者兼有。皮肤FL表达B细胞标志如CD19+、CD20+、CD22+，且 bcl-2+/-、bcl-6+、CD10+/-。边缘区淋巴瘤表达B细胞标志CD19+、CD20+、CD22+、CD79a+，且bcl-2+、CD5-、CD10-、bcl-6-、CD23-。与上述情况相反，反应性生发中心表达bcl-6+、bcl-2-。大细胞淋巴瘤通常发生于女性的腿部，也可发生于其他部位，因而归入弥漫大B细胞淋巴瘤，腿型，免疫表型为CD20+、CD70a+、CD10-、CD138-、bcl-6+/-、bcl-2+、MUM-1/RF-4+。套细胞淋巴瘤典型表型为CD20+、CD10-、CD23-、cyclin D+、bcl-6-，其特征标志为CD5+，但CD5表达有可能丢失。绝大部分套细胞淋巴瘤存在细胞周期素D基因位点易位和过表达[4～7]。

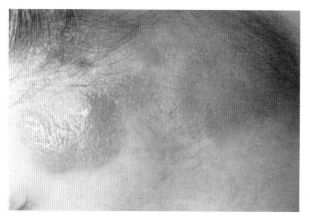

临床图ⅥA1.a. *皮肤淋巴瘤。*一位57岁女性B细胞淋巴瘤患者，表现为头面部无症状性淡紫红色或薰衣草色斑块和肿物

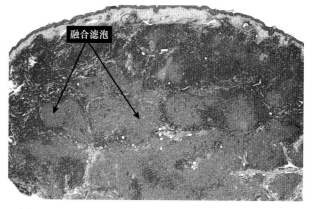

图ⅥA1.a. *原发皮肤滤泡中心细胞淋巴瘤，低倍镜。*多发性肿瘤结节浸润至真皮-皮下交界处，瘤细胞由小裂滤泡中心细胞组成，形成融合性滤泡（G. Murphy）

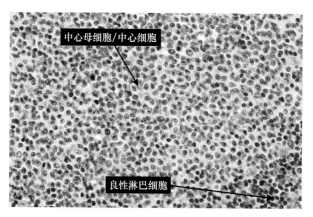

图ⅥA1.b. *原发皮肤滤泡中心细胞淋巴瘤，中倍镜。*更高的放大倍率显示滤泡中心细胞和中心母细胞，注意缺少内含Tingible小体的巨噬细胞。虽然大多数为"小细胞"，但仍比正常淋巴细胞大（G. Murphy）

皮肤弥漫B细胞淋巴瘤

　　参见图ⅥA1.c ～图ⅥA1.f。

原发皮肤边缘区淋巴瘤

　　参见图ⅥA1.g ～图ⅥA1.i。

　　真皮和皮下致密的肿瘤团块呈现出"底重"的结构特征。

　　肿瘤由成片分布的单一形态的小细胞组成。

　　瘤细胞呈浆细胞样外观，有偏心性紫色胞质。

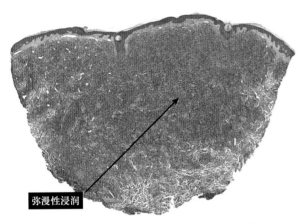

图ⅥA1.c. *皮肤弥漫B细胞淋巴瘤，低倍镜*。嗜碱性细胞致密的真皮浸润，并不累及其上方的表皮。皮肤B细胞淋巴瘤的典型浸润呈"底重"（bottom-heavy）模式，即大部分浸润位于真皮深层

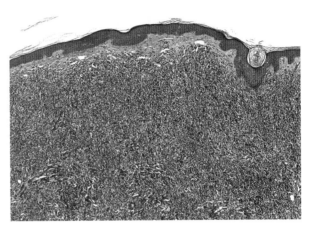

图ⅥA1.d. *皮肤弥漫B细胞淋巴瘤，中倍镜*。真皮浸润可以呈结节样外观，然而正如本图片所示，肿瘤细胞常弥漫分布于真皮网状层胶原束间

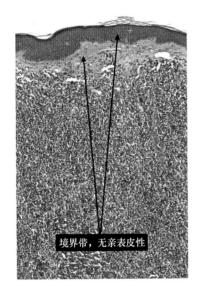

图ⅥA1.e. *皮肤弥漫B细胞淋巴瘤，高倍镜*。高倍显示细胞学上具有非典型性的淋巴细胞伴有核碎片。由于环钻活检取材时的轻微压力，瘤细胞表现出人工挤压迹象

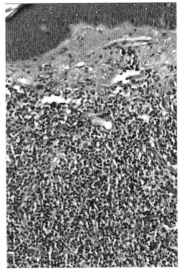

图ⅥA1.f. *皮肤弥漫B细胞淋巴瘤，高倍镜*。皮肤弥漫B细胞淋巴瘤中并非所有的细胞都是大的非典型细胞。例如，本图片中的细胞就比较小、染色质深染、形态单一

ⅥA　小细胞肿瘤

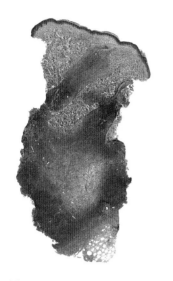

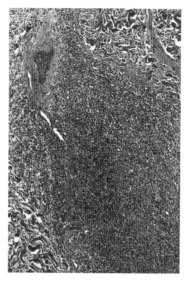

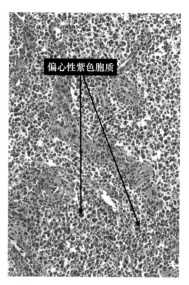

图 VIA1.g. *原发皮肤边缘区淋巴瘤，低倍镜*

图 VIA1.h. *原发皮肤边缘区淋巴瘤，中倍镜*

图 VIA1.i. *原发皮肤边缘区淋巴瘤，高倍镜*

皮肤T细胞淋巴瘤，肿瘤期

　　蕈样肉芽肿是皮肤T细胞淋巴瘤（CTCL）的代表性疾病。皮损从最初斑片和斑块期（参见图ⅢD1、图ⅢF1和图ⅢF5）发展至肿瘤期，此时，真皮浸润变得弥漫，亲表皮性丧失，瘤细胞变大。

典型免疫表型为CDE2+、CD3+、CD4+、CD5+、CD45RO+、CD8-、CD30-。在进展期，可出现CD2、CD5和CD7丢失，CD30可出现获得性表达。CD4+细胞可以表达细胞毒性标志，如TIA-1+、粒酶B+。瘤细胞偶尔可出现CD8+、CD4-表型[8]。

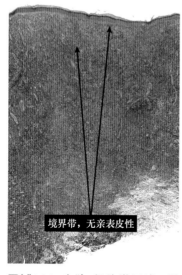

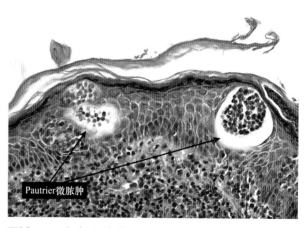

图 VIA1.j. *皮肤T细胞淋巴瘤，肿瘤期，低倍镜。肿瘤期，淋巴样细胞致密浸润充填于真皮乳头层和网状层，有或无亲表皮现象*

图 VIA1.k. *皮肤T细胞淋巴瘤，肿瘤期，中倍镜。亲表皮的T细胞局灶性聚集（Pautrier微脓肿），此组织学特征有助于与B细胞淋巴瘤相鉴别*

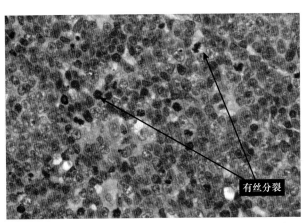

图ⅥA1.l. *皮肤T细胞淋巴瘤，肿瘤期，高倍镜。* 仔细观察可发现淋巴样细胞核大，同时可见大量有丝分裂

（图中标注：**有丝分裂**）

鉴别诊断

皮肤T细胞淋巴瘤
    淋巴母细胞淋巴瘤，T细胞型
    蕈样肉芽肿，肿瘤期
    成人T细胞淋巴瘤

皮肤B细胞淋巴瘤
    淋巴母细胞淋巴瘤，B细胞型
    小淋巴细胞淋巴瘤
    免疫细胞瘤（淋巴浆细胞样淋巴瘤）
    原发皮肤滤泡性淋巴瘤
    弥漫大B细胞淋巴瘤（中心母细胞性或免疫
       母细胞性）

药物诱发的假性淋巴瘤
铝肉芽肿
假性淋巴瘤样文身反应
皮肤白血病

ⅥA2 淋巴细胞和混合性细胞肿瘤

真皮层出现呈结节性或弥漫性浸润的正常淋巴细胞，其他反应性细胞（浆细胞和组织细胞）混杂其中。B细胞皮肤淋巴瘤样增生为典型疾病[9]。

B细胞皮肤淋巴样增生（假性淋巴瘤、皮肤淋巴细胞瘤）

临床特征　"假性淋巴瘤"这一术语泛指镜下皮肤淋巴细胞浸润类似于皮肤淋巴瘤的一组疾病。假性淋巴瘤有多种，包括B细胞和T细胞成分的增生。B细胞皮肤淋巴样增生（B-CLH）通常简称为假性

淋巴瘤，因为该病的组织学改变是最早被详细研究的皮肤淋巴瘤拟似情形。B-CLH的斑块或结节可以视为淋巴结皮质反应在皮肤的再现。临床上，B-CLH一般表现为红色至紫色的结节或斑块，通常发生于面部或头皮。损害通常坚实，常单发但也可以多发。多发性损害常常仅有数个损害，且局限于某一区域（通常为头颈部皮肤），很少出现全身性泛发。多数损害持续数月至数年，有时可自行消退。

组织病理　B-CLH的浸润呈结节状或弥漫性，累及真皮和（或）皮下。扫视下常可见到"头重"（top-heavy）模式，即真皮比皮下浸润严重。滤泡可以清晰或模糊。滤泡型，存在清楚的生发中心，等同于淋巴结反应中的继发性滤泡成分。这些滤泡中心的组成细胞包括小裂细胞、大淋巴细胞和含有Tingible小体的巨噬细胞，被小淋巴细胞套状包绕。在这些反应性滤泡中常可见到有丝分裂。在淋巴结反应中看到的极性现象通常并不明显。套区由小淋巴细胞组成，滤泡和套区的外周为混合性细胞，其中包括具有不规则小细胞核的T细胞、免疫母细胞（大细胞，大的泡状核，中心核仁明显）和组织细胞。而组织细胞性巨细胞、嗜酸性粒细胞、多克隆浆细胞和浆细胞样单核细胞少见。在滤泡间区可见到小静脉，因为其内皮细胞有突出的细胞核，类似于淋巴结中的"高内皮细胞小静脉"。

B-CLH的非滤泡型可表现为结节性或弥漫性的混合性细胞浸润。一个必要条件是出现滤泡中心细胞，常有嗜酸性粒细胞、巨噬细胞和浆细胞。扫视下见到外观淡染的区域即提示是滤泡，这些区域的滤泡成分可通过免疫组化CD35等抗原检查来证实，CD35是滤泡树突细胞的标记，后者构成了淋巴滤泡网。在一项包括24例患者的研究中，按照病变的组织学和免疫组化检查发现，区分为如下类型：10例出现由成簇的生发中心细胞组成的境界清楚的淋巴滤泡；6例出现成簇的生发中心细胞，但没有境界清楚的淋巴滤泡；1例持续性节肢动物叮咬型CLH；4例CLH有显著的组织细胞；3例CLH没有特异的组织学或免疫组化特征，即非特异性的T细胞和B细胞混合浸润CLH。除3例外，多数并不显示克隆性T细胞受体和（或）免疫球蛋白重链基因重排，此类患者的长期随访预后良好[10]。

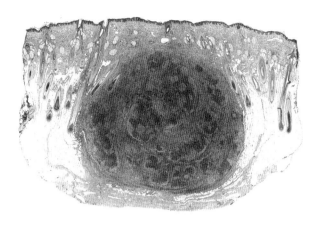

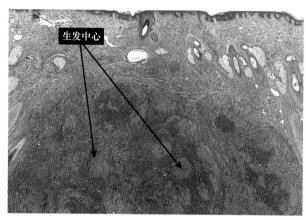

图ⅥA2.a. *皮肤淋巴样增生，低倍镜*。皮肤淋巴样增生，单个核细胞呈结节性浸润从真皮延伸到皮下脂肪层。浸润有时呈弥漫性或如本图所示，呈结节状模式

图ⅥA2.b. *皮肤淋巴样增生，中倍镜*。淋巴样浸润类似于淋巴结生发中心的形成

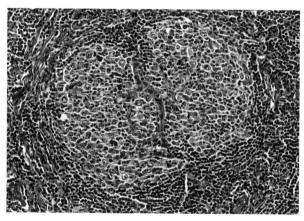

图ⅥA2.c. *皮肤淋巴样增生，高倍镜*。生发中心中央由大的、带有泡状核的单个核细胞组成，周围套区为小淋巴细胞。这种情况应考虑用免疫组化和基因重排来证实，应当呈多克隆性表现，反应性生发中心bcl-6阳性、bcl-2阴性（50%的滤泡淋巴瘤同样也可以呈bcl-2阴性）

鉴别诊断

皮肤淋巴瘤样增生/皮肤淋巴瘤

Lennert（淋巴上皮性）淋巴瘤

血管免疫母细胞性淋巴结病

Borrelia皮肤淋巴瘤

慢性髓系白血病

ⅥA3　浆细胞肿瘤

　　浆细胞呈结节性浸润，伴散在淋巴细胞。皮肤浆细胞瘤[11]和多发性骨髓瘤[12]为典型疾病。

皮肤浆细胞瘤和多发性骨髓瘤

　　临床特征　多发性骨髓瘤（MM）或浆细胞瘤的皮肤损害通常表现为局限性淡紫色斑块或结节，有时也表现为弥漫性炎症浸润性斑块。骨髓瘤累及皮肤少见，只有约2%。骨髓瘤可以发生多种非特异皮肤并发症[13]，包括轻链衍生的淀粉样物质沉积（原发性系统性淀粉样变病），紫癜性损害多见于单克隆冷球蛋白血症，以及血脂正常的弥漫性扁平黄瘤、坏疽性脓皮病、Sweet综合征、白细胞碎裂性血管炎和持久性隆起性红斑。

　　单克隆丙种球蛋白病可以并发其他多种皮肤损害，如硬化性黏液水肿（scleromyxedema）、渐进性坏死性黄色肉芽肿伴副蛋白血症、POEMS综合征（多神经病、器官巨大症、内分泌病、M蛋白和皮肤损害）、硬皮病。少数具有上述任何一种皮损表现的患者可并发骨髓瘤。

　　组织病理　在MM和浆细胞瘤的皮肤损害中，可

见单一形态的浆细胞浸润，可以为致密的细胞性结节，也可散布于胶原纤维束之间。结节型，有时可见到成簇的巨噬细胞，也可出现多核浆细胞，具有大的非典型细胞核的浆细胞和有丝分裂。浆细胞小体，即浆细胞胞质形成的圆形嗜酸性碎片，可存在于正常细胞之间的背景当中，但并非MM所特有。核内免疫球蛋白包涵体称为Dutcher小体，在MM中罕见。浸润细胞的细胞核可出现呈"钟表盘"（clock-face）样的染色质聚集，通常见于成熟的或Marshalko型浆细胞，称为本病的浆细胞型。浸润细胞的胞

核类似于免疫母细胞，有时称为浆母细胞性浆细胞瘤，而在间变型中可看到更显著的细胞核非典型性。

鉴别诊断
皮肤浆细胞瘤
多发性骨髓瘤

VIA4 小圆细胞肿瘤

此类小细胞肿瘤，胞质少，核小而深染，需借助合适的免疫组化结合光镜和临床资料才能区分

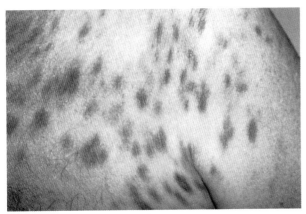

临床图VIA3. *系统性浆细胞增多症，低倍镜*。一位中年妇女突然出现皮肤多发性结节和丘疹

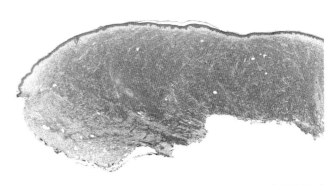

图VIA3.a. *浆细胞瘤，低倍镜*。丘疹性损害活检示致密的间质浸润

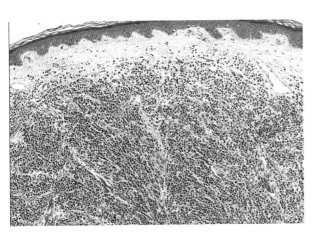

图VIA3.b. *浆细胞瘤，低倍镜*。肿瘤细胞不累及表皮

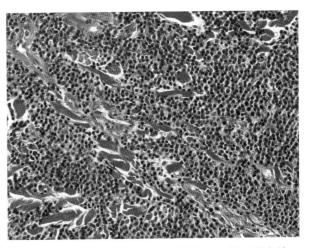

图VIA3.c. *浆细胞瘤，高倍镜*。浸润由组织学上形态单一的典型浆细胞组成。单纯基于此类组织学表现，应怀疑到骨髓瘤但并不能诊断为进展性骨髓瘤。证实为克隆性（浸润）将确诊为肿瘤而不是反应性浸润。需要从临床上排除骨髓瘤

彼此。有些肿瘤起源于深部软组织，但很少存在于皮肤活检标本的深层。Merkel 细胞癌为典型疾病，现认为与 Merkel 细胞多瘤病毒有关[14, 15]。

皮肤小细胞未分化癌（*Merkel*细胞癌）

临床特征　皮肤小细胞未分化癌（CSCUC）（Merkel细胞癌、神经内分泌癌或小梁状癌）是一种少见的肿瘤，多表现为孤立性结节，好发于头部或四肢，经常发生于免疫低下或老年患者。肿瘤皮损数量通常很少，偶尔可多发。Merkel 细胞癌表现为坚实、结节状、淡粉红色损害。通常不形成溃疡，大小在0.8 ～ 4.0cm，预后相当差，总的存活率为64%；尽管如此，当淋巴结病理检查呈阴性时，预后显著改善，存活率达到97%[16]。

组织病理　肿瘤细胞胞质少，核饱满，呈圆形或不规则形，紧密排列成片状或小梁状，少见呈带状或结彩状（festoons）、假菊形团状（pseudorosettes）是偶尔可见的特征性表现。核染色质致密且均匀分布。一些病例可见局灶性或较为均匀一致的细胞核染色质边集。核仁一般不明显或缺如，细胞核相互挤压变形具有一定特征性。有丝分裂和核碎片是常见的特征。某些肿瘤，细胞巢的背景为少量的、细腻的、少细胞性的间质。淋巴样浸润常位于边缘，间质中可见局灶性浸润。一般不累及表皮，但如果病变侵入表皮，可出现圆形的"Paget样"瘤细胞聚集。在其上方表皮中角质

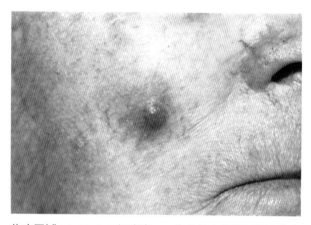

临床图 VIA4. *Merkel* 细胞癌。一位老年女性的面颊突然出现光滑红色结节，并逐渐长大

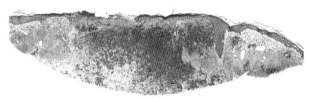

图 VIA4.a. *Merkel* 细胞癌，低倍镜。扫视下可见真皮中致密的小的嗜碱性细胞浸润。在此放大倍率下观察时需考虑的鉴别诊断包括皮肤淋巴瘤和转移性小细胞癌

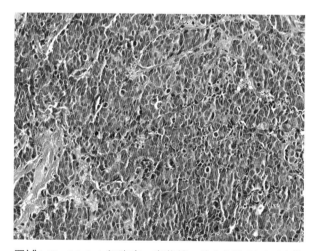

图 VIA4.b. *Merkel* 细胞癌，高倍镜。单个细胞相对于多数癌细胞来说体积较小，但仍比小淋巴细胞大。细胞呈圆形，胞质少。胞核呈特征性斑点状外观。常可见到有丝分裂和凋亡细胞

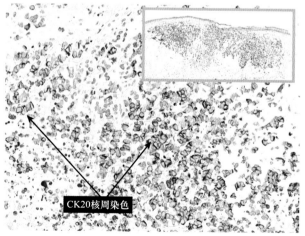

图 VIA4.c. *Merkel* 细胞癌，高倍镜。CK20 免疫过氧化物酶染色。CK20呈特征性核周点状（着色），着色方式有助于与转移性小细胞肺癌相鉴别

形成细胞发育不良或原位癌并不少见，真皮（瘤细胞）巢中鳞状细胞分化岛少见，常出现淋巴管侵袭。

免疫组化特征是NSE、嗜铬粒蛋白、Ber-EP4和CD57阳性。胞质对角蛋白尤其是CK20或神经纤丝点状免疫组化着色是其最显著特征。CSCUC 75% ～ 80%表达EMA。CK20阳性是与转移性小细胞肺癌鉴别的依据。在超微结构方面可见位于胞质内的神经内分泌型颗粒，有被膜包裹，圆而致密，直径为100 ～ 200nm。核周有束状或漩涡状中间丝，宽为7 ～ 10nm。小的桥粒常存在，仅在少数情况下可以见到附着于桥粒的张力丝。

转移性小细胞癌

参见图ⅥA4.d ～图ⅥA4.f。

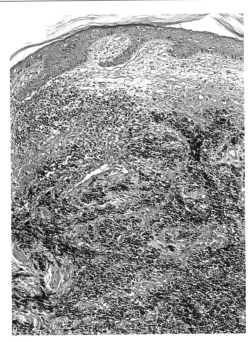

图ⅥA4.d. *转移性小细胞癌，中倍镜。*真皮网状层可见到非对称性的结节性和弥漫性细胞聚集

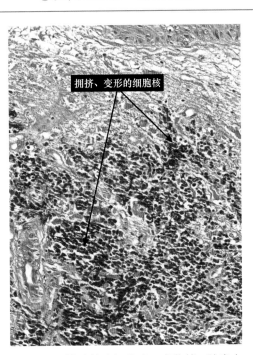

图ⅥA4.e. *转移性小细胞癌，高倍镜。*肿瘤由单一小蓝细胞组成，真皮结构受到浸润和破坏

拥挤、变形的细胞核

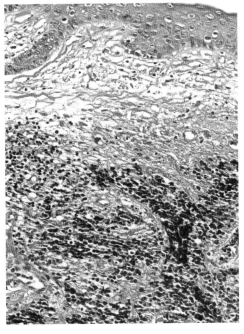

图ⅥA4.f. *转移性小细胞癌，高倍镜。*小细胞胞质少，导致细胞核相互挤压、变形。核小，但仍比淋巴细胞的核大。这些细胞具有均匀的染色质，缺乏核仁。人工挤压现象比较常见。此类病例需要免疫组化检查以除外淋巴瘤。CK20通常呈阴性

鉴别诊断

原始神经上皮肿瘤（PNET）

　　外周神经母细胞瘤/神经上皮瘤

　　尤因肉瘤

皮肤小细胞未分化癌（CSCUC/Merkel 细胞癌）

婴儿期黑素性神经上皮肿瘤（melanotic neuro-

　　epithelial tumor of infancy）

淋巴瘤/白血病

横纹肌肉瘤

转移性神经内分泌癌

小细胞黑素瘤

小细胞癌（鳞状细胞癌或腺癌）

小汗腺螺旋腺瘤

VIB　大的多角形细胞和圆形细胞肿瘤

大的多角形细胞和圆形细胞肿瘤，肿瘤细胞核大，呈圆形或卵圆形，常可见到较开放的染色质。特别是腺癌和黑素瘤，可见显著的核仁。胞质丰富，由于含有丰富的核糖体成分，经常呈双嗜性。

1. 鳞状细胞肿瘤
2. 腺癌
3. 黑素细胞肿瘤
4. 小汗腺肿瘤
5. 大汗腺肿瘤
6. 毛发肿瘤
7. 皮脂腺肿瘤
8. "组织细胞样"和各种透明细胞肿瘤
9. 大的造血淋巴样细胞肿瘤
10. 肥大细胞肿瘤
11. 伴有显著坏死的肿瘤
12. 各种未分化的上皮肿瘤

VIB1　鳞状细胞肿瘤

增生的大细胞以结节样浸润占据真皮，胞质或多或少有些丰富，有桥粒形成和（或）角蛋白生成的证据。原发肿瘤有起源于表皮的证据，如肿瘤邻近部位出现癌前病变（光线性角化病），肿瘤细胞与表皮细胞相掺杂，后者可能缺乏特异性。必须考虑到转移性鳞状细胞癌的可能，需与原发性鳞状细胞癌相鉴别。

鳞状细胞癌

　　临床特征　鳞状细胞癌可以发生于任何部位的皮肤和鳞状上皮黏膜。皮肤鳞状细胞癌最常见的临床表现为浅表溃疡，边缘宽、隆起、质硬，常有结痂覆盖着红色颗粒状基底。有时可表现为隆起的、蕈样的、疣状的损害，而没有溃疡出现。鳞状细胞癌最常发生于日光损伤的皮肤，既可形似于又可起源于光线性角化病。除了光损伤皮肤外，鳞状细胞癌最常发生于烧伤瘢痕或淤积性溃疡，称为 Marjolin 溃疡。日光性损伤诱发的鳞状细胞癌一般很少转移，但下唇部的鳞状细胞癌例外，即使多数情况下，此部位的鳞状细胞癌也多是由日光诱发的[17]。

　　组织病理　肿瘤由向下增生进入真皮的不规则表皮细胞团块构成，这些侵袭性的肿瘤团块则是由不同比例的、不同成熟程度的鳞状细胞和非典型（间变）鳞状细胞组成。后者的特征是细胞大小和形状发生了显著变异，有增生和深染的细胞核，缺少细胞间桥，个别细胞角化，出现非典型有丝分裂。鳞状细胞癌的分化有角化的倾向，常形成角珠，此类特征性结构为鳞状细胞呈同心圆状分布，中心逐渐完全角化，角珠中的透明角质颗粒少见或缺如。

角化棘皮瘤

孤立性角化棘皮瘤为一种常见的损害，发生于老年人，通常为单一损害，表现为坚实、圆顶结节，直径为1.0 ～ 2.5cm，中心充满角质，如火山口样。损害可发生于任何有毛区域，好发于暴露部位。通常在6 ～ 8周达到最大，尔后自然消退，留下轻微萎缩的瘢痕，一般6个月内可以自愈。免疫功能低下者，角化棘皮瘤的发生率增加。对于Muir-Torre综合征，皮脂腺肿瘤和角化棘皮瘤多与内脏癌有关。有时可出现"巨大性"和局部破坏性角化棘皮瘤。

　　组织病理　病变的结构和细胞学特征具有同样重要的诊断意义。因此，当病变不能完整切除送检时，恰当的做法是从病变中央取纺锤样标本，这样可包括至少一侧最好是两侧病变的边缘。不建议采用削取式活检，因为病变基底的组织学改变对于与鳞状细胞癌的鉴别具有重要意义。增生的早期阶段可见一个充满角质的、呈杯状的表皮内陷结构，表皮从该处呈条带状伸入真皮。在许多区域，这些条带与周围间质界线不清，细胞核具有非典型性和有丝分裂，包括偶尔出现的非典型有丝分裂。偶尔可见侵入外周神经。充分发展的损害中央可见一大的、不规则的、充满角质

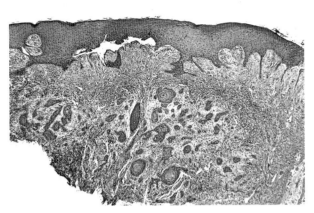

图 ⅥB1.a. 鳞状细胞癌，侵袭性，低倍镜。起源于表皮基底部，向内生长的、非典型上皮组织增生性小叶，伴片状淋巴细胞浸润

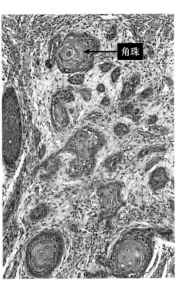

角珠

图 ⅥB1.b. 鳞状细胞癌，侵袭性，中倍镜。上皮性小叶在真皮内浸润性生长，其大小形状各异，方向随机，此图片顶部的小叶可见角珠（squamous pearl）形成，即上皮岛内角化不全角蛋白聚集成涡轮状

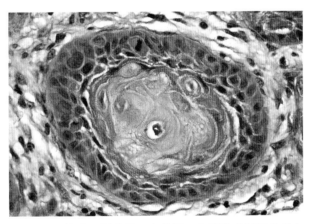

图 ⅥB1.c. 鳞癌，侵袭性，高倍镜。角质形成细胞表现出从轻到重的谱系样非典型性

的火山口样结构，其边缘由未见异常的、相邻的表皮呈唇样或拱抱样包绕。在火山口样结构的基底，表皮不规则增生、向下延伸。在增生细胞团块的周边，只有一层或两层嗜碱性、未角化的细胞，而内部的细胞由于角化的原因，外观呈嗜酸性、玻璃样；还可出现许多角珠，其大部分中心完全角化。病变基底规则、境界清楚，通常不会达到汗腺以下水平。在退化阶段，增生停止，火山口样结构基底部的多数细胞角化。角化棘皮瘤与高分化鳞状细胞癌常难以鉴别，因此描述性诊断是恰当的，以表达其不确定性[18]。

倒置性毛囊角化病

　　倒置性毛囊角化病（IFK）可被认为是刺激型或激活型（activated）的脂溢性角化病的内生型，其特征性的表现为数量众多的螺纹状或漩涡状结构，由嗜酸性扁平鳞状细胞呈洋葱剖面（洋葱皮，onion-peel）样排列而形成，有点像分化不好的角珠[19]。这些"鳞状涡"与鳞状细胞癌的角珠的区别在于数量多、尺寸小、境界清楚。有时可见此类增生发生于充满角质的内陷结构。翻转或内陷结构结合鳞状涡可能会导致误诊为鳞癌。有发现IFK与毛母细胞瘤伴发，支持其毛囊来源[20]。

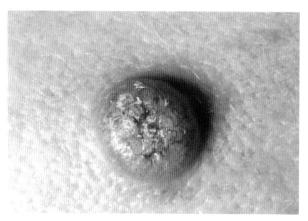

临床图 VIB1.a. *角化棘皮瘤*。在一位老年人的慢性光损伤部位突然出现一个对称性生长的肿瘤，其中心充满角质，呈杯样外观

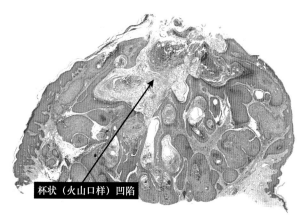

杯状（火山口样）凹陷

图 VIB1.d. *角化棘皮瘤，低倍镜*。表皮内陷形成杯状火山口样结构，其内充满角质团块。真皮表皮交界处可见单个核细胞浸润

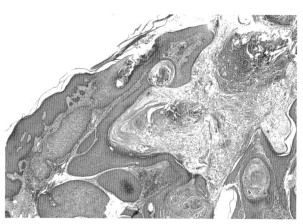

图 VIB1.e. *角化棘皮瘤，中倍镜*。可见表皮从相对正常突然转变为嗜酸性的、透明的、磨玻璃样外观的非典型角质形成细胞的增生，真皮表皮交界处可见明显的淋巴细胞浸润，并且外渗至非典型增生的上皮

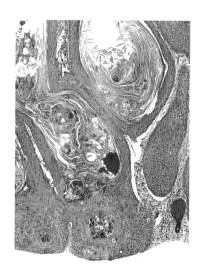

图 VIB1.f. *角化棘皮瘤，中倍镜*。真皮和肿瘤团块交界处可见致密的单个核细胞浸润，并且外渗至增生的、嗜酸性的、透明的、磨玻璃样外观的肿瘤组织

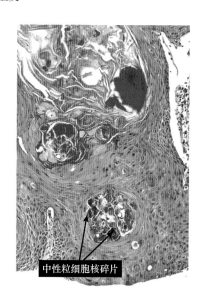

中性粒细胞核碎片

图 VIB1.g. *角化棘皮瘤，高倍镜*。呈杯状外观的肿瘤，在其增生的上皮组织内，可见多形核白细胞的聚集（实际情况中，此类细胞的数量可能远多于本例所示）

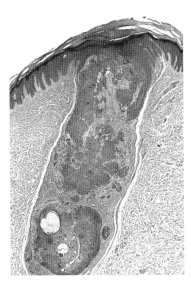

图 ⅥB1.h. *倒置性毛囊角化病，低倍镜。*上皮性新生物起自于表皮，呈内生性结构，粗略看上去类似于毛囊

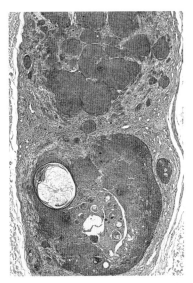

图 ⅥB1.i. *倒置性毛囊角化病，中倍镜。*增生性的上皮镶嵌于纤维性基质中，与邻近的网状真皮胶原截然分开。其内可见充满角质的囊性结构

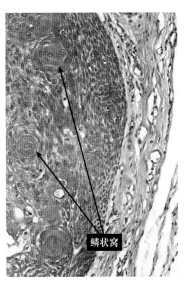

鳞状窝

图 ⅥB1.j. *倒置性毛囊角化病，高倍镜。*此处显示的数个鳞状窝是倒置性毛囊角化病的特征之一

假上皮瘤样增生

假上皮瘤样增生（PEH）是鳞状上皮的一种反应模式，通常伴发于某些特定的肿瘤或者位于某些炎症过程的上方，可被认为是一种修复性变化[21]。与PEH相关的疾病列于下文的鉴别诊断部分。反应性增生的上皮可以伸入到真皮网状层浅部，类似于癌。尽管如此，上皮形态通常很温和，从单层基底细胞到表层逐渐成熟。有丝分裂虽然存在，但并不是病理性的。可能存在真皮内刺激因素的证据，如果没有此类发现，单靠组织学表现是很难鉴别PEH与高分化侵袭性鳞癌。

增生性外毛根鞘囊肿（毛发瘤）

临床特征　增生性外毛根鞘囊肿几乎总是表现为单一的损害，通常发生于头皮或背部，最常见于老年女性[22]。开始表现为一个皮下结节，感觉类似于皮脂腺囊肿，可发展成大的、隆起的、分叶状肿块，可以形成溃疡，与鳞癌极为相似。单纯的局部切除有可能会复发，亦可转变为恶性[23]。

组织病理　病变通常与周围组织分界清楚，由大小不一的鳞状上皮小叶构成。某些小叶的周边有玻璃状层包绕，外围的细胞呈栅栏状排列。组织病理学特征表现为小叶中心的上皮突然转变为嗜酸性无定形角质，与普通外毛根鞘囊肿的囊腔内所看到的角质物类型相同。除了这种毛鞘角化模式，一些增生性外毛根鞘囊肿呈现类似毛囊漏斗部的表皮样变化，导致角珠形成，其中一些类似"鳞状涡"。许多区域的瘤细胞显示一定程度的核非典型性，以及个别细胞角化，乍看起来很像鳞癌。增生性外毛根鞘囊肿与鳞癌的区别在于其与周围基质清楚的分界和骤然式角化。恶性增生性外毛根鞘瘤可以灶性起源于良性损害，其特征是更显著的细胞非典型性和侵袭性生长方式[23]。

结节性痒疹

临床特征　结节性痒疹为一种慢性皮炎，特征性表现为分散、隆起、坚实的角化过度性丘疹结节，直径通常在5～12mm，偶尔更大[24]，主要发生于肢体伸侧，瘙痒显著。本病通常始发于中年，女性比男性更易受累。本病皮损可以与慢性单纯性苔藓同时存在，也可以出现过渡类型的皮损。本病病因不明，但局部创伤、虫咬、特应性体质和代谢性或系统性疾病在某些病例中被认为是易感因素。

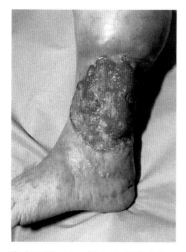

临床图VIB1.b. *假上皮瘤样增生。*老年女性，溃疡病史10年，肉芽组织和不规则增生的边缘是其特征。需多点活检除外鳞癌

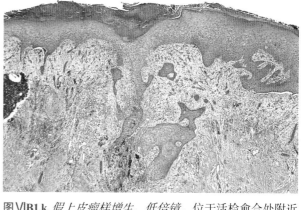

图VIB1.k. *假上皮瘤样增生，低倍镜。*位于活检愈合处附近的反应性上皮增生。常需与鳞癌鉴别，应仔细搜索细胞非典型性和（或）邻近的光线性角化病或原位癌。表皮可见显著不规则棘层肥厚，呈舌样伸入真皮浅层，同时伴有角化过度

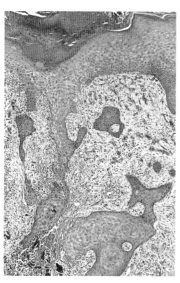

图VIB1.l. *假上皮瘤样增生，中倍镜。*PEH与侵袭性鳞癌的鉴别可能存在困难。如本例图片中的真皮纤维化提示此病变是对此处先前所进行操作的一种反应，或是一个愈合的溃疡

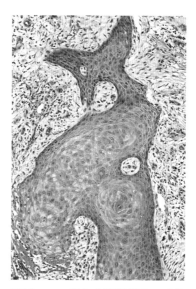

图VIB1.m. *假上皮瘤样增生，高倍镜。*尽管具有不规则结构和上皮舌样的浸润模式，但没有高度非典型性，病变处细胞自基底层平顺地逐渐发育成熟

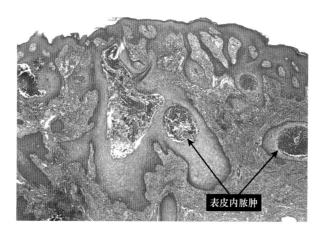

表皮内脓肿

图VIB1.n. *北美芽生菌病中的假上皮瘤样增生，低倍镜。*不规则增生的表皮伸入真皮网状层，伴混合性炎症细胞浸润和多发的表皮内脓肿，此类表现是诊断深部真菌感染的一个线索。需要特染证实，如有可能应进行培养检查

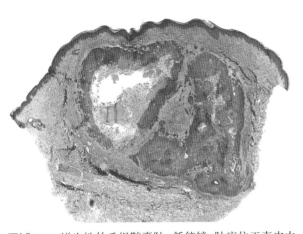

图VIB1.o. *增生性外毛根鞘囊肿，低倍镜*。肿瘤位于真皮内，由多个相互连接的上皮小叶构成，伴多个相互关联囊腔

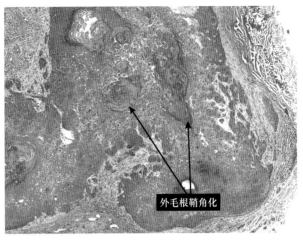

外毛根鞘角化

图VIB1.p. *增生性外毛根鞘囊肿，中倍镜*。可见宽带状相连的上皮组织伴外毛根鞘角化区域，即角化过程中没有颗粒层形成

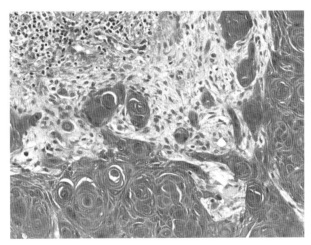

图VIB1.q. *增生性外毛根鞘囊肿，高倍镜*。上皮细胞体积较大，胞质丰富，看似浸润至肿瘤结节周边的间质内，但并没有高级别的细胞非典型性，且肿瘤并没有浸润周围的原有组织

组织病理 显著角化过度和不规则棘层肥厚。此外，表皮和附属器上皮可呈乳头状瘤样增生和不规则向下增生，近似假上皮瘤样增生。真皮乳头层可见以淋巴细胞为主的炎症浸润，胶原束垂直走向。偶尔可以看到显著的神经增生，但是此类表现并不常见，不应视为结节性痒疹诊断的基本特征。有时可通过银染和胆碱酯酶染色显示皮肤神经数量增多。具有特应性体质的患者可以出现嗜酸性粒细胞和显著的嗜酸性粒细胞脱颗粒。真皮层朗格汉斯细胞增多，可见增大的树突状肥大细胞。

发病机制 通常认为，结节性痒疹中的神经增生是继发于搔抓所导致的慢性损伤的一种现象。而且极度瘙痒可能与真皮神经数量增多有关。有证据显示，与正常对照组相比，结节性痒疹的皮肤病变中神经生长因子及其受体出现过度表达，炎症细胞浸润是神经生长因子增加的原因，进而导致神经增生[25]。

鉴别诊断

原发性鳞状细胞癌

转移性鳞状细胞癌

增生性外毛根鞘囊肿

倒置性毛囊角化病

角化棘皮瘤

结节性痒疹

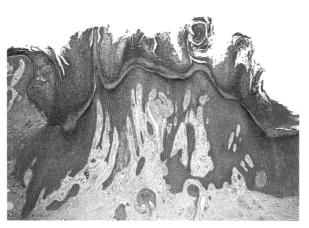

图 VIB1.r. *结节性痒疹，低倍镜*。角化过度，表皮高度不规则增生，似舌样伸入真皮网状层。上述表现由慢性刺激引起，类似于假上皮瘤样增生

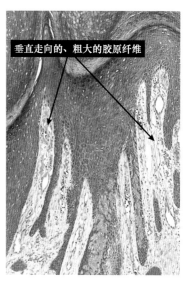

垂直走向的、粗大的胶原纤维

图 VIB1.s. *结节性痒疹，中倍镜*。增生的上皮分化良好，没有本质意义上的细胞非典型性。类似慢性单纯性苔藓，在延长的真皮乳头中可见垂直走向的、粗大的胶原纤维

VIB2 腺癌

非典型细胞增生，有或多或少较为丰富的胞质，有腺体形成的证据和（或）产生结节、团块状的黏蛋白占据真皮层。必须考虑到转移性腺癌的可能性，并且需要与皮肤附属器原发性腺癌相鉴别（参见下文中的小汗腺、大汗腺、毛发、皮脂腺肿瘤章节）。

转移性腺癌

临床特征　女性的皮肤转移癌大多来自乳腺癌或肺腺癌，肺腺癌在男性中最常见，其次主要来自结肠及女性的卵巢。皮肤转移性损害可以是内脏肿瘤的首发表现，最常见于肺、肾和卵巢的腺癌。炎性乳癌是一种独特的疾病，其特征是表现为与丹毒相似的红斑或斑块，边缘活动性向外扩展，通常累及乳腺和邻近皮肤。炎性外观是由毛细血管扩张充血所致。转移性乳腺癌的盔甲胸或硬癌类型的特征是弥漫性硬皮病样皮肤硬化，很少见于其他原发性癌。通常最初表现为散在的丘疹性损害，逐渐融合成硬皮病样斑块而没有炎性变化。

组织病理　硬化性乳腺癌表现为硬化区域纤维化，可能仅包含少数瘤细胞。瘤细胞可能与成纤维细胞相混淆。瘤细胞的细胞核拉长，类似于成纤维细胞，但更大、多角、具有更强的嗜碱性。瘤细胞常单个分布，但在某些区域可形成小群或呈单行存在于纤维化和增粗的胶原束间。后者所呈现的"单个充填"（single filing）的特征具有诊断意义。在炎性癌中可见成群或呈条索状的瘤细胞广泛侵入真皮和皮下淋巴管。这些细胞类似于原发性生长的瘤细胞，非典型性在于体积较大、多形、深染的胞核。来源于肺的皮肤转移性腺癌常为中等分化，但有一些瘤细胞分化良好，分泌黏液，呈腺样结构。个别瘤细胞有时可包含丰富的胞质黏蛋白，但通常缺乏大的黏液池，胃肠道转移性腺癌的此类特征更为明显。

转移性乳腺导管癌

参见图 VIB2.d ～图 VIB2.f。

乳腺癌，"炎性"型

参见图 VIB2.g 和图 VIB2.h。

鉴别诊断

皮肤附属器来源的原发性腺癌（见下文）

产黏蛋白鳞癌（黏膜表皮样癌，腺鳞癌）

转移性腺癌

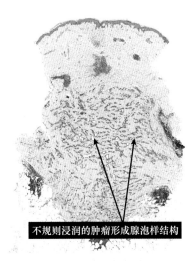

不规则浸润的肿瘤形成腺泡样结构

图ⅥB2.a. *转移性腺癌，低倍镜。*可见肿瘤形成腺样结构，并从真皮延伸至皮下

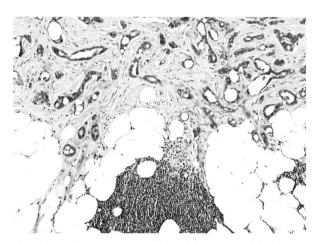

图ⅥB2.b. *转移性腺癌，中倍镜。*可见片状淋巴细胞浸润

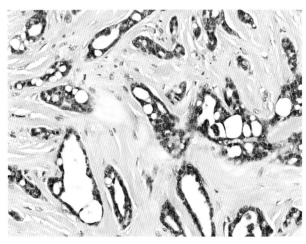

图ⅥB2.c. *转移性腺癌，高倍镜。*病变中筛状结构具有相当的特征性，但不能诊断为乳腺癌的转移

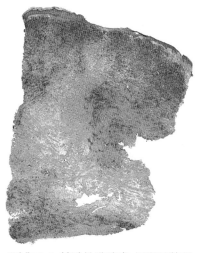

图ⅥB2.d. *转移性乳腺癌，浸润导管型，低倍镜。*真皮全层扩张，被浸润的肿瘤所取代，肿瘤取代了附属器结构

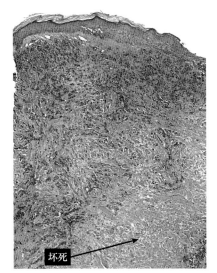

坏死

图ⅥB2.e. *转移性乳腺癌，浸润导管型，中倍镜。*整个真皮层可见多个小的肿瘤团块弥漫分布于真皮网状层胶原束之间。许多肿瘤团块形成小导管，可见一融合性坏死区域，其特征为嗜酸性着色，失去细胞核和细胞质等细胞学细节特征

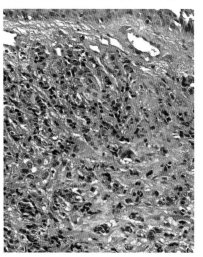

图ⅥB2.f. *转移性乳腺癌，浸润导管型，高倍镜。*此亚型的特征是浸润性细胞条索，因倾向于形成致密的胶原纤维性基质而被称为"硬癌"（scirrhous carcinoma）。肿瘤细胞核大、深染，胞质呈嗜酸性，可有小的透亮空泡

大的多角形细胞和圆形细胞肿瘤　Ⅵ B

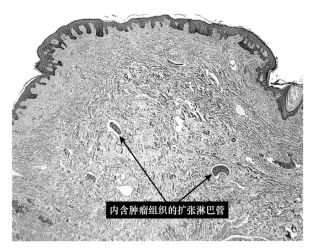

图VIB2.g. *炎性癌，低倍镜*。在本例乳癌中可见到扩张的淋巴管内簇集的肿瘤细胞，与"炎性乳癌"外观一致，淋巴管广泛受累，即使有炎症，也很轻微

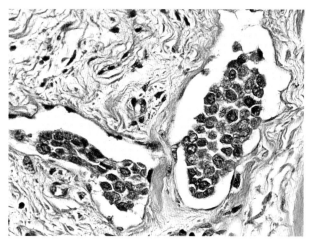

图VIB2.h. *炎性癌，高倍镜*。在扩张的淋巴管内可见恶性瘤细胞团，核不规则，深集，核质比增大

VIB3　黑素细胞肿瘤

黑素细胞肿瘤来源于黑素细胞的增生，位于真皮内，色素增多或无黑色素，呈良性、非典型性或恶性。浅表病变可累及表皮（交界成分）。可以有纤维化和炎症等宿主反应。S-100、Melan-A、HMB-45、酪氨酸酶和MITF染色在辨别无黑色素性肿瘤中的黑素细胞分化时具有价值[26]。尽管以下疾病中的一些同时具有表皮和真皮成分，在这里我们仍将真皮内黑素细胞痣、晕痣、细胞性蓝痣、Spitz痣、原发性黑素瘤的结节型和转移性黑素瘤作为真皮黑素细胞肿瘤的范例来讨论[27, 28]。非致瘤性原发性黑素瘤（non-tumorigenic primary melanomas）已在其他章节讨论过（参见ⅡB1、ⅡD2章节）。

VIB3a　黑素细胞性损害伴有较少或无细胞非典型性

除了极个别情况，如少数痣样黑素瘤（至少在初步观察时），恶性黑素细胞肿瘤的特征是细胞的非典型性，通常有真皮层的有丝分裂活动。相反，良性黑素细胞痣缺乏这些特征，即使存在非典型性，也倾向于具有"随机性"特征（限于少数病变细胞），而不像多数黑素瘤那样呈"弥漫性"。

色素痣，获得性或先天性

临床特征　黑素细胞痣（色素痣）可分为五种表现：①扁平损害，组织学多为交界痣，也包括复合痣；②轻微隆起的损害，常伴中央突起，而边缘扁平，其中许多为组织学上的发育不良痣；③乳头状瘤样损害；④圆顶型损害；⑤带蒂损害（参见ⅡA.2章节）。多数非色素性乳头状瘤样，圆顶型和带有蒂状结构的痣为皮内痣。严格地讲，先天性黑素细胞痣在出生时既已确切存在，可以"小"（<1.5cm，特别是当<1cm时与获得性痣难以区分），"中"（适合切除并Ⅰ期缝合）或"大"（不适合切除，除非使用超常规方法）。痣中的色素变化较大，皮内痣经常缺乏色素。

组织病理　色素痣的病变细胞（痣细胞）倾向于排列成或多或少境界清楚的巢状，包含多少不一的色素，特别是病变的浅表部分。对于无色素性损害，聚集成巢的倾向常常是辨认黑素细胞病变的关键特征。区分皮内痣与黑素瘤的重要结构特征是前者总体上尺寸较小、更为对称，自真皮浅层到深层病变细胞逐渐变小，通常被称为"成熟现象"。如果真皮内痣细胞局限于真皮乳头，病灶与基质之间通常存在境界清楚或推挤样边缘。然而，进入真皮网状层的痣细胞倾向于以单个细胞或渐减少的单列细胞的方式分散在胶原纤维束间，此特点与黑素瘤不同，后者成群（而不是单个细胞）分割或取代胶原纤维。在许多先天性痣中，痣细胞进入真皮网状层，也可见于获得性痣，被称为具有先天性模式的色素痣。先天性色素痣相对特异的征象是大小超过1.5cm，皮肤附属器特别是皮脂腺单位内有痣细胞。从细胞学上讲，痣细胞由于缺乏高度和一致的细胞非典型性而不同于黑素瘤，绝大多数良性色素痣缺乏有丝分裂。痣细胞进入真皮网状层深部和皮下组织，或位于神经、毛囊、汗腺导管、皮脂腺内，被称为"具有先天性模式的色素痣"，因为上述模式特征可见于出生时既已存在的色

素痣中，尽管并不绝对都是这样。

获得性痣，复合型或皮内型

　　参见临床图VIB3a.a，图VIB3a.a～图VIB3a.f。

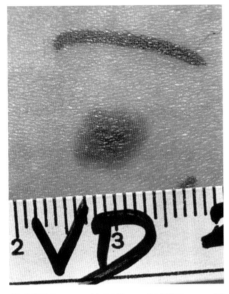

临床图VIB3a.a. *复合痣*。一个直径8mm、界清、对称、色素均匀的丘疹。这种大小的痣可以是获得性的，也可以是小的具有先天性模式的色素痣

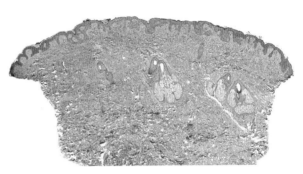

图VIB3a.a. *复合痣，低倍镜*。表皮和真皮内表浅对称的中等程度的细胞增生

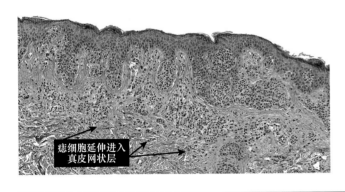

痣细胞延伸进入真皮网状层

图VIB3a.b. *复合痣，中倍镜*。类似于痣的交界成分，位于真皮内的痣细胞在此放大倍率下即可得以辨认，其主要依据是痣细胞有成巢分布的倾向

先天性痣

　　参见临床图VIB3a.b、图VIB3a.g和图VIB3a.h。

肢端痣

　　参见图VIB3a.i、图VIB3a.j。

气球状细胞痣

　　参见图VIB3a.k～图VIB3a.m。

晕痣

　　临床特征　晕痣也称为Sutton痣、离心性脱色素痣，或称为获得性离心性白斑病[29]，表现为色素增多的色素痣伴周边色素脱失区。类似的晕样反应在原发性或转移性黑素瘤中也可见到。在晕痣的常见类型中，位于中心部位的色素痣可经过数月逐渐消退。脱色区无炎症性临床表现，数月或数年后，大多数可最终消退。多数晕痣患者为儿童或年轻人，最好发于背部。少数情况下，晕痣可多发，可同时或序贯出现。

VIB　大的多角形细胞和圆形细胞肿瘤

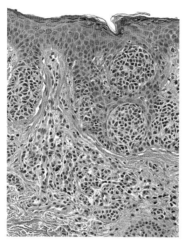

图ⅥB3a.c. *复合痣，高倍镜。* 表皮内痣细胞巢位于真皮层中有序排列的痣细胞之上，后者呈"先天性模式"深入至真皮网状层

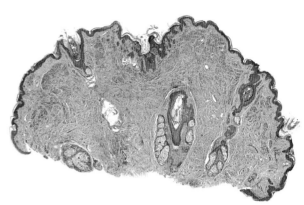

图ⅥB3a.d. *皮内痣为主，伴神经化（"神经化痣"或"神经痣"），低倍镜。* 中等程度的对称性细胞增生，呈界线欠清的巢状分布

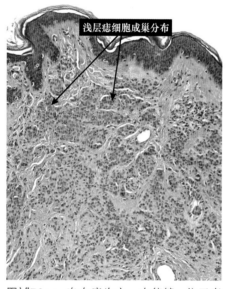

浅层痣细胞成巢分布

图ⅥB3a.e. *皮内痣为主，中倍镜。* 位于真皮浅层的痣细胞成巢排列，在本图片的底部可见到以混合模式存在的痣细胞

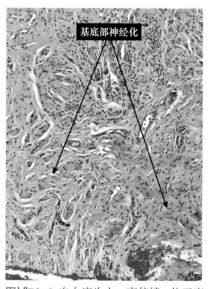

基底部神经化

图ⅥB3a.f. *皮内痣为主，高倍镜。* 位于底部的痣细胞更倾向于呈梭形外观，排列成片状结构，状似感觉神经附属器，如Wagner-Meissner小体，构成"成熟现象"

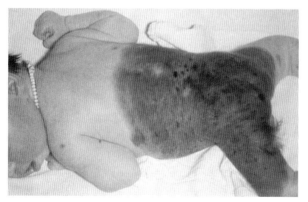

临床图ⅥB3a.b. *先天性色素痣。* 出生时即已存在的巨大的表面带有毛发的色素痣，呈"外衣样"或"躯干裹浴巾样"

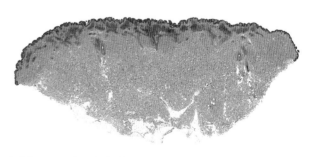

图ⅥB3a.g. *先天性色素痣，低倍镜。* 相对巨大的色素痣，属于复合型，但主要是皮内型，皮损延伸至真皮网状层的中层和深层

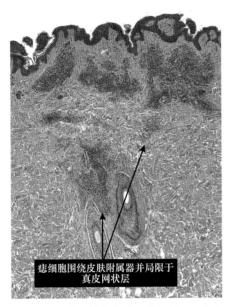

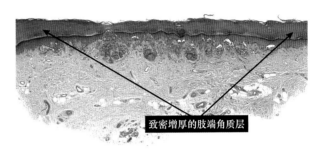

图Ⅵ**B3a.h.** *先天性色素痣，中倍镜*。真皮内的成分由形态温和、一致的卵圆形黑素细胞组成。这些细胞可延伸至真皮网状层，也可围绕汗腺导管和毛囊。这种模式可见于先天性色素痣，也可见于某些获得性色素痣

图Ⅵ**B3a.i.** *复合痣，肢端型，低倍镜*。通过厚而致密的角质层，可判断出活检标本取自肢端部位。本例色素痣小而对称，同时可见交界和浅表的真皮内成分

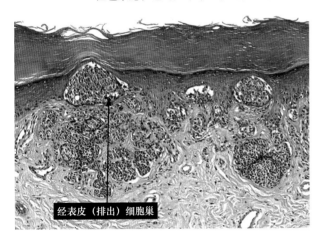

图Ⅵ**B3a.j.** *复合痣，肢端型，中倍镜*。位于真皮乳头层的痣细胞巢较小，排列有序，缺乏非典型性。如本图所示的轻微或显著的向上呈Paget样扩散细胞，在缺少其他黑素瘤证据的情况下可以考虑为非恶性。左侧顶部的细胞巢是"经表皮排出"的示例，这种现象在良性肢端痣中较为常见（也见于Spitz痣）

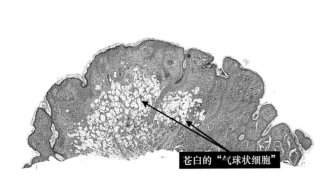

图Ⅵ**B3a.k.** *气球状细胞痣，低倍镜*。削取活检组织切片可见复合痣，伴轻微乳头状瘤样结构，真皮上/中部见透明细胞集合

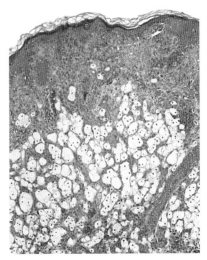

图Ⅵ**B3a.l.** *气球状细胞痣，中倍镜*。在真皮表皮交界处和真皮浅层可见有序成巢的含有色素的黑素细胞，这些细胞与含有丰富透明胞质的大的黑素细胞混合在一起

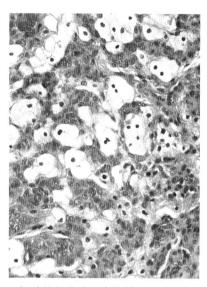

图 VIB3a.m. *气球状细胞痣，高倍镜。* 通过仔细观察发现，这些透明细胞内有小的、形态一致、位于中央的细胞核。缺乏细胞非典型性和有丝分裂活动，有助于与气球状细胞黑素瘤相鉴别

组织病理 病变早期，可见痣细胞巢镶嵌于致密炎症浸润的背景中，位于真皮上部或真皮表皮交界处。随后，可观察到更多散在的痣细胞而不是细胞巢。即使痣细胞中黑色素仍然存在，此类细胞常表现出细胞核和细胞质受到损伤的证据，常常可以观察到明显的痣细胞凋亡现象。一些细胞，尤其是浅部的细胞，可出现胞核扩大，呈卵圆形，此类改变被认为是"反应性的非典型性"变化，但没有显著的、均匀一致的细胞核非典型性，病变细胞通常无有丝分裂。重要的是，病变细胞倾向于呈现出"成熟"的证据，从表浅到深层细胞逐渐变小。致密浸润的炎症细胞主要是淋巴细胞，尽管如此，还有一些吞噬了不同数量黑色素的巨噬细胞。随着炎症细胞侵入痣细胞巢，浸润的淋巴样细胞与B型痣细胞在真皮中部常难以鉴别，因为两者均呈淋巴样细胞外观。后期，仅可辨识出少数痣细胞直至最后无法明确辨认。一般说来，当所有的痣细胞消失后，炎性浸润也开始消退。位于晕痣细胞巢上方两侧的表皮可见轻微的淋巴细胞炎症浸润伴有黑素细胞损伤，随后出现黑素细胞消失，黑色素进行性减少。

蓝痣

蓝痣与大多数获得性色素痣的区别在于前者存在于真皮网状层，且含有大量色素，由梭形细胞构成。

细胞性蓝痣

临床特征 细胞性蓝痣[30]表现为一个蓝色结节，通常比普通蓝痣要大一些。通常直径在1～3cm，也可更大，表面光滑或不规则。细胞性蓝痣近半数位于臀部或骶尾部。细胞性蓝痣可发生恶性变化（恶性蓝痣），尽管比较罕见。

组织病理 在最常见的"混合双相性"模式中，可见显著色素增多的树突状黑素细胞区域，类似在普通蓝痣中观察到的那样，混杂有一些细胞岛，由紧密聚集的大梭形细胞组成，胞核呈卵圆形，胞质丰富淡染，常含有少量或无黑色素。细胞性蓝痣的细胞岛贯穿到皮下的情况并不少见，形成球形扩张，这是细胞性蓝痣的一个显著特征。在交叉的细胞束中，有些细胞呈圆形，可能是细胞被横切的结果。在这些细胞岛之间，可看到内含大量色素的噬黑素细胞。此类具有"双相性"特征的细胞性蓝痣一般易于诊断，兼具树突状细胞和梭形细胞且某些区域类似普通蓝痣，但偶尔有些病例因缺乏树突状细胞和黑色素而诊断困难。由梭形细胞构成的较大的细胞岛可能包含相互交叉的、沿各个方向延伸的细胞束，类似于神经纤维瘤的席纹状模式。某些病变完全由延伸至真皮的含有色素的梭形细胞组成，此类病变被称为"单相梭形细胞型"细胞性蓝痣，组织学上与Spitz痣、深部穿通痣和梭形细胞黑素瘤有重叠，其区别在于细胞性蓝痣总体上结构对称，细胞类型单一，缺少坏死和经常可见的有丝分裂。尽管细胞性蓝痣一般缺少显著的核异型性，但细胞核可以比较大、核仁明显。尽管此类皮损多数病程呈良性，但少数可以出现局部侵袭性生长或至少转移至局部淋巴结，当有丝分裂的数量多于数个的情况下，需要对预后做出谨慎评估（不确定恶性潜能的黑素细胞肿瘤）。如果缺少或很少出现有丝分裂，没有坏死区域，则不支持恶性蓝痣诊断，而肿瘤的其他部位存在树突状细胞区域，缺少特征性的表皮内成分则不支持黑素瘤。

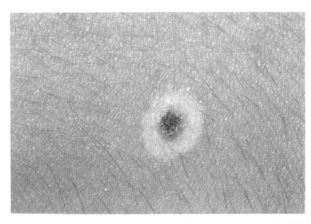

临床图 VIB3a.c. *晕痣*。十几岁少年，在晚春一次日晒后发现在一颗小型复合痣周围出现清楚的晕状结构

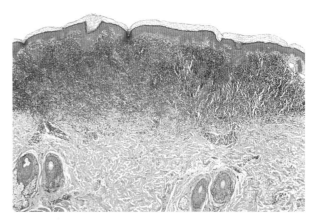

图 VIB3a.n. *晕痣，低倍镜*。由于致密的淋巴细胞浸润，导致色素痣的结构模糊不清

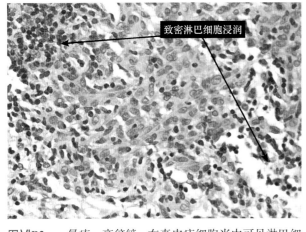

图 VIB3a.o. *晕痣，高倍镜*。在真皮痣细胞当中可见淋巴细胞浸润，痣细胞最终变性、消失

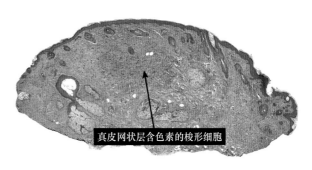

图 VIB3a.p. *蓝痣，低倍镜*。在真皮层中，边界不清但对称分布的梭形细胞增生，呈暗褐色，其上方表皮没有显著变化

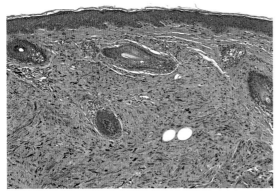

图 VIB3a.q. *蓝痣，中倍镜*。真皮网状层中富含色素的梭形细胞围绕胶原束，这种模式也可见于皮肤纤维瘤

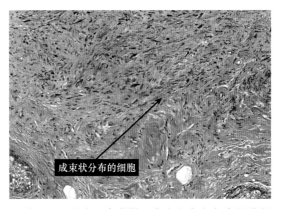

图 VIB3a.r. *蓝痣，高倍镜*。病变由富含色素的狭长细胞构成，这些细胞的树突状结构也含有显著的色素，细胞核小，细胞排列于波浪状纤维束中，类似于施万细胞分化

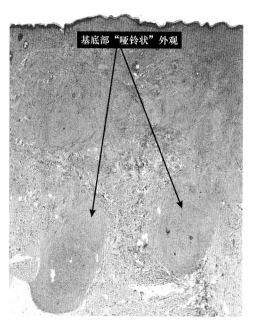

图VIB3a.s. *细胞性蓝痣，低倍镜*。细胞性蓝痣相对较大，累及真皮网状层，在损害基底部有舌状聚集的肿瘤细胞。在病变的周边可见类似于普通蓝痣的树突状黑素细胞成分

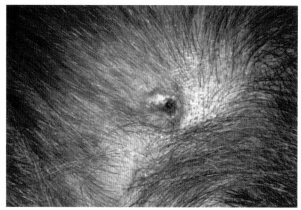

临床图VIB3a.d. *头皮蓝色结节*。临床上，此类蓝色结节需要考虑细胞性蓝痣、恶性蓝痣或恶性黑素瘤（原发性或转移性）。虽然皮损对称且相对较小，但是当出现局灶性溃疡时，临床诊断倾向于恶性

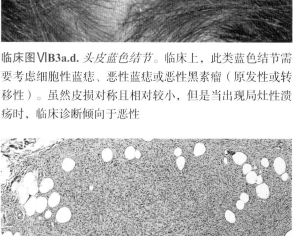

图VIB3a.t. *细胞性蓝痣，中倍镜*。累及皮下脂肪较常见，但并不提示皮损的性质为恶性

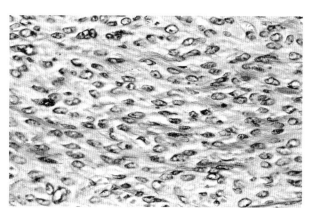

图VIB3a.u. *细胞性蓝痣，高倍镜*。细胞区域由一致的梭形黑素细胞组成，与普通蓝痣相比，胞质多，胞核大。细胞内粗糙的黑素颗粒不规则分布

VIB3b 黑素细胞性损害伴细胞非典型性

虽然一些良性损害可能表现出"明显的"细胞异型性，但是大多数此类皮损，如深部穿通痣，非典型性是"随机的"，或局限存在于少数散在分布的病变细胞。Spitz痣是个例外，此类损害可见特征性大核，染色质开放，规则的核膜和大的核仁。这种核形在整个损害中均匀分布，需与多数黑素瘤中看到的更为深染的细胞核、不规则的核膜和成团的染色质相鉴别。

深部穿通痣

本病的特征在于同时具有一些复合痣、蓝痣和Spitz痣的特征[31]。根据最初的一项关于某转诊中心70例此类患者的报道，许多深部穿通痣在组织学上被误诊为黑素瘤。类似的改变也被描述成为丛状梭形细胞痣。本病可发生于儿童或成人，头、颈和肩部最常受累。损害可达10mm大小，表现为暗色色素性丘疹和结节，临床上经常被诊断为蓝痣或细胞性蓝痣。偶有复发的报道，还有一些转移案例的报道，其原发灶具有深部穿通痣的全部或多数特征[32, 33]。纵

切面上,病变可累及至少一半以上的真皮层,表皮光滑,呈圆顶状隆起,被称为"伴局限非典型性上皮样成分的色素痣"或"克隆性"、"复合性"色素痣的损害,可能是本病的一种浅表变种。上述鉴别的意义很小,关键是与黑素瘤相鉴别。

组织病理 在扫视放大倍率下,病变局限,形状呈锥形,宽阔的基底邻近表皮,而顶端伸向皮下脂肪。真皮表皮交界处常有痣细胞巢。真皮部分由疏松排列的细胞巢或呈丛束状的较大的色素性梭形细胞和上皮样细胞组成,其中掺杂着散在的噬黑素细胞。细胞巢的周边倾向形成窄的梭形细胞,提示向支撑细胞分化。在很多情况下,可以出现相对更小、更常见的痣细胞混合其中。病变细胞巢倾向于环绕附属器,浸润病变周边胶原纤维。随着向真皮层伸入,细胞并未出现"成熟"趋势。某些病变可有轻度斑片状淋巴细胞浸润。高倍镜下,某些病变

细胞核可有显著的多形性,如大小、形状各异、深染、核内假包涵体。异型性一般局限于少数散在的细胞,而非"均一"或发生于多数细胞。核仁通常不明显,但可出现少数大的嗜酸性核仁。重要的是,有丝分裂缺如或很罕见,即使多次切片也不过偶见一两个。胞质丰富,包含细腻的褐色(黑)色素。病变细胞S-100、HMB-45和其他黑色素细胞标志物呈阳性。

Spitz 瘤/痣

临床特征 辨别Spitz肿物的重要性在于其组织学上常类似于结节性黑素瘤,其病变细胞较大,常伴有胞核和胞质明显的多形性及炎性浸润[34]。1948年Sophie Spitz将此类皮损描述为"幼年黑素瘤",又称为梭形和上皮样细胞痣,或大梭形和(或)上皮样细胞痣。本病发生于儿童、青年或中年早期(偶尔发生于年龄较大者)。典型损害为圆顶状、无毛

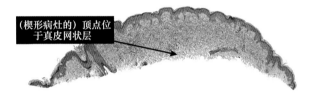

图Ⅵ|B3b.a. *深部穿通痣,低倍镜*。可见相对较小而对称的黑素细胞性损害,本例损害完全位于真皮内,但其他同类损害可能有交界成分,与其他同类损害相比,本例虽然更为表浅并呈斑片状,但仍呈楔形结构,顶端位于真皮网状层

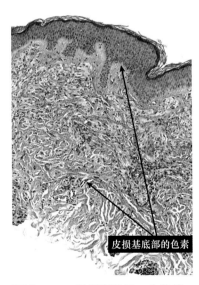

图Ⅵ|B3b.b. *深部穿通痣,中倍镜*。病变可见富含色素的黑素细胞巢和细胞束深达真皮网状层

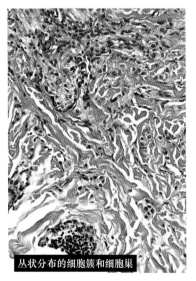

图Ⅵ|B3b.c. *深部穿通痣,高倍镜*。肿瘤细胞呈上皮细胞样,胞质丰富,包含细小黑色素。常有富含色素的噬黑素细胞。多数细胞核小而均匀;尽管如此,这些损害中仍可见轻度随机的细胞核非典型性,没有或罕见有丝分裂

Ⅵ B 大的多角形细胞和圆形细胞肿瘤

粉红结节，通常小于6mm至1cm，最常发生于下肢和面部。通常为粉红色，临床上常诊断为化脓性肉芽肿、血管瘤、皮内痣。尽管如此，也可呈褐色甚至黑色。经过初期的生长，多数Spitz痣趋于稳定。少数情况下，皮损也可多发，呈聚集性（群集性）或广泛播散。一些病变在组织学上呈现出非典型性特征，与痣样或"Spitz样"黑素瘤有重叠，所以将此类皮损称为"瘤"（或黑素细胞瘤）比"痣"更适合，后者提示皮损均为良性肿瘤[35]。然而，大多数Spitz瘤，尤其是儿童，病程呈良性，有报道称即使Spitz样损害出现淋巴结转移，也可长期荷瘤存活[36]。近期发现非典型Spitz痣缺少普通色素痣特征性的*BRAF*突变，某些非典型性损害有H-RAS活化突变，这在其他色素痣和黑素瘤中很罕见[37]。这些遗传学方面的发现对诊断具有一些价值[38]。

组织病理　Spitz痣的总体结构模式类似于交界痣或复合痣，损害较小、对称、界线清楚。表皮常出现增生，表皮突延长。表皮部分的病变排列成巢，倾向于垂直排列，虽然较大，但大小和形状差别不大，无融合倾向。Spitz痣的交界活性在痣细胞巢与周围角质形成细胞之间常有人工裂隙，这在黑素瘤中较少见。除少数情况，尤其是儿童患者，肿瘤细胞在表皮的Paget样扩散通常比较轻微。Spitz痣的重要细胞学特征包括"大梭形和（或）上皮样细胞"，此概念定义了其病变的组织学特征。除细胞形状外，Spitz痣中梭形和上皮样细胞的细胞核和细胞质的着色情况彼此相似，提示是同一类型细胞的两种表现，胞质丰富、双嗜性，显著的嗜酸性核仁。表皮中融合的粉红色球形"Kamino小体"是Spitz痣有价值但并非特征性的表现。具有特征性的表现是细胞随着向真皮深入所表现出来的成熟性，以致细胞会变得越来越小，与普通痣细胞类似。同样重要的是，病变细胞从一侧到另一侧的一致性：从表皮到病变的基底部任何一个层面，病变细胞看上去都一样。Spitz痣基底部较小的病变细胞倾向于以单个细胞的形式充填于真皮网状层的胶原束之间。半数情况下可出现有丝分裂，通常数量较少（<3个/mm^2）。非典型有丝分裂少见或缺如。至少50%的Spitz痣无有丝分裂，这有助于排除黑素瘤。具有Spitz痣样细胞学改变的巨大

肿瘤诊断困难。一系列此类病例近期有报道称为"不确定恶性潜能的上皮细胞样黑素肿瘤"[39]。这些肿瘤具有更显著的侵袭性（通常但不总是局限于大的局部淋巴结转移）特征，包括在损害的下1/3部位出现有丝分裂，存在淋巴细胞浸润。一项关于不确定恶性潜能的黑素细胞肿瘤（melanocytic tumors of uncertain malignant potential，MELTUMP）的系列研究的初步观察结果提示，存在着一组这样的病变，它们与传统的黑素瘤和良性黑素细胞痣之间均具有组织学上的差别。这个术语存在矛盾，反映了分类学和关于这些非典型性黑素细胞肿瘤解释上的不确定性。基因组研究包括比较基因组杂交（comparative genomic hybridization，CGH）和原位杂交（fluorescence *in situ* hybridization，FISH）在诊断困难时可能提供一定的帮助，但单独应用并没有诊断价值[40]。

结节性黑素瘤

临床特征　根据结节性黑素瘤的定义可知，仅包含成瘤性的垂直性生长[29]。损害开始表现为隆起的、色素多少不一的丘疹，迅速增大为结节，常形成溃疡。前述的ABCD原则并不适用于结节性黑素瘤，此类病损通常体积很小、对称、境界清楚，可以有显著色素、少色素或无色素。当危险因素如肿瘤的厚度限定于一定范围内时，结节性黑素瘤的预后并不比其他形式的黑素瘤更差。

组织病理　真皮层具有一致非典型性的黑素细胞连续性生长，常形成非对称性瘤体。在细胞水平，非对称性常很显著，细胞的大小、形状、色素及宿主反应各异，导致病变的一半与另一半的镜像不同。尽管如此，因结节性黑素瘤缺少邻近的（肿瘤）成分，其整个病变的轮廓可以相当对称。肿瘤的基底和内部可见多少不一的淋巴细胞浸润。表皮常形成溃疡或黏着性鳞屑痂。结节性黑素瘤中，肿瘤细胞"pagetoid"样表皮扩散局限于真皮肿瘤成分上方，有时表皮受累很有限。因此，结节性黑素瘤与转移性皮肤黑素瘤可能难以甚至无法鉴别，当肿瘤没有色素时，黑素瘤与其他恶性肿瘤鉴别需要借助免疫组化检查来完成。就细胞学而言，真皮中瘤细胞大小形态差别很大。尽管如此，还是可以识别出两种主要类型的细胞——上皮样细胞和梭形细胞，通常

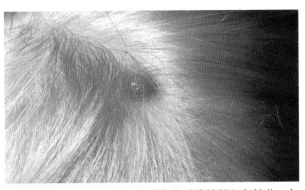

临床图 Ⅵ B3b.a. *Spitz痣*。儿童突发对称性粉红色结节，尔后数周保持稳定，直至手术切除

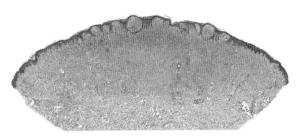

图 Ⅵ B3b.d. *Spitz 痣/瘤，低倍镜*。在扫视放大倍率下可见对称性表皮增生，其下方可见细胞团块结节

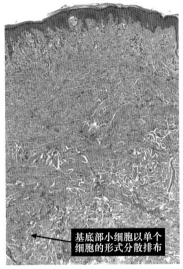

图 Ⅵ B3b.e. *Spitz 痣/瘤，中倍镜*。病变细胞出现特征性的成熟模式，瘤体基底部以单个细胞形式分散排布于真皮网状层

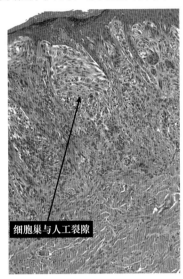

图 Ⅵ B3b.f. *Spitz 痣/瘤，中倍镜*。表皮中梭形黑素细胞巢周围可见人工裂隙，为Spitz 痣的常见表现

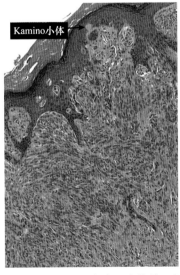

图 Ⅵ B3b.g. *Spitz 痣/瘤，中倍镜*。在更高的放大倍数下可见细胞形态以梭形细胞为主，亦可见到具有丰富胞质的上皮样细胞，嗜酸性核仁通常比较显著。在表皮部分可见嗜酸性球状体（Kamino 小体）

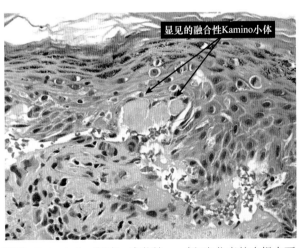

图 Ⅵ B3b.h. *Spitz 痣/瘤，高倍镜*。一例7岁儿童的皮损中可见显著的球形Kamino小体

Ⅵ B　大的多角形细胞和圆形细胞肿瘤

情况下，以其中一种类型细胞为主。上皮样细胞倾向于成巢或泡状分布，被纤细的胶原纤维环绕，而梭形细胞则呈不规则束状分布。梭形细胞为主时，类似于肉瘤，但多数情况下有交界黑素细胞活动以供鉴别。黑素瘤细胞的胞核具有普遍的非典型性，比普通黑素细胞或痣细胞的细胞核大。

核膜不规则，染色质着色较深，通常有显著的核仁，核仁大小、形状和数量不规则。真皮深层黑素细胞没有变小（缺乏"成熟"现象）可作为重要诊断依据。在成瘤性黑素瘤的真皮和表皮成分中，有丝分裂通常存在，且往往数量较多。

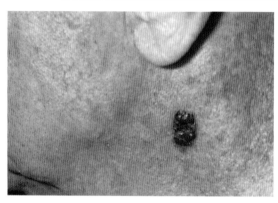

临床图 Ⅵ B3b.b. *恶性黑素瘤，成瘤性*。发生于老年男性的非对称性黑色肿瘤、颈部淋巴结肿大

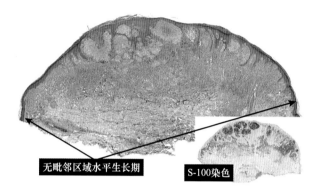

无毗邻区域水平生长期

S-100染色

图 Ⅵ B3b.i. *结节性黑素瘤，低倍镜*。本亚型的黑素瘤常表现为圆顶状或息肉状结构，在低倍扫视下外观可呈现虚假的对称性。S-100染色（插图）显示真皮内瘤细胞呈非对称性排列。损害没有水平生长阶段，此特征将本病与其他类型的黑素瘤区分开来

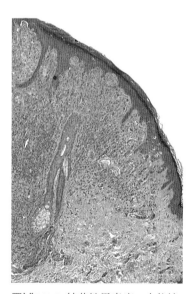

图 Ⅵ B3b.j. *结节性黑素瘤，中倍镜*。肿瘤源自于上方被覆的表皮，在真皮表皮交界处可见单个和成巢的非典型黑素细胞。结节性黑素瘤中，Paget样扩散可不显著

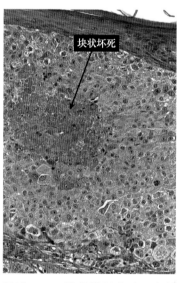

块状坏死

图 Ⅵ B3b.k. *结节性黑素瘤，高倍镜*。肿瘤垂直生长期一般可见有丝分裂，有时瘤细胞胞质内可见褐色色素，块状坏死和溃疡常见于大块的垂直生长期肿瘤

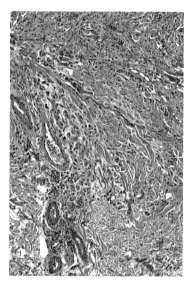

图 Ⅵ B3b.l. *结节性黑素瘤，高倍镜*。肿瘤细胞呈束状而不是单个细胞浸润至真皮网状层，而 Spitz 痣和先天性痣等良性损害也可累及真皮网状层，但往往为单个细胞浸润

浅表扩散性黑素瘤

临床特征　与结节性黑素瘤不同的是，多数黑素瘤会经历临床显见的肿瘤进展阶段，称为水平生长期（radial growth phase，RGP），肿瘤在皮肤组织内以不完整的环形模式向四周扩展。随后进入成瘤性生长期，在此阶段可出现垂直生长期结节，多发生在水平生长期的斑块内。前文中提到的ABCD标准主要适用于水平生长阶段的肿瘤组织。下面介绍的组织学标准，同样也是主要应用于水平生长期的肿瘤组织。本病成瘤性垂直生长期与"结节性黑素瘤"（没有水平生长）没有差别，当考虑到所有镜下分期特征时，两者的预后基本相同。

组织病理　下文总结了浅表扩散性黑素瘤的关键特征，这些特征与另一种最常见的水平生长类型——恶性雀斑样痣黑素瘤具有鉴别意义。此类损害特征包括倾向于表现为增生性的表皮轮廓，而不像在恶性雀斑样痣黑素瘤中所见到的表皮萎缩。即使在低倍扫视下也可见到表皮中呈Paget样扩散的病变细胞这个显著的特征。病变细胞倾向于排列成明显的巢状，巢的大小、形状、方向和在表皮中的分布各不相同。浅表扩散性黑素瘤的病变细胞多是大的上皮样细胞，其色素比恶性雀斑样痣黑素瘤更为丰富，更可能与色素痣有关，而与严重、慢性光损伤较少相关。近期发表的基因型-表型相关性研究有助于完善黑素瘤的亚型（分型）标准，浅表扩散性黑素瘤的上述特征通常与癌基因*BRAF*突变相关[41, 42]。

痣样黑素瘤

痣样黑素瘤的组织学表现在相当大的程度上类似于色素痣，尤其是在病变结构上[43, 44]。通常情况下，这种相似性在低倍扫视下最为明显，病变外观看上去对称、呈巢状，缺少水平生长。如果忽略了细胞学和微细的结构特征，包括多处存在的有丝分裂，可能会导致误诊。在一项由Schmoeckel完成的重要研究中发现，有助于上述两者鉴别的有价值的特征包括细胞学非典型性、有丝分裂、附属器浸润、真皮深部的浸润生长和缺少成熟现象。肿瘤的厚度是判断预后最重要的指标[44]。痣样黑素瘤一般认为与具有类似镜下分期的其他黑素瘤具有相同的生物学潜能。辨认痣样黑素瘤的关键在于要有高度警惕性及真皮病变组织中的高细胞密度、有丝分裂和细胞学非典型性。

转移性恶性黑素瘤

临床特征　转移性恶性黑素瘤最常见的表现为坚实的、紫红色至蓝黑色的皮下肿块。亲表皮转移可表现为小的对称性丘疹，类似于良性色素痣[45]。

表Ⅵ.1　Spitz瘤、非典型Spitz瘤与结节性黑素瘤

特征	Spitz瘤	非典型Spitz瘤/MELTUMP	结节性黑素瘤
大小	较小	较大	较大
对称性	很对称（good）	相当对称（fair）	可很对称，但常常不完全
细胞学	均一的，大的梭形和（或）上皮样细胞	从一侧到另一侧有一些变化	大小、有无色素等差别较大
溃疡和坏死	罕见	偶尔	经常
表皮消耗	表皮增厚	通常表皮增厚	常出现表皮变薄
有丝分裂	即使有也很少	容易观察到	经常出现
Kamino小体	常见	常见	几乎没有
成熟现象	好（good）	相当好（fair）	缺乏
真皮网状层弥散分布状态	基底部单个细胞	成簇或成巢	基底部成簇
淋巴细胞浸润	一般缺乏	经常存在	经常存在

组织病理　组织学表现通常与原发性黑素瘤不同，缺少炎性浸润和交界活性。尽管如此，原发性黑素瘤偶尔也可不侵犯表皮，不出现炎性浸润，尤其是在向深部侵袭时。而且，某些转移性黑素瘤可出现显著的淋巴细胞浸润，可以累及上方表皮，提示存在交界活性。亲表皮转移性黑素瘤指的是转移灶最初局限于真皮乳头并侵犯其上方表皮，此类损害多数发生于某一肢体，其远端有肢端原发黑素瘤。

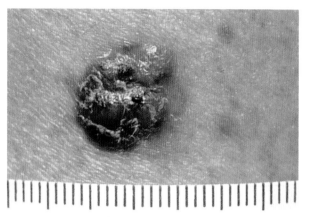

临床图ⅥB3b.c. *黑素瘤，浅表扩散性，致瘤性*。病变包括一显著的，处于致瘤性垂直生长期的蓝黑色结节。周边的褐色斑块代表着水平生长期

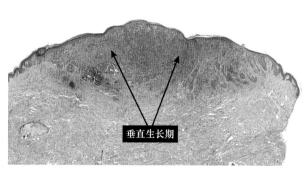

图ⅥB3b.m. *浅表扩散性黑素瘤，巨幅致瘤性垂直生长期，低倍镜*。在扫视倍数下，非对称性的肿瘤性结节是其显著特征

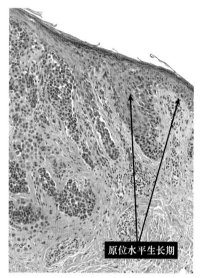

图ⅥB3b.n. *浅表扩散性黑素瘤，巨幅致瘤性垂直生长期，中倍镜*。毗邻结节处可见具有普遍非典型性的上皮样细胞Paget样扩散，呈单个细胞或境界欠清的巢状分布。毗邻部位（结节性病灶的侧翼），出现水平生长期成分，且呈Paget样或巢状形态，确定了该病变为浅表扩散性黑素瘤

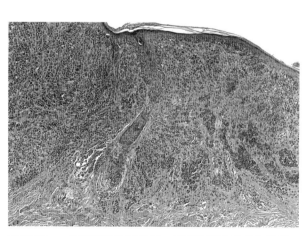

图ⅥB3b.o. *浅表扩散性黑素瘤，巨幅致瘤性垂直生长期，中倍镜*。结节富含细胞成分，没有或很少有从浅部至深部的成熟现象

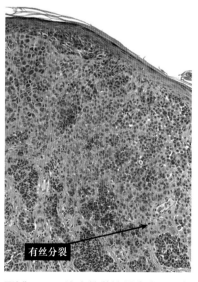

图ⅥB3b.p. *浅表扩散性黑素瘤，巨幅致瘤性垂直生长期，中倍镜*。结节中的细胞为大的上皮样黑素瘤细胞，胞质丰富，核大且不规则，核仁显著，有丝分裂易见

亲表皮性转移的特征：①真皮内非典型黑素细胞聚集导致表皮变薄；②病变周围的表皮突向内弯曲；③在真皮转移灶范围之外的表皮内，非典型黑素细胞通常没有侧向延伸。尽管如此，当表皮受累范围超过真皮成分时，鉴别起来会很困难。某些此类病例，转移性细胞体积小、呈痣样，有丝分裂即使有也很少，即分化好的亲表皮转移性黑素瘤，容易与复合痣相混淆。

转移性恶性黑素瘤，卫星灶

参见图VIB3b.v、图VIB3b.w。

亲表皮转移性黑素瘤

该术语定义的转移指的是转移灶初期局限于真皮乳头层和其上方被覆的表皮。此类损害多数发生于存在有肢端原发性黑素瘤的肢体。亲表皮性转移的特征是真皮内非典型黑素细胞聚集导致的表皮变薄，损害周边表皮突向内弯曲，表皮内非典型细胞在水平方向上的延伸通常仅局限于真皮转移灶上方的表皮。然而，对于那些已见报道的、存在侧向延伸的病例，以前述特征来做出鉴别则非常困难。在一些其他病例，转移的细胞体积小、呈痣样、很少或无有丝分裂，此类"分化的或痣样亲表皮转移性黑素瘤"或"亲表皮转移性黑素瘤伴成熟现象"可能被误诊为复合痣。一项关于21例此类病损的分子学研究表明，在多数情况下，转移性黑素瘤与其原发病变的克隆表达相关。有趣的是，上述研究资料显示一些病例出现了异化的克隆甚至是新的原发损害而非转移[46]。

色素性上皮样黑素细胞瘤/上皮样蓝痣

临床特征 这是一种新近被定义的黑素瘤，与卡尼综合征（Carney complex）中见到的上皮样蓝痣，以及一些细胞性蓝痣相似[47, 48]。此类肿瘤具有一定的特征性，男女均受累，平均发病年龄为27岁（范围为0.6～78岁）。多个部位可受累，以四肢最为常见。有资料显示此类病变中存在某种推定为抑癌基因的表达缺失[49]。

组织病理 组织学上表现为色素明显加深的上皮样和（或）梭形黑素细胞构成的真皮深部结节。部分病变可形似复合痣的成分。偶可形成溃疡，而溃疡在上皮样蓝痣中并不常见。虽然肿瘤细胞可以表型温和，有丝分裂和坏死不明显甚至缺如，但46%的研究病例出现了局部淋巴结受累的情况。尽管如此，淋巴结外的播散罕见，即使引流淋巴结受累，其临床病程也可以进展缓慢。卡尼综合征中出现的与此类皮损相似或一致的损害倾向良性。

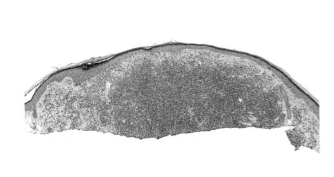

图VIB3b.q. *痣样黑素瘤，低倍镜*。虽然乍看上去的印象是色素痣的结构表现，但该病变富含细胞，真皮层小的痣样细胞广泛融合，成片生长

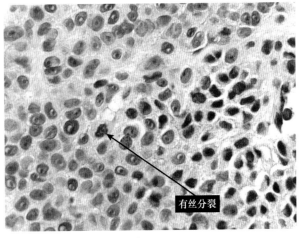

有丝分裂

图VIB3b.r. *痣样黑素瘤，高倍镜*。高倍镜下，细胞显示出均匀的、轻度至中度的非典型性，可出现真皮有丝分裂，虽然不常见

VIB 大的多角形细胞和圆形细胞肿瘤

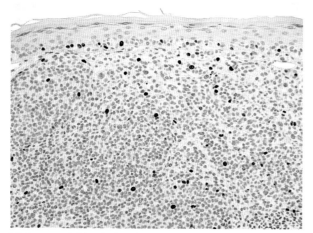

图ⅥB3b.s. *痣样黑素瘤，中倍镜*。Ki-67组化染色证实有少数散在的增生性细胞着色，尽管不能以此做出黑素瘤的诊断，但本例图片中所见到的细胞成分丰富、融合性生长、成熟障碍、存在有丝分裂活动，均支持痣样黑素瘤的诊断

不确定恶性潜能的黑素细胞肿瘤

一些病变表现出矛盾性的组织学特征，很难明确地将其界定为良性色素痣（或瘤）或者是具有转移或原位复发潜能的成瘤性黑素瘤。近期的一项研究指出，对于某些特殊黑素细胞肿瘤的组织学诊断所存在的困难和分歧，如非典型Spitz痣（AST）、非典型蓝痣和深部穿通痣[39]，可将这些损害归类于"不确定恶性潜能的黑素细胞肿瘤"。这当然是一个描述性术语，而不是确切的诊断或同质性的疾病分类。此类病损分类的原则在前文中已讨论过。"黑素细胞瘤"这个术语建议用来描述此类难以预测其未来生物学行为和存在矛盾性的肿瘤[39]。有基于多中心研究的文献资料综述表明，即使这些病损出现了局部的前哨淋巴结转移，其愈后往往呈良性经过[50]。

鉴别诊断

浅表黑素细胞痣

  复合性黑素细胞痣

  真皮黑素细胞痣，获得性

  真皮复发性黑素细胞痣

  发育不良痣，复合性

    生殖器痣

肢端痣

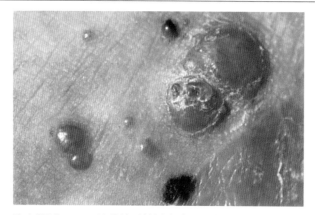

临床图ⅥB3b.d. *转移性恶性黑素瘤*。69岁男性患者，在前期足部黑素瘤手术植皮部位出现半透明的红色和黑色的结节与丘疹

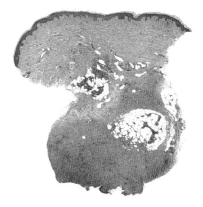

图ⅥB3b.t. *转移性恶性黑素瘤，低倍镜*。在本例转移性黑素瘤中，皮下脂肪和真皮深层可见结节性肿瘤，而其上方真皮和表皮未见肿瘤组织

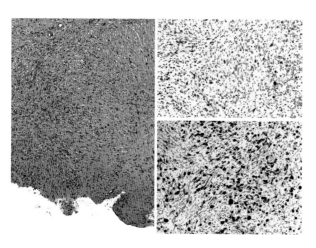

图ⅥB3b.u. *转移性恶性黑素瘤，高倍镜*。肿瘤由大的非典型细胞构成，胞质丰富，核大，核仁明显。这些细胞的胞质中可见褐色色素颗粒。转移性损害中通常可见有丝分裂，可能很少亦或很多。本例肿瘤伴有明显的淋巴细胞浸润，似乎有部分肿瘤组织在消退。散在残存的黑素细胞Melan-A（右上方图片）和S-100染色阳性

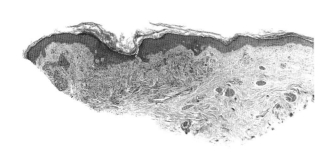

图Ⅵ**B3b.v.** *转移性恶性黑素瘤，卫星灶，低倍镜*。恶性黑素瘤的邻近部位出现小的黑色丘疹。浅层真皮可见大量着色较深的黑素细胞，而其上方表皮无受累

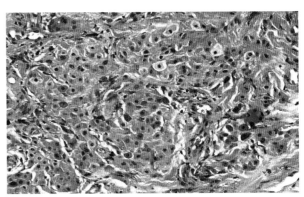

图Ⅵ**B3b.w.** *转移性恶性黑素瘤，卫星灶，高倍镜*。小的卫星灶组织学外观类似于色素痣。尽管如此，病变细胞大小不一，个别细胞大、核深染。如本例所示，此类损害非典型性并非总是很显著。当存在有丝分裂时，尽管数量并不总是太多，但有助于与色素痣相鉴别

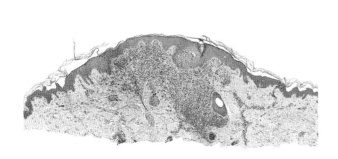

图Ⅵ**B3b.x.** *亲表皮转移性恶性黑素瘤，低倍镜*。本例亲表皮转移性恶性黑素瘤，肿瘤细胞缺乏黑素颗粒，呈Paget样扩散的非典型细胞进入表皮，这种模式类似于原发性恶性黑素瘤

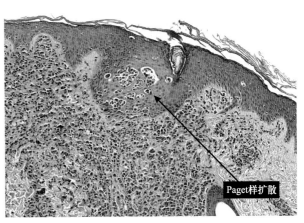

Paget样扩散

图Ⅵ**B3b.y.** *亲表皮转移性恶性黑素瘤，中倍镜*。在此类病变中，Paget样扩散通常局限于病变真皮成分上方的表皮。容易观察到的淋巴管侵袭（图中没有显示）可能为本病的一条诊断线索，但经常缺如

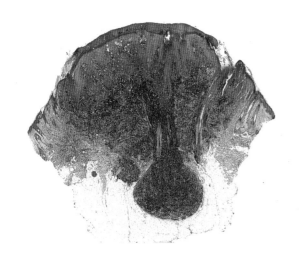

图Ⅵ**B3b.z.** *色素性上皮样黑素细胞瘤（PEM），低倍镜*。富含色素的结节跨越真皮，呈球状扩张进入皮下，类似于细胞性蓝痣

晕痣

复合痣

Reed色素性梭形细胞痣

气球状细胞痣

浅部和深部黑素细胞痣

先天性小痣

中等和巨大先天性痣

深部穿通痣

梭形和上皮样细胞痣（Spitz 痣）

色素-合成性真皮肿瘤

转移性黑素瘤

普通蓝痣

细胞性蓝痣

复合痣

深部穿通痣

恶性蓝痣

发生于先天性黑色素痣的增生性结节

发生于先天性黑色素痣中的恶性黑素瘤

恶性黑素细胞性施万细胞瘤

不确定恶性潜能的真皮黑素细胞肿瘤
（MELTUMP）

太田痣

婴儿黑素性神经上皮肿瘤

致瘤性原发性黑素瘤

结节性黑素瘤

致瘤性黑素瘤水平和垂直生长期

浅表扩散型

恶性雀斑样痣型

肢端雀斑样痣型

黏膜-雀斑样痣型

结缔组织增生性黑素瘤

亲神经性黑素瘤

最小偏离性黑素瘤

转移性恶性黑素瘤

亲表皮转移性黑素瘤

卫星灶和在途（in-transit）转移性黑素瘤

真皮和皮下转移性黑素瘤

ⅥB4 小汗腺肿瘤

　　在透明变性或硬化的真皮中，小汗腺导管（小的暗细胞通常形成小管状，至少在局灶性区域）或腺体组织或两者兼有增生。炎性浸润主要是淋巴细胞。大多数小汗腺肿瘤存在恶性型。恶性类型少见，但具有一般性特征，包括对除肿瘤自身基质成分之外的真皮和邻近结构的浸润，重度、一致的细胞非典型性，有丝分裂活动增加，坏死或溃疡。免疫组化检查被推荐用于鉴别原发性腺癌和转移性腺癌，表达p63 和 D2-40被认为是腺性起源的具有特殊价值的标志[51]。小汗腺螺旋腺瘤和结节性汗腺瘤是良性小汗腺肿瘤的典型疾病。

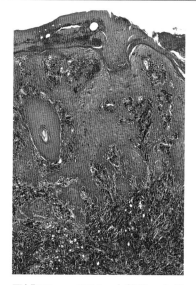

图ⅥB3b.za. *PEM，中倍镜*。皮损由富含色素的噬黑素细胞和色素较少的病变细胞构成。如本图所示，此类皮损经常出现明显的交界成分伴显著角质形成细胞增生

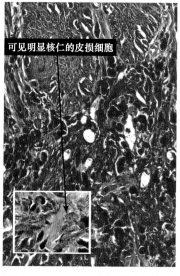

可见明显核仁的皮损细胞

图ⅥB3b.zb. *PEM，高倍镜*。病变细胞（插图）呈上皮样细胞样或有时呈梭形轮廓，显著的核仁伴开放的染色质（open chromatin）和规则的核膜。有丝分裂通常可见但数量较少

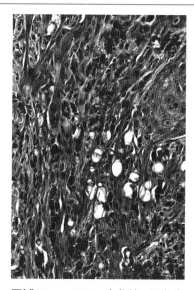

图ⅥB3b.zc. *PEM，高倍镜*。黑色素漂白后染色显示出特征性病变细胞的细胞核细节（光滑的轮廓，淡染的染色质，显著的核仁，同样见于前一张图片的插图），以及浸润的噬黑素细胞

ⅥB4a　局限性、对称性小汗腺肿瘤

小汗腺螺旋腺瘤

　　临床特征　通常情况下，小汗腺螺旋腺瘤[52]表

现为单发的真皮内结节，直径为1 ~ 2cm。偶尔可出现数个结节，罕见情况下可出现多个小的结节呈带状排列或大的结节呈线状排列。结节常伴有触痛，偶有疼痛。

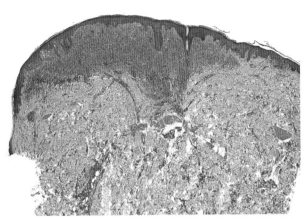

图ⅥB3b.zd. *不确定恶性潜能的黑素细胞肿瘤（MELTUMP），低倍镜。* 在扫视放大倍率下，一位青少年背部的损害，面积较大且细胞丰富，但相对对称

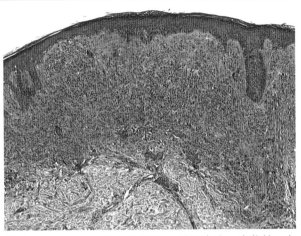

图ⅥB3b.ze. *MELTUMP/AST/Spitz样黑素瘤，中倍镜。* 大的上皮样细胞从皮损的一侧至另一侧形态一致，可见有丝分裂。皮损底部仅有轻微的成熟证据

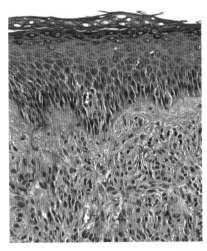

图ⅥB3b.zf. *MELTUMP/AST/Spitz样黑素瘤，高倍镜。* 靠近皮损表面的细胞较大，常伴有轻微异型性

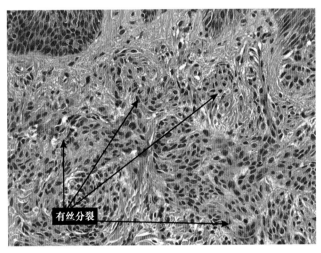

有丝分裂

图ⅥB3b.zg. *MELTUMP/AST/Spitz样黑素瘤，高倍镜。* 虽然有丝分裂通常很少，但仍可见呈灶状分布的数个有丝分裂

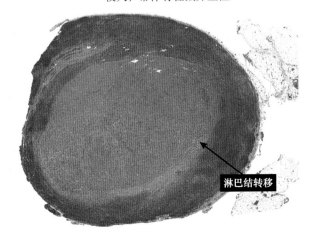

淋巴结转移

图ⅥB3b.zh. *转移性MELTUMP/AST/Spitz样黑素瘤，低倍镜。* 在前哨淋巴结活检中发现淋巴结转移，尤其是年轻患者，有越来越多的文献提示在"转移性结节性Spitz样黑素瘤"中系统性转移很罕见，最好将此类情况视为"不确定恶性潜能"

大的多角形细胞和圆形细胞肿瘤

ⅥB

组织病理　肿瘤位于真皮内，由一个大的境界清楚的（肿瘤）小叶，也可以是数个具有类似形态的小叶构成，与表皮不相连，可有纤维性包膜。肿瘤小叶因密集的细胞核聚集，外观常呈深嗜碱性。肿瘤小叶的上皮细胞成束排列并相互缠绕，可能包裹小的、不规则形状的、肿胀的结缔组织岛。上述细胞条索中的上皮细胞有两类，均含有少量胞质。一类细胞核小、深染，通常位于细胞集合区的周边；另一类细胞核大、淡染，位于细胞集合区的中央，在近半数的肿瘤中可见第二类细胞部分围绕小的管腔样结构排列或呈花环状排列。管腔样结构中常包含少量PAS阳性的颗粒状嗜酸性物质。有时在围绕肿瘤细胞条索的基质中存在灶性透明物质。可存在显著弥漫的淋巴细胞浸润。

圆柱瘤

临床特征　圆柱瘤表现为缓慢生长的、柔软或坚实的、粉红色至红色的真皮结节。通常表现为头、颈部单发性损害。主要发生于老年和中年女性，有报道显示女男比例为 9：1。

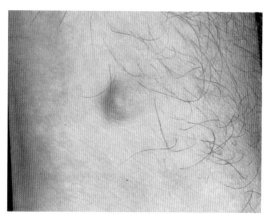

临床图 VⅠB4a.a. 小汗腺螺旋腺瘤。一位55岁男性，手腕处出现淡蓝色囊性结节30年，近期有所增大并伴有触痛

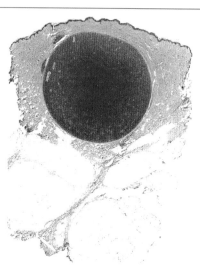

图 VⅠB4a.a. 小汗腺螺旋腺瘤，低倍镜。本例附属器肿瘤表现为真皮内基底样结节。病变境界清楚、局限，与邻近的胶原分离

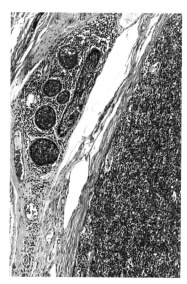

图 VⅠB4a.b. 小汗腺螺旋腺瘤，中倍镜。肿瘤通过一层薄的纤维包膜与周围真皮组织分隔开。在此放大倍数下，肿瘤细胞形成相互交错的样式。"卫星样"肿瘤常见，但并非恶性的标志

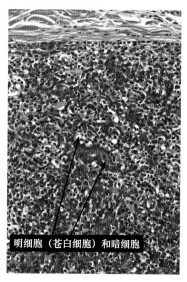

明细胞（苍白细胞）和暗细胞

图 VⅠB4a.c. 小汗腺螺旋腺瘤，高倍镜。肿瘤由两种细胞构成，一种为小的基底样细胞，胞核小，胞质少。另一种为细胞核稍大，呈空泡状，胞质较多

圆柱瘤可能发生恶性转化，并有转移的潜能。此类通常呈良性的肿瘤，可发生于Brooke-Spiegler综合征，该综合征是一种常染色体显性遗传性疾病，可发生多发性圆柱瘤。这种综合征可能与CYLD 肿瘤抑制基因突变有关。皮肤圆柱瘤是良性的，不要与腺样囊性癌混淆，后者可发生在皮肤和其他部位如唾液腺。

　　组织病理　圆柱瘤最常发生于头皮和面部皮肤的真皮层，由不规则形状的基底样细胞岛构成，周围环绕嗜酸性透明鞘。典型的肿瘤岛由两类细胞构成：外周细胞呈栅栏状，细胞核小、色暗，代表相对未分化的基底样肿瘤细胞；靠近中央的细胞分化较好，胞核大、淡染，类似于导管或分泌细胞。

　　圆柱瘤厚的基底膜带存在层粘连蛋白、整合素和胶原的异常表达，缺少半桥粒[53]。

汗孔瘤

　　参见临床图ⅥB4a.b和图ⅥB4a.g ～图ⅥB4a.i。

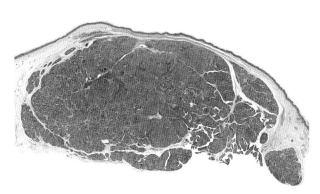

图ⅥB4a.d. *圆柱瘤，低倍镜*。真皮层内境界相对清楚的嗜碱性肿瘤团块，与其上方的表皮不相连，表皮突消失

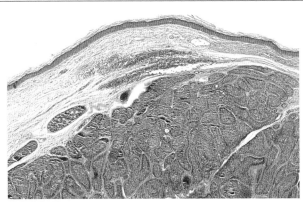

图ⅥB4a.e. *圆柱瘤，中倍镜*。肿瘤由多个基底样细胞岛彼此嵌合、毗连排列，肿瘤团块紧密相连、相互嵌合，状似一片片七巧板

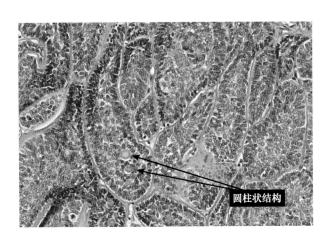

圆柱状结构

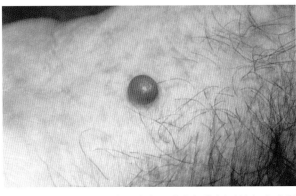

临床图ⅥB4a.b. *小汗腺汗孔瘤*。手腕部掌侧可见坚实略微呈红色的丘疹

图ⅥB4a.f *圆柱瘤，高倍镜*。肿瘤由两类细胞构成，类似于螺旋腺瘤。基底样细胞岛由均质的嗜酸性基底膜样物质环绕。由类似的嗜酸性物质聚集形成的圆形结构也存在于瘤细胞团块内

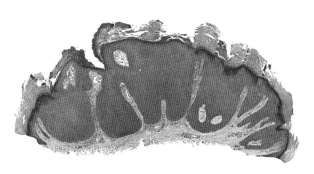

图ⅥB4a.g. *小汗腺汗孔瘤，低倍镜*。境界清楚的细胞增生，从表皮延伸进入真皮

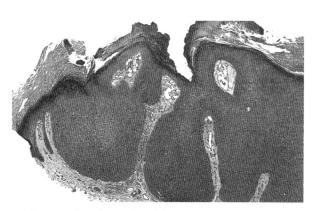

图ⅥB4a.h. *小汗腺汗孔瘤，中倍镜*。表皮细胞形成（形态）单一的片状结构

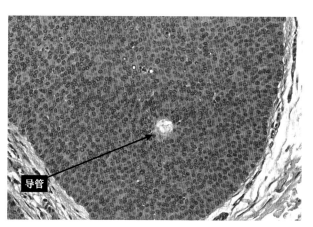

图ⅥB4a.i. *小汗腺汗孔瘤，高倍镜*。肿瘤中发育不全的导管结构。在其他病例中，此类导管可能衬以类似于小汗腺导管的嗜酸性护膜

导管

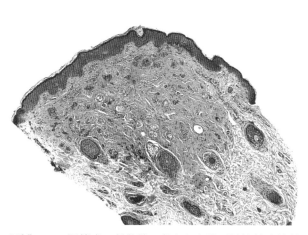

图ⅥB4a.j. *汗管瘤，低倍镜*。真皮上半部可见境界清楚的附属器肿瘤，镶嵌于嗜酸性基质中。虽然没有包膜，但病损的边缘被基质的边缘所界定

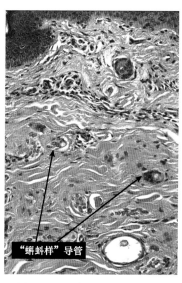

图ⅥB4a.k. *汗管瘤，高倍镜*。肿瘤由多个表型温和的上皮细胞小岛构成。许多小岛形成小的导管，内衬嗜酸性护膜。小岛表现为"蝌蚪样"或"逗号样"外观

"蝌蚪样"导管

汗管瘤

参见图ⅥB4a.j、图ⅥB4a.k。

结节性汗腺瘤

临床特征　结节性汗腺瘤（*nodular hidradenoma*）[54]目前亦被称为透明细胞汗腺瘤或小汗腺末端螺旋瘤（*eccrine acrospiroma*），尽管此类肿瘤也可见到大汗腺的特征[55]。本病较常见，没有特定好发部位。肿瘤表现为真皮内结节，多数直径为0.5～2.0cm，尽管也可以更大。通常由未受累的表皮覆盖，但有些肿瘤可出现浅表溃疡和排出浆液样物质。虽然此类肿瘤临床上很少会给人以囊性的印象，但标本的大体检查常常会发现其具有囊性结构。

组织病理　肿瘤境界清楚，可有包膜状结构。由位于真皮的分叶状团块构成，常伸入到皮下脂肪层，通常不与表皮相连。肿瘤结节时常被特征性的嗜酸性透明基质分隔。在叶状团块中，常存在大小不等的管腔，当然，管腔也可能缺如或很少。管腔可能分支或直行，衬以立方形导管细胞或柱状分泌细胞，后者可表现出顶浆分泌（大汗腺分化）的证据。本病常有腔样结构，可以相当大，且内含弱嗜酸

性均质物质。在肿瘤的实体部分，可辨认出两类细胞，比例不尽相同，且有过度类型。一类细胞通常呈多面体或梭形，胞核圆，胞质略呈嗜碱性；另一类细胞通常呈圆形，胞质透亮，以至于细胞膜清楚可见，细胞核小且色深。在某些肿瘤中可以见到表皮样分化，细胞看起来大，呈多面形，有嗜酸性胞质。有时甚至可以出现角质形成细胞，伴有角珠形成，或提示向毛囊漏斗部分化的结构，也可向皮脂腺分化。在另外一些病例当中，成群的鳞状细胞围绕小的腔隙状结构排列，内衬以明晰的嗜酸性护膜，因而类似于小汗腺导管的表皮内部分。

透明细胞汗管瘤

参见图ⅥB4a.p、图ⅥB4a.q。

软骨样汗管瘤

参见图ⅥB4a.r、图ⅥB4a.s。

鉴别诊断

小汗腺痣

乳头状小汗腺腺瘤

透明细胞（结节性）汗腺瘤（小汗腺末端螺旋瘤）

汗管瘤

软骨样汗管瘤

小汗腺螺旋腺瘤

圆柱瘤（部分源于大汗腺）

小汗腺汗管纤维腺瘤

黏液样汗管化生（mucinous syringometaplasia）

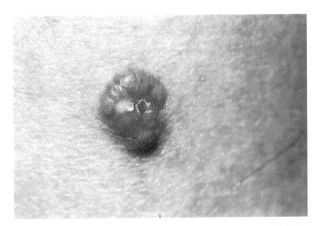

临床图ⅥB4a.c. *结节性汗腺瘤*。一位55岁男性，前臂外侧1cm 大小的非对称性粉色结节，可见毛细血管扩张，轻微脱屑，皮损下端有色素沉着

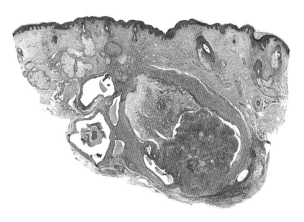

图ⅥB4a.l. *结节性汗腺瘤，低倍镜*。肿瘤位于真皮层内，由数个境界清楚的肿瘤小叶组成

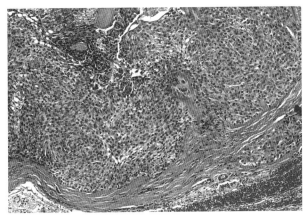

图ⅥB4a.m. *结节性汗腺瘤，中倍镜*。肿瘤成分与周围正常的真皮和皮下组织分界清楚。肿瘤岛可以被薄的纤维包膜包绕

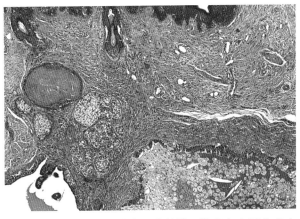

图ⅥB4a.n. *结节性汗腺瘤，中倍镜*。肿瘤岛内可有或大或小的囊腔，内含无定形液体，腔内衬以双层扁平的上皮细胞

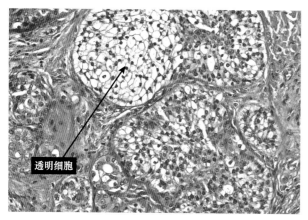

图ⅥB4a.o. *结节性汗腺瘤，高倍镜*。上皮细胞常呈透明细胞样改变，胞核小、嗜碱，被推挤至细胞一侧。透明细胞改变继发于糖原沉积，PAS染色阳性

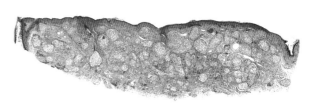

图ⅥB4a.p. *透明细胞汗管瘤，低倍镜*。在真皮浅部，可见多发的透明细胞小叶，镶嵌于嗜酸性硬化的基质当中

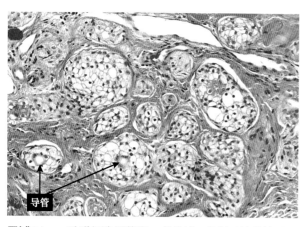

图ⅥB4a.q. *透明细胞汗管瘤，高倍镜*。类似于结节性（透明细胞）汗腺瘤，上皮细胞因为糖原聚集而变得透明。在细胞岛的中心可识别出小的、衬以嗜酸性护膜的小汗腺导管

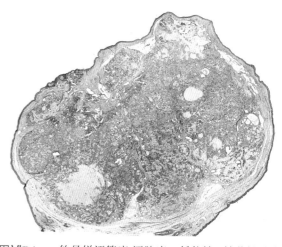

图ⅥB4a.r. *软骨样汗管瘤/汗腺瘤，低倍镜*。结节性肿瘤表现为多发的微小的上皮细胞岛，镶嵌于淡蓝色的黏液样基质中

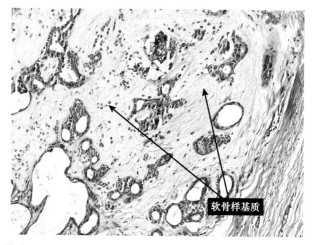

图ⅥB4a.s. *软骨样汗管瘤/汗腺瘤，中倍镜*。小的上皮细胞岛形成小的导管腔，通常具有向小汗腺分化的特征。淡蓝色软骨样基质与软骨相似。在其他区域，病变的某些特征则与结节性汗腺瘤重叠

Ⅵ B4b　浸润性非对称性小汗腺肿瘤

微囊肿附属器癌

　　临床特征　微囊肿附属器癌[56]或硬化性汗腺导管癌，最好将本病视为小汗腺导管癌的硬化变异型。本病最常见于上唇部，偶见于下颏、鼻唇沟、面颊，是一种向深部侵袭的肿瘤，局部复发常见，尽管如此，尚未见转移的报道。

　　组织病理　微囊肿附属器癌是一种境界不清的真皮肿瘤，可以延伸至皮下和骨骼肌，也可以见到与表皮或毛囊上皮相连。在结缔组织增生的基质内可明显地见到两种成分。在一些区域，可见到基底样角质

形成细胞，其中一些区域包含角囊肿和发育不良的毛囊，在另一些区域导管或腺样结构占优势，内衬为双层细胞结构。随着肿瘤逐渐深入真皮，肿瘤岛通常逐渐减小。可存在胞质透明的细胞，有报道称可出现皮脂腺分化。在细胞学方面，细胞表型温和，没有显著异型性，有丝分裂罕见或无。可见神经周围侵袭，这个特征可能与高复发率有关。因为本病细胞学类似于良性附属器肿瘤，所以边界不清，真皮深部受累和神经周围受累均有助于本病的诊断。

黏液性小汗腺癌

　　参见图ⅥB4b.e、图ⅥB4b.f。

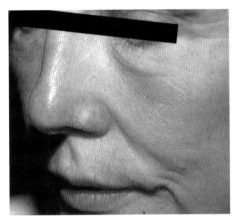

临床图ⅥB4b.a. *微囊肿附属器癌。*一位中年妇女的鼻翼部位出现不易看出来的肿胀性硬结

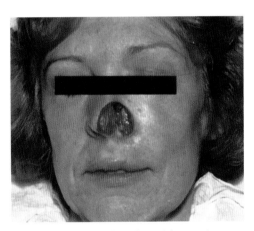

临床图ⅥB4b.b. *微囊肿附属器癌。*通过Moh显微外科手术确定肿瘤的延伸范围并切除肿瘤，形成图中所见到的大的缺损

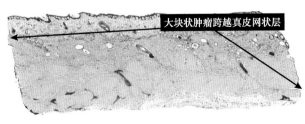

图ⅥB4b.a. *微囊肿附属器癌，低倍镜。*另一例接受外科手术治疗的患者，真皮肿瘤贯穿真皮延伸至活检组织的基底部，界线不清

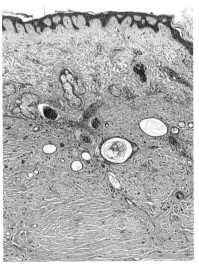

图ⅥB4b.b. *微囊肿附属器癌，中倍镜。*在结缔组织增生的基质中出现导管和实性细胞条索

ⅥB　大的多角形细胞和圆形细胞肿瘤

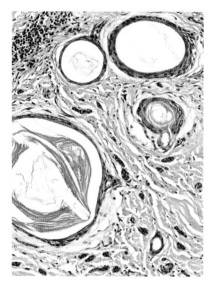

图Ⅵ**B4b.c.** *微囊肿附属器癌,中倍镜。* 一些管腔内衬为单层细胞,另一些可为双层细胞

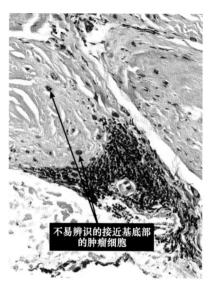

不易辨识的接近基底部的肿瘤细胞

图Ⅵ**B4b.d.** *微囊肿附属器癌,高倍镜。* 接近肿瘤底部的区域可见到少量肿瘤细胞浸润。本例中未见到神经周围侵袭

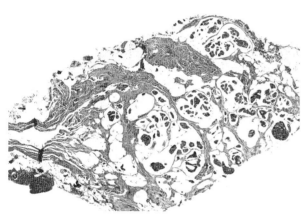

图Ⅵ**B4b.e.** *黏液性小汗腺癌,低倍镜。* 在真皮深层和皮下组织中可见到嗜碱性肿瘤细胞岛,镶嵌在黏液性基质中,细胞岛大小各异,肿瘤上方被覆的表皮和真皮浅层通常不受累

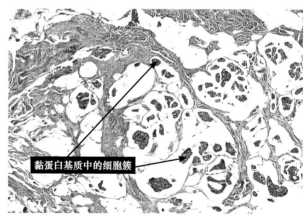

黏蛋白基质中的细胞簇

图Ⅵ**B4b.f.** *黏液性小汗腺癌,中倍镜。* 基底样瘤细胞岛好似漂浮在丰富的、少细胞的黏液性基质中

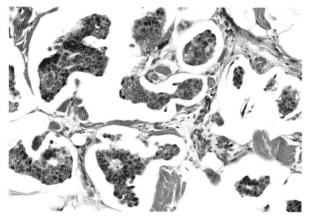

图Ⅵ**B4b.g.** *黏液性小汗腺癌,高倍镜。* 上皮细胞岛由拥挤排列的基底样细胞组成,局部可见小的管状结构形成,细胞异型性轻微

肢端乳头状腺癌

临床特征 本病是一种源自汗腺的罕见肿瘤，表现为皮肤结节，常发生于手部（85%）和足部（15%）[57, 58]。常见于50～60岁的男性（年龄范围为17～85岁）。临床上需要与血管球瘤、化脓性肉芽肿、异物肉芽肿及其他肿瘤和肿瘤样皮损相鉴别。诊断有赖于组织病理学。

组织病理 表皮可能与肿瘤相连，但通常变平，不受累及。真皮可见多叶状肿瘤，由管泡状和导管样结构组成，也可见到囊性结构。肿瘤的囊性区域可见乳头样突起，囊肿的形成被认为是肿瘤坏死的继发性改变。肿瘤界线不清，呈筛孔状结构。p63是区分肿瘤是原发性还是转移性的有价值的标志物。此外，增殖标志物Ki-67可作为评估肿瘤侵袭性的标记，可以为治疗策略的制订提

供帮助[59]。

该肿瘤尽管有大汗腺的特征，但多被认为起源于小汗腺，细胞异型性差异较大。在多数肿瘤组织中可见有丝分裂，平均每高倍镜视野下可见0～50个。肿瘤细胞角蛋白、S-100、CEA和EMA标志物呈阳性。鉴别诊断包括肢端乳头状腺瘤、转移癌和大汗腺癌。

鉴别诊断
硬化性汗腺导管癌
微囊肿附属器癌
恶性软骨样汗管瘤
恶性透明细胞（结节性）汗腺瘤
恶性小汗腺螺旋腺瘤
恶性小汗腺汗孔瘤（汗孔癌）
小汗腺腺癌

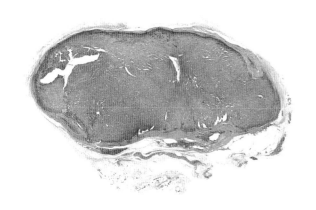

图Ⅵ**B4b.h.** *肢端乳头状腺癌，低倍镜*。真皮和皮下组织中可见多叶状肿瘤组织团块

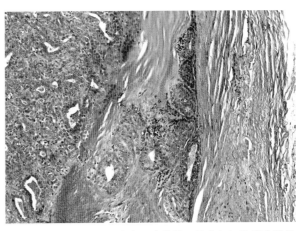

图Ⅵ**B4b.i.** *肢端乳头状腺癌，中倍镜*。肿瘤组织的管腔结构和肿瘤包膜的灶状浸润，但未累及周围的原生组织

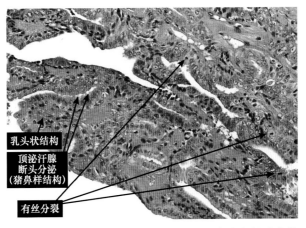

乳头状结构

顶泌汗腺
断头分泌
（猪鼻样结构）

有丝分裂

图Ⅵ**B4b.j.** *肢端乳头状腺癌，高倍镜*。肿瘤内部的乳头状突起，肿瘤细胞出现顶浆（断头）分泌和有丝分裂

大的多角形细胞和圆形细胞肿瘤

ⅥB

　　黏液性小汗腺癌
　　腺样囊性小汗腺癌
　　侵袭性肢端乳头状腺瘤/腺癌
　　汗管样小汗腺癌

VIB5 顶泌汗腺（大汗腺）肿瘤

　　位于真皮中的肿瘤主要由顶泌汗腺导管和腺上皮细胞（大的粉红色细胞，具有顶浆分泌功能）的增生组成。间质硬化，血管丰富，主要以淋巴细胞浸润为主。

管状顶泌汗腺腺瘤

　　临床特征　此类肿瘤[60]表现为境界清楚的结节，通常位于头皮。多数肿瘤表面光滑，直径不超过2cm。

　　组织病理　此类肿瘤的特征是大量不规则形状的管状结构，通常衬以双层上皮细胞。外层细胞呈立方形或扁平状，近管腔的细胞呈柱状。有些管腔膨大，并有乳头状突起突入管腔内部。许多区域近管腔的细胞可见到断头分泌，部分管腔可见细胞碎片。

乳头状汗管囊腺瘤

　　临床特征　乳头状汗管囊腺瘤[61]最常发生于头皮或面部，常于新生儿或儿童早期发病。皮损可表现为单个或数个呈线状排列的丘疹，亦可为孤立性斑块。皮损在青春期增大形成乳头状瘤样，常有结痂。发生于头皮的乳头状汗管囊腺瘤，常在青春期发生于出生时即有的皮脂腺痣的基础上。

　　组织病理　表皮呈不同程度的乳头状瘤样增生。单个或数个囊性内陷从表皮向下延伸，其上部衬以鳞状角质形成细胞（类似表皮角质细胞），其囊性内陷下部可见多个乳头状突起伸入囊腔，衬以腺样上皮细胞，通常为双层。接近囊腔的内层细胞为高柱状细胞，卵圆形核，胞质弱嗜酸性，偶尔可见活跃的顶浆分泌。外层为小立方形细胞，圆核，胞质缺乏。在囊性内陷下方的真皮深层通常可见较多含较大腔隙的管状腺体，内衬具有活跃断头分泌活动的顶泌汗腺细胞。肿瘤间质几乎总可以出现相当致密的、以浆细胞为主的浸润，尤其是在乳头状突起部位，此特征有助于诊断。乳头状汗管囊腺瘤中大约有1/3的病例与皮脂腺痣相关。

　　乳头状汗管囊腺癌非常罕见，可发生在先前已存在的原位和(或)侵袭性腺癌，亦或鳞状细胞癌（罕见）。常可见到与乳腺癌相似的导管改变，提示其转变可能是从普通的导管增生到不典型导管增生，再到原位癌，直至侵袭性腺癌[62]。

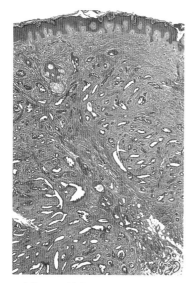

图 VIB5.a. 管状顶泌汗腺腺瘤，低倍镜。内衬双层细胞的不规则小管延伸至真皮网状层

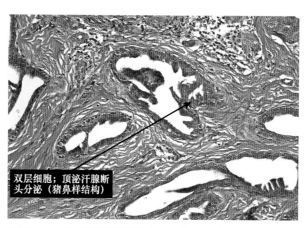

双层细胞；顶泌汗腺断头分泌（猪鼻样结构）

图 VIB5.b. 管状顶泌汗腺腺瘤，中倍镜。该病变可见双层细胞和断头分泌，有别于微囊肿附属器癌。无高度的异型性，有助于排除转移性腺癌

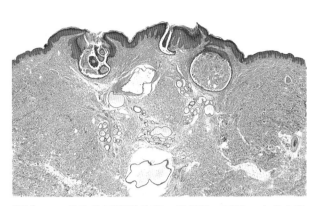

图ⅥB5.c. *乳头状汗管囊腺瘤，低倍镜*。可见一个来自浅部表皮的内生性上皮性肿物，有许多乳头状突起突入囊腔

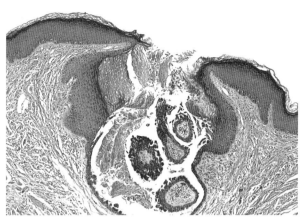

图ⅥB5.d. *乳头状汗管囊腺瘤，中倍镜*。乳头状突起内衬双层细胞，腔面为具有断头分泌特征的圆柱状细胞，基底部为立方形细胞

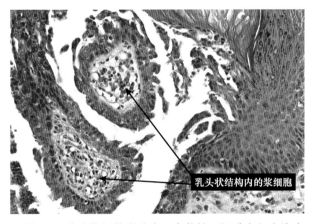

乳头状结构内的浆细胞

图ⅥB5.e. *乳头状汗管囊腺瘤，高倍镜*。间质中包含许多浆细胞

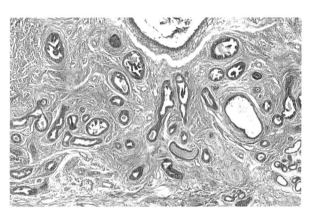

图ⅥB5.f. *乳头状汗管囊腺瘤，中倍镜*。肿瘤底部腺体类似于顶泌汗腺腺瘤

鉴别诊断

局限性、对称性顶泌汗腺（大汗腺）肿瘤

　　顶泌汗腺痣

　　管状顶泌汗腺腺瘤（管状乳头状汗腺瘤）

　　圆柱瘤（部分源于小汗腺）

　　乳头状汗腺瘤

　　乳头状汗管囊腺瘤

　　顶泌汗腺汗囊瘤

浸润性、不对称性顶泌汗腺（大汗腺）肿瘤

　　顶泌汗腺腺癌

　　恶性圆柱瘤

　　糜烂性腺瘤病（乳头红色乳头状瘤病）

ⅥB6　毛发肿瘤

真皮浸润性肿瘤，由向毛发分化的上皮构成，或者是毛囊部分结构与基质的增生。浸润的炎症

细胞以淋巴细胞为主，真皮富含纤维细胞。毛发上皮瘤为典型疾病[63]。

毛发上皮瘤

临床特征　该肿瘤的分化方向为毛囊结构，多发或单发。多发的毛发上皮瘤可通过常染色体显性方式遗传，可伴发Brooke-Spiegler综合征和CYLD突变[53]。通常情况下，首个皮损发生于儿童期，之后数量逐渐增多。皮损表现为许多圆形、皮色、坚实的丘疹和结节，主要位于鼻唇沟部位，也可以发生于面部的其他任何部位，偶尔也会发生于头皮、颈部、上躯干部。孤立性毛发上皮瘤为非遗传性，皮损为坚实、隆起性的皮色结节，通常直径小于2cm。通常于儿童期或成年早期发病，常见于面部三角区。

组织病理　通常来讲，多发性毛发上皮瘤皮损比较表浅、小而界线清楚，对称分布。其最明显的组织学特点是角囊肿，可见于大多数皮损。皮损中心完全角化，周围包绕以嗜碱性细胞，缺乏高度的异型性及有丝分裂。上述囊性结构中的角化为突然出现的完全角化，也就是所谓的毛鞘角化，而非逐渐的不完全角化，如鳞状细胞癌的角珠中所见。肿瘤组织的第二种主要成分是嗜碱性细胞，排列成花边样或腺样网状结构，偶尔也可以表现为实性团块。肿瘤团块的周边细胞呈栅栏状排列，周围被纤维形成性间质所包绕。间质缺少基底细胞癌通常可见的人工收缩间隙，常可见到角蛋白碎片周围的肉芽肿性炎性病灶。上皮细胞聚集物形成内陷，其内包含许多成纤维细胞，类似于毛乳头。先前，孤立性毛发上皮瘤作为组织学称谓，仅用于描述高分化的病变。孤立性皮损具有相对较少的向毛发结构分化的特征时，最好归类于角化性基底细胞癌。若一个单发皮损诊断为孤立性毛发上皮瘤，应该包含许多角囊肿和发育不全的毛乳头，有丝分裂少见或缺如，皮损不会过大，也不应出现过于明显的非对称性和浸润。

结缔组织增生性毛发上皮瘤

临床特征　此类肿瘤最常见的临床表现为硬斑病样斑块，边缘轻微隆起，中央凹陷[64]。通常发生在面部，主要是面颊部，极少见于头部的其他部位或颈部。最常见于10多岁的女性，皮损缓慢进行性生长，可持续数年。

组织病理　成束的基底样细胞浸润在致密的纤维细胞基质背景中，组成真皮内肿瘤，基质压迫肿瘤组织成为细条索状[65]，基底样细胞肿瘤上方和内部可发生钙化、角囊肿，有丝分裂和细胞异型性不常见。炎症反应差异明显，常以淋巴细胞浸润为主。瘤体通常不会延伸至皮下组织。鉴别诊断包括硬化型基底细胞癌、微囊肿附属器癌、毛发上皮瘤、汗孔瘤、毛囊漏斗部肿瘤和汗管瘤[66]。

Winer扩张孔

参见图ⅥB6.e、图ⅥB6.f。

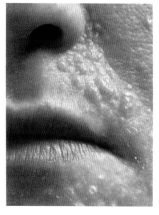

临床图ⅥB6. *毛发上皮瘤。* 22岁女性患者，自幼年发病，面部口鼻周围可见散在的坚实皮色丘疹和结节

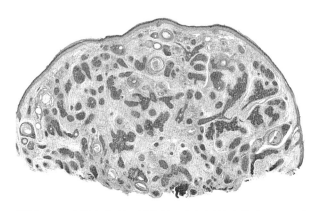

图ⅥB6.a. *毛发上皮瘤，低倍镜。* 在扫视放大倍率下可见真皮内圆顶状、上皮性肿瘤，与其上方被覆的表皮不相连

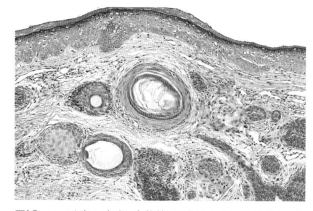

图ⅥB6.b. *毛发上皮瘤，中倍镜。* 基底样上皮细胞构成瘤团，伴有充满了层状角蛋白的小囊性结构

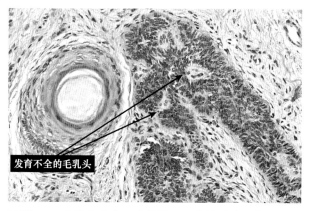

发育不全的毛乳头

图ⅥB6.c. *毛发上皮瘤，中倍镜。* 上皮性肿瘤团块呈现毛囊分化，形似毛球。间质纤维化，紧密包绕这些上皮细胞岛。在此类损害中，无基底细胞癌中所能见到的人工收缩间隙

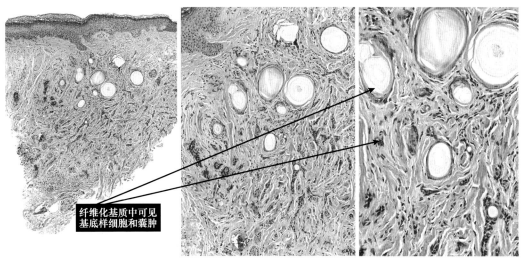

图Ⅵ**B6.d.** *结缔组织增生性毛发上皮瘤，低倍镜、中倍镜、高倍镜。* 致密的纤维细胞性基质中可见基底样细胞，伴有囊性结构

毛鞘棘皮瘤

参见图ⅥB6.g、图ⅥB6.h。

毛鞘瘤

参见图ⅥB6.i ～图ⅥB6.k。

毛囊瘤

参见图ⅥB6.l ～图ⅥB6.n。

纤维毛囊瘤/毛盘瘤

纤维毛囊瘤也包括毛盘瘤，也可能包括皮赘，可能与Birt-Hogg-Dubé综合征有关，后者是一种罕见的常染色体显性遗传性疾病，病因是促卵泡激素（FLCN）基因发生种系突变，该基因编码促卵泡激素肿瘤抑制蛋白。与该病有关的表现包括可导致气胸的肺囊肿和显著增加的患肾肿瘤的风险，其他肿瘤性表现包括与FLCN突变相关的患克罗恩病或者乳腺癌的风险[67]。

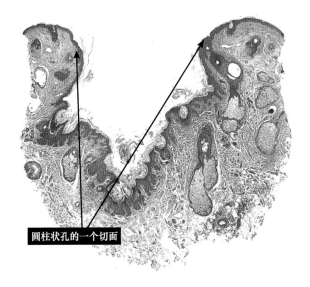

图ⅥB6.e. *Winer扩张孔，低倍镜。* 可见起源于表皮的窦样结构，损害中央含有层状角蛋白和增生性的上皮内壁

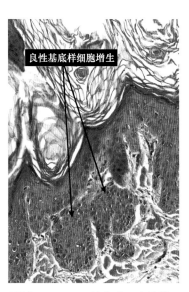

图ⅥB6.f. *Winer扩张孔，中倍镜。* 上皮性（窦状结构）内壁，内表面呈疣状，表皮突延长。可见毛囊漏斗部角化，有颗粒层形成

大的多角形细胞和圆形细胞肿瘤

ⅥB

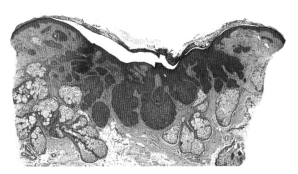

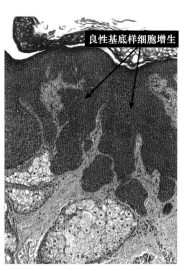

图VIB6.g. *毛鞘棘皮瘤，低倍镜*。该皮损呈现出上皮性囊肿或者是Winer扩张孔的结构特征，有一个上皮凹陷，其内充满角蛋白，开口于皮肤表面。然而，囊性结构的囊壁增生相当明显

图VIB6.h. *毛鞘棘皮瘤，中倍镜*。囊性结构的囊壁由增生的基底样细胞和鳞状细胞构成，呈现局灶性毛囊分化，类似于毛囊的外毛根鞘部分

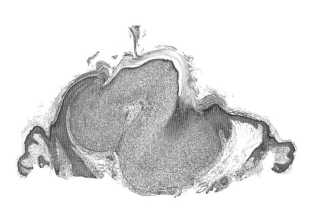

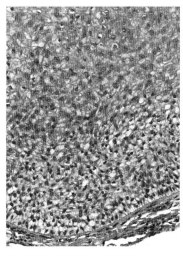

图VIB6.i. *毛鞘瘤，低倍镜*。上皮性肿物界线清楚，同时可见到内生性结构、皮损表面疣状增生和角化过度

图VIB6.j. *毛鞘瘤，中倍镜*。内生性小叶由形态温和的、可能呈透明细胞改变的上皮细胞组成。周边的基底细胞呈栅栏状结构，可见增厚的基底膜带。病变没有黏液性基质，此特征有助于与基底细胞癌相鉴别

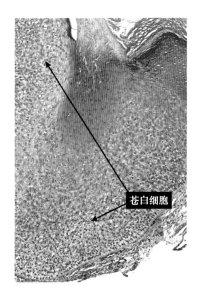

图VIB6.k. *毛鞘瘤，高倍镜*。病变边缘可见疣状增生的表皮，颗粒层增厚

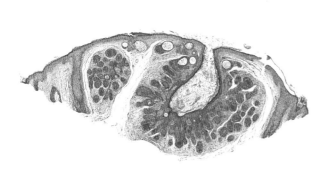

图VIB6.l. *毛囊瘤，低倍镜*。中央的囊性结构充满角蛋白，伴有囊壁增生，次级毛囊从上述囊性结构延伸至间质

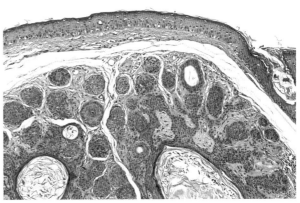

图VIB6.m. *毛囊瘤，中倍镜*。次级毛囊起始于中央囊性结构，同时可见从次级毛囊分生出来的三级毛囊

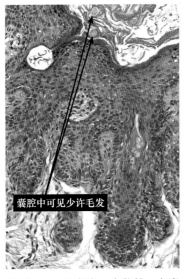

囊腔中可见少许毛发

图VIB6.n. *毛囊瘤，中倍镜*。在囊性管腔中可见到由次级毛囊产生的毛干

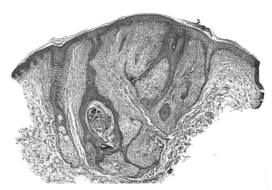

图VIB6.o. *纤维毛囊瘤/毛盘瘤，低倍镜*。注意纤维性间质包绕上皮增生组织，包括一个囊腔和（或）上皮细胞条索，如本图所示

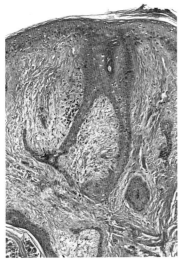

图VIB6.p. *纤维毛囊瘤/毛盘瘤，中倍镜*。纤细的上皮性细胞条索呈现出毛囊分化特征，有时可形成皮脂腺小叶

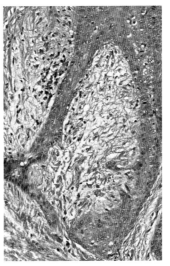

图VIB6.q. *纤维毛囊瘤/毛盘瘤，中倍镜*。纤维性间质中出现特征性的细条索状上皮分支

毛发腺瘤

　　参见图ⅥB6.r、图ⅥB6.s。

毛母质瘤

　　参见图ⅥB6.t～ⅥB6.w。

毛母细胞瘤

　　临床特征　毛母细胞瘤表现为单发结节，多发少见，最常见于头皮，常伴发于Jadassohn皮脂腺痣[68]。除组织活检外，此类肿瘤没有足够显著的临床特征来确定诊断。毛母细胞瘤可发生于绝大多数躯体表面，但除外无毛区域，如黏膜、掌和足跖部位。

　　组织病理　与表皮不相连的真皮肿瘤由基底样细胞构成，可呈巢状[69]，肿瘤可延伸至皮下组织。当纤维细胞性间质与上皮细胞岛混合时称为毛母细胞性纤维瘤，当以上皮成分为主时称为毛母细胞瘤。这是一种比较粗略的区分方法，实践中并不能确保准确。在一些肿瘤中可见到幼稚的毛囊结构，即之前所谓的毛发生成性（trichogenic）毛母细胞瘤。除溃疡形成外不会有显著的炎症反应发生。

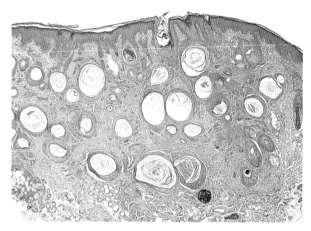

图ⅥB6.r. *毛发腺瘤，低倍镜*。真皮上2/3区域内，可见境界清楚的损害，由镶嵌于纤维性基质中的多个囊性结构组成

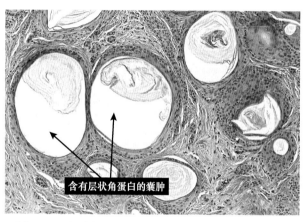

图ⅥB6.s. *毛发腺瘤，中倍镜*。囊性结构由成熟的鳞状上皮形成，表现出毛囊漏斗部分化特征，囊腔内包含层状角蛋白。尽管此图未见，本病可伴有继发于囊肿破裂的肉芽肿性浸润

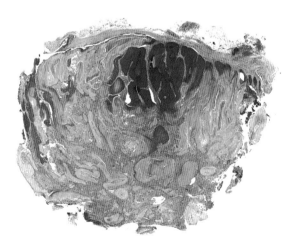

图ⅥB6.t. *毛母质瘤，低倍镜*。境界清楚的肿瘤包括嗜碱性和嗜酸性两种成分

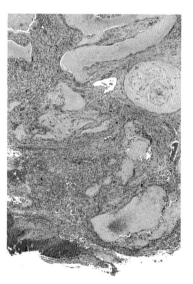

图ⅥB6.u. *毛母质瘤，中倍镜*。嗜碱性区域由密集排列的小的嗜碱性细胞构成，与嗜酸性区域相毗邻

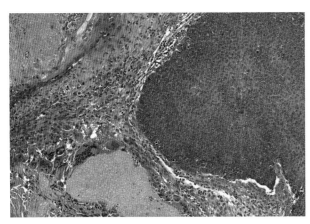

图ⅥB6.v. *毛母质瘤，高倍镜*。嗜碱性细胞体积较小，拥挤排列，但缺乏显著的非典型性，这些细胞与嗜酸性影细胞相混杂，后者表现为上皮细胞残存的轮廓，缺乏嗜碱性着色

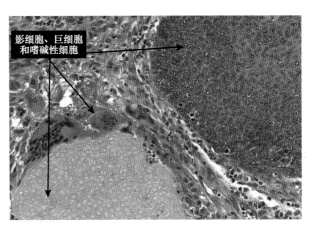

影细胞、巨细胞和嗜碱性细胞

图ⅥB6.w. *毛母质瘤，高倍镜*。此类病损中常见与影细胞相毗邻的异物巨细胞

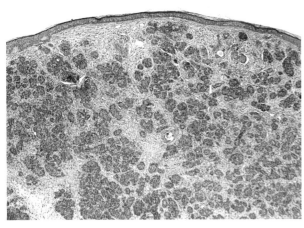

图ⅥB6.x. *毛母细胞瘤，中倍镜*。损害通常表现为纵向走行的真皮内肿瘤，通常境界清楚，形似从周围真皮中"脱壳而出"（shelling out）

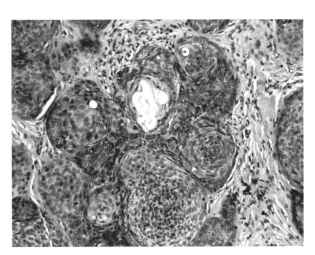

图ⅥB6.y. *毛母细胞瘤，中倍镜*。肿瘤由基底样细胞构成，但没有基底细胞癌中所见到的非典型性、人工收缩间隙和特化性基质。尽管如此，两者有时仍很难区分

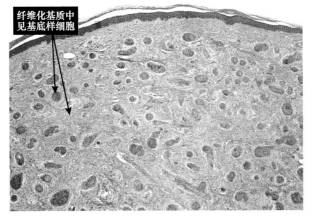

纤维化基质中见基底样细胞

图ⅥB6.z. *毛母细胞性纤维瘤，中倍镜*。肿瘤镶嵌于致密的、通常境界清楚的纤维化基质中

组织学上的变异类型包括所谓的"波纹状"模式，基底样细胞呈线状平行排列，呈现出波纹状外观。此外还有硬化性（adamantoid）、色素性和透明细胞模式。免疫组化方面，肿瘤表达CK5/6、CK14、CK7，灶性表达CK17、CK19。间质细胞vimentin和CD34呈阳性。鉴别诊断包括基底细胞癌、毛发上皮瘤、汗孔瘤、末端螺旋瘤、螺旋腺瘤和黑素棘皮瘤[70]。

鉴别诊断

毛囊漏斗部肿瘤

　　Winer扩张孔

　　毛鞘棘皮瘤

　　毛鞘瘤

　　毛囊漏斗部肿瘤

分支状和小叶状毛囊皮脂腺肿瘤

　　毛囊瘤

　　毛发上皮瘤

　　毛囊漏斗部肿瘤

　　皮脂腺痣的顶部

结节性毛囊皮脂腺肿瘤

　　毛囊痣

　　角化棘皮瘤

　　毛发上皮瘤

　　结缔组织增生性毛发上皮瘤

　　不成熟的毛发上皮瘤

　　毛囊错构瘤

　　毛母质瘤

　　毛母细胞瘤

　　毛母细胞性纤维瘤

　　毛发腺瘤

　　增生性外毛根鞘囊肿（毛发瘤）

　　倒置性毛囊角化病

毛囊皮脂腺间叶组织肿瘤

　　毛盘瘤

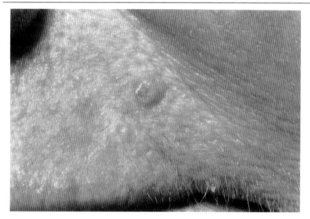

临床图ⅦB7.a. *皮脂腺腺瘤*。患有膀胱癌和结肠癌的老年女性患者（67岁），伴有角化棘皮瘤和皮脂腺腺瘤病史（Muir-Torre综合征），表现为上唇部境界不清的皮色至淡黄色丘疹

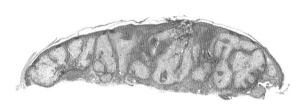

图ⅦB7.a. *皮脂腺腺瘤，低倍镜*。起源于表皮的多叶状上皮性肿瘤，伴有细胞透明性改变

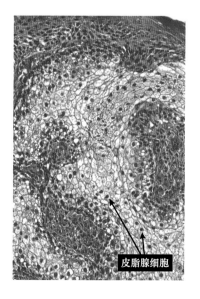

皮脂腺细胞

图ⅦB7.b. *皮脂腺腺瘤，中倍镜*。细胞透明性改变代表着皮脂腺分化（空泡化的胞质挤压位于细胞中央的细胞核，形成压迹），此类细胞占到皮损细胞数量的50%以上。另一类细胞是位于小叶周边的基底样细胞，数量增加

　　纤维毛囊瘤

　　立毛肌肿瘤

浸润性，非对称性

　　毛母质癌（恶性毛母质瘤）

　　毛鞘癌

　　伴有毛囊分化的基底细胞癌

ⅥB7　皮脂腺肿瘤

　　此类真皮肿瘤由具有生发能力的上皮和成熟的皮脂腺细胞增生而成。不同肿瘤之间上述细胞的混合构成状态各不相同。真皮呈纤维细胞性。皮脂腺腺瘤、皮脂腺上皮瘤和皮脂腺癌为典型疾病[71]。上述肿瘤常伴发Muir-Torre综合征，该病是遗传性非息肉性结直肠癌综合征的一个亚型，是一种常染色体显性癌症易患性综合征，由编码DNA错配修复蛋白的基因缺陷遗传所致，此类蛋白的功能是检测和修复DNA复制过程中的碱基配对错误，上述错误可导致基因组不稳定[72]。

皮脂腺腺瘤和皮脂腺上皮瘤（皮脂腺瘤）

　　临床特征　皮脂腺腺瘤表现为面部或头皮部位的黄色局限性结节。皮脂腺上皮瘤或皮脂腺瘤表现多样，从局限性结节至边界不清的斑块，部分皮损为黄色。皮脂腺上皮瘤偶尔发生于皮脂腺痣。皮脂腺上皮瘤和皮脂腺腺瘤也可见于Muir-Torre综合征（Muir-Torre syndrome）患者的多发性皮脂腺肿瘤中，与多种内脏肿瘤相伴发。

　　组织病理　组织病理学检查可见皮脂腺腺瘤与周围组织边界非常清晰，由大小、形状不规则的、分化不完全的皮脂腺小叶构成。皮脂腺小叶内可见两种类型的细胞，一种是未分化的基底样细胞，等同于位于正常皮脂腺腺体外围的细胞；另一类是成熟的皮脂腺细胞。在大多数小叶内，两种类型细胞的比例基本一致，常以基底样细胞围绕群集的皮脂腺细胞的方式排列，也可以出现局灶性的鳞状上皮，伴有角化。

　　组织学上，皮脂腺上皮瘤包括了从皮脂腺腺瘤至难以与皮脂腺癌相区分的病损等一系列谱系性疾病。通常，皮脂腺上皮瘤表现为形状不规则的细胞团块，其中超过半数的细胞为未分化的基底样细胞，但其中有明显的皮脂腺细胞和过渡类型细胞的聚集。趋近于皮脂腺癌的皮损，细胞团块可出现一定程度的排列不规则；尽管大多数细胞为基底样细胞，但有许多细胞表现出向皮脂腺细胞分化的特征。皮脂腺腺瘤和皮脂腺上皮瘤缺乏细胞核异型性与侵袭性，以及非对称性生长方式（这些表现是皮脂腺癌的特征）。尽管如此，上述疾病基底样细胞区域均可出现相当数量的有丝分裂活动。

皮脂腺增生

　　参见临床图ⅥB7.b、图ⅥB7.c和图ⅥB7.d。

Jadassohn皮脂腺痣

　　参见临床图ⅥB7.c、图ⅥB7.e和图ⅥB7.f。

皮脂腺上皮瘤

　　参见临床图ⅥB7.g、图ⅥB7.h。

临床图ⅥB7.b. 这种淡黄色带有脐凹的丘疹常被误诊为基底细胞癌

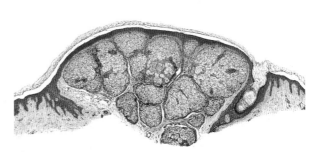

图ⅥB7.c. *皮脂腺增生，低倍镜。* 在扫视放大倍率下，真皮浅层成熟皮脂腺小叶数量明显增加，与正常情况相比，更为接近其上方被覆的表皮

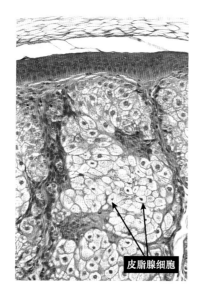

图 VIB7.d. *皮脂腺增生，中倍镜*。皮脂腺小叶几乎全部由成熟的皮脂腺细胞构成，仅仅在小叶的外围可见一排未分化的基底样细胞

皮脂腺细胞

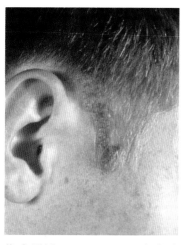

临床图 VIB7.c. *Jadassohn 皮脂腺痣*。出生时即存在于头皮部位的边界清楚的黄棕色疣状斑块

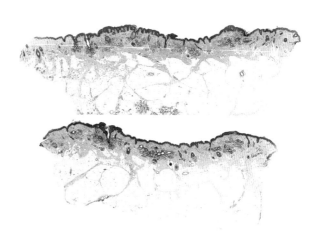

图 VIB7.e. *Jadassohn皮脂腺痣，青春期前，低倍镜*。在扫视放大倍率下，在标本中部的皮下脂肪中可见一处终毛减少区域。上述改变与临床上所见到的斑秃性皮损相一致

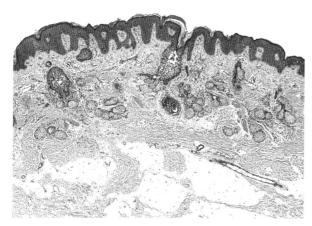

图 VIB7.f. *Jadassohn皮脂腺痣，青春期前，中倍镜*。在本区域内可看到真皮浅层数个发育不全的毛囊结构，无法生成毛干。此标本来源于一名1岁儿童，在此年龄阶段，皮损不会出现典型的疣状表皮增生和直接与表皮相连的大的成熟皮脂腺小叶

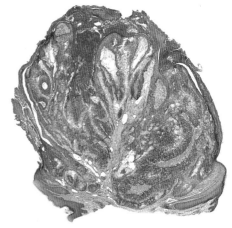

图 VIB7.g. *皮脂腺上皮瘤/皮脂腺瘤，低倍镜*。表面结痂的界线清楚的肿瘤。在扫视放大倍率下类似于基底细胞癌，但是缺乏典型的黏液样基质和人工收缩间隙

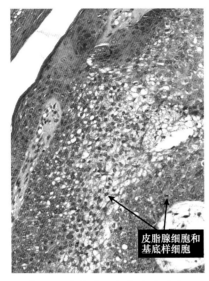

图ⅥB7.h. *皮脂腺上皮瘤/皮脂腺瘤，中倍镜*。此皮损超过50%的细胞为基底样细胞，成熟的皮脂腺细胞所占比例相对较小

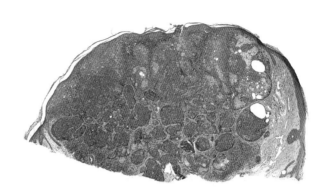

图ⅥB7.i. *皮脂腺癌，低倍镜*。此皮损可见局灶性溃疡，浸润性生长方式，并伴有炎症反应。在此放大倍率下，皮损可表现出许多类似于侵袭性鳞状细胞癌的特征

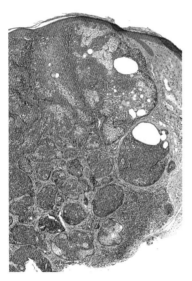

图ⅥB7.j. *皮脂腺癌，中倍镜*。尽管在一些区域，此皮损类似于鳞状细胞癌，其特征为局灶性皮脂腺分化，特点是空泡化的胞质挤压位于细胞中央的细胞核，形成压迹

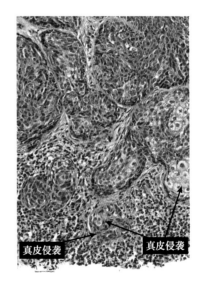

图ⅥB7.k. *皮脂腺癌，高倍镜*。在本图的底部可见伴有局灶性轻微皮脂腺分化的基底样细胞团块形成的间质性浸润。其他细胞团块分化良好

皮脂腺癌

　　临床总结　皮脂腺癌最常见于眼睑，但也可发生于其他部位的皮肤。肿瘤常常表现为溃疡性或非溃疡性的结节。眼睑部位的皮脂腺癌常常出现内脏转移而导致患者死亡。眼睑部位以外的皮脂腺癌常常出现区域性转移，但可导致死亡的内脏转移非常少见。皮脂腺肿瘤的组织病理学，以及此类肿瘤与Muir-Torre

综合征的关系可见于近期的文献综述[72]。

　　组织病理　在扫视放大倍率下可见肿瘤由大小、形态不同的不规则小叶构成，具有特征性的非对称性、浸润性边缘。尽管一些细胞为未分化细胞，但在大多数小叶中部可见明显的胞质呈泡沫状的皮脂腺细胞。许多异型性细胞可出现细胞核形态及大小的显著差异。在一些大的小叶中可见到类似于鳞状细胞癌中出现的局域性分布的非典型性角质形成

ⅥB　大的多角形细胞和圆形细胞肿瘤

细胞。眼睑部位的皮脂腺癌常会出现恶性肿瘤细胞在结膜或邻近上皮的Paget样扩散，而这种改变在发生于眼部之外的皮脂腺癌中非常少见。

鉴别诊断

对称性局限性皮脂腺肿瘤

　皮脂腺增生

　Fordyce病（黏膜皮脂腺异位症）

　鼻赘

　皮脂腺痣

　皮脂腺腺瘤

　皮脂腺上皮瘤

　皮脂腺毛囊瘤

浸润性非对称性皮脂腺肿瘤

　皮脂腺癌

　基底细胞癌伴皮脂腺分化

ⅦB8　"组织细胞"和多种透明细胞肿瘤

"组织细胞"可出现泡沫状胞质，提示存在脂质聚集，也可出现嗜酸性或双染性胞质，围绕染色质呈开放状态的卵圆形细胞核。一些类似于组织细胞的非组织细胞性损害也归入本节内容当中[73]。原发性组织细胞性皮肤病的病种多样，可以分为朗格汉斯细胞组织细胞增生症和非朗格汉斯细胞组织细胞增生症。后者包括幼年黄色肉芽肿、多中心网状组织细胞增生症、海蓝组织细胞综合征、窦性组织细胞增生症伴巨大淋巴结病（Rosai-Dorfman综合征）、渐进性坏死性黄色肉芽肿、播散性黄瘤和噬血细胞性淋巴组织细胞增生症，该疾病虽不属于真正意义上的恶性，但可以表现出不同程度的侵袭性生长的生物学行为特征[74]。睑黄瘤和幼年黄色肉芽肿为典型疾病。网状组织细胞瘤是一种重要的鉴别疾病[75]。

黄瘤和睑黄瘤

临床特征　结节性和结节发疹性黄瘤主要见于乳糜微粒与极低密度脂蛋白升高的患者。表现为大结节或斑块，最常见于肘部、膝盖、手指及臀部。这些黄瘤中的大多数脂质是以胆固醇的形式存在的。睑黄瘤表现为眼睑部位黄色、微隆起、质软斑块。尽管睑黄瘤是最常见的皮肤黄瘤，但由于常发生于脂蛋白正常的人群，因此也最不具有特异性。扁平黄瘤通常发生于皮肤褶皱部位，特别是掌纹处。弥漫性扁平黄瘤通常表现为多发的群集性丘疹和边界不清的黄色斑块，患者血脂正常，但常伴有副蛋白血症、淋巴瘤或白血病。

组织病理　皮肤和腱黄瘤的特征性组织学表现为泡沫细胞（吞噬脂滴的巨噬细胞）。不同类型和部位的黄瘤标本可出现不同程度的纤维化、巨细胞和裂隙，但大多数病理改变是非常相似的。大多数泡沫细胞或"黄瘤细胞"为单核细胞，但是可以见到巨细胞，特别是细胞核呈环状排列的Touton巨细胞。大量胆固醇和其他固醇类物质的细胞外沉积物（制片过程中被消化后）导致了裂隙状结构的形成。发生于眼睑部位的睑黄瘤，其特征是泡沫细胞分布于相当表浅的部位，且几乎不伴有纤维化。浅表横纹肌、毳毛、小血管和表皮菲薄，均提示病变位于眼睑部位，可作为睑黄瘤的组织学诊断线索。

睑黄瘤

参见图ⅦB8.a，图ⅦB8.b。

发疹性黄瘤

参见临床图ⅦB8.a，图ⅦB8.c～图ⅦB8.e。

疣状黄瘤

参见图ⅦB8.f，图ⅦB8.g。

幼年黄色肉芽肿

临床特征　幼年黄色肉芽肿[76]是一种表现为一个、数个或偶尔多个红色至黄色结节的良性疾病。皮损最常见于儿童，但成年人也可出现。对于儿童，皮损可迅速生长，但大多数皮损可在一年内消退。发生于成人的皮损并不少见，常单发并持久存在。幼年黄色肉芽肿也可见于其他一些器官系统，常表现为大的结节性损害。幼年黄色肉芽肿可伴随出现一些系统性并发症。眼部受累最常见症状包括青光眼和前房积血；骨损害有时也可见到。

组织病理　典型的幼年黄色肉芽肿包含着具有多种细胞学特征的组织细胞。早期皮损可见到大量组织细胞聚集，掺杂有少量淋巴样细胞和嗜酸性粒细胞，不伴有任何脂质浸润。由于见不到泡沫细胞或巨细胞，幼年黄色肉芽肿的可能性常被忽略。即使在非常早期的阶段，皮损内通常可见到一定程度的、以淡染组织细胞为表现的脂质化。在成熟的皮损中，通常可见到肉芽肿性浸润，包含泡沫细胞、异物巨细胞和Touton巨细胞，以及组织细胞、淋巴细胞和嗜酸性粒细胞。陈旧性（退行期）

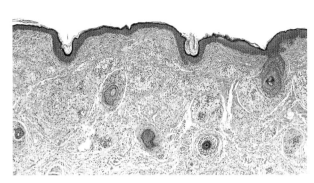

图VIB8.a. *睑黄瘤，低倍镜*。真皮全层可见边界不清的淡染细胞的聚集

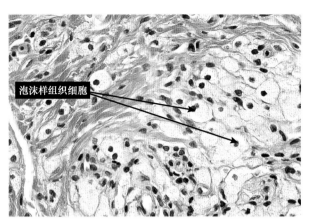

图VIB8.b. *睑黄瘤，高倍镜*。真皮全层可见泡沫细胞无序排列。细胞具有小细胞核和明显的空泡化胞质

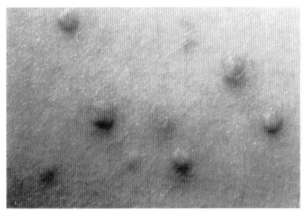

临床图VIB8.a. *发疹性黄瘤*。35岁女性患者，突发于臀部皮肤的多发性黄色至红色的丘疹或结节。实验室检测显示血甘油三酯水平明显升高

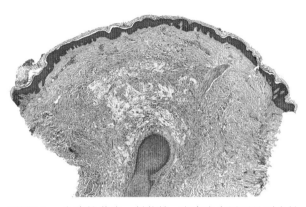

图VIB8.c. *发疹性黄瘤，低倍镜*。在真皮中层可见到炎性浸润和由透亮间隙形成的裂隙

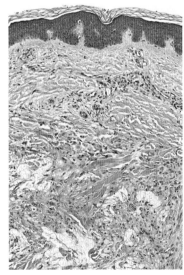

图VIB8.d. *发疹性黄瘤，中倍镜*。这些大小不一的裂隙代表脂质的沉积。在此显微照片的下半部可见泡沫细胞（巨噬细胞）

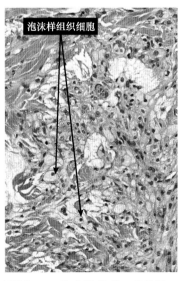

图VIB8.e. *发疹性黄瘤，高倍镜*。真皮全层可见较多泡沫样组织细胞，发疹性黄瘤中，组织细胞间常常混合有中性粒细胞

VIB　大的多角形细胞和圆形细胞细胞肿瘤

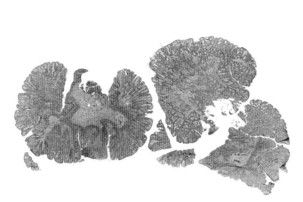

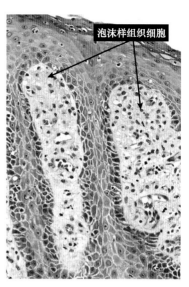
泡沫样组织细胞

图ⅥB8.f. *疣状黄瘤,低倍镜*。表皮明显增生伴有角化过度,可见真皮乳头层和网状层浅层的混合性浸润

图ⅥB8.g. *疣状黄瘤,高倍镜*。真皮乳头层顶部可见含有大量泡沫状胞质的大的组织细胞

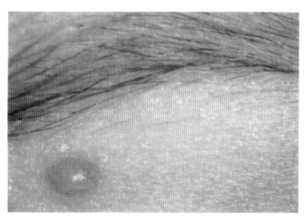

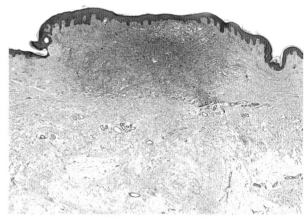

临床图ⅥB8.b. *幼年黄色肉芽肿*。10岁女孩面部和躯干可见数个散在分布的红色至黄色的结节和丘疹,后期皮损自行消退

图ⅥB8.h. *幼年黄色肉芽肿,低倍镜*。黄色肉芽肿病变内可见由几乎累及真皮全层的致密性浸润形成的实体性团块

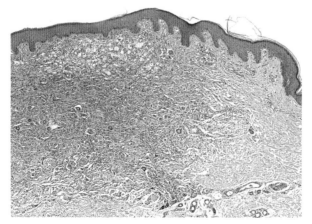

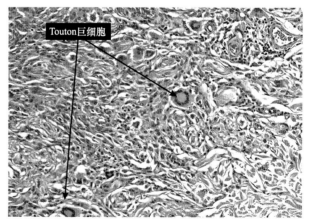
Touton巨细胞

图ⅥB8.i. *幼年黄色肉芽肿,中倍镜*。可见一处主要由组织细胞构成的致密的混合性浸润,其间可以有少量或多数多核巨细胞,常可以见到嗜酸性粒细胞和中性粒细胞,特别是在早期的病变中

图ⅥB8.j. *幼年黄色肉芽肿,高倍镜*。典型的Touton巨细胞可见花环状排列的细胞核,其周边环绕的胞质常出现空泡化改变

皮损可见成纤维细胞增生和纤维化，替代了部分细胞浸润。嗜酸性的或者网状组织细胞型的组织细胞（具有嗜酸性胞质）在儿童期皮损中较为少见，但可见于成年人皮损中。梭形细胞变异型在成年人中也更为常见，此类病变可以见到以梭形细胞为主的细胞增生，类似于蓝痣或皮肤纤维瘤，伴有少量泡沫样细胞或巨细胞。

网状组织细胞增生症

临床特征 网状组织细胞增生症[77]可分为两类：巨细胞网状组织细胞瘤（GCRH）和多中心网状组织细胞增生症（MRH），两种类型几乎均发生于成年人，且两者的组织学表现非常近似。GCRH常表现为单发结节（孤立性网状组织细胞瘤），但偶尔也可见到多发性皮疹，最常见于头部和颈部。结节表面光滑，直径为0.5～2.0cm，可自行消退；即使是具有多发性皮损的患者，也没有系统受累的表现。

MRH患者往往为中年女性，表现为泛发性皮损伴破坏性关节炎。结节性损害最常见于四肢，直径从数毫米至数厘米大小不等。多发性关节炎或重或轻，通过破坏关节软骨和关节下骨质，造成关节的残毁，特别是手部关节。病情时轻时重，迁延多年，有可能导致毁损性关节炎和关节畸形。

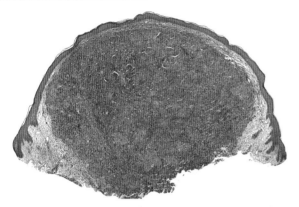

图VIB8.k. *网状组织细胞瘤，低倍镜*。在此放大倍率下，病变表现为真皮层致密的结节性浸润，类似于黄色肉芽肿，其上方表皮变扁平

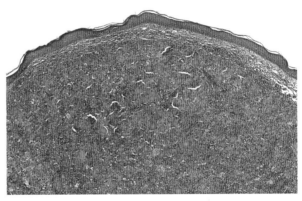

图VIB8.l. *网状组织细胞瘤，中倍镜*。致密浸润呈混合性；其间可见散在、胞质呈嗜酸性磨玻璃样外观的巨细胞，此类细胞可以出现环状排列的细胞核，但缺乏典型Touton巨细胞所具有的泡沫状胞质

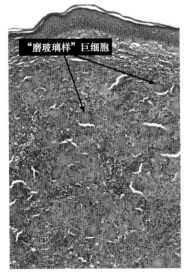

图VIB8.m. *网状组织细胞瘤，高倍镜*。由大量的组织细胞、淋巴细胞和嗜酸性粒细胞构成的混合性浸润处可见一个巨细胞，具有嗜酸性胞质，周边无空泡化改变

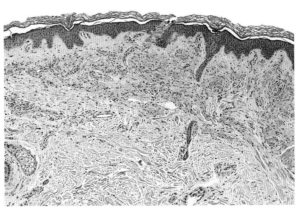

图VIB8.n. *多中心网状组织细胞增生症，低倍镜*。在真皮网状层的上1/3部分可见边界不清的细胞聚集

大的多角形细胞和圆形细胞肿瘤 VI B

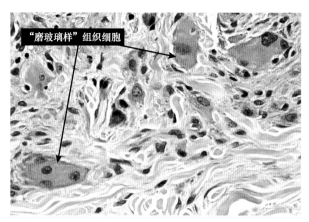

图 VIB8.o. *多中心网状组织细胞增生症，高倍镜*。混合性浸润间可见具有单核或多核的、胞质呈嗜酸性磨玻璃样外观的大个巨细胞

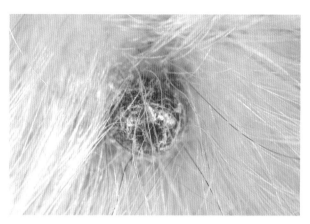

临床图 VIB8.c. *头皮部位转移性肾细胞癌*。由于血供较为丰富，结节可见特征性的出血性组分，类似化脓性肉芽肿

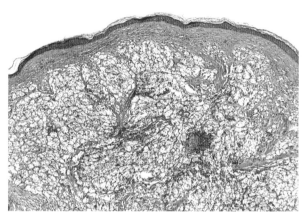

图 VIB8.p. *转移性肾细胞癌，低倍镜*。真皮层可见由透明细胞构成的没有包膜的肿瘤，伴有小血管腔数量的增多。此类透明细胞提示皮损可能为附属器肿瘤，如结节性（透明细胞）汗腺瘤

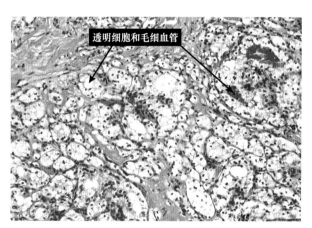

图 VIB8.q. *转移性肾细胞癌，高倍镜*。细胞含有大量透明胞质，核小、表型温和，小血管数量增多伴出血

组织病理 巨细胞网状组织细胞瘤（GCRH）和多中心网状组织细胞增生症（MRH）的组织学特征均表现为出现许多多核巨细胞和嗜酸性组织细胞（含有大量嗜酸性细颗粒状胞质），常呈磨玻璃样外观。在陈旧性皮损中，巨细胞和纤维化更为常见。上述两种类型的皮损可能存在细微的差别。例如，MRH的巨细胞直径更小（50～100μm），细胞核数量较少（10个左右），PAS染色几乎总是呈明显阳性。但是两种疾病常难以通过显微镜下影像进行鉴别。几乎所有的MRH患者都会出现多关节炎症状，上述关节炎症状由与皮损部位相同类型的浸润所致，其他器官也可出现类似的浸润，导致非特异性的临床表现。

转移性肾细胞癌

转移性肾细胞癌组织学表现与组织细胞性浸润或汗腺肿瘤相似，因此当皮损中出现透明细胞增生时需要考虑转移性肾细胞癌的可能。细胞的非典型性和有丝分裂活动可以非常轻微。

鉴别诊断

泡沫状组织细胞

黄瘤——发疹性，扁平，结节性及腱黄瘤

疣状黄瘤

睑黄瘤

胆固醇血症，植物固醇血症

播散性黄瘤

弥漫性正常血脂性扁平黄瘤

丘疹性黄瘤

发疹性正常血脂性黄瘤

进行性结节性组织细胞瘤（浅表性）

朗格汉斯细胞组织细胞增生症（少见的黄瘤样型）

组织样麻风

非泡沫状组织细胞

皮肤纤维瘤/组织细胞瘤

朗格汉斯细胞组织细胞增生症

先天性自愈性网状组织细胞增生症

未定类细胞组织细胞增生症

环状肉芽肿

发疹性组织细胞瘤

良性头部组织细胞增生症

窦性组织细胞增生症伴巨大淋巴结病

幼年黄色肉芽肿

巨细胞显著

幼年黄色肉芽肿

多中心网状组织细胞增生症

孤立性网状组织细胞瘤

巨细胞网状组织细胞瘤

伴副蛋白血症的渐进性坏死性黄色肉芽肿

播散性黄瘤

组织细胞性疾病的拟似疾病

多形性大细胞淋巴瘤（Ki-1，常常为T淋巴细胞）

上皮样肉瘤

皮肤白血病

转移性肾细胞癌

VIB9　大的造血淋巴样细胞肿瘤

大的淋巴样细胞可能会被误认成癌细胞或黑素细胞，但可以通过以下形态特点来加以鉴别：大的淋巴样细胞倾向于呈大片状松散而非黏着性生长，不伴有上皮细胞或黑素细胞分化征象。间变性大细胞淋巴瘤为典型疾病[78]，淋巴瘤样丘疹病[79]和皮肤白血病为重要的鉴别诊断。

皮肤CD30+（Ki-1+）间变性大细胞淋巴瘤

临床特征　该疾病曾被称为Ki-1+淋巴瘤，此

类肿瘤性疾病的皮肤结节性损害由具有明显非典型性大细胞核的淋巴细胞构成。肿瘤细胞常为T细胞来源，表达Ki-1（现在称为CD30）抗原。CD30抗原是可诱导性的淋巴细胞活化的标志物，可表达于B细胞或T细胞表面，也可表达于肿瘤期MF、一些多形性T细胞淋巴瘤、霍奇金淋巴瘤和一些非肿瘤性皮疹，包括淋巴瘤样丘疹病（见下文）。CD30+间变性大细胞淋巴瘤（ALCL）的典型表现为分布于四肢的单个或数个大结节或肿瘤，表面常见溃疡和结痂。本病可发生于任何年龄段。与伴有淋巴结受累的患者不同，皮肤ALCL一般不会出现系统症状。CD30+ ALCL是HIV患者最常见的皮肤淋巴瘤类型，与免疫功能正常的患者相比，HIV血清阳性的CD30+ ALCL患者预后较差。

组织病理　目前认为CD30+淋巴瘤并不是一个独立的疾病，而是一组具有相同肿瘤细胞表型的谱系性疾病，包括CD30+ ALCL和淋巴瘤样丘疹病。CD30+ ALCL的特征为真皮层和皮下由大淋巴细胞构成的结节状浸润，细胞具有大量弱嗜碱性的胞质；大的、形态不规则的泡状核，粗糙聚集的染色质沿核膜分布；以及大的、形态不规则的核仁。常可见到花环状多核细胞或胚胎状细胞核。极少数病例可见呈肉瘤样（纺锤状）形态的细胞。

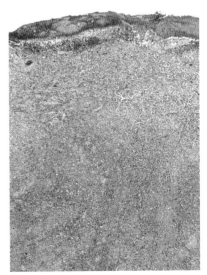

图VIB9.a. *皮肤间变性大细胞淋巴瘤，低倍镜。* 本例相对较大的肿瘤由累及真皮全层的致密浸润构成，其上方表皮可见溃疡形成

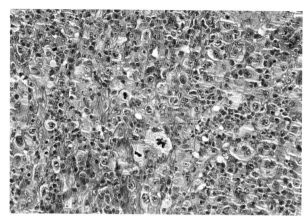

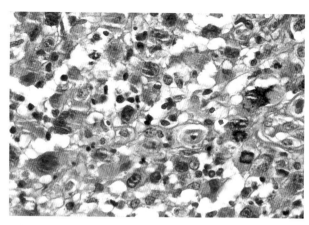

图VIB9.b. *间变性大细胞淋巴瘤，中倍镜。*由非典型性细胞混合炎症细胞（常为嗜酸性粒细胞）所构成的密集、片状浸润，一些非典型性细胞可见多个细胞核

图VIB9.c. *间变性大细胞淋巴瘤，高倍镜。*许多大细胞具有大而深染的细胞核，常可见到奇异形核和有丝分裂

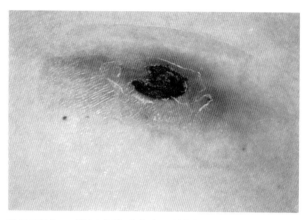

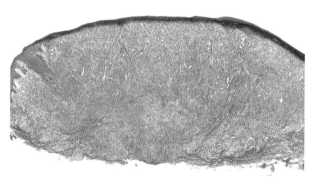

临床图VIB9. *淋巴瘤样丘疹病。*硬化性红色结节，部分伴有中心性溃疡，在本例老年患者皮肤上反复发作

图VIB9.d. *淋巴瘤样丘疹病，低倍镜。*在扫视放大倍率下可见致密的细胞浸润，延伸至真皮网状层

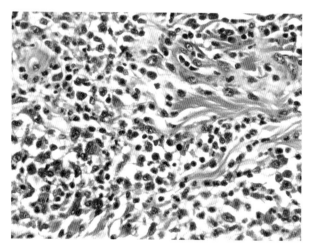

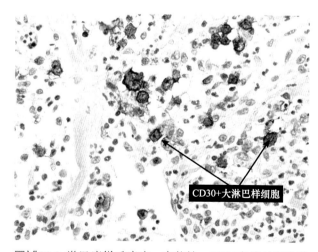

图VIB9.e. *淋巴瘤样丘疹病，中倍镜。*可见大、小淋巴细胞及中性粒细胞的混合性浸润

图VIB9.f. *淋巴瘤样丘疹病，高倍镜，CD30免疫过氧化物酶染色。*淋巴瘤样丘疹病中可见散在CD30抗体染色阳性的体积较大的非典型性细胞，与间变性大细胞淋巴瘤不同，此类细胞不形成大片状或结节状聚集

本病通常可见表皮增生或溃疡，以及富含中性粒细胞的炎性浸润。由于瘤细胞胞质丰富并紧密排列，一些病例与癌或肉瘤形态相似。相反，CD30表达可见于多种癌症（包括胚胎性癌）。淋巴瘤样丘疹病的皮损常常在组织学上能够加以鉴别，非典型性淋巴细胞以较少数量或小簇状排列（而非片状排列），在异质性浸润当中，常可见到明显的中性粒细胞和（或）嗜酸性粒细胞。

淋巴瘤样丘疹病

临床特征　淋巴瘤样丘疹病[79]（LyP）和间变性大细胞淋巴瘤的非典型性细胞具有类似的细胞形态、CD30阳性表达及T细胞受体基因克隆重排。因此，有充分的理由认为上述两种疾病可归入同一病谱。该谱系中的疾病，临床皮损的数量与皮损的持续时间大致呈反比。因此，大多数LyP患者的皮损趋向于多发、短期存在和复发，而ALCL的皮损趋向于数量较少但持续存在。

组织病理　淋巴瘤样丘疹病的皮损常常在组织学上能够与皮肤间变性大细胞淋巴瘤鉴别，本病非典型性淋巴细胞以较少数量或小簇状排列（而非片状排列），在异质性浸润当中常常可见明显的中性粒细胞和（或）嗜酸性粒细胞。LyP皮损的表皮改变表现多样，包括小至中等大小扭曲的淋巴细胞浸润，伴有角质形成细胞坏死的界面反应，或是坏死和溃疡。

皮肤白血病

临床特征　白血病属于淋巴造血系统肿瘤，常常明显累及外周血液系统。此类疾病可以粗略地归类于淋巴系或髓系的急性或慢性类型。皮肤白血病浸润常表现为斑疹、丘疹、结节、斑块和溃疡。皮疹可呈红色或紫色。急性髓细胞性白血病的髓外累及常表现为粒细胞性或髓细胞性肉瘤。除了上述特异性白血病浸润，还可见到多种不同的与白血病相伴发的炎症性皮肤病，有时被称为白血病疹，包括白细胞碎裂性血管炎、坏疽性脓皮病、Sweet综合征、荨麻疹、红皮病、结节性红斑和多形红斑。

组织病理　皮肤受累最常见的病理模式为间质性（网状）浸润，白血病细胞构成的水平走行的条索分布于胶原束之间，构成真皮网状层的弥漫性浸润。白血病细胞也可出现结节性浸润。真皮浅层致密的带状浸润和稀疏的浅深层血管周围浸润也可偶尔见到。

急性髓细胞性白血病可表现为间质性或结节性浸润的模式。表皮不受累及，但皮下组织常受累。该病的诊断很大程度上基于对原粒细胞的识别，该细胞缺乏胞质，有大的泡状核且核仁大小不等。嗜酸性中幼粒细胞或晚幼粒细胞对于急性髓细胞性白血病不具有特异性，但在特定的临床背景中，对诊断具有明显的提示作用。上述这些非成熟细胞具有成熟嗜酸性粒细胞的颗粒和单叶细胞核。慢性髓细胞性白血病的皮肤浸润较急性髓细胞性白血病少见，表现为类似的弥漫性或结节状浸润模式。浸润细胞由原粒细胞至分叶状核中性粒细胞的一系列髓系分化细胞组成。

急性淋巴细胞性白血病拥有淋巴母细胞来源淋巴瘤的特征，通常表现为单一形态的淋巴母细胞弥漫性或结节状浸润，细胞缺乏胞质，圆形细胞核、轻至中度卷曲，有薄但清晰的核膜，染色质细腻而分散。组织化学和免疫表型分析有助于白血病性浸润的确定。近期的总结发现，一小组免疫组织化学标志物，至少要包括抗CD43或抗溶菌酶抗体，可作为髓系肉瘤的敏感性标记。使用髓系疾病更为特异性的标记，如CD33、髓过氧化物酶、CD34和CD117，是确立诊断的必要条件。其他的抗体可根据鉴别诊断的需要来添加，流式细胞检测可作为抗体选择的参考。鉴定急性髓细胞性白血病起源病变亦有助于正确的临床诊断[80]。

鉴别诊断

多形性外周T细胞淋巴瘤
皮肤间变性大细胞淋巴瘤[CD30（Ki-1）淋巴瘤（退行性非典型性组织细胞增生症]
皮肤白血病
皮肤霍奇金病

ⅥB10　肥大细胞肿瘤

真皮结节性浸润主要为肥大细胞，伴散在分布的嗜酸性粒细胞。

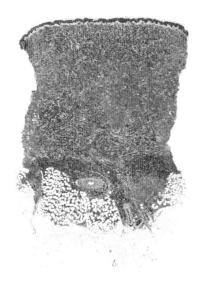

图ⅥB9.g. *皮肤白血病，急性髓细胞性白血病，低倍镜*。累及真皮全层的致密性浸润，可以延伸至皮下脂肪层。在此放大倍率下，主要的鉴别诊断为皮肤淋巴瘤

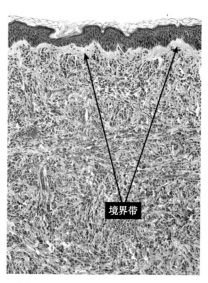

图ⅥB9.h. *皮肤白血病，急性髓细胞性白血病，中倍镜*。致密的浸润区域与其上方正常表皮之间存在"无浸润带"（境界带）。细胞呈胶原束间浸润模式，无序排列

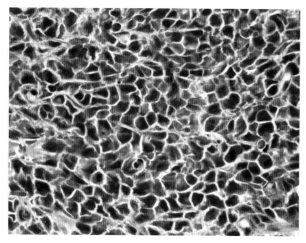

图ⅥB9.i. *皮肤白血病，急性髓细胞性白血病，高倍镜*。致密的浸润区域完全由具有深染的细胞核和嗜酸性胞质的非典型性细胞组成；细胞形态一致提示为克隆性增生

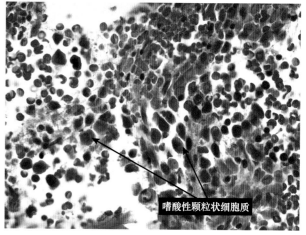

图ⅥB9.j. *急性髓细胞性白血病，高倍镜*。本图中可见肿瘤细胞胞质呈嗜酸性，胞核呈锯齿状

色素性荨麻疹，结节性皮损（另见ⅢA.2章节）

　　临床特征　儿童或成人的色素性荨麻疹可表现为多发的棕色结节或斑块；在摩擦刺激下可出现风团，偶尔也可有水疱形成[20]。婴儿几乎完全表现为单发的大皮肤结节；在摩擦刺激下，常常不仅出现风团，还可出现大疱。成人色素性荨麻疹表现为斑状皮损伴毛细血管扩张，摩擦刺激后发生风团的情况不一致。肥大细胞为髓系来源，该疾病可能与癌

基因c-kit的突变相关[81]。肥大细胞肿瘤（肥大细胞瘤）可发生于色素性荨麻疹的基础之上，或单独发病。

　　组织病理　在此类结节或斑块状皮损中，肥大细胞排列紧凑，呈肿瘤样聚集。浸润可能累及真皮全层，甚至延伸至皮下脂肪层。肿瘤中的肥大细胞的细胞核为立方体形（而非梭形），细胞具有丰富的嗜酸性胞质和清晰的细胞边界。成人患者诊断相对困难，间质中肥大细胞数量增多对于确立诊断

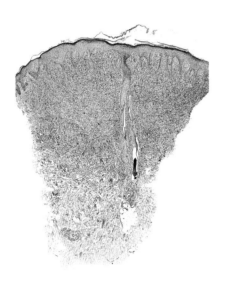

图Ⅵ**B10.a.** *肥大细胞瘤，低倍镜。*可见累及真皮上半部的致密结节性浸润；上方表皮轻度增生

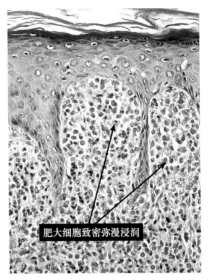

肥大细胞致密弥漫浸润

图Ⅵ**B10.b.** *肥大细胞瘤，中倍镜。*真皮网状层和乳头层可见由形态一致的卵圆形细胞构成的致密性浸润；肿瘤细胞不累及其上方表皮

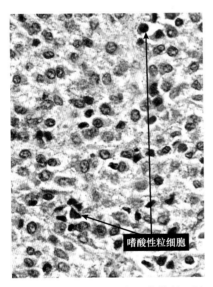

嗜酸性粒细胞

图Ⅵ**B10.c.** *肥大细胞瘤，高倍镜。*肿瘤细胞具有形态一致的、小的卵圆形细胞核和丰富的颗粒状胞质。在所有形式的肥大细胞增多症中常可见到散在分布的嗜酸性粒细胞，可作为诊断线索

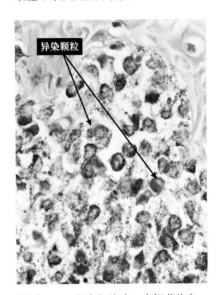

异染颗粒

图Ⅵ**B10.d.** *肥大细胞瘤，吉姆萨染色。*肥大细胞颗粒吉姆萨染色呈紫色

有一定帮助。吉姆萨、甲苯胺蓝和类胰蛋白酶染色，以及c-kit免疫染色有助于本病的诊断。在肥大细胞瘤中，肿瘤细胞表现为致密的结节状浸润。

鉴别诊断

肥大细胞增多症（色素性荨麻疹，结节性皮损）

ⅥB11　伴有显著坏死的肿瘤

坏死是上皮样肉瘤的一个显著性特征，因此有可能被误诊为肉芽肿性疾病。此外，一些晚期恶性肿瘤（常为转移性）也会出现显著坏死。

上皮样肉瘤

临床特征　这是一种少见的、独特的、起源不明的恶性软组织肿瘤，最常出现在青年男性的四肢远端，表现为缓慢生长的真皮或皮下结节。但据报道，该肿瘤也可累及身体其他部位。这种侵袭性肿瘤的特征为可多次复发，表现为累及真皮及皮下组织的往往伴有溃疡形成的结节和斑块，伴有区域或系统性转移，导致预后不良[82]。本病具有更强侵袭性的亚型，被称为近端轴向（proximal axial）型。临床上，与经典型的差别在于该亚型呈多结节性生长方式，更易发生于老年患者，更多的呈近端/轴向分布（主要累及骨盆、会阴及外生殖器区域，但不绝对），皮损位置更为深在，以及从发病之初即表现出来的更具侵袭性的临床表现。血管瘤样、血管肉瘤样、纤维组织细胞瘤样或纤维瘤样亚型也有相关报道[83]。

组织病理　该肿瘤性病变表现为由具有多形核、丰富嗜酸性胞质的非典型性上皮样细胞夹杂梭形细胞构成的不规则结节。这些细胞团嵌入在胶原纤维组织中可见局灶性出血、含铁血黄素和黏蛋白沉积，伴片状淋巴细胞浸润。有丝分裂多少不一，血管侵袭为共同特征，在肿瘤结节的中心部位可见灶状坏死。大的肿瘤结节累及表皮层时可导致溃疡形成，病变也可弥散性侵入皮下组织和更为深在的

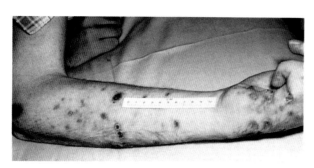

临床图 Ⅵ|B11. *上皮样肉瘤*。手部及前臂多发性、溃疡性结节伴有手指的屈曲挛缩（图片由 P. Heenan 博士提供）

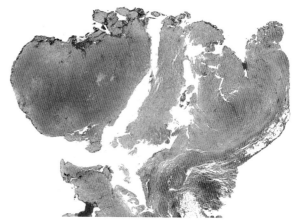

图 Ⅵ|B11.a. *上皮样肉瘤，低倍镜*。切片组织破碎，多结节性损害累及真皮层和皮下组织，形成真皮层中边界清楚的结节，中央部位可见点状坏死（病例由 PJ Zhang 博士提供）

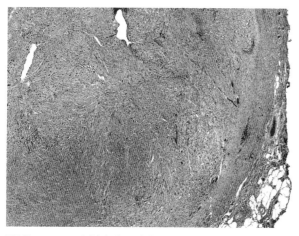

图 Ⅵ|B11.b. *上皮样肉瘤，中倍镜*。上皮样和梭形细胞呈多结节状模式生长

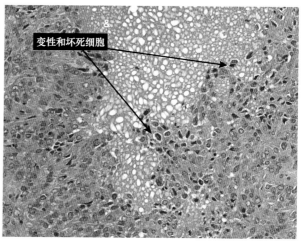

变性和坏死细胞

图 Ⅵ|B11.c. *上皮样肉瘤，高倍镜*。一些区域以非典型性上皮样细胞为主，伴细胞变性和出血

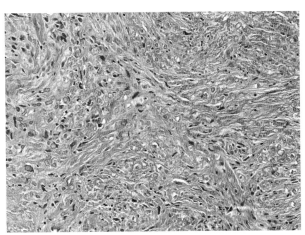

图VIB11.d. *上皮样肉瘤，高倍镜*。其他区域可见到少细胞性的梭形细胞模式，免疫染色（未展示）支持该诊断

软组织。上皮样肉瘤的纤维瘤样变异型既往也有报道，主要为梭形细胞，不伴有典型的上皮样细胞和结节。低倍镜下，肿瘤呈肉芽肿样生长模式，类似于环状肉芽肿、类脂质渐进性坏死或类风湿结节。在渐进性坏死性肉芽肿的模式中，出现细胞的非典型性，弥漫性间质浸润，累及肿瘤细胞和间质的灶性坏死，均提示其为恶性疾病。

细胞角蛋白、上皮膜抗原与波形蛋白的免疫染色呈阳性和白细胞共同抗原呈阴性支持本病诊断。组织学上，与经典型不同，近端亚型的病灶尺寸更大，浸润更深，常常延伸至肌肉组织，浸润细胞为大的上皮样细胞，具有泡状核，核仁明显，丰富的偏心性胞质，明显的细胞异型性，常见横纹肌样特征。肿瘤坏死在近端亚型中也较为常见，但通常不伴有经典型中的肉芽肿样表现。

鉴别诊断

上皮样肉瘤

转移癌，肉瘤，黑素瘤

个别晚期原发性恶性肿瘤

VIB12　其他和未分化的上皮肿瘤

真皮层被结节状肿物占据，后者由或多或少胞质有些丰富的、紧密排列的非典型性细胞增生所构成。

颗粒细胞瘤

参见图VIB12.a～图VIB12.c。

细胞性神经鞘黏液瘤

细胞性神经鞘黏液瘤可类似于黑素瘤，可以表达一些"黑素瘤标记"，如MITF和NKI/C3；但S-100、Melan-A、HMB-45和酪氨酸酶呈阴性。

转移性恶性黑素瘤

参见图VIB12.h、图VIB12.i。

鉴别诊断

上皮性肿瘤

未分化癌（大细胞性，小细胞性）

神经内分泌肿瘤

上皮性肿瘤拟似疾病

间变性大细胞淋巴瘤（CD30/Ki-1，通常为T细胞）

上皮样肉瘤

颗粒细胞神经鞘瘤（颗粒细胞瘤/神经鞘瘤）

丛状颗粒细胞神经鞘瘤

恶性颗粒细胞瘤

上皮样血管肉瘤

细胞性神经鞘黏液瘤（未成熟的神经鞘黏液瘤）

神经节瘤

头部脑状错构瘤（鼻神经胶质瘤）

脑膨出

皮肤脑膜瘤

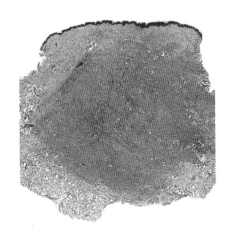

图VIB12.a. *颗粒细胞瘤，中倍镜*。真皮层可见一细胞性肿瘤，颗粒细胞瘤上方的表皮增生可以极轻微或无，如本图所示，也可以呈显著的假上皮瘤样增生，类似于鳞状细胞癌

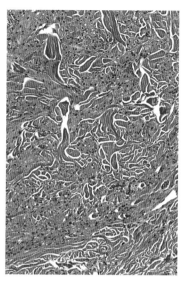

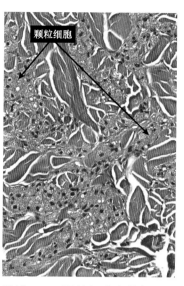

颗粒细胞

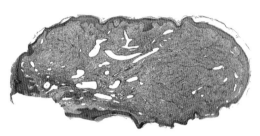

图Ⅶ**B12.b.** *颗粒细胞瘤，高倍镜。* 单个瘤细胞体积较大，富含嗜酸性、颗粒状胞质。细胞核内细小颗粒可以通过PAS染色而得以突出显示

图Ⅶ**B12.c.** *颗粒细胞瘤伴假上皮瘤样增生，高倍镜。* 这些细小颗粒可以通过PAS染色而得以突出显示，肿瘤通常呈S-100阳性（图片中未展示）

图Ⅶ**B12.d.** *细胞性神经鞘黏液瘤，低倍镜。* 真皮层可见一边界相对清楚的结节

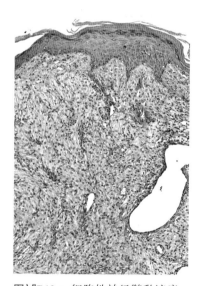

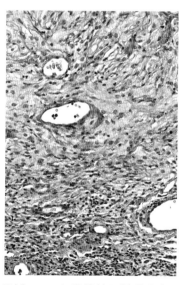

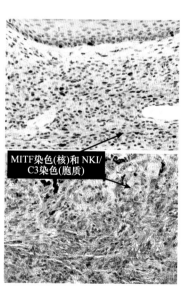

MITF染色(核)和 NKI/ C3染色(胞质)

图Ⅶ**B12.e.** *细胞性神经鞘黏液瘤，中倍镜。* 肿物由许多相互交织的细胞簇组成，在此放大倍率下给人以神经瘤的印象

图Ⅶ**B12.f.** *细胞性神经鞘黏液瘤，高倍镜。* 瘤细胞呈梭形或上皮样，部分细胞富含嗜酸性胞质。细胞核相对较小且形态一致，伴轻度非典型性，以及少量有丝分裂

图Ⅶ**B12.g.** *细胞性神经鞘黏液瘤，高倍镜。* MITF（上部）和NKI/C3染色阳性，尽管为非特异性标记，但也是此类肿瘤的特征，S-100和其他黑素瘤标志物阴性

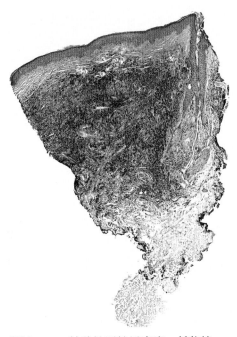

图 ⅥB12.h. *转移性恶性黑素瘤，低倍镜。*一个淡染的、边界不清的肿瘤完全占据了真皮网状层

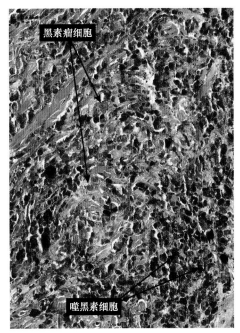

黑素瘤细胞

噬黑素细胞

图 ⅥB12.i. *转移性恶性黑素瘤，高倍镜。*肿瘤由具有多形性的间变细胞组成。许多细胞具有多个细胞核，或者非典型性细胞核，核仁明显。由于黑素的存在，不需要通过免疫过氧化物酶染色来鉴定其为转移性恶性黑素瘤，而不是转移性癌

ⅥC　梭形细胞，多形性和结缔组织肿瘤

真皮层可见细长的、两端逐渐变细的"梭形细胞"增生，可能为纤维组织细胞、肌肉、神经（施万细胞）、黑素细胞或未知起源的细胞，免疫组化染色可能在进一步鉴别诊断中发挥重要作用。

　　1. 纤维组织细胞性梭形细胞肿瘤
　　2. 施万细胞/神经梭形细胞肿瘤
　　3. 肌梭形细胞肿瘤
　　4. 黑素细胞梭形细胞肿瘤
　　5. 血管生成细胞肿瘤和增生
　　6. 脂肪组织肿瘤
　　7. 软骨组织肿瘤
　　8. 骨组织肿瘤

ⅥC1　纤维组织细胞性梭形细胞肿瘤

纤维组织细胞性梭形细胞肿瘤可见梭形至多形性细胞增生，这些细胞可以合成胶原或是基本上属于未分化细胞。由于成纤维细胞缺少可用的

特异性标记，除了用于排除非纤维性的梭形细胞肿瘤，免疫组化染色很少用于此类疾病的诊断。形态学是正确诊断的关键。

ⅥC1a　伴有轻度或不伴有非典型性的纤维组织细胞肿瘤

在大多数良性皮损中不存在非典型性改变，仅在一些皮肤纤维瘤中可以见到随机的非典型性改变。低度恶性肿瘤（如隆突性皮肤纤维肉瘤）可表现出轻微非典型性或无非典型性。

皮肤纤维瘤

　　临床特征　皮肤纤维瘤[84]为发生于皮肤的，坚实的、生长缓慢的红色至棕红色（偶尔为蓝黑色）的单个或多个结节，直径通常仅有数毫米。皮损大体切面可呈白色至黄棕色，取决于纤维组织、脂质及含铁血黄素所占的比例。皮损常持久存在。

　　组织病理　常见表皮增生伴基底层色素增多和表皮突延长，表皮与真皮内梭形细胞肿瘤团块之间被"无浸润带"分隔开。位于肿瘤中心上方的表皮

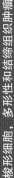

不规则增生，类似基底细胞癌，对于诊断皮肤纤维瘤具有相当大的的价值。真皮肿瘤由不同比例的成纤维细胞样梭形细胞、组织细胞和血管组成。可以看到泡沫样组织细胞和含有脂质或含铁血黄素的多核巨细胞，有时数量较多，形成黄瘤样聚集。基质中毛细血管可以比较丰富，构成了皮损中的血管瘤成分，当伴有硬化性基质时，皮损被称为"硬化性血管瘤"。在一些小的皮损中，梭形细胞单个分布于胶原纤维束之间，形成细胞成分略有增加的区域；而在较大的肿瘤中可见到更加致密的细胞成分，梭形细胞呈片状或相互交织的条带状（席纹状）模式排列。真皮肿瘤两侧界线不清，所以成纤维细胞和幼稚的嗜碱性胶原延伸至包绕于其外围的成熟的嗜酸性胶原束之间，在肿瘤结节的周边"捕获"正常的胶原束。

细胞型皮肤纤维瘤是呈束状和席纹状模式生长的、非常致密的细胞性肿瘤，常延伸至皮下。此类肿瘤与隆突性皮肤纤维肉瘤（DFSP）有一些共同的特征，因此需要通过肿瘤上方表皮增生，肿瘤细胞具有多形性，病灶边缘肿瘤细胞浸润至周围个别的透明变性的胶原束周围等特点，以及CD34免疫染色阴性来进行鉴别诊断。细胞型皮肤纤维瘤也可以沿脂膜间隔延伸，或通过膨胀性扩张的方式延伸至皮下，而DFSP是以弥散性浸润的方式侵袭皮下组织，形成一种典型的沿脂肪小叶间隔向深部延伸的模式，形成蜂巢状结构。细胞型皮肤纤维瘤可能复发，也有极少数肺部转移病例的报道[85]。因此，此类皮损需要完整切除。

细胞型皮肤纤维瘤

参见图ⅥC1a.e，图ⅥC1a.f。

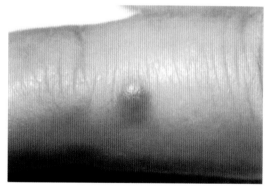

临床图ⅥC1a.a. *皮肤纤维瘤*。47岁男性手指伸侧可见一直径为4mm、坚实、光滑的红色结节

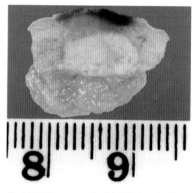

临床图ⅥC1a.b. *皮肤纤维瘤*。大体标本切面可见位于真皮网状层内的一个边界清楚的黄色结节；表皮增生伴色素增多，结节性病变与表皮之间可见境界清楚的无浸润带（P. Heenan）

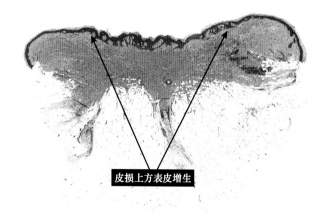

皮损上方表皮增生

图ⅥC1a.a. *皮肤纤维瘤，低倍镜*。真皮中层可见一对称的、但边界不清的细胞增生区域，增生区域上方表皮收缩；该区域临床上表现为酒窝征（"dimple"sign）

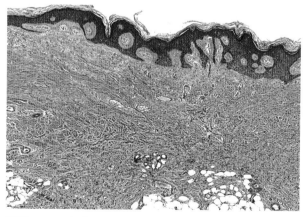

图ⅥC1a.b. *皮肤纤维瘤，中倍镜*。真皮中层可见表型温和的梭形细胞增生，这些细胞包绕真皮网状层胶原纤维束

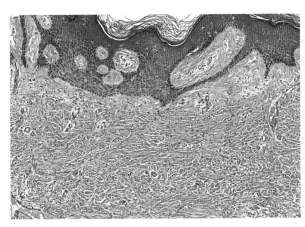

图VIC1a.c. *皮肤纤维瘤，中倍镜。*皮损上方表皮增生伴色素增多

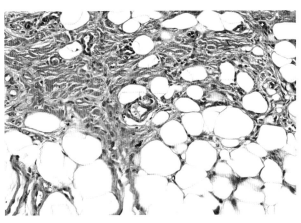

图VIC1a.d. *皮肤纤维瘤，高倍镜。*皮损底部的脂肪组织仅可见少量（或通常无）蜂巢状结构

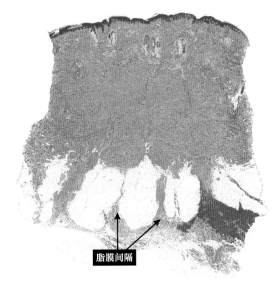

图VIC1a.e. *细胞型皮肤纤维瘤，中倍镜。*肿瘤由密集排列成束状和席纹状的梭形细胞构成

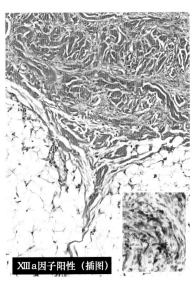

图VIC1a.f. *细胞型皮肤纤维瘤，高倍镜。*仅有少量或没有脂肪组织的蜂巢状结构，或者是脂膜内延伸；病变细胞XIII a因子阳性。CD34免疫组化染色阴性（图中未显示）有助于鉴别细胞型皮肤纤维瘤和隆突性皮肤纤维肉瘤

硬化性/血管瘤样Spitz痣（结缔组织增生性Spitz痣）

　　此类疾病的少数病例中，Spitz痣细胞可以相当不明显，以致形态学上类似于退行性或结缔组织增生性黑素瘤、纤维化疾病或血管瘤性病变[86]。

隆突性皮肤纤维肉瘤

　　临床特征　隆突性皮肤纤维肉瘤[87]（DFSP）是一种中度恶性、缓慢生长的真皮梭形细胞肿瘤，常常形成质硬斑块，随后在斑块表面出现多个紫红色坚实结节，有时可见溃疡形成。可见特征性COL1-PDGF融合基因（见下文）。肿瘤最常见于青年人的躯干及四肢近端，罕见于头颈部。有少数儿童期发病的报道，极少数为先天性皮损。局部复发较常见，但转移很罕见。

　　组织病理　隆突性皮肤纤维肉瘤由致密、单一形态、丰满的梭形细胞构成，在肿瘤结节的中央区域梭形细胞呈席纹状排列，而在肿瘤的周边呈弥散性浸润真皮基质，常常延伸至皮下组织，形成特征性的蜂巢样结构。晚期可浸润至下方的筋膜和肌肉组织。瘤体的外周成分可能具有迷惑性的温和表型；

可以沿脂肪间隔向下延伸，导致难以判定瘤体的真实边界。黏液性区域有时类似于脂肪肉瘤，包括特征性的血管成分，表现为鸦爪样或细铁丝网样外观的裂隙状薄壁血管。一小部分肿瘤可见含有黑色素的细胞，称为Bednar瘤（色素性DFSP、席纹状神经纤维瘤）。

　　在一小部分典型DFSP中可以见到巨细胞，有学者认为巨细胞成纤维细胞瘤是DFSP的幼稚变异型。一小部分DFSP可见到纤维肉瘤样区域，可见特征性的梭形细胞呈束状或鱼骨样排列，常以更大的体积、更为扩张性的生长方式侵入皮下组织和肌肉组织，表达p53，增殖活性明显增高。此类型皮损局部复发倾向增高，转移较为罕见。COL1A1-PDGFB融合基因的鉴定是诊断DFSP，特别是纤维肉瘤样变DFSP的有效手段[88]。

纤维性丘疹（血管纤维瘤）

　　参见图ⅥC1a.n ～图ⅥC1a.p。

复发性婴儿肢端纤维瘤病

　　参见图ⅥC1a.q ～图ⅥC1a.s。

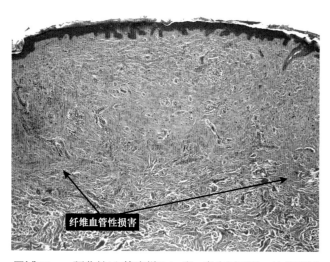

图ⅥC1a.g. *硬化性/血管瘤样Spitz痣*。真皮层可见一边界不清的胶原异常区域

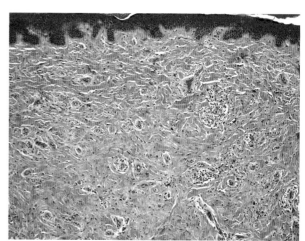

图ⅥC1a.h. *硬化性/血管瘤样Spitz痣*。中倍镜下，明显的血管为主要特征

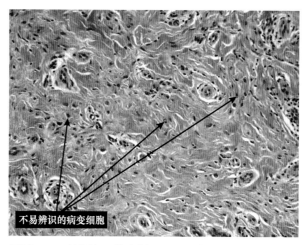

图ⅥC1a.i. *硬化性/血管瘤样Spitz痣*。高倍镜下，仔细观察可以看到在异常的胶原束之间存在大的梭形和（或）上皮样病变细胞。对于诊断存在疑问的病例，可通过S-100染色辅助辨别病变细胞

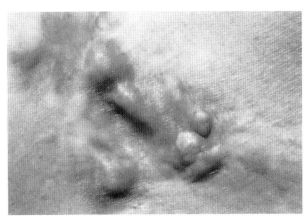

临床图VIC1a.c. *隆突性皮肤纤维肉瘤，复发。*老年女性，在原有胸壁切除手术瘢痕处出现多发、形态各异的肉色结节和丘疹

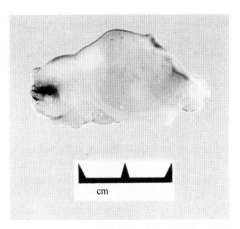

临床图VIC1a.d. *隆突性皮肤纤维肉瘤。*大体标本切面可见一个跨越真皮层并浸润至皮下组织的、非对称性肿瘤（P. Heenan）

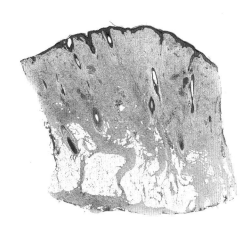

图VIC1a.j. *隆突性皮肤纤维肉瘤，低倍镜。*可见一个几乎占据整个真皮层并延伸至皮下脂肪层的肿瘤

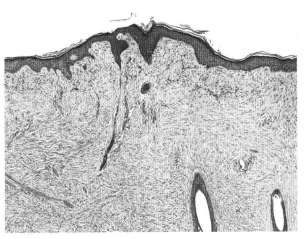

图VIC1a.k. *隆突性皮肤纤维肉瘤，中倍镜。*梭形细胞增生，呈席纹状或车轮状（cartwheel）模式排列

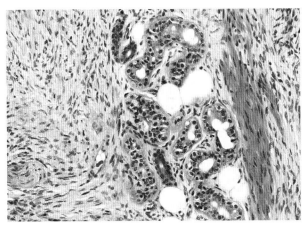

图VIC1a.l. *隆突性皮肤纤维肉瘤，高倍镜。*肿瘤由形态相对单一的梭形细胞组成，细胞核细长，两端逐渐变细。可见有丝分裂，但数量通常较少

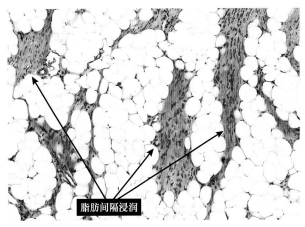

脂肪间隔浸润

图VIC1a.m. *隆突性皮肤纤维肉瘤，中倍镜。*梭形细胞增生，特征性地浸润至皮下脂肪层，形成蜂巢样结构

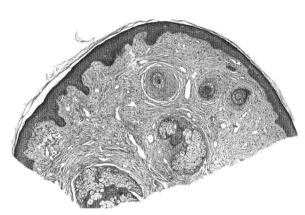

图 VIC1a.n. *纤维性丘疹（血管纤维瘤），低倍镜*。本例圆顶形肿物，可见上方正常表皮和一个纤维血管性核心

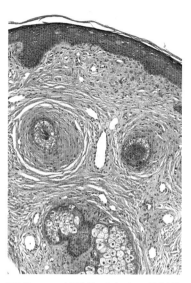

图 VIC1a.o. *纤维性丘疹（血管纤维瘤），中倍镜*。真皮层纤维化，难以确定真皮乳头层和网状层之间的界线。细小、成熟血管腔的数量增多，管腔内含有红细胞

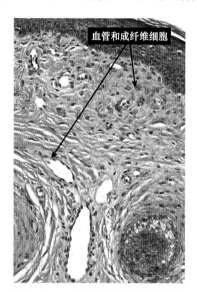

血管和成纤维细胞

图 VIC1a.p. *纤维性丘疹（血管纤维瘤），高倍镜*。基质由胶原和星状成纤维细胞组成，围绕小血管腔

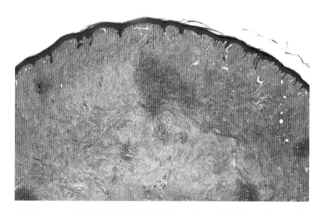

图 VIC1a.q. *复发性婴儿肢端纤维瘤病，低倍镜*。真皮层被一个形态相对均一、外观对称的肿物所替代

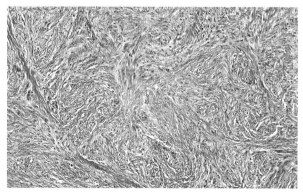

图 VIC1a.r. *复发性婴儿肢端纤维瘤病，中倍镜*。肿物由形态一致的梭形细胞嵌入胶原基质所构成，细胞无异型性

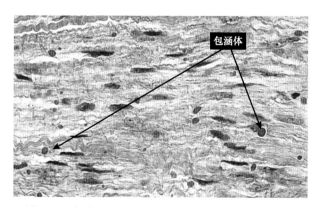

包涵体

图 VIC1a.s. *复发性婴儿肢端纤维瘤病，高倍镜*。高倍镜下，肿瘤细胞可见细长细胞核，两端逐渐变细。胶原基质呈波浪状外观。此类皮损特征性改变为嗜酸性胞质内包涵体，该包涵体经 Masson 三色染色呈红色

瘢痕疙瘩

参见图ⅥC1a.t，图ⅥC1a.u。

获得性肢端纤维角化瘤

参见图ⅥC1a.v，图ⅥC1a.w。

腱鞘巨细胞瘤

参见图ⅥC1a.x～图ⅥC1a.z。

结节性筋膜炎

参见图ⅥC1a.za～图ⅥC1a.zc。

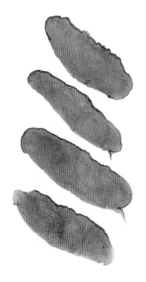

图ⅥC1a.t. *瘢痕疙瘩，低倍镜*。在扫视放大倍率下就可以对该皮损做出诊断。真皮内未见皮肤附属器结构。真皮层可见许多粗大的嗜酸性胶原

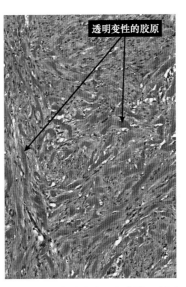

图ⅥC1a.u. *瘢痕疙瘩，高倍镜*。胶原纤维束显著增粗，呈嗜酸性染色。在透明变性的胶原纤维束之间可见散在分布的、体积较小的成纤维细胞

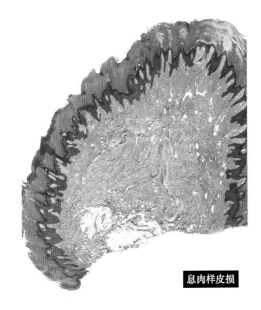

图ⅥC1a.v. *获得性肢端纤维角化瘤，低倍镜*。肢端皮肤活检可见一过度角化的、圆顶状皮损，可见纤维血管性核心

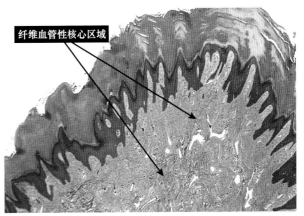

图ⅥC1a.w. *获得性肢端纤维角化瘤，中倍镜*。表皮出现轻度、一致的疣状增生，无病毒细胞病变样改变；皮损核心区域可见纤维化和少量小血管腔

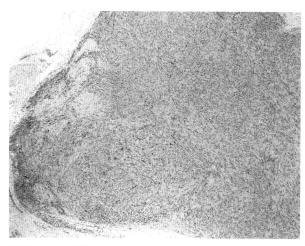

图 VIC1a.x. *腱鞘巨细胞瘤，低倍镜*。深部组织内可见一个大的形态不规则的纤维组织细胞增生性结节

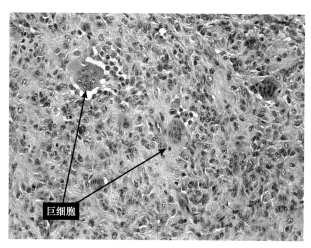

图 VIC1a.y. *腱鞘巨细胞瘤，中倍镜*。肿瘤由胖大的组织细胞和大量的多核巨细胞构成

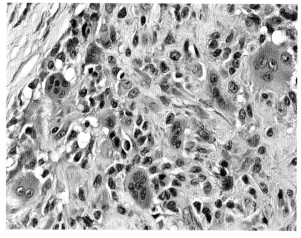

图 VIC1a.z. *腱鞘巨细胞瘤，高倍镜*。破骨细胞样巨细胞具有多个细胞核，整个损害中可见散在分布的淋巴细胞

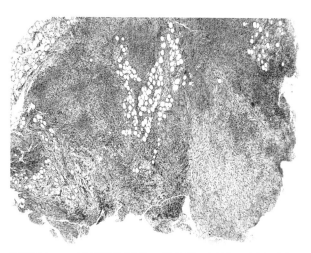

图 VIC1a.za. *结节性筋膜炎，低倍镜*。可见一边界不清、细胞丰富的损害浸润至皮下脂肪层

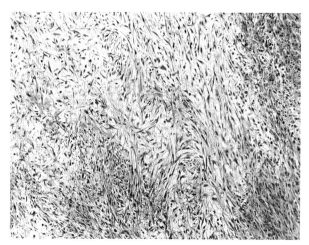

图 VIC1a.zb. *结节性筋膜炎，中倍镜*。可见大量无序排列的梭形细胞，部分梭形细胞嵌入黏液性基质中

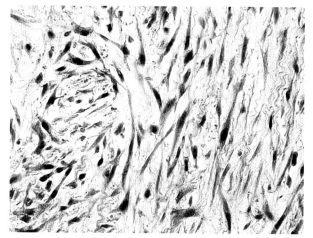

图 VIC1a.zc. *结节性筋膜炎，高倍镜*。黏液区域可见无序排列、胖大，但表型温和的成纤维细胞和淡染的基质，常可见到有丝分裂（本图片未见）

VIC1b 伴高度非典型性的纤维组织细胞肿瘤

高度的细胞非典型性通常是恶性肿瘤的一个征象。非典型纤维黄瘤虽然常表现出高度异型（非典型）性，但通常表现为良性经过。

非典型纤维黄瘤

临床特征 非典型纤维黄瘤[89]是一种发生于真皮层的、相当常见的多形性梭形细胞肿瘤；尽管具有明显的恶性组织学特征，但常常进展缓慢或呈局部侵袭的过程。由于已有少数转移病例的报道，非典型纤维黄瘤被认为是与恶性纤维组织细胞瘤相关的低度恶性肿瘤，两者在组织学上难以分辨。鉴于以上观点，对于非典型纤维黄瘤，小的皮损、累及部位表浅常提示更好的预后。本病皮损常常发生于老年人暴露部位皮肤（头颈部或手背部），表现为直径小于2cm的单发结节，常有一个短时间的快速生长期。皮损常与严重的光损伤相关，少数发生于接受放射治疗的区域。

组织病理 非典型纤维黄瘤是一种外生性、致密的细胞性肿瘤；虽无包膜，但仅出现有限的基质浸润，其上方表皮常常出现衣领状改变。肿瘤可能延伸至真皮表皮交界处，但与鳞状上皮不存在直接的连续性，尽管常可出现溃疡。邻近的真皮可见严重的日光性弹性组织变性。经典的肿瘤由多形性组织样细胞和非典型性巨细胞构成，非典型性巨细胞常常有奇形怪状的细胞核，核仁明显，常见有丝分裂，包括异常有丝分裂。肿瘤细胞以紧密的、无序的方式排列，围绕皮肤附属器，但对其结构无破坏。本病可见数量不等的成纤维细胞样梭形细胞，也可见到细胞形态介于上述梭形细胞和组织样细胞之间的细胞。同时可见散在分布的炎症细胞和许多小血管，常常伴有局灶性出血。

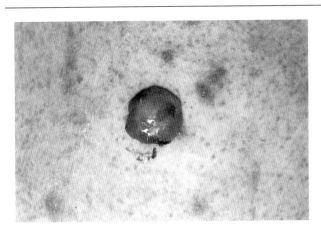

临床图 VIC1b.a. *非典型纤维黄瘤*。老年男性的光损伤皮肤表面突然出现一个对称性结节，并迅速生长

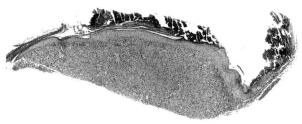

图 VIC1b.a. *非典型纤维黄瘤，低倍镜*。溃疡性肿瘤由在一定程度上杂乱排列的细长梭形细胞构成

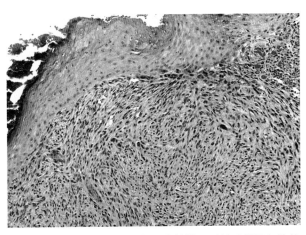

图 VIC1b.b. *非典型纤维黄瘤，中倍镜*。可见显著的细胞核多形性，其他病例常常比本例更为明显

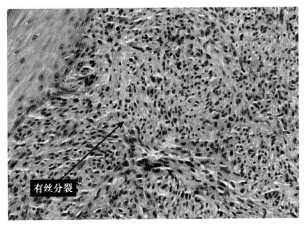

有丝分裂

图 VIC1b.c. *非典型纤维黄瘤，高倍镜*。需要通过免疫染色来排除其他类型的梭形细胞肿瘤（黑素瘤、鳞状细胞癌和软组织肿瘤）

VIC 梭形细胞，多形性和结缔组织肿瘤

恶性纤维组织细胞瘤　　　　　　　　　*隆突性皮肤纤维肉瘤伴肉瘤样变*

参见图ⅥC1b.d～图ⅥC1b.g。　　　　　参见图ⅥC1b.h～图ⅥC1b.k。

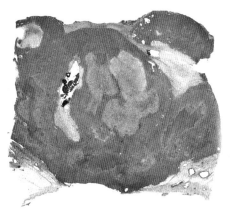

图ⅥC1b.d. *恶性纤维组织细胞瘤，低倍镜。* 在扫视放大倍率下可见广泛累及真皮层和皮下脂肪层的、体积较大的梭形细胞肿瘤

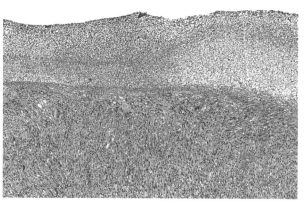

图ⅥC1b.e. *恶性纤维组织细胞瘤，低倍镜。* 可以通过损害的大小、位置和累及深度，将本病例与非典型纤维黄瘤（小且更为浅表的皮损）区分开

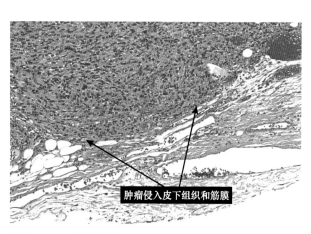

肿瘤侵入皮下组织和筋膜

图ⅥC1b.f. *恶性纤维组织细胞瘤，中倍镜。* 富含细胞成分的肿瘤可见梭形细胞区域或者具有明显核异型性和多形性的、大的上皮样细胞（如图所示）

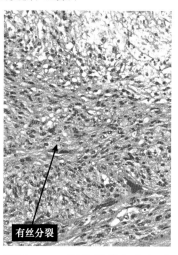

有丝分裂

图ⅥC1b.g. *恶性纤维组织细胞瘤，高倍镜。* 非典型细胞可能具有多个核仁，容易见到有丝分裂和非典型有丝分裂

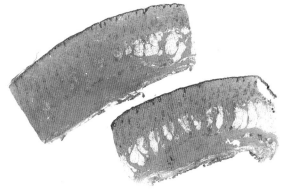

图ⅥC1b.h. *隆突性皮肤纤维肉瘤伴肉瘤样变，低倍镜。* 一个巨大的肿瘤广泛累及皮下脂肪层和筋膜层

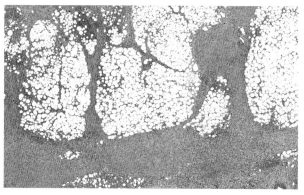

图ⅥC1b.i. *隆突性皮肤纤维肉瘤伴肉瘤样变，低倍镜。* 脂肪层可见广泛的蜂巢样结构

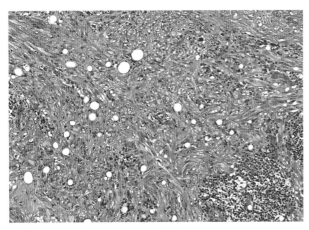

图VlC1b.j. *隆突性皮肤纤维肉瘤伴肉瘤样变，低倍镜*。肿瘤富含细胞成分，呈一定程度的席纹状增生模式

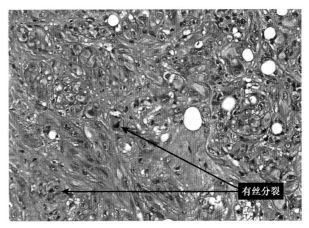

图VlC1b.k. *隆突性皮肤纤维肉瘤伴肉瘤样变，低倍镜*。重度异型性，常见有丝分裂

VlC1c 皮损伴黏液样改变

局限性黏液样病变临床上可能表现为囊肿，但缺乏上皮性内衬结构，以及由成纤维细胞构成的局灶性皮损，以过度产生非纤维性基质为特征。

黏液囊肿

参见图VlC1c.a、图VlC1c.b。

肢端黏液囊肿

参见临床图VlC1c.a、图VlC1c.c和图VlC1c.d。

皮肤黏液瘤

参见图VlC1c.e ～图VlC1c.g。

鉴别诊断

纤维组织细胞肿瘤

　良性纤维组织细胞瘤（皮肤纤维瘤）

　细胞型皮肤纤维瘤

　动脉瘤样纤维组织细胞瘤

　幼年黄色肉芽肿，梭形细胞变异型

　进行性结节性组织细胞瘤（深部纤维型）

　丛状纤维组织细胞瘤

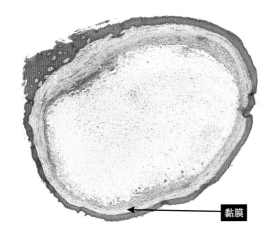

图VlC1c.a. *黏液囊肿，低倍镜*。黏膜下可见一囊性结构，内含无定形物质。在此活检组织的下部可见小的唾液腺

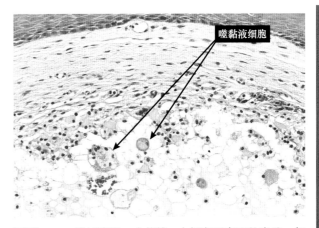

图VlC1c.b. *黏液囊肿，中倍镜*。本损害无真正的囊壁，但可见由成纤维细胞反应形成的明显的"囊壁"结构。还可见许多吞噬了黏液物质的巨噬细胞（噬黏液细胞）

梭形细胞，多形性和结缔组织肿瘤

VlC

非典型纤维黄瘤

纤维性肿瘤

纤维性丘疹（血管纤维瘤）

增生性瘢痕，瘢痕疙瘩

隆突性皮肤纤维肉瘤

肉瘤

恶性纤维组织细胞瘤

血管瘤样纤维组织细胞瘤

滑膜肉瘤

纤维瘤病

硬纤维瘤

复发性婴儿肢端纤维瘤病

幼年透明纤维瘤病

纤维瘤

腱鞘纤维瘤

毛囊纤维瘤

获得性肢端纤维瘤

弹力纤维瘤

皮肤肌纤维瘤

巨细胞肿瘤

巨细胞成纤维细胞瘤

腱鞘巨细胞瘤

筋膜增生性病变

结节性筋膜炎

儿童颅筋膜炎（cranial fasciitis of child-hood）

黏液样梭形细胞病变

皮肤黏液瘤

肢端黏液囊肿

口腔黏膜黏液囊肿

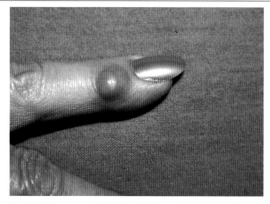

临床图 VlC1c.a. *肢端黏液囊肿*。表现为无症状的结节，需要通过手术切除才能达到彻底治疗的目的

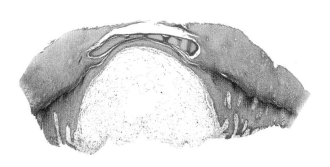

图 VlC1c.c. *肢端黏液囊肿，低倍镜*。本例肢端皮肤活检可见一处由真皮乳头层扩张形成的圆顶状皮损，其上方角质层可见一灶状结痂

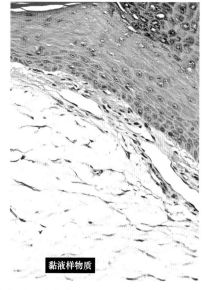

图 VlC1c.d. *肢端黏液囊肿，中倍镜*。可见一由葡萄糖氨基聚糖构成的淡染区，可通过阿新蓝或胶体铁染色来突出显示；可见散在的、小的成纤维细胞；相邻表皮可见轻度增生

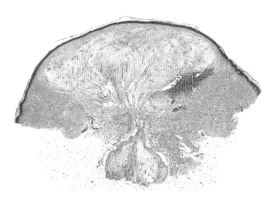

图 VlC1c.e. *皮肤黏液瘤，低倍镜*。真皮浅、中层可见一结构对称的淡染区域，其上方表皮的表皮突消失

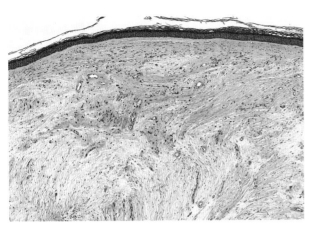

图ⅥC1c.f. *皮肤黏液瘤，中倍镜。真皮内可见一无包膜的少细胞区域，蓝色的黏液背景为黏液样基质*

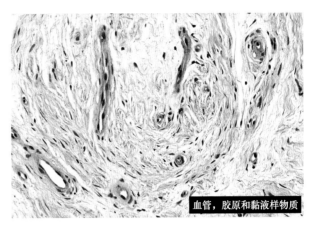

血管，胶原和黏液样物质

图ⅥC1c.g. *皮肤黏液瘤，高倍镜。蓝色黏液性基质中可见散在表型温和的成纤维细胞，以及小的、成熟血管腔*

ⅥC2 施万细胞/神经梭形细胞肿瘤

此类肿瘤由细长、窄梭形细胞构成，具有蛇形（S形）细胞核，排布于波浪状胶原纤维束中。虽然不具有特异性，但S-100免疫组化染色有助于此类疾病的诊断。

神经纤维瘤

临床特征 神经外散发性皮肤神经纤维瘤[90]（ESCN）（常见的散发性神经纤维瘤）质地柔软，呈息肉样、皮色或淡褐色，皮损小（极少见直径大于1cm的皮损），常于成年期发病。出现多个皮肤神经纤维瘤则提示有患神经纤维瘤病的可能，应评估是否存在与该疾病明确相关的其他征象。弥漫性神经纤维瘤通常体积较大且具有高度浸润性，与神经纤维瘤病相关的概率更高。丛状神经纤维瘤与NF-1相关的可能性更大。

组织病理 大多数的ESCN呈弱嗜酸性染色，边界清楚，但无包膜，均为神经外分布。具有细长、波浪状细胞核的梭形细胞规则地分布于细波浪状胶原纤维束中。这些胶原纤维束或紧密排列（均质模式），或松散排列于透明基质中（松散模式）。这两种模式常常混合存在于同一皮损中。极少数情况下，ESCN是由梭形细胞和星状细胞广泛分布于黏液样基质中构成的。皮肤神经纤维瘤中的皮肤附属器分布正常。陷入肿瘤内部的小神经偶尔增大、细胞成分增多。Tactoid（触觉小体样）小体和色素性树突状黑素细胞较为少见。此类肿瘤与发生在von Recklinghausen神经纤维瘤病中的病变本质相同。

神经纤维瘤病

参见临床图ⅥC2.a，图ⅥC2.d ～图ⅥC2.g。

施万细胞瘤（神经鞘瘤）

临床特征 此类良性、施万细胞肿瘤表现为沿周围神经或脑神经走行出现的单发性、皮色肿物[91]。大小通常为2～4cm，常发生于头部或四肢的屈侧。皮损较小时，大多数施万细胞瘤可无症状，但患者可出现局限于肿瘤的疼痛症状或沿起源神经发作的放射性疼痛。

组织病理 施万细胞瘤存在于神经内、对称性扩张生长，其生长受到起源神经束膜限制，肿瘤取代并压缩神经内膜基质。起源神经来源的大多数对称性的神经纤维束因受到推挤而偏心分布于肿瘤和神经束膜之间。两种不同的形态模式分别命名为Antoni A区和Antoni B区。Antoni A区的组织内可见形态一致的梭形细胞，呈背靠背样排列，每个细胞被纤细、刚性的网状纤维勾勒出来（基底膜），细胞趋向于聚集成簇，细胞核呈栅栏状排列。两处相邻的栅栏状细胞核、位于其间的施万细胞胞质及相关的网状纤维共同构成Verocay小体。Antoni B型的组织内可见片状分布的细长施万细胞，顶端相接；单个施万细胞松散地分布于透明、水样基质内。在Antoni A区和Antoni B区的组织内均可见到扩张、充血且伴有管壁透明变性的血管，血栓和内皮下泡沫细胞聚集。囊性改变、红细胞外溢和含铁血黄素沉着有时可见。

Ⅵ C 梭形细胞，多形性和结缔组织肿瘤

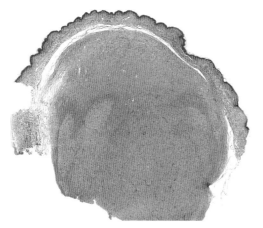

图VlC2.a. *神经纤维瘤，低倍镜*。真皮内可见一圆顶状、无包膜肿瘤

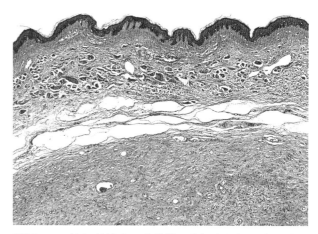

图VlC2.b. *神经纤维瘤，中倍镜*。皮损由细长、嵌入嗜酸性基质的梭形细胞构成；在图片的中心可见一类似于小的皮肤神经的结构

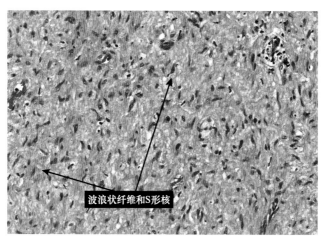

波浪状纤维和S形核

图VlC2.c. *神经纤维瘤，高倍镜*。细胞核细长，呈S形或蛇形，两端逐渐变细，细胞嵌入嗜酸性基质中，从而形成波浪状纤维。在神经肿瘤中常可见到肥大细胞

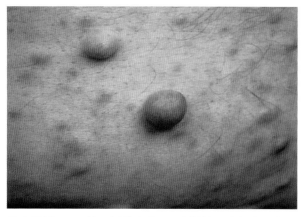

临床图VlC2.a. *神经纤维瘤病*。51岁男性，皮损表现为腋窝雀斑样皮损、咖啡斑，广泛分布的、柔软、色素加深或皮色的丘疹和结节，按压皮损可形成"扣眼"样压迹（柔软，可受压凹陷的中心）

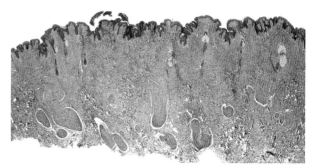

图VlC2.d. *丛状神经纤维瘤，低倍镜*。斑块状病变，可见嗜酸性的背景中嵌入了多个结节状的（细胞）聚集团块

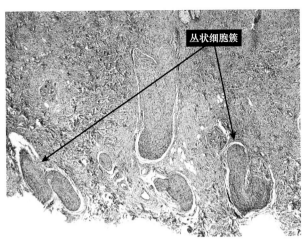

图VIC2.e. 丛状神经纤维瘤，中倍镜。背景基质中可见轻度回缩、丛状分布、缠结的神经组织，背景基质呈典型神经纤维瘤样改变

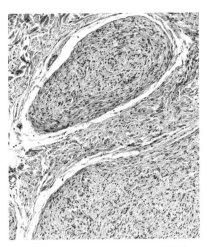

图VIC2.f. 丛状神经纤维瘤，中倍镜。丛状分布的、细胞相互缠结的肿瘤团块，类似大的神经，背景中可见梭形细胞分布于嗜酸性基质中

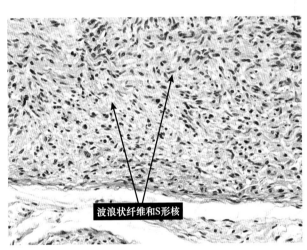

图VIC2.g. 丛状神经纤维瘤，高倍镜。仔细观察结节状聚集物，可见波浪状梭形细胞，细胞核小、形态均匀；同时可见散在分布的肥大细胞

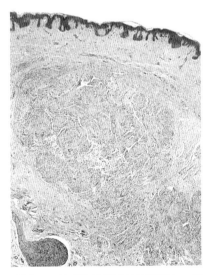

图VIC2.h. 施万细胞瘤（神经鞘瘤），低倍镜。真皮层可见一边界相对清楚但无包膜的细胞性肿瘤；其上方表皮无明显改变

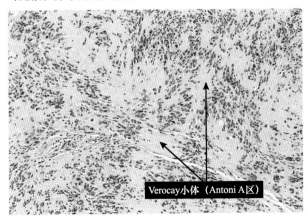

图VIC2.i. 施万细胞瘤（神经鞘瘤），中倍镜。图片显示的是神经鞘瘤的Antoni A区，可见Verocay小体的形成，梭形细胞的细胞核平行排列

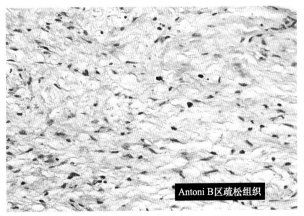

图VIC2.j. 施万细胞瘤（神经鞘瘤），高倍镜。在神经鞘瘤的Antoni B区可见施万细胞松散地分布于透明的、水样基质中

栅栏状有包膜神经瘤

参见图ⅥC2.k ～图ⅥC2.m。

副指（趾）

参见图ⅥC2.n ～图ⅥC2.p。

鉴别诊断

神经纤维瘤

　　散发性皮肤神经纤维瘤（普通纤维神经瘤）

　　神经外神经纤维瘤（普通神经纤维瘤）

　　神经内神经纤维瘤

　　环层小体神经纤维瘤

神经纤维瘤病

　　丛状神经纤维瘤

　　弥漫性神经纤维瘤

神经鞘瘤

　　纤维板层神经鞘瘤

　　席纹状神经鞘瘤（神经束膜瘤）

　　成熟的（黏液样）神经鞘黏液瘤，神经鞘黏
　　　液瘤

　　颗粒细胞神经鞘瘤（颗粒细胞瘤/施万细胞瘤）

　　丛状颗粒细胞神经鞘瘤

　　恶性颗粒细胞瘤

神经外神经瘤

　　创伤性神经瘤

神经内神经瘤

　　栅栏状有包膜神经瘤

　　神经内丛状神经瘤

　　黏膜神经瘤综合征

　　线性皮肤神经瘤

神经鞘瘤（施万细胞瘤）

　　典型施万细胞瘤

　　细胞型施万细胞瘤

　　非典型施万细胞瘤

　　转化型（交界性）施万细胞瘤

　　上皮样施万细胞瘤

　　腺样施万细胞瘤

　　丛状施万细胞瘤

　　婴儿浸润性束状施万细胞瘤

恶性施万细胞瘤（神经内或神经外）

　　恶性神经鞘瘤

　　沙样恶性施万细胞瘤

　　上皮样恶性施万细胞瘤

其他

　　碰撞性神经筋膜炎（Morton神经瘤）

　　副指（趾）

　　神经节瘤

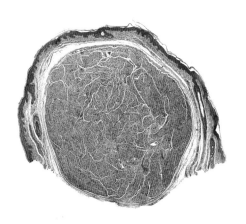

图ⅥC2.k. *栅栏状有包膜神经瘤，低倍镜。*真皮浅层可见一境界清楚的结节状肿瘤

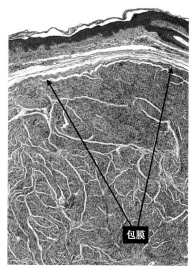

包膜

图ⅥC2.l. *栅栏状有包膜神经瘤，中倍镜。*境界清楚的肿瘤被一层薄的、纤维结缔组织带所围绕，尽管被称为"有包膜神经瘤"，此类肿瘤并非总是能形成真正的包膜。肿瘤由相互交错的神经纤维束组成

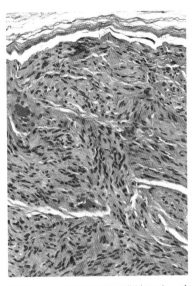

图Ⅵ**C2.m.** *栅栏状有包膜神经瘤，高倍镜。* 由细长梭形细胞组成的细胞束，呈波浪状外观。未见明显异型性和有丝分裂。包膜上皮膜抗原（EMA）染色可呈阳性

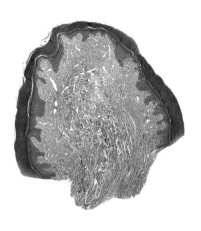

图Ⅵ**C2.n.** *副指（趾），低倍镜。* 发生于肢端皮肤的圆顶状皮损，可见轻度表皮增生

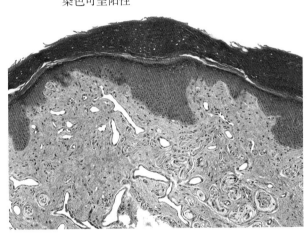

图Ⅵ**C2.o.** *副指（趾），低倍镜。* 真皮内可见细胞成分和血管成分增多

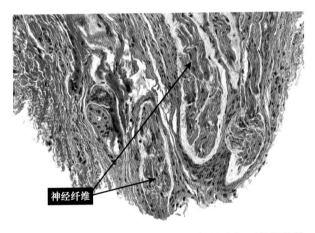

神经纤维

图Ⅵ**C2.p.** *副指（趾），中倍镜。* 皮损的底部可见散乱排列的神经组织束

Ⅵ<u>C3</u>　肌梭形细胞肿瘤

　　平滑肌细胞具有比成纤维细胞或施万细胞更丰富的细胞质。胞质三色染色阳性，肌肉组织标记结蛋白，SMA染色阳性。细胞核两端钝圆，瘤体内细胞趋向成束排列，形成漩涡状外观。

平滑肌瘤

　　临床特征　皮肤平滑肌瘤可分为以下五种类型[92]：多发性毛平滑肌瘤、单发性毛平滑肌瘤（上述两型均起源于立毛肌）、单发生殖器平滑肌瘤（起源于阴囊、女阴或乳房肌肉组织），单发性血管平滑肌瘤（起源于静脉肌组织），以及伴额外间质成分的平滑肌瘤。

　　多发性毛平滑肌瘤是最常见的一种平滑肌瘤，表现为尺寸较小、坚实、红色至棕色的皮内结节，成群或呈线状排列；常常累及两个或以上的皮肤区域。皮损常常但并非总是伴有触痛感，偶尔出现自发性疼痛。单发性毛平滑肌瘤表现为真皮内结节，通常要比多发性毛平滑肌瘤大，直径可达2cm左右。大多数有触痛感，偶伴有疼痛。单发生殖器平滑肌瘤通常位于阴囊、大阴唇或偶发于乳头，皮损位于真皮内。与其他平滑肌瘤相比，生殖器平滑肌瘤通常无主观不适症状。单发血管平滑肌瘤通常位于皮下，疼痛和触痛症状可见于大多数，但并非全部此类肿瘤。

Ⅵ c　梭形细胞，多形性和结缔组织肿瘤

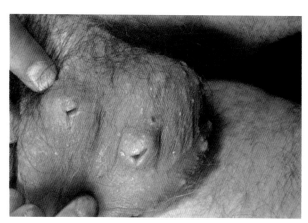

临床图 VIC3.a. *多发性阴囊平滑肌瘤*。60岁男性患者的阴囊部位可见多发、无症状的皮色结节

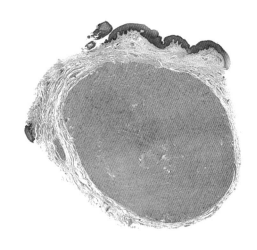

图 VIC3.a. *阴囊平滑肌瘤，低倍镜*。真皮内可见一边界欠清的肿瘤替代原有皮肤附属器结构，肿瘤由相互交错的束状嗜酸性物质构成

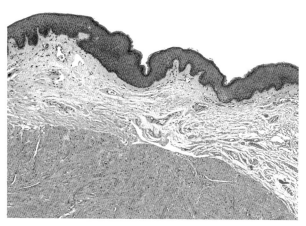

图 VIC3.b. *阴囊平滑肌瘤，中倍镜*。在此放大倍率下，可见相互交织的梭形细胞束，可互相垂直排列；细胞核小、表型温和

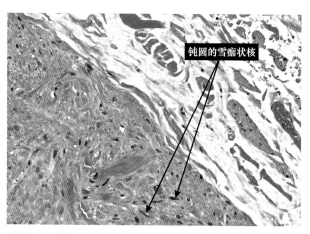

钝圆的雪茄状核

图 VIC3.c. *阴囊平滑肌瘤，高倍镜*。平滑肌细胞核细长、两端钝圆（雪茄样）；在平滑肌细胞内常常可见核周空泡形成

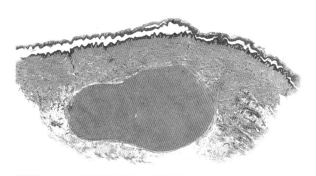

图 VIC3.d. *血管平滑肌瘤，低倍镜*。真皮深层和皮下脂肪内可见一边界清楚的结节；与毛平滑肌瘤不同，此类皮损与周围正常组织分界清楚

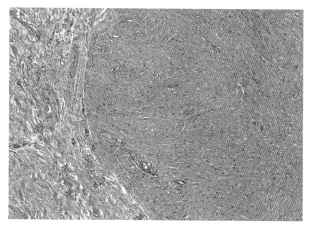

图 VIC3.e. *血管平滑肌瘤，中倍镜*。在增生的平滑肌内仅可见少量扩张的血管腔

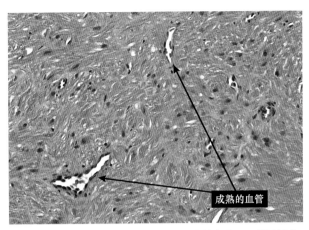

图ⅥC3.f. *血管平滑肌瘤，高倍镜*。细胞核细长，两端钝圆；有可能存在核周空泡化改变

组织病理　毛平滑肌瘤（无论单发或多发）和生殖器平滑肌瘤的组织学表现相似，上述皮损，界线欠清，由相互交错的平滑肌纤维束和夹杂其间的数量不等的胶原纤维束构成。构成平滑肌纤维束的肌纤维走行通常较为平直，伴有轻微或不伴有波浪状改变；细胞核位于细胞中心部位，形态细长、两端钝圆，呈"鳗鱼样"。血管平滑肌瘤与其他类型平滑肌瘤的不同之处在于，通常具有包膜，含有许

多血管，仅含有少量胶原纤维。瘤体内所含血管的大小不同，肌层的厚度亦不相同。基于上述原因，血管平滑肌瘤又被分为毛细血管型或实体型、海绵状型和静脉型。毛细血管型可见大量血管腔，但管腔较小。

平滑肌错构瘤

　　参见临床图ⅥC3.b，图ⅥC3.g～图ⅥC3.i。

平滑肌肉瘤

　　参见图ⅥC3.j～图ⅥC3.m。

鉴别诊断

平滑肌瘤

血管平滑肌瘤

浅表平滑肌肉瘤

婴儿肌纤维瘤病

孤立性肌纤维瘤

皮肤肌纤维瘤

良性混合性中胚层增生

起源不明的恶性间质瘤

平滑肌错构瘤

横纹肌肉瘤

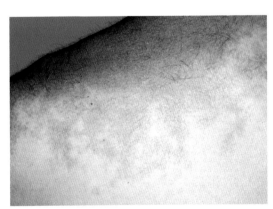

临床图ⅥC3.b. *Becker痣*。此类伴羽状边界和终末毛发的棕褐色斑片，在青春期变得最为明显。组织学上，通常伴有平滑肌错构瘤

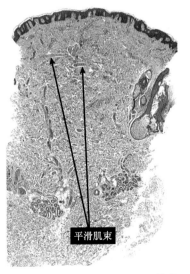

图ⅥC3.g. *Becker痣/平滑肌错构瘤，低倍镜*。表皮轻度增生，真皮内可见平滑肌束数量增加，但是并不像平滑肌瘤那样形成实体性的团块

ⅥC　梭形细胞，多形性和结缔组织肿瘤

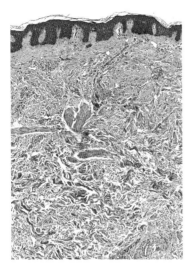

图 VIC3.h. *Becker痣/平滑肌错构瘤，中倍镜*。平滑肌束被正常胶原分隔开

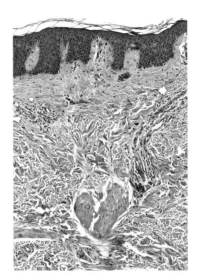

图 VIC3.i. *Becker痣/平滑肌错构瘤，中倍镜*。表皮突轻微延长，伴基底层弥漫性色素增多。可见散在分布的小黑素细胞（不形成细胞巢）

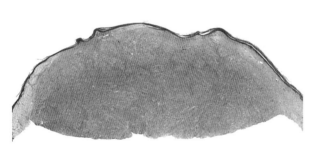

图 VIC3.j. *平滑肌肉瘤，低倍镜*。真皮层被富含细胞成分的梭形细胞肿瘤所侵占，与皮损上方表皮没有明确的相关性

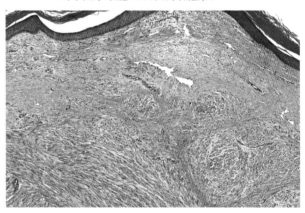

图 VIC3.k. *平滑肌肉瘤，中倍镜*。肿瘤具有浸润性边界

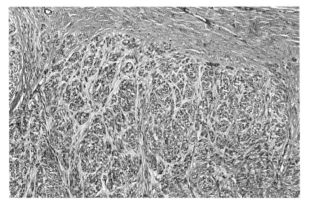

图 VIC3.l. *平滑肌肉瘤，中倍镜*。肿瘤由梭形细胞构成，呈相互连接的束状结构，相似的组织学模式可见于平滑肌瘤。然而，尽管在此放大倍数下，仍然可以观察到肿瘤组织含有丰富的细胞成分（可见较多的细胞核）

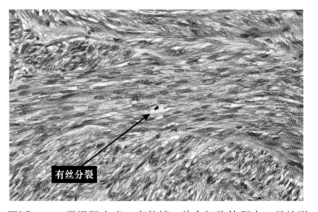

图 VIC3.m. *平滑肌肉瘤，高倍镜*。单个细胞体积大、呈梭形；细胞核异型性和有丝分裂是诊断该病的必要条件。本图中的细胞核呈典型的"雪茄样"形态（常见于良性平滑肌瘤），但这种现象并不常见。鉴别诊断包括恶性黑素瘤、基底细胞癌和非典型纤维黄瘤。通常需要通过免疫过氧化酶染色来明确诊断。此类肿瘤，平滑肌肌动蛋白免疫过氧化酶染色阳性，S-100、高分子和低分子角蛋白及组织细胞标志物均为阴性

VIC4　黑素细胞梭形细胞肿瘤

黑素细胞梭形细胞肿瘤可能具有前文所介绍的施万细胞瘤的许多特征。在梭形细胞黑素瘤中S-100染色阳性，而HMB-45常为阴性。此类情况下，黑素瘤的诊断依赖于对黑素细胞分化（色素合成）、具有特征性的表皮内原位或微小浸润成分的识别。

结缔组织增生性黑素瘤

临床特征　结缔组织增生性黑素瘤[93]常在一个损害内同时表现出黑素细胞、成纤维细胞和施万细胞的分化特征。结缔组织增生最常见于恶性雀斑样痣黑素瘤或肢端雀斑样痣黑素瘤的梭形细胞垂直生长阶段，相应的临床表现为处于原位或微浸润水平生长期的肿瘤部分。然而，结缔组织增生性改变可偶尔见于圆形或未分化黑素细胞肿瘤。已报道的结缔组织增生性黑素瘤生存率不高，这是因为早期文献报道的许多病例在诊断时已经出现了复发。因此，在可以做出前瞻性诊断和根除性治疗的情况下，结缔组织增生性黑素瘤患者的生存率相对较好，这是因为，尽管许多皮损相对较厚，但与预后相关的有丝分裂率和肿瘤浸润淋巴细胞反应往往是良好的。混合性结缔组织增生性黑素瘤（定义为有＞10%的上皮样分化成分）预后明显变差；一项新近的研究发现5/23的混合性结缔组织增生性黑素瘤患者存在前哨淋巴结转移，而17例单纯结缔组织增生性黑素瘤患者均未发生此类转移[94]。

组织病理　在单纯性结缔组织增生性黑素瘤中胶原纤维呈细丝状延伸于肿瘤细胞之间，并将细胞相互分隔开。在混合性肿瘤中，肿瘤细胞连续分布，呈巢状、束状或片状，其中有超过10%的细胞呈梭形或上皮样。结缔组织增生区域的肿瘤细胞呈典型的梭形形态，细胞核并未表现出高度异型性，有丝分裂率非常低甚至看不到。一个典型的特征为肿瘤内可见浸润性淋巴细胞簇。肿瘤细胞成束排列，呈波浪状，使人联想到"施万"模式，这种模式可见于神经纤维瘤、神经化痣和恶性施万细胞瘤，可导致误诊。由于黑素瘤细胞常常表现为形态细长、无黑色素的细胞，嵌入明显纤维化的间质内，因此此类肿瘤可类似于纤维瘤病或纤维组织细胞性病变。

S-100蛋白抗体染色常可标记许多梭形细胞，提示肿瘤细胞为非成纤维细胞来源。HMB-45和Melan-A抗原在结缔组织增生性黑素瘤中通常不表达，但在混合性结缔组织增生性黑素瘤的上皮样细胞中存在表达[95]。证明某一肿瘤为黑素瘤最可靠的依据是黑素瘤上方表皮内出现具有诊断学意义的微浸润或原位黑素瘤的特征性改变。这种情况通常在恶性雀斑样痣、肢端或黏膜雀斑样痣黑素瘤中可以观察到。电子显微镜可能显示或不显示黑素小体，往往要经过长时间的观察搜索，因此本项检查的实用价值很小或没有诊断应用价值。

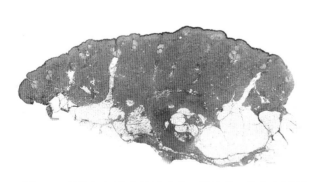

图VIC4.a.　*结缔组织增生性黑素瘤，低倍镜。* 真皮全层可见梭形细胞增生，伴胶原合成增多，此特征提示皮肤纤维瘤或纤维瘤病为可能的诊断

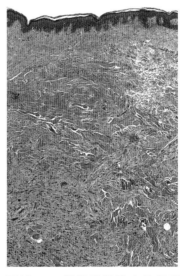

图VIC4.b.　*结缔组织增生性黑素瘤，中倍镜。* 此类皮损通常得不到早期诊断，因此大多数皮损浸润至真皮网状层深部或皮下脂肪层

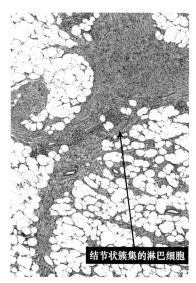

图 VIC4.c. *结缔组织增生性黑素瘤，高倍镜*。梭形细胞无序排列，少数细胞可见增大、深染的细胞核；常可见成结节状簇集的淋巴细胞浸润

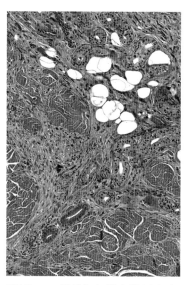

图 VIC4.d. *结缔组织增生性黑素瘤，高倍镜*。结缔组织增生性黑素瘤可类似于神经源性肿瘤；常可见亲神经性，即梭形细胞延伸进入和包绕小的皮肤神经；亲神经性常伴随淋巴细胞浸润

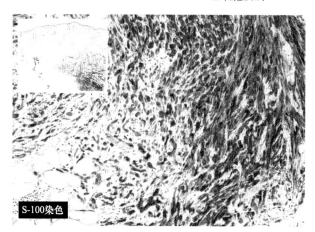

图 VIC4.e. *结缔组织增生性黑素瘤，S-100染色*。S-100染色显示了浸润至真皮网状层深部和脂肪层的梭形肿瘤细胞。请注意：在图的左下方可见"纯一"的单个细胞分布模式的区域；图片右上方可见呈片状分布的上皮样细胞，提示该肿瘤为上皮样细胞和梭形细胞构成的混合性肿瘤

鉴别诊断

结缔组织增生性黑素瘤（包括无黑色素型）

细胞性蓝痣，无黑色素型

蓝痣，无黑色素型

结缔组织增生性Spitz痣

梭形细胞转移性黑素瘤

VIC5　血管生成细胞增生和肿瘤

真皮内可见血管内皮细胞增生。CD31和Ⅷ因子染色对于证实血管内皮分化可能有一定帮助。

D2-40是淋巴管内皮特异性标志物[96]。许多良性血管瘤和淋巴管瘤的变异型需要与Kaposi肉瘤和血管肉瘤进行仔细鉴别。

化脓性肉芽肿（小叶状毛细血管瘤）

临床特征　化脓性肉芽肿[97]是一种常见的增生性病变，常发生于皮肤微小损伤或感染之后不久。通常皮损在经历数周快速生长期后趋于稳定，表现为隆起的、鲜红色丘疹，直径通常不超过1～2cm；之后，除非受到外因破坏，否则皮损将持续存在。

手术或烧灼术后复发并不少见。化脓性肉芽肿最常累及儿童或青年人（性别无差异），但患者年龄分布范围较广；手部、手指和面部（特别是口唇和牙龈）是最常见的发病部位。孕妇牙龈部位的化脓性肉芽肿（妊娠性牙龈瘤）是本病的一个特殊亚型。一种罕见的和需要警惕的情况是，在被破坏的原有化脓性肉芽肿部位及周围出现多发的卫星状血管瘤样皮损。

组织病理　典型的皮损表现为高出周围皮肤表面的、息肉样、血管瘤性组织肿块，其基底部常常可见棘层增厚的表皮收窄，呈衣领状。可见完好的扁平表皮覆盖于整个皮损表面，但表面糜烂也很常见。在溃疡性皮损中，浅表炎症细胞反应等组织学表现提示皮损的性质可能为肉芽组织，

但皮损深部的炎症反应通常较轻；当表皮层完整时甚至可能没有炎症反应。血管瘤性组织趋向于形成分散的肿块或小叶，由不同程度扩张充血的毛细血管网和贯通不良的血管丛组成。细胞有丝分裂活动不尽相同，可以很明显。供养血管经常延伸至相邻的真皮层，极少数病例可以在真皮网状层中出现肿瘤成分。

血管内乳头状内皮细胞增生（Masson血管内血管内皮细胞增生）

临床特征　本病并不少见，是发生于机化血栓内、较为特殊的血管内皮细胞增生，可能会被误诊为血管肉瘤[98]。皮损主要发生于静脉血管腔内，也可发生于血管瘤或某些类型血管异常的基础上，

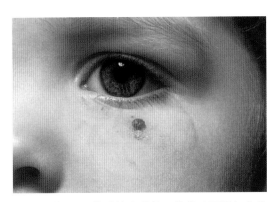

临床图ⅥC5.a. *化脓性肉芽肿*。儿童（面部）突然出现的单发暗红色出血性丘疹

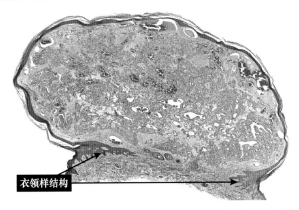

衣领样结构

图ⅥC5.a. *化脓性肉芽肿，低倍镜*。可见一位于皮肤平面之上的、圆顶状结节，表皮突变平

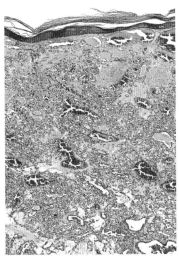

图ⅥC5.b. *化脓性肉芽肿，中倍镜*。在肿物的边缘部位，表皮层呈局灶性延伸至血管增生组织的下方，形成衣领状结构

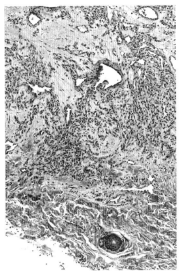

图ⅥC5.c. *化脓性肉芽肿，中倍镜*。可见由充满红细胞的、小的成熟血管聚集形成的小叶性结构；在陈旧性病变中，这些小叶被纤维间质相互分隔。在早期皮损中，间隔结构的基质可出现高度水肿并富含黏液

ⅥC　梭形细胞，多形性和结缔组织肿瘤

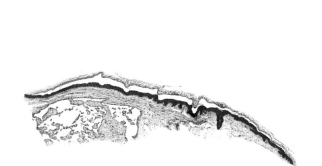

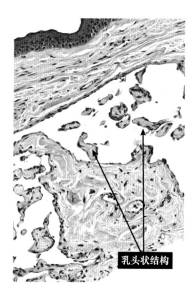

乳头状结构

图VIC5.d. *血管内乳头状内皮细胞增生，低倍镜*。可见数个扩张的囊性间隙，腔隙内可见乳头状结构

图VIC5.e. *血管内乳头状内皮细胞增生，中倍镜*。囊腔及乳头状结构被覆单层血管内皮细胞。这些乳头状结构就像漂浮在池塘中的小岛。血管内皮细胞不具有异型性。可见残存的血栓性物质

包括痔疮或发生于血管外血肿。皮损几乎总是单发的，可发生于皮肤、皮下组织甚至肌肉组织；头颈部、上肢，特别是手指是最常见的部位。原发性损害常常表现为直径小于2cm的伴有触痛的结节，而发生于既往血管畸形基础上的继发性损害，皮损可能会更大一些。

组织病理　通常，通过低倍镜观察即可以辨认出此类皮损的本质特征，或者是发生于某一薄壁血管内，或是构成先期已出现的血管肿瘤性疾病的一部分（继发于某些血管肿瘤性疾病）。对于发生于血管外的损害，即便通过连续切片，也无法找到血管壁结构。此类病变的主要部分是由相互吻合的血管腔构成的肿块，血管腔内可见不同程度的乳头状突起。基质由透明的嗜酸性物质构成，可以与尚未机化的血栓残留物相融合。浸润的血管腔扩张，可见明显的血管内皮细胞，这些内皮细胞可以"高起"形成血管腔内的突起结构，但细胞异型性和有丝分裂轻微。

伴血管增生的淤积性皮炎(肢端血管皮炎，假性Kaposi肉瘤)

临床特征　长期静脉功能不全和下肢水肿的患者，小腿部位可能出现伴有瘙痒症状的、红色鳞屑性丘疹和斑块，常常伴有棕色色素沉着和毛发脱落。

组织病理　表皮角化过度，伴局灶性角化不全、棘层肥厚和局灶性海绵水肿。本病可见浅层血管周围淋巴组织细胞浸润，围绕饱满、增粗的毛细血管和小静脉。真皮浅层血管呈小叶状聚集分布。可见明显的血管内皮细胞增生，类似Kaposi肉瘤（肢端血管皮炎[99]）。真皮网状层常出现纤维化。真皮浅层可见含铁血黄素沉积，真皮深层血管丛周围也可见到。

Kaposi肉瘤

临床特征　Kaposi肉瘤可分为四种类型[100、101]，经典型Kaposi肉瘤比较罕见，患者主要来源于东欧和地中海地区，起病于50岁以上的男性，表现为下肢缓慢生长的血管瘤样结节和斑块。Kaposi肉瘤在非洲（非洲型）较为常见，青年患者占比较多，具有更明显的侵袭性（分布更广泛、深部浸润或呈隆起蕈样皮损和骨骼受累）。艾滋病相关Kaposi肉瘤特别发生于性活跃的同性恋人群，临床特征不同于经典型病例，皮损进展更为迅速，非典型性分布（累及躯干），更倾向于累及黏膜。

医源性免疫抑制相关Kaposi肉瘤发生于器官移植相关的免疫抑制情况下，皮损可能随着停止原有免疫抑制治疗而消退。与免疫失调相关的Kaposi肉瘤与HHV8感染有关，感染导致某些细胞因子的

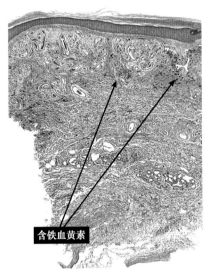

图VIC5.f. *伴血管增生的淤积性皮炎，低倍镜*。在真皮浅层可见血管腔增生和真皮内色素沉着

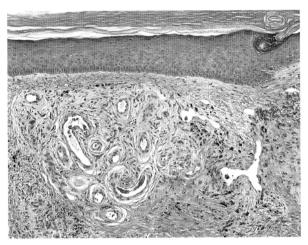

图VIC5.g. *伴血管增生的淤积性皮炎，中倍镜*。成熟管腔和厚壁血管在真皮浅层成簇分布。在这些血管腔周围可见继发于含铁血黄素沉着而形成的明显的色素，其上方表皮有或无海绵水肿

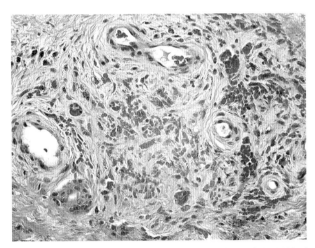

图VIC5.h. *伴血管增生的淤积性皮炎，高倍镜*。小血管腔周围可见红细胞外渗

产生，后者可活化血管内皮细胞，进而导致梭形细胞的形成和血管的发生。通过被病毒感染的细胞的播散，皮损可能扩散至多个部位。早期皮损表现为反应性多克隆增生，随着时间的推移，可以发展为明显呈恶性的肉瘤样病变[101]。可以对本病组织学上的谱系性变化做出分期，大致与皮损临床类型相对应，包括早期和晚期的斑疹、斑块、结节和晚期侵袭性皮损。

　　组织病理　早期斑疹通常可见淋巴细胞和浆细胞在真皮上部的血管周围呈片状和散在浸润，细胞条索（具有明显管腔分化）伸入胶原纤维束之间，常常也可见到一些不规则扩张或多角形的淋巴管样

腔隙，内衬内皮细胞。锯齿状血管倾向于分隔胶原束是特征性改变。正常皮肤附属器和先前已存在的血管常常突入至新生成的血管，形成"岬样征"。在晚期的斑疹中可见真皮层更为广泛的血管（组织）浸润，伴有锯齿状血管、厚壁血管条索，类似肉芽组织。在此阶段，可见红细胞外渗和含铁血黄素细胞（参见ⅢA1c章节）。

　　斑块期，小血管弥散浸润延伸至几乎真皮全层，并有取代原有胶原的趋势。血管形态多样，一些为贯通不良的细胞条索，一些为含有血液的卵圆形管腔，还有一些具有淋巴管样特征。同时可见松散分

布的梭形细胞呈短小束状排列。艾滋病相关患者的皮损中常更容易见到胞质内透明小体，可能见于致密浸润区。

肿瘤期，由血管腔隙和梭形细胞组成的、边界清楚的结节取代原有真皮胶原。肿瘤结节倾向于被致密的胶原纤维组织带分隔开。在肿瘤聚集区之间

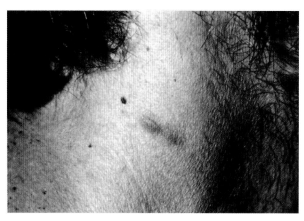

临床图VIC5.b. *Kaposi肉瘤，斑块和早期结节*。一位HIV阳性的男性患者出现一个细长的红色结节

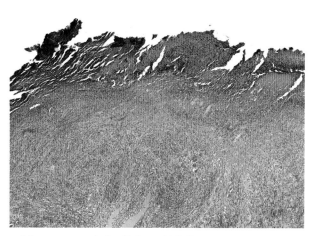

图VIC5.i. *Kaposi肉瘤，结节型，低倍镜*。Kaposi肉瘤（肿瘤期）的真皮内可见一梭形细胞构成的肿块，皮损表面出现溃疡

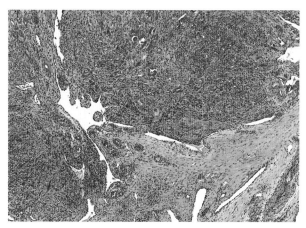

图VIC5.j. *Kaposi肉瘤，中倍镜*。梭形细胞无序排列，在扫视放大倍率下，肿瘤富有细胞成分，偶尔可见出血

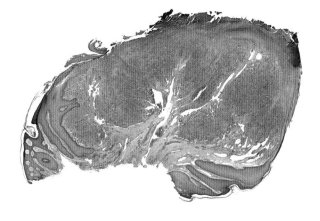

图VIC5.k. *Kaposi肉瘤，低倍镜*。梭形细胞可见胖大的细胞核，肿瘤细胞间可见红细胞，偶尔可见胞质内呈粉色的细小滴状物（本图片无此类变化）

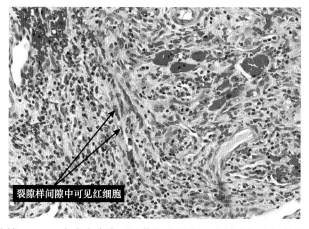

裂隙样间隙中可见红细胞

图VIC5.l. *Kaposi肉瘤，高倍镜*。Kaposi肉瘤内常常可见浆细胞浸润。在肿瘤细胞间的缝隙状腔隙内和间质内可见红细胞。HHV8染色有助于确立诊断（本图片无此类变化）

同样可见到扩张的淋巴管。其典型特征是由内含红细胞的腔隙或裂隙组成的蜂巢状结构与相互交织的梭形细胞紧密相伴。紧密排列的一个挨一个的血管腔隙形成的蜂巢状结构是诊断Kaposi肉瘤的重要特征。化脓性肉芽肿和大多数血管瘤的血管腔（毛细血管壁）的内皮细胞更为突出，且血管腔被间隔基质明显分开。含有含铁血黄素的巨噬细胞几乎总是明显地出现在结节的邻近部位，特别是那些发生于本病好发部位的皮损。结节中的梭形细胞呈细长、纺锤形，含有边界清楚的胞质；细胞核呈卵圆形，或有些扁平，在细胞的长轴方向可见细颗粒状的染色质，核仁通常不明显，没有或仅有轻微的核异型性，有丝分裂少见。梭形细胞CD34染色呈强阳性且表达恒定。

　　具有侵袭性的晚期皮损主要见于非洲型（Kaposi）肉瘤，可见更为明显的肉瘤样特征伴血管成分的减少或缺失。梭形细胞大小、形状和细胞核的异型性更为明显，伴较多有丝分裂。在此类损害中，出现被吞噬的红细胞和胞质内透明小体可能为确定肿瘤起源提供线索。

弥漫性真皮血管瘤病

　　临床特征　弥漫性真皮血管瘤病是一种反应性血管增生，归属于反应性血管内皮瘤病[102]。反应性血管内皮瘤病通常意味着管腔内血管内皮细胞增生。弥漫性真皮血管瘤病的特点是真皮内血管增生，此类疾病最早是在重症动脉粥样硬化性疾病患者中发现的[103]，然而，本病与血液透析所导致的动静脉瘘和抗心磷脂抗体也具有相关性。皮损表现为坚实、紫红色或色素增多性斑块。四肢部位的皮损较躯干部更为常见。皮损常常有疼痛感且常出现溃疡。伴有重症动脉粥样硬化性疾病的患者，通过搭桥术改善供血不足，可能促进溃疡的愈合。弥漫性真皮血管瘤病中的血管增生可能继发于局部缺血（微小血栓形成），继而诱发血管内皮生长因子或内皮细胞增生。

　　组织病理　在真皮的上层及中层可见表型温和的、小梭形细胞的高度增生，仔细观察可见含有红细胞的血管腔形成[104]，还可见稀疏的单核细胞浸润。血管内皮细胞标记CD31和CD34染色阳性，梭形细胞外层周细胞SMA强阳性。与血管肉瘤不同，梭形细胞表型温和且缺乏异型性；另外，血管腔分化较好，借此可排除血管肉瘤或Kaposi肉瘤的可能性，在非Kaposi肉瘤的皮损中，有HHV8染色阳性的报道。

与静脉功能不全有关的肢端血管皮炎也表现出分化良好的管腔，然而，此类疾病伴有真皮的纤维化、混合炎症细胞浸润、红细胞外溢和含铁血黄素沉积。

皮肤血管肉瘤

　　临床特征　大部分皮肤血管肉瘤[105]分属于以下情况：①老年人头面部血管肉瘤；②继发于慢性淋巴水肿的血管肉瘤（淋巴管肉瘤）；③慢性放射性皮炎的并发症或由严重皮肤创伤或溃疡所致。2011年，一项单中心、涉及98例病例的研究发现，肿瘤的组织学分型包括血管型（44%）、梭形细胞型（21%）、上皮样型（16%）和混合型（18%）。平均死亡时间为2.1年，血管型相对发展缓慢[106]。

　　老年人头面部血管肉瘤几乎均为致死性肿瘤，常表现为头皮或面中上部淡红色斑片或挫伤样皮损，好发于男性；继而发展为斑块、结节或溃疡；淋巴结和内脏转移通常为本病的晚期并发症，多数患者死于广泛的局部病变。继发于淋巴水肿的血管肉瘤（乳房切除术后淋巴管肉瘤或Stewart-Treves综合征），其女性患者有乳房切除术后上肢长期、严重的淋巴水肿病史，但也见于男性和非癌症手术的其他原因，包括先天性淋巴水肿和丝虫病引起的热带淋巴水肿。即便给予根治性手术，本病预后依然较差。放射治疗术后皮肤血管肉瘤可出现于内脏肿瘤的放疗之后，最常见的部位是乳房或胸壁，以及乳腺癌或妇科肿瘤放疗术后的下腹部。

　　组织病理　通常情况下，肿瘤组织延伸都远远超出临床病变的界线。一般来说，肿瘤在不同的活检标本中可见不同的分化状态，即使在单一活检标本中也可见到分化程度不同的区域。在分化良好的区域可见不规则的网状血管腔，内衬增大的单层内皮细胞，穿插于胶原纤维束之间。胶原纤维束被分离和包绕（被形象地称为"分割胶原"），为典型特征。常常可见轻度至中度的核异型性，但仅偶尔可见大而深染的细胞。在此阶段，血管腔一般无血流，但管腔内可能含有游离、散落的恶性细胞。在分化较差的区域，内皮细胞的大小和数量增加，形成管腔内乳头状突起，可见明显的有丝分裂活动。在低分化区域可见实体性、片状分布的多形性大细胞，伴轻度或不伴有管腔分化，类似于转移癌或黑素瘤，局部常可见到上皮样细胞。其他区域可能类似分化较差的梭形细胞肉瘤。有时可以见到间质出血和充满红细胞的显著扩张的腔隙。

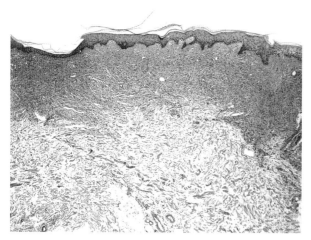

图VIC5.m. *弥漫性真皮血管瘤病，低倍镜*。真皮乳头层和网状层上部可见细胞增生，与皮损上方表皮无关

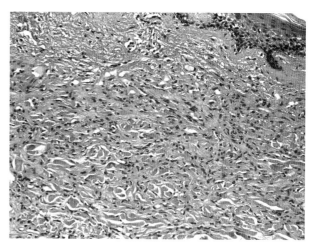

图VIC5.n. *弥漫性真皮血管瘤病，中倍镜*。细胞性区域由许多梭形细胞构成

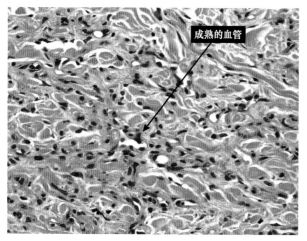

图VIC5.o. *弥漫性真皮血管瘤病，高倍镜*。梭形细胞体积小、表型温和，形成小的血管腔

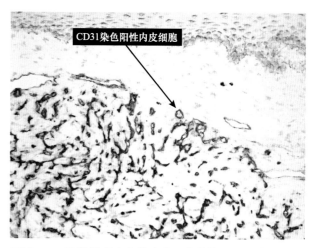

图VIC5.p. *弥漫性真皮血管瘤病，中倍镜*。CD31免疫组化染色。CD31染色突出显示了梭形细胞和小血管腔的形成

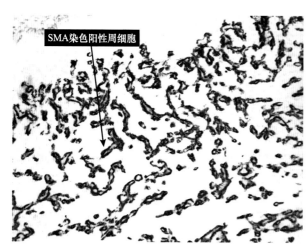

图VIC5.q. *弥漫性真皮血管瘤病，中倍镜*。平滑肌肌动蛋白（SMA）免疫过氧化酶染色。平滑肌肌动蛋白染色突出显示了增生的梭形细胞中的周细胞成分

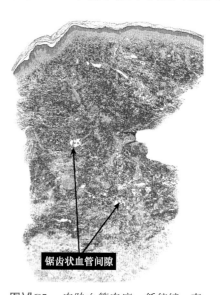

图VIC5.r. *皮肤血管肉瘤，低倍镜*。真皮结构被出血性组织所替代，其间可见细微的锯齿状间隙

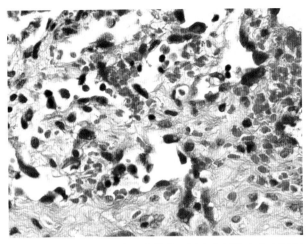

图VIC5.s. *皮肤血管肉瘤，高倍镜*。锯齿状间隙中含有红细胞，内衬胞质丰富、深染的内皮细胞；这种累及整个真皮网状层的"分割"胶原的生长模式是血管肉瘤的典型改变

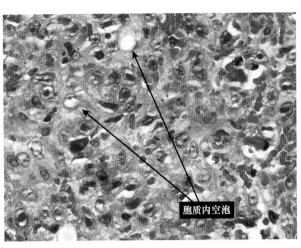

胞质内空泡

图VIC5.t. *皮肤血管肉瘤，高倍镜*。群集的上皮样血管肉瘤细胞，伴胞质内空泡化，是内皮细胞分化的线索

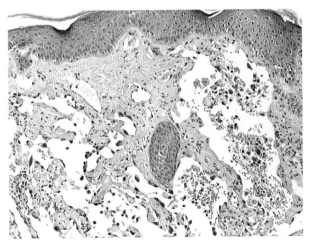

图VIC5.u. *皮肤血管肉瘤，中倍镜*。另一个病例，锯齿状间隙，内衬非典型内皮细胞

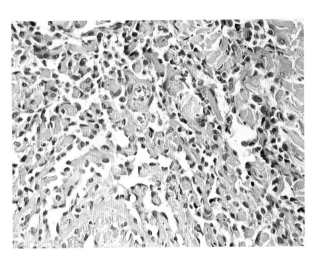

图VIC5.v. *皮肤血管肉瘤，高倍镜*。可见特征性的、沿真皮网状层胶原纤维之间浸润的模式

皮肤上皮样血管瘤性结节/上皮样血管内皮瘤

皮肤上皮样血管瘤性结节是一种罕见的血管增生性疾病，组织学上表现为境界清楚的、大致呈单叶状的内皮细胞的实性增生，具有显著的上皮样细胞特征。细胞质丰富，呈嗜酸性，许多肿瘤细胞内含有明显空泡。炎症浸润轻重不一。本病可能与上皮样血管内皮瘤存在重叠，后者为低度恶性。然而，迄今为止，所有已报道的本病病例均呈良性经过[107]。

靶样含铁血黄素沉积性血管瘤（鞋钉样血管瘤）

临床特征 靶样含铁血黄素沉积性血管瘤是一种良性、后天发生的血管病变，发生于青年人、中年人的躯干或四肢部位，表现为皮损中央伴发丘疹的斑疹，或者是孤立的斑疹[108、109]。本病可以有多种不同的临床表现，可类似于黑素细胞痣，特别是发育不良痣、皮肤纤维瘤、Kaposi肉瘤甚或黑素瘤。虽然在大多数病例中不会出现，但本病皮损"经典"的临床形态表现为1～2cm大小的，苍白、红色或淤斑样的环形斑，中央伴发有2～3mm大小的呈红色、紫色或棕色的丘疹，形成靶样外观。有学者认为本病是一种反应性血管扩张，并非真正的肿瘤，而创伤可能为本病的诱发因素之一。在本病的病程中，常会出现皮损大小和颜色的消长变化，并且有报道称皮损的形态可随着月经周期的变化而改变。

组织病理 组织学表现可以与一些恶性疾病相似，如Kaposi肉瘤或血管肉瘤。真皮乳头层或网状层浅层可见扩张、充血的血管，形成扁平的血管管腔，穿插于胶原束之间，同时向深层、呈楔形延伸进入真皮网状层，此变化可类似于血管肉瘤。内衬于血管的内皮细胞形态温和，但可能具有突入管腔的圆形细胞核，类似于鞋钉，因此本病有了"鞋钉样血管瘤"这一别称。浅表血管亦可内含纤维蛋白血栓和乳头状突起。真皮深部的血管管腔往往呈不规则形或呈锯齿状，微细的管腔内衬以低平的内皮细胞。可有红细胞外溢，甚或比较明显；晚期损害常可见到内含有含铁血黄素的巨噬细胞。本病可见淋巴细胞性炎症浸润。

鉴别诊断

血管肉瘤

Kaposi肉瘤

肢端血管皮炎

其他类型的血管内皮瘤病

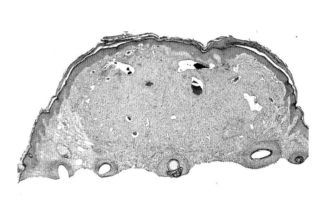

图ⅥC5.w. *上皮样血管内皮瘤，低倍镜*。真皮内可见一境界相对清楚但无包膜的圆顶形病变。表皮无受累，表皮突变平

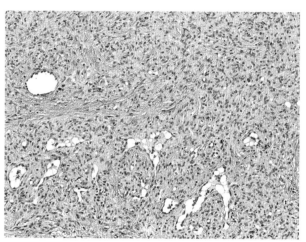

图ⅥC5.x. *上皮样血管内皮瘤，中倍镜*。肿瘤是由形态温和、一致的细胞构成的实性细胞团块，其内可见扩张的小血管腔，内含红细胞

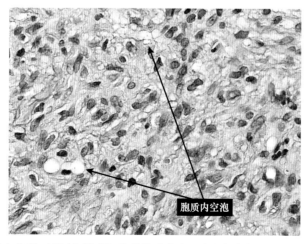

胞质内空泡

图ⅥC5.y. *上皮样血管内皮瘤，高倍镜*。肿瘤细胞的胞质丰富，可见胞质内空泡，细胞间可见散在的红细胞，伴有间质内出血。虽然没有明显的细胞异型性，但本病的预后仍存在一定的不确定性

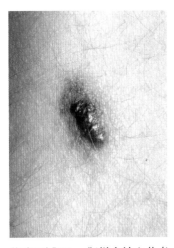

临床图VIC5.c. *靶样含铁血黄素沉积性血管瘤。注意有红晕环绕的紫色丘疹（"牛眼"样外观）*

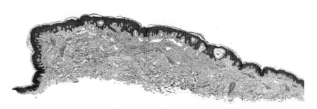

图VIC5.z. *靶样含铁血黄素沉积性血管瘤，低倍镜。真皮上部可见扩张的血管。在真皮网状层中，血管常常扁平化，并且沿间质延伸，形成楔形结构。血管周围可见红细胞外溢*

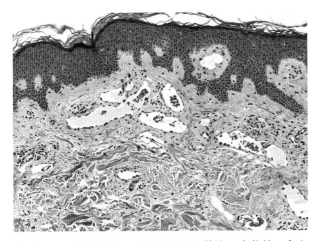

图VIC5.za. *靶样含铁血黄素沉积性血管瘤，中倍镜。多少有些扁平化的血管穿插于真皮网状层的胶原之间，可见以淋巴细胞为主的炎症浸润。红细胞外溢可较为广泛，晚期皮损可见巨噬细胞内的含铁血黄素，本图片未见此类变化*

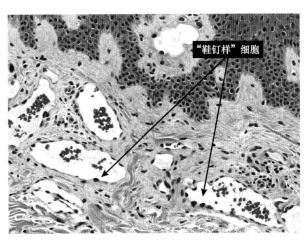

图VIC5.zb. *靶样含铁血黄素沉积性血管瘤，高倍镜。扩张的血管腔特征性地内衬以鞋钉样内皮细胞，细胞核突入管腔*

"鞋钉样"细胞

血管角化瘤

　　参见临床图VIC5.d，图VIC5.zc和图VIC5.zd。

动静脉血管瘤

　　参见图VIC5.ze和图VIC5.zf。

海绵状血管瘤

　　参见图VIC5.zg和图VIC5.zh。

樱桃状血管瘤

　　参见图VIC5.zi和图VIC5.zj。

梭形细胞，多形性和结缔组织肿瘤　VIC

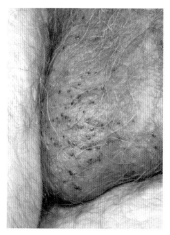

临床图VIC5.d. *血管角化瘤*，紫色小丘疹，常见于阴囊部位

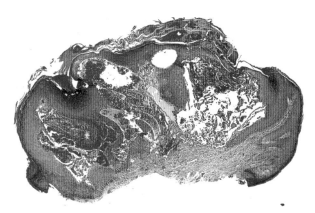

图VIC5.zc. *血管角化瘤，低倍镜*。血管增生主要见于真皮乳头层内，相邻表皮增生，呈环绕血管腔的模式

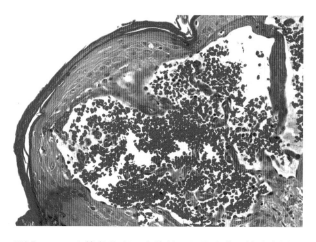

图VIC5.zd. *血管角化瘤，中倍镜*。血管壁薄，管腔内衬以成熟的内皮细胞，腔内充满红细胞。增生的上皮围绕这些血管腔，偶尔可见到位于上皮内的血管腔

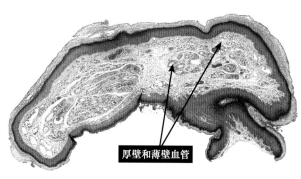

厚壁和薄壁血管

图VIC5.ze. *动静脉血管瘤，低倍镜*。浅层真皮内可见境界清楚的血管增生

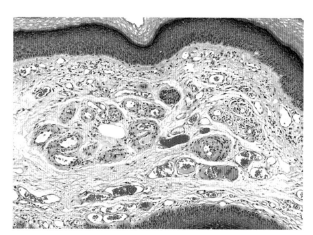

图VIC5.zf. *动静脉血管瘤，中倍镜*。血管增生由成熟的厚壁和薄壁血管组成，血管腔内充满红细胞

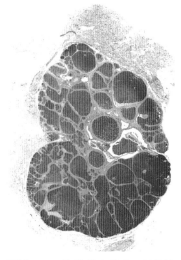

图VIC5.zg. *海绵状血管瘤，低倍镜*。真皮深部和皮下组织内可见增生的血管腔，血管腔内充满红细胞。并非所有的海绵状血管瘤都如本例所示具有清楚的境界

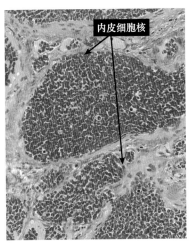

图 VIC5.zh. *海绵状血管瘤，中倍镜。*血管腔壁薄，内皮细胞无异型性。管腔内充满红细胞

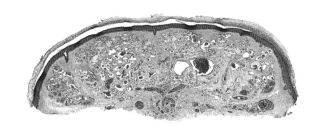

图 VIC5.zi. *樱桃状血管瘤，低倍镜。*圆顶形丘疹，可见真皮浅层血管增生

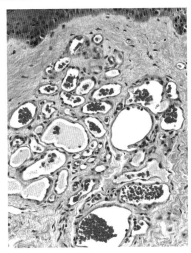

图 VIC5.zj. *樱桃状血管瘤，中倍镜。*可见增生的、成熟的薄壁血管，管腔内充满红细胞，基质可出现水肿或纤维化

微静脉血管瘤

本病为良性获得性疾病，皮损通常发生于成年人的前臂或腿部，皮损较小、渐进增大。临床上，本病的皮损呈紫色至红色，常常被拟诊为血管瘤。组织学上，可见不规则的分支状静脉，管腔不明显。无细胞异型性[110]。

皮肤淋巴管瘤

参见图 VIC5.zn 和图 VIC5.zo。

静脉湖

参见图 VIC5.zp 和图 VIC5.zq。

球血管瘤

参见临床图 VIC5.e，图 VIC5.zr ～图 VIC5.zt。

血管球瘤

参见图 VIC5.zu ～图 VIC5.zw。

鉴别诊断

增生性疾病

血管内乳头状内皮细胞增生

反应性血管内皮细胞瘤病

伴嗜酸性粒细胞增多的血管淋巴样增生

血管瘤

幼年血管内皮瘤（草莓状痣）

樱桃状血管瘤

肾小球样血管瘤

丛状血管瘤（血管母细胞瘤）

血管角化瘤

海绵状血管瘤

窦状血管瘤

疣状血管瘤

微静脉血管瘤

靶样含铁血黄素沉积性（鞋钉样）血管瘤

蔓状动脉瘤（动静脉血管瘤）

上皮样血管瘤

化脓性肉芽肿

杆菌性血管瘤病

淋巴管瘤

海绵状淋巴管瘤和囊性水囊瘤

局限性淋巴管瘤

进行性淋巴管瘤（良性淋巴管内皮瘤）

淋巴管瘤病

梭形细胞，多形性和结缔组织肿瘤

VIC

毛细血管扩张
    遗传性出血性毛细血管扩张症
    蜘蛛痣
    静脉湖

血管畸形
    匐行性血管瘤

血管球瘤
    血管球瘤、球血管瘤、血管球肌瘤
    浸润性血管球瘤
    血管球肉瘤

血管脂肪瘤
    血管肌脂瘤
    血管脂肪瘤

血管肉瘤
    皮肤血管肉瘤
    上皮样血管肉瘤

Kaposi肉瘤

Kaposi肉瘤拟似疾病（另见血管瘤）
    动脉瘤样纤维组织细胞瘤
    梭形细胞血管内皮瘤
    Kaposi样婴儿血管内皮瘤
    肢端血管皮炎（假性Kaposi肉瘤）
    多核细胞血管组织细胞瘤

血管内皮瘤
    上皮样血管内皮瘤

    网状血管内皮瘤
    恶性血管内乳头状血管内皮瘤（Dabska瘤）
    梭形细胞血管内皮瘤
    Kaposi样婴儿血管内皮瘤

其他脉管肿瘤
    弥漫性真皮血管内皮瘤病
    血管瘤病
    血管周皮细胞瘤
    血管内淋巴瘤（恶性血管内皮瘤病）

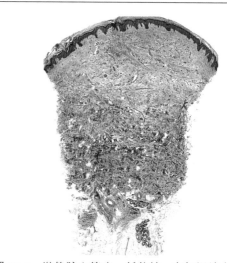

图VIC5.zk. *微静脉血管瘤，低倍镜。* 在扫视放大倍率下可见真皮网状层全层细胞成分增多

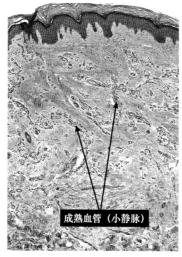

图VIC5.zl. *微静脉血管瘤，中倍镜。* 真皮网状层全层可见小静脉增生，不形成小叶状聚集，未见大的血管腔隙

成熟血管（小静脉）

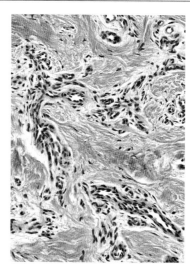

图VIC5.zm. *微静脉血管瘤，高倍镜。* 图中所示血管都是成熟的小静脉，无异型性，伴有基质纤维化

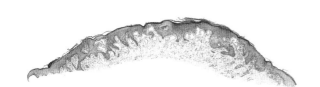

图VIC5.zn. *皮肤淋巴管瘤（局限性淋巴管瘤），低倍镜*。真皮乳头层内可见许多扩张的管腔，延伸至真皮网状层浅层

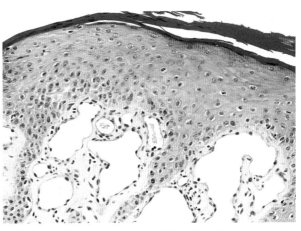

图VIC5.zo. *皮肤淋巴管瘤，中倍镜*。在真皮乳头层中可见薄壁管腔，管壁仅由内皮细胞构成。管腔内可见无定形物，但无红细胞

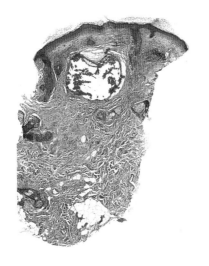

图VIC5.zp. *静脉湖，低倍镜*。真皮浅层可见血管扩张，由孤立的、偶尔为数个扩张的血管腔隙构成

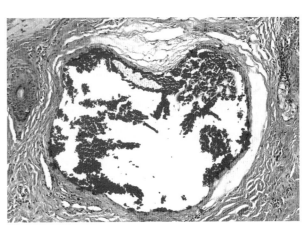

图VIC5.zq. *静脉湖，中倍镜*。扩张的血管腔内衬由内皮细胞所构成的薄层腔壁和少数周细胞

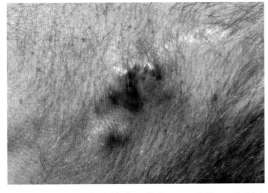

临床图VIC5.e. *球血管瘤*。发生于四肢的、可以被压缩的紫色结节可通过常染色体显性的方式遗传

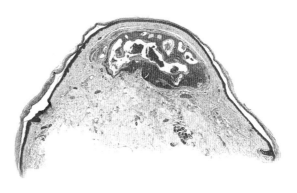

图VIC5.zr. *球血管瘤，低倍镜*。在真皮网状层深部可见一由多个厚壁的囊样腔隙构成的肿瘤

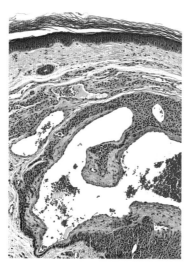

图VIC5.zs. *球血管瘤，中倍镜*。囊样腔隙内衬数层小的立方细胞

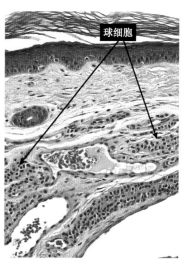

图VIC5.zt. *球血管瘤，中倍镜*。球血管瘤的另一个区域可见内衬立方形球细胞的囊样腔隙。单个细胞形态温和、一致，缺少细胞异型性。在海绵状间隙内可见红细胞

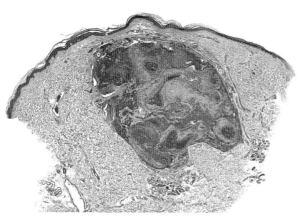

图VIC5.zu. *血管球瘤，低倍镜*。本例活检所示为真皮深部的细胞性肿瘤。与球血管瘤不同，很少见到血管腔，以片状分布的球细胞为显著特征

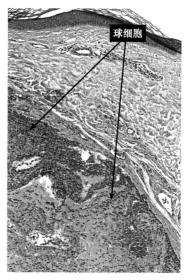

图VIC5.zv. *血管球瘤，高倍镜*。瘤体内可见由形态一致的立方细胞构成的条索和实性区域，细胞核小且圆

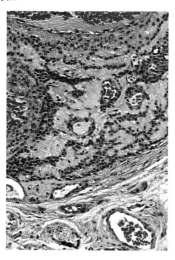

图VIC5.zw. *血管球瘤，高倍镜*。肿瘤由形态一致的具有小圆核的立方形细胞构成

Ⅵ C6　脂肪组织肿瘤

　　绝大多数脂肪组织肿瘤发生在皮下组织或深层软组织，但是也有一些可以累及皮肤。皮损细胞形态可以是成熟的脂肪细胞，与典型脂肪瘤的成熟脂肪细胞无明显区别；亦可以是不同程度未分化的圆形细胞或多形性细胞，如在高级别脂肪肉瘤中所见。浅表脂肪瘤样痣是一种主要累及皮肤的脂肪肿瘤性疾病或错构瘤性疾病[111]。

浅表脂肪瘤样痣

　　临床特征　浅表脂肪瘤样痣是一种罕见的皮肤损害，可表现为群集分布的、质地柔软的、扁平丘疹或结节，表面光滑或褶皱，呈皮肤颜色或淡黄色。特征性表现为皮损呈线状分布于一侧髋关节或臀部（Hoffman和Zurhelle浅表脂肪瘤样痣），从上述部位，皮损可以延伸累及至背部或大腿上部等邻近皮肤。其他部位，如胸部或腹部鲜有受累。皮损可于出生时或婴儿期开始出现（Howell血管脂肪瘤样痣），此类患者发育不全的真皮被替代，可能会导致形成假肿瘤性黄色突起，伴有骨骼畸形和其他畸形，上述情况最常于20岁内出现进展，

偶尔会晚些。多个病损可以融合。孤立性皮损可能被诊断为浅表脂肪瘤样痣，或者诊断为孤立的袋状软纤维瘤或息肉样纤维脂肪瘤。在长期存在的皮内痣中出现脂肪细胞，较为常见，是一种退行现象，而非脂肪瘤样痣。

　　组织病理　群集或呈条索状分布的脂肪细胞镶嵌于真皮胶原束之中，常常向上延伸至真皮乳头层。脂肪组织所占比例差别很大，对于只有少量脂肪组织沉积的病例，脂肪细胞倾向于呈小灶状分布于乳头层下方血管周围。对于具有相对大量脂肪组织的病例，脂肪小叶不规则地分布于真皮全层，真皮和皮下组织之间的界限变得模糊甚至消失。脂肪细胞可以都是成熟细胞，但在某些情况下，偶尔可以见到一些小的、尚未完全脂化的细胞。除了脂肪细胞的存在，真皮可以是完全正常的，但在某些情况下，胶原纤维束的密度、成纤维细胞的数量和血管组织的丰富程度均高于正常皮肤。

脂肪瘤

　　根据定义，脂肪瘤以成熟脂肪细胞为主要成分。本病皮损趋向存在于皮下组织，被一薄层结缔组织包膜所包绕，常常完全由正常的脂肪细胞构成，与皮下组织的脂肪细胞难以区别。

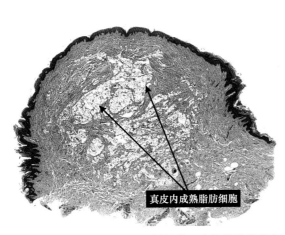

图Ⅵ C6.a.　*浅表脂肪瘤样痣，低倍镜*。成熟的脂肪组织向上延伸进入真皮网状层，未见与之相关的炎症反应

真皮内成熟脂肪细胞

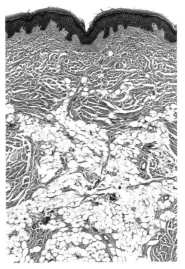

图Ⅵ C6.b.　*浅表脂肪瘤样痣，中倍镜*。真皮网状层的浅、中层可见成熟脂肪细胞

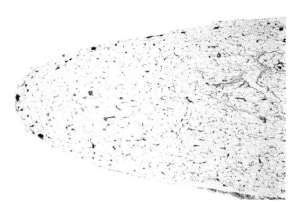

图VIC6.c. *脂肪瘤，低倍镜*。境界清楚的肿瘤可见非常薄的纤维包膜。脂肪瘤位于皮下脂肪内，在扫视放大倍率下病变呈少细胞型

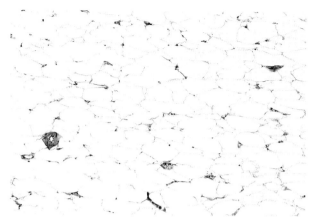

图VIC6.d. *脂肪瘤，高倍镜*。脂肪瘤由大小相近、形态一致的脂肪细胞组成。小细胞核被推挤至细胞的一侧，几乎无法辨识

血管脂肪瘤

血管脂肪瘤通常表现为有包膜的皮下损害。本病通常发生于青壮年。前臂是本病最常见的发病部位，常常为多灶性损害，而非孤立性。本病常伴有触痛或疼痛。血管脂肪瘤的包膜在大体水平不明显，显微镜下可见到清楚的包膜，大量小口径血管腔含有特征性的微血栓，以及数量不等的成熟脂肪组织。肿瘤组织所含血管成分的多少差异很大，可以是只有几个小的血管瘤性病灶，也可以密集的血管和间质组织为主。

梭形细胞脂肪瘤

临床上，本病表现为缓慢生长的、无痛性结节，位于真皮或皮下组织，好发于60～70岁男性的颈后、肩带区。虽然病变在组织学上界线清楚，但很少被包膜包裹。肿瘤由成熟的脂肪细胞和处于黏液性基质中的、形态一致的、细长的梭形细胞构成。梭形细胞脂肪瘤具有多形性，这是由细胞成分占比、胶原含量，以及梭形细胞与成熟脂肪细胞的比例不同造成的。

多形性脂肪瘤

临床特征　类似于梭形细胞脂肪瘤，绝大多数多形性脂肪瘤为孤立性肿瘤，发生于50～70岁男性的肩带区和颈部。病变表现为缓慢生长的、境界清楚的真皮和皮下肿块，大体上与普通脂肪瘤相类似。尽管偶尔可见到成脂肪细胞样细胞和非典型有丝分裂，局部切除治疗有效。

鉴别诊断　没有任何一个单一特征可以确定多形性脂肪瘤的诊断，并排除脂肪肉瘤。只有多元

分析才能做出正确的诊断，需要考虑的因素包括：①患者的年龄和性别；②解剖部位；③皮损的大小；④生长中心位置（深在或浅表）；⑤局部侵袭程度；⑥组织学表现。有别于多形性脂肪瘤，脂肪肉瘤呈浸润性生长，细胞成分占比更大，具有更显著的核非典型性，包括非典型有丝分裂、更多数量的多空泡状成脂肪细胞、显著的坏死、缺少粗大的胶原纤维束。脂肪肉瘤中很少见到小花形巨细胞，即便见到，数量也很少。

脂肪肉瘤

脂肪肉瘤是发生于深部皮下组织或深部软组织的大块肿瘤。因此，本病很少引起皮肤病理医师的注意。

鉴别诊断
脂肪瘤
　　梭形细胞脂肪瘤
　　多形性脂肪瘤
　　软骨样脂肪瘤
　　血管脂肪瘤
脂肪肉瘤
　　分化良好的
　　非典型脂肪瘤样肿瘤
　　黏液样
　　圆形细胞
　　多形性
其他
　　冬眠瘤
　　良性脂肪母细胞瘤
　　浅表脂肪瘤样痣

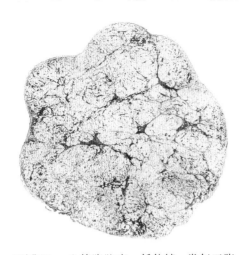

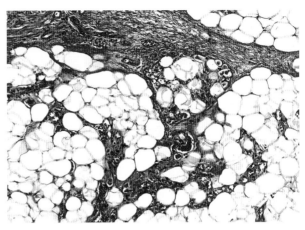

图VIC6.e. *血管脂肪瘤，低倍镜*。类似于脂肪瘤，血管脂肪瘤表现为境界清楚的皮下肿块，有薄的纤维包膜。然而，与脂肪瘤相反，与图VIC6.c相比，此类损害可见到更多的细胞分成

图VIC6.f. *血管脂肪瘤，中倍镜*。血管脂肪瘤中细胞成分的增多继发于成熟小血管腔的增生，管腔内充满红细胞和纤维蛋白血栓

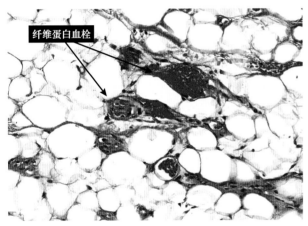

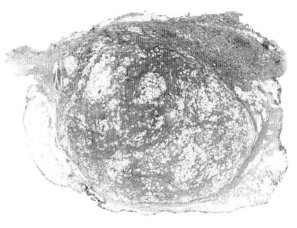

图VIC6.g. *血管脂肪瘤，高倍镜*。血管脂肪瘤的小血管内常可见到多发的纤维蛋白血栓

图VIC6.h. *梭形细胞脂肪瘤，低倍镜*。在扫视放大倍率下，肿瘤由细胞区和少细胞区组成

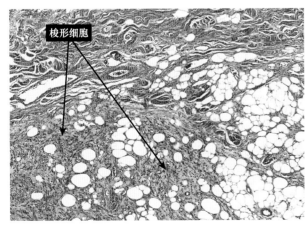

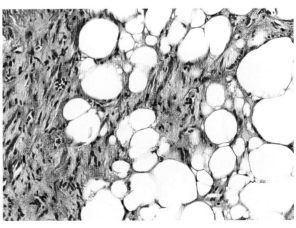

图VIC6.i. *梭形细胞脂肪瘤，中倍镜*。少细胞区为成熟的脂肪细胞，在细胞密集区可见形态温和的梭形细胞增生

图VIC6.j. *梭形细胞脂肪瘤，高倍镜*。梭形细胞的外观呈波浪状，但缺乏细胞异型性。基质常为黏液性，可见散布的肥大细胞

梭形细胞，多形性和结缔组织肿瘤

VIC

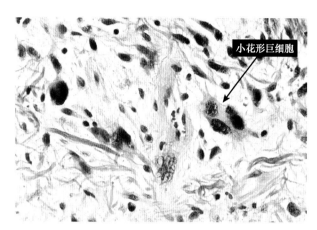

图 VIC6.k. *多形性脂肪瘤，高倍镜*。通常为皮下肿瘤，成熟和幼稚的脂肪细胞，单个或成群分布于黏液性基质中，可见致密的胶原束穿插其中。多数病例，但并非所有病例可出现特征性的多核巨细胞，表现为多个深染并经常出现相互重叠的细胞核，排列于嗜酸性胞质的周边。这种独特的排列方式与花朵的花瓣相似，因此，此类巨细胞被称为小花形巨细胞

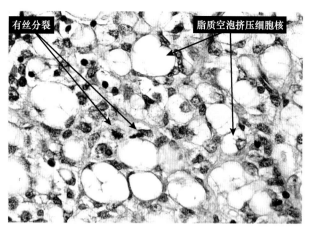

图 VIC6.l. *脂肪肉瘤，圆细胞型，高倍镜*。此图片来自一个巨大的、境界不清的肿瘤，没有明确的包膜。虽然在某些区域可以辨识出脂肪细胞，但其他区域细胞成分非常丰富。与脂肪细胞相混杂的大细胞核大、深染，其中许多细胞含有空泡，这些空泡挤压细胞核使核膜产生精致的扇贝壳样形态（单空泡状和多空泡状脂肪母细胞），亦可见有丝分裂

VIC7　软骨组织肿瘤

大多数软骨组织肿瘤发生于骨和关节或深部软组织，但也有一些可以累及皮肤。病损细胞的形态范围从成熟的软骨细胞，与来自内生软骨瘤的成熟软骨细胞并无差异，直至高级别的软骨肉瘤中不同未分化程度的圆形细胞或多形性细胞。因为本病的发生部位，此类肿瘤很少引起皮肤病理医师的注意。

鉴别诊断

软骨样脂肪瘤

软组织软骨瘤

软骨肉瘤

VIC8　骨组织肿瘤

化生性骨形成，钙代谢紊乱，以及其他推定的但知之尚少的机制，包括遗传性异常，可能导致局部区域性钙化，亦可导致局灶性或弥漫性皮肤骨化。

Albright遗传性骨营养不良和皮肤骨瘤

Albright遗传性骨营养不良（AHO）常常会出现皮下或皮内多个区域的骨化[112]。上述临床表现可出生时即有或在以后的生活中出现，且没有明确的好发部位。病损区域大小不定（大者可至5cm）。发生于皮肤内的病损可导致溃疡发生，骨刺可能突出于溃疡之外。除了皮肤和皮下骨瘤，某些病例可以观察到沿筋膜层发生的骨形成。AHO包括假性甲状旁腺功能减退症和假性假甲状旁腺功能减退症。AHO患者可出现身材矮小、圆脸和多发性骨骼畸形，如桡骨屈曲和一部分掌骨缩短。基于前述变化，当患者握拳时，一些指关节会"消失"，取而代之的是明显的凹陷或酒窝。这一重要的诊断征象被称为Albright酒窝征。本病其他表现还包括基底神经节钙化和心智发育迟滞。本病的遗传方式为显性遗传，可能为X连锁显性遗传病。

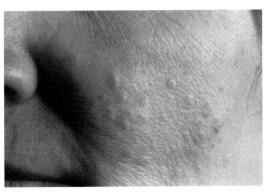

临床图VⅠC8. *多发性皮肤骨瘤*。50岁女性患者，面颊部出现多发的直径2 ～ 3mm大小的肉色和轻微发红的坚实丘疹

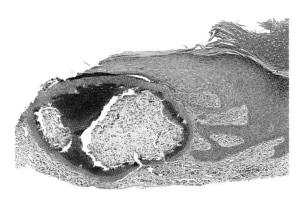

图VⅠC8.a. *皮肤骨瘤，低倍镜*。真皮浅层可见境界清楚的、包含有嗜酸性乃至紫色物质的区域

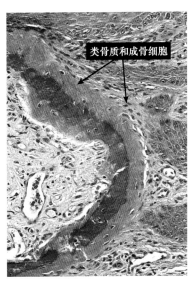

类骨质和成骨细胞

图VⅠC8.b. *皮肤骨瘤，中倍镜*。嗜酸性骨组织内有大量骨细胞，可见纤维血管性基质

　　"皮肤骨瘤"这一概念被用于描述原发性皮肤骨化，而患者本人或家族成员没有诊断患AHO的证据。本病皮损可表现为孤立的亦或多发的肿瘤样病变。临床表现为不明显的偶发性小灶状骨化，通常见于其他类型皮肤损害的真皮或基质内，如色素痣或痤疮瘢痕。如患者出现广泛的骨化灶，应仔细考虑是否存在患AHO的可能性。

　　组织病理　真皮或皮下组织内可见不同大小的骨针。骨质中含有相当数量的骨细胞及黏合线（cement line），在偏振光下可被增强。此外，可见沿骨针表面排布的成骨细胞和Howship腔隙中的破骨细胞。成熟脂肪细胞区域可以部分或完全被骨针所包绕，标志着骨髓腔的建立，脂肪细胞间很少见到造血细胞成分。皮肤骨瘤的组织学改变与AHO

相关的原发性皮肤骨化相一致。

　　鉴别诊断

*Albright*遗传性骨营养不良

皮肤骨瘤

化生性骨化

甲下外生骨疣

VⅠD　皮肤和皮下组织囊肿

1. 毛发分化

2. 小汗腺及其相似分化

3. 大汗腺分化

　　囊肿是指内衬上皮的腔隙，其内容物通常是由其内衬（组织）生成的。某些囊肿是正常结构的包涵性或潴留囊肿（毛囊相关囊肿），还有一些为良性肿瘤。某些恶性肿瘤可能为囊性，此类皮损往往更大，且不对称，境界不清，周边呈浸润性，其上皮内衬具有增生性，并伴有细胞异型性。

VID1 毛发分化

囊性增生位于真皮内，囊腔被毛囊来源并向毛囊分化的上皮所包绕。囊腔内通常可见到角蛋白，可以有稀疏的炎症细胞浸润，也可包括淋巴细胞和浆细胞。

表皮囊肿或毛囊漏斗部囊肿

临床特征　表皮囊肿[113]表现为生长缓慢，隆起，呈圆形、坚实的真皮内或皮下肿瘤，直径达1～5cm后停止生长。大多数表皮囊肿自然发生于有毛皮肤，最常见于面部、头皮、颈部和躯干，偶尔也可见于手掌或足跖，偶尔可由外伤导致。通常患者会出现一个或数个表皮囊肿，很少有患者出现数量较多的皮损。Gardner综合征中，患者出现大量的表皮囊肿，特别是在头皮和面部。

组织病理　表皮囊肿的囊壁是由真正意义上的表皮构成的，如我们在皮肤表面和毛囊漏斗部所见，漏斗部是毛囊最靠上的部分，向下延伸至皮脂腺导管开口。对于早期表皮囊肿，通常可以观察到数层鳞状细胞和颗粒（层）细胞。陈旧性表皮囊肿的囊壁通常明显萎缩，见于多个局部或遍及整个囊肿，

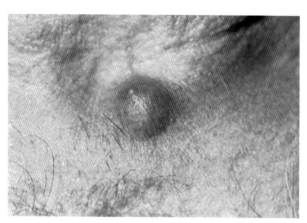

临床图VID1.a. 表皮囊肿。老年男性患者，面颊部出现一个坚实的、缓慢增大的无症状皮色结节

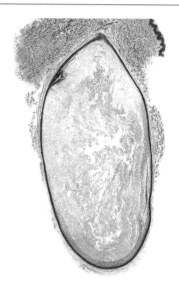

图VID1.a. 表皮囊肿，低倍镜。真皮内可见一界线清楚的囊性结构，内部充满层状角蛋白

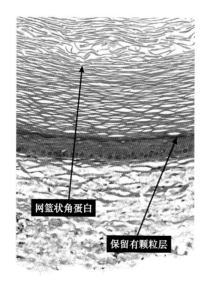

网篮状角蛋白

保留有颗粒层

图VID1.b. 表皮囊肿，高倍镜。囊壁由成熟鳞状上皮组成，伴有颗粒细胞层形成。囊肿内容物为层状的（网篮状）正角蛋白

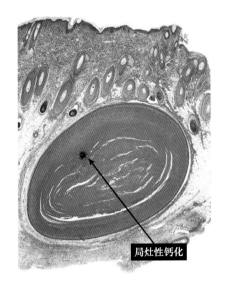

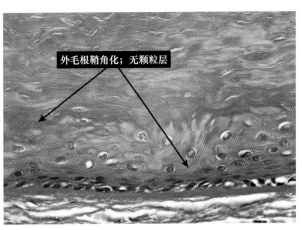

外毛根鞘角化；无颗粒层

图 Ⅵ**D1.c.** *外毛根鞘囊肿（毛发囊肿），低倍镜*。在此头皮活检中，皮下脂肪内可见一境界清楚的囊性结构，同时可见局灶性钙化，为本病常见的关联性表现

局灶性钙化

图 Ⅵ**D1.d.** *外毛根鞘囊肿（毛发囊肿），高倍镜*。囊壁由成熟的鳞状上皮构成，表现为没有颗粒层形成的角化过程

囊壁可能仅由一层或两层极度扁平化的细胞构成，囊肿内充满呈层状排列的角质物。当表皮囊肿破裂、囊肿内容物释放进入真皮，可导致较明显的异物反应，伴有大量多核巨细胞，形成角蛋白肉芽肿。异物反应通常会导致囊肿壁的崩解，也可能导致残存囊壁出现假上皮瘤样增生，与鳞状细胞癌相类似。绝大多数表皮囊肿被认为是来源于毛囊的潴留性囊肿；表皮卷入性囊肿（epidermal inclusion cysts，EIC）并不常见，可出现于外伤部位，该处上皮成分内卷进入囊肿。一般情况下，在描述此类皮损时使用无特定指向的"表皮囊肿"一词最为合适。

外毛根鞘（毛发）囊肿

外毛根鞘囊肿又称为皮脂腺囊肿，特别是在外科术语中。然而，此类囊肿并不出现皮脂腺分化。此类囊肿是来源于毛囊下部的潴留性囊肿，此处的毛鞘表现为突然角化，没有颗粒。角质紧密排列，而非表皮囊肿中所见到的网篮状。

脂囊瘤

参见临床图 Ⅵ D1.b，图 Ⅵ D1.e ～图 Ⅵ D1.g。

毳毛囊肿

参见图 Ⅵ D1.h 和图 Ⅵ D1.i。

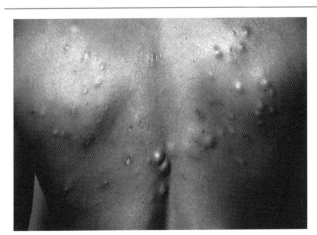

临床图 Ⅵ**D1.b.** *多发性脂囊瘤*。本病是一种罕见的常染色体显性遗传性疾病，表现为多发的、可排出皮脂的真皮囊肿

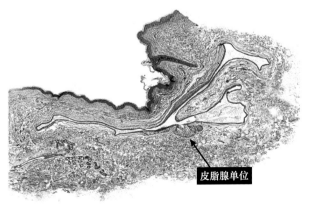

皮脂腺单位

图 Ⅵ**D1.e.** *脂囊瘤，低倍镜*。脂囊瘤可表现为孤立的囊性腔隙或多房性外观，伴有大量囊壁内折

皮肤和皮下组织囊肿

Ⅵ D

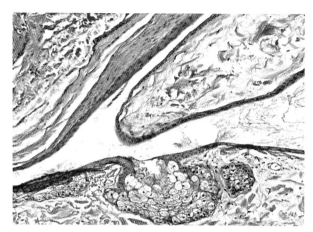

图Ⅵ D1.f. *脂囊瘤，中倍镜*。可见从囊壁生发出来的成熟的皮脂腺小叶

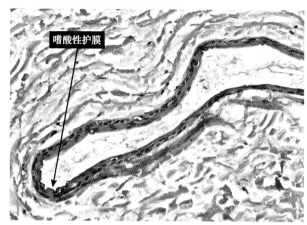

图Ⅵ D1.g. *脂囊瘤，高倍镜*。脂囊瘤的上皮细胞性囊壁的管腔表面呈波浪状，同时可见嗜酸性护膜

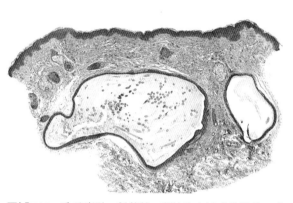

图Ⅵ D1.h. *毳毛囊肿，低倍镜*。囊肿壁内衬成熟鳞状上皮，可以有颗粒细胞层形成，与表皮卷入性囊肿的囊壁内衬没有明显区别

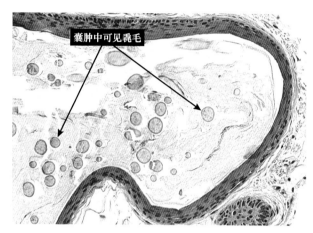

图Ⅵ D1.i. *毳毛囊肿，中倍镜*。囊腔内可见许多小毛干（毳毛）

鉴别诊断

表皮囊肿

粟丘疹

外毛根鞘囊肿

多发性脂囊瘤

色素性毛囊囊肿

皮样囊肿

支气管源性和甲状舌管囊肿

发疹性毳毛囊肿

毛鞘棘皮瘤

Winer扩张孔

Ⅵ D2 小汗腺及其相似分化

囊性增生位于真皮内，囊腔被小汗腺上皮所包绕（小的暗色上皮细胞）。纤毛上皮和支气管源性囊肿的上皮并非来源于小汗腺，但可类似于小汗腺囊肿。此类囊肿以小汗腺汗囊瘤为代表[114]。

小汗腺汗囊瘤

临床特征 本病发生于面部，通常为单一皮损，偶尔多发，极少数可出现数目众多的皮损。皮损为小型、半透明的囊性结节，直径为1～3mm，常呈淡蓝色。对于有着较多皮损的患者，囊肿的数目在温暖的气候中会增加，而在冬季则会减少。

组织病理 小汗腺汗囊瘤表现为位于真皮内的单一囊腔。囊壁通常表现为两层小的立方形上皮细胞，在某些区域，只能见到单层扁平上皮细胞，扁平的细胞核平行于囊壁排列。极少数情况下可见到小的乳头状突起伸入囊腔。小汗腺分泌小管和导管常位于囊肿下方且紧邻囊肿，通过连续切片有可能找到从下方进入囊肿的小汗腺导管。然而，无法找到囊肿和表皮之间的联系。

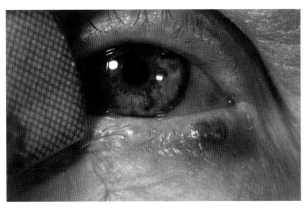

临床图ⅥD2. 小汗腺汗囊瘤。老年女性，下眼睑出现可被压缩的蓝色半透明丘疹

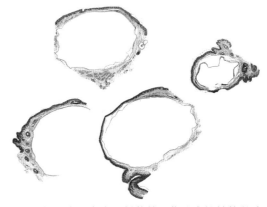

图ⅥD2.a. 小汗腺汗囊瘤，低倍镜。薄壁囊性结构的多个切面

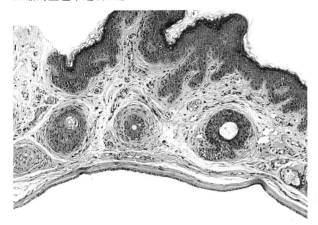

图ⅥD2.b. 小汗腺汗囊瘤，低倍镜。囊肿位于真皮内，囊腔可以是空的，如本图所示；也可以充满无定形物

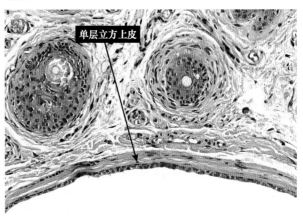

单层立方上皮

图ⅥD2.c. 小汗腺汗囊瘤，高倍镜。囊性结构的囊壁由单层立方细胞构成

中缝囊肿

参见图ⅥD2.d和图ⅥD2.e。

支气管源性囊肿

此类囊肿非常罕见，最常发生于胸骨上切迹、胸骨区，其次是颈部和肩胛区。组织学表现包括囊肿内衬为假复层纤毛上皮，伴有平滑肌细胞、杯状细胞，偶尔可见软骨[115]。

皮肤子宫内膜异位症

参见图ⅥD2.i～图ⅥD2.k。

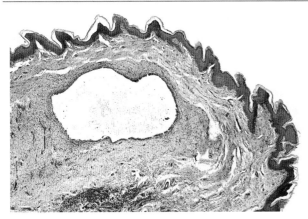

图ⅥD2.d. 阴茎中缝囊肿，低倍镜。真皮浅层可见一孤立的囊性结构

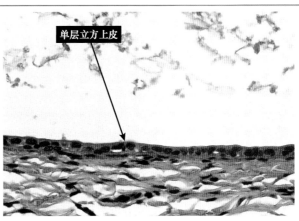

单层立方上皮

图ⅥD2.e. 阴茎中缝囊肿，高倍镜。囊壁通常由假复层柱状上皮构成，或者如本图片所示，只有1～2层细胞构成，类似于小汗腺汗囊瘤

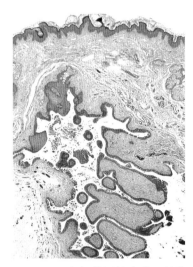

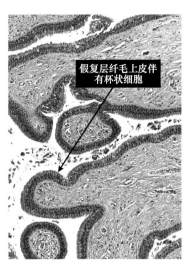

假复层纤毛上皮伴有杯状细胞

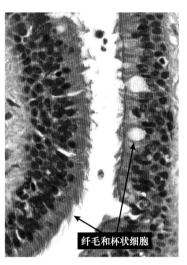

纤毛和杯状细胞

图Ⅵ D2.f. 支气管源性囊肿，低倍镜。真皮内可见一孤立的囊肿，囊壁可见轻度乳头状突起

图Ⅵ D2.g. 支气管源性囊肿，中倍镜。乳头状突起衬以假复层柱状上皮，可见纤维性间质，其内可含有平滑肌

图Ⅵ D2.h. 支气管源性囊肿，高倍镜。假复层柱状上皮囊壁可见大量纤毛伸入腔隙，亦可见到杯状细胞

子宫内膜异位病灶　　　　　　纤维化

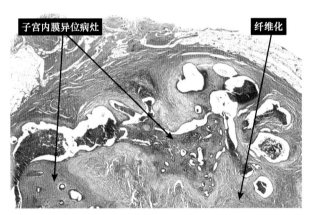

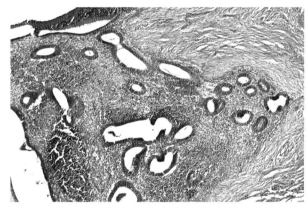

图Ⅵ D2.i. 皮肤子宫内膜异位症，低倍镜。界线清楚的结节状、肿瘤样皮损存在于真皮深部和皮下脂肪层中。本病由两种成分组成，即腺样结构和显著的间质，包埋于致密的纤维组织中

图Ⅵ D2.j. 皮肤子宫内膜异位症，中倍镜。大量的腺样结构包埋于充分血管化和富于细胞成分的基质中。某些区域，如本图片右侧所示，可见间质纤维化

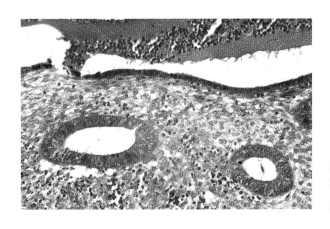

图Ⅵ D2.k. 皮肤子宫内膜异位症，高倍镜。腺体成分，伴有特化的如本图片显示的局灶性出血性基质，类似于月经周期中的子宫内膜

鉴别诊断

小汗腺汗囊瘤

皮肤纤毛囊肿

支气管源性和甲状舌管囊肿

阴茎中缝囊肿

皮肤子宫内膜异位症

VID3　大汗腺分化

囊性增生位于真皮内，囊腔被顶泌（大）汗腺上皮（粉红色大细胞，伴有断头分泌）所包绕，可伴有淋巴细胞和浆细胞（汗管囊腺瘤）。此类囊肿以大汗腺汗囊瘤[116]和乳头状汗腺瘤为典型疾病[117]。

大汗腺汗囊瘤

临床特征　大汗腺汗囊瘤表现为孤立的半透明囊性结节，直径为3～15mm。皮损可呈肤色或蓝色，类似于蓝痣的颜色。通常位于面部，也可发生于耳部、头皮、胸部或肩部，多发的大汗腺汗囊瘤少见。

组织病理　真皮内可见一个或数个大的囊性腔隙，其内常可见到乳头状突起。囊壁的内表面和乳头状突起表面衬有一排高度不同的分泌细胞，显现出断头分泌的特征，提示为顶泌（大）汗腺分泌。外层为狭长的肌上皮细胞，其长轴与囊壁平行。

乳头状汗腺瘤

临床特征　乳头状汗腺瘤仅发生于女性，通常见于大阴唇或者会阴、肛周等部位。肿瘤被覆正常皮肤，直径只有数毫米。本病极少发生恶变。

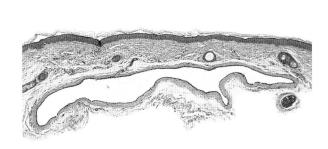

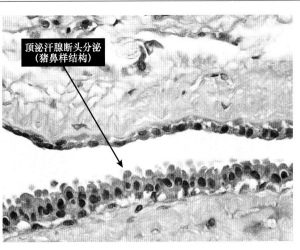

图VID3.a. *大汗腺汗囊瘤，低倍镜*。真皮内可见一境界清楚的囊性结构

图VID3.b. *大汗腺汗囊瘤，高倍镜*。此囊性结构的囊壁由一层或多层形态温和的立方细胞构成。细胞表现出断头分泌特征，表现为细胞管腔面的小滴状胞质

顶泌汗腺断头分泌（猪鼻样结构）

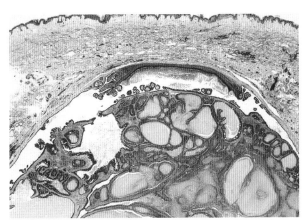

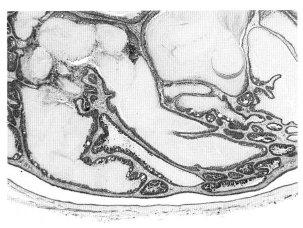

图VID3.c. *乳头状汗腺瘤，低倍镜*。肿瘤境界清楚，外周可见薄层的纤维包膜

图VID3.d. *乳头状汗腺瘤，低倍镜*。可见多个乳头状褶皱和囊腔

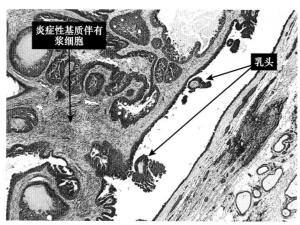

图Ⅵ D3.e. *乳头状汗腺瘤，中倍镜。*可见许多乳头状突起伸入囊腔。囊腔表面细胞显现出断头分泌的证据

组织病理　本病表现为具有向顶泌（大）汗腺分化特征的腺瘤。肿瘤位于真皮内，境界清楚，周围有纤维包膜包绕，与其上方被覆的表皮无连接。某些此类肿瘤可见外周上皮样囊壁和角化区域。肿瘤内部可见管状和囊性结构，乳头状褶皱突入囊腔。通常，囊腔被双层细胞所包绕，包括内层分泌细胞和外层有着深嗜碱性核的小立方细胞，后者为肌上皮细胞。囊腔内衬有时仅为一层柱状细胞，细胞核呈卵圆形、淡染、靠近基底部，胞质呈嗜酸性，可以见到活跃的断头分泌，正如我们在顶泌（大）汗腺分泌细胞中之所见。

鉴别诊断

乳头状汗腺瘤

乳头状汗管囊腺瘤

大汗腺汗囊瘤

（王文岭　樊　昕　廖　勇　郝震锋　译，
杨蓉娅　审校）

参 考 文 献

1. Hallermann C, Niermann C, Fischer RJ, et al. Survival data for 299 patients with primary cutaneous lymphomas: a monocentre study. *Acta Derm Venereol* 2011;91(5):521–525.
2. Bogle MA, Riddle CC, Triana EM, et al. Primary cutaneous B-cell lymphoma. *J Am Acad Dermatol* 2005;53(3):479–484.
3. Garcia CF, Weiss LM, Warnke RA, et al. Cutaneous follicular lymphoma. *Am J Surg Pathol* 1986;10:454.
4. Kempf W, Burg G, Ralfkier E, et al. Cutaneous marginal zone lymphoma. In: *Pathology and Genetics of Skin Tumors*. Lyon: IARC Press, 2006:194–195.
5. Pimpinelli N, Kerl H, Berti E, et al. Cutaneous follicular center cell lymphoma. In: *Pathology and Genetics of Skin Tumors*. Lyon: IARC Press, 2006:196–197.
6. Swerdlow SH, Kurrer M, Bernengo M, et al. Cutaneous involvement in primary cutaneous B-cell lymphoma. In: *Pathology and Genetics of Skin Tumors*. Lyon: IARC Press, 2006:204–206.
7. Burg G, Kempf W, Jaffe ES, et al. Cutaneous diffuse large B-cell lymphoma. In: *Pathology and Genetics of Skin Tumors*. Lyon: IARC Press, 2006:198–199.
8. Burg G, Kazakov DV, Kempf W, et al. Mycosis fungoides. In: *Pathology and Genetics of Skin Tumors*. Lyon: IARC Press, 2006:198–199.
9. Smolle J, Torne R, Soyer HP, et al. Immunohistochemical classification of cutaneous pseudolymphomas: Delineation of distinct patterns. *J Cutan Pathol* 1990;17:149.
10. Bergman R, Khamaysi K, Khamaysi Z, et al. A study of histologic and immunophenotypical staining patterns in cutaneous lymphoid hyperplasia. *J Am Acad Dermatol* 2011;65(1):112–124.
11. Wong KF, Chan JK, Li LP, et al. Primary cutaneous plasmacytoma: Report of two cases and review of the literature. *Am J Dermatopathol* 1994;16:392.
12. Kois JM, Sexton FM, Lookingbill DP. Cutaneous manifestations of multiple myeloma. *Arch Dermatol* 1991;127:69.
13. Rongioletti F, Patterson JW, Rebora A. The histological and pathogenetic spectrum of cutaneous disease in monoclonal gammopathies. *J Cutan Pathol* 2008;35(8):705–721. Review.
14. Chang Y, Moore PS. Merkel cell carcinoma: a virus-induced human cancer. *Annu Rev Pathol* 2011;[Epub ahead of print]
15. Ratner D, Nelson BR, Brown MD, et al. Merkel cell carcinoma. *J Am Acad Dermatol* 1993;29:143.
16. Allen PJ, Bowne WB, Jaques DP, et al. Merkel cell carcinoma: prognosis and treatment of patients from a single institution. *J Clin Oncol* 2005;23:2300–2309.
17. Frierson HF Jr, Cooper PH. Prognostic factors in squamous cell carcinoma of the lower lip. *Hum Pathol* 1986;17:346.
18. Karaa A, Khachemoune A. Keratoacanthoma: a tumor in search of a classification. *Int J Dermatol* 2007;46(7):671–678. Review.
19. Lever WF. Inverted follicular keratosis is an irritated seborrheic keratosis. *Am J Dermatopathol* 1983;5:474.
20. Battistella M, Peltre B, Cribier B. Composite tumors associating trichoblastoma and benign epidermal(follicular neoplasm: another proof of the follicular nature of inverted follicular keratosis. *J Cutan Pathol* 2010;37(10):1057–1063.
21. El-Khoury J, Kibbi AG, Abbas O. Mucocutaneous Pseudoepitheliomatous Hyperplasia: A Review. *Am J Dermatopathol* 2012;34(2):165–175.
22. Brownstein MH, Arluk DJ. Proliferating trichilemmal cyst. *Cancer* 1981;48:1207.
23. Satyaprakash AK, Sheehan DJ, Sangüeza OP. Proliferating trichilemmal tumors: a review of the literature. *Dermatol Surg* 2007;33(9):1102–1108. Review.
24. Rowland Payne CME, Wilkinson JD, McKee PH, et al. Nodular prurigo: a clinicopathological study of 46 patients. *Br J Dermatol* 1985;113:431.
25. Johansson O, Liang Y, Emtestam L. Increased nerve growth factor-and tyrosine kinase A-like immunoreactivities in prurigo nodularis skin; an exploration of the cause of neurohyperplasia. *Arch Dermatol Res* 2002;293:614.
26. Xu X, Chu AY, Pasha TL, et al. Immunoprofile of MITF, tyrosinase, melan-A, and MAGE-1 in HMB45-negative melanomas. *Am J Surg Pathol* 2002;26:82–87.
27. Murphy GF, Elder DE. Benign melanocytic tumors. In: Murphy GF, Elder DE, eds. *Non-Melanocytic Tumors of the Skin*. Washington, DC: Armed Forces Institute of Pathology, 1990:9.
28. Elder DE, Murphy GF. *Melanocytic Tumors of the Skin*. Washington, DC: Armed Forces Institute of Pathology, 2009.
29. Kopf AW, Morrill SD, Silberberg I. Broad spectrum of leukoderma acquisitum centrifugum. *Arch Dermatol* 1965;92:14.
30. Rodriguez HA, Ackerman LV. Cellular blue nevus. *Cancer* 1968;21:393.

31. Luzar B, Calonje E. Deep penetrating nevus: a review. *Arch Pathol Lab Med* 2011;135(3):321–326. Review.

32. Magro CM, Crowson AN, Mihm MC Jr, et al. The dermal-based borderline melanocytic tumor: a categorical approach. *J Am Acad Dermatol* 2010;62(3):469–479.

33. Barnhill RL, Cerroni L, Cook M, et al. State of the art, nomenclature, and points of consensus and controversy concerning benign melanocytic lesions: outcome of an international workshop. *Adv Anat Pathol* 2010;17(2):73–90.

34. Paniago-Pereira C, Maize JC, Ackerman AB. Nevus of large spindle and/or epithelioid cells: Spitz's nevus. *Arch Dermatol* 1978;114:1811.

35. Barnhill RL. The Spitzoid lesion: rethinking Spitz tumors, atypical variants, 'Spitzoid melanoma' and risk assessment. *Mod Pathol* 2006;19(Suppl 2):S21–S33.

36. Smith KJ, Barett TL, Skelton HG, et al. Spindle cell and epithelioid cell nevi with atypia and metastasis (malignant Spitz tumor). *Am J Surg Pathol* 1989;13:931–939.

37. Bastian BC, Olshen AB, LeBoit PE, et al. Classifying melanocytic tumors based on DNA copy number changes. *Am J Pathol* 2003;163:1765–1770.

38. van Dijk MC, Bernsen MR, Ruiter DJ. Analysis of Mutations in B-RAF, N-RAS, and H-RAS Genes in the Differential Diagnosis of Spitz Nevus and Spitzoid Melanoma. *Am J Surg Pathol* 2005;29:1145–1151.

39. Cerroni L, Barnhill R, Elder D, et al. Melanocytic tumors of uncertain malignant potential: results of a tutorial held at the XXIX Symposium of the International Society of Dermatopathology in Graz, October 2008. *Am J Surg Pathol* 2010;34(3):314–326.

40. Gammon B, Beilfuss B, Guitart J, et al. Enhanced detection of spitzoid melanomas using fluorescence in situ hybridization with 9p21 as an adjunctive probe. *Am J Surg Pathol* 2012;36(1):81–88.

41. Broekaert SM, Roy R, Okamoto I, et al. Genetic and morphologic features for melanoma classification. *Pigment Cell Melanoma Res* 2010;23(6):763–770.

42. Viros A, Fridlyand J, Bauer J, et al. Improving melanoma classification by integrating genetic and morphologic features. *PLoS Med* 2008;5(6):e120.

43. Levene A. On the histological diagnosis and prognosis of malignant melanoma. *J Clin Pathol* 1980;33:101–124.

44. Schmoeckel C, Castro CE, Braun-Falco O. Nevoid malignant melanoma. *Arch Dermatol Res* 1985;277:362–369.

45. Abernethy JL, Soyer HP, Kerl H, et al. Epidermotropic metastatic malignant melanoma simulating melanoma in situ: a report of 10 examples from two patients. *Am J Dermatopathol* 1994;18:1140.

46. Bahrami S, Cheng L, Wang M, et al. Clonal relationships between epidermotropic metastatic melanomas and their primary lesions: a loss of heterozygosity and X-chromosome inactivation-based analysis. *Mod Pathol* 2007;20(8):821–827.

47. Stratakis CA, Kirschner LS, Carney JA. Clinical and molecular features of the Carney complex: diagnostic criteria and recommendations for patient evaluation. *J Clin Endocrinol Metab* 2001;86:4041–4046.

48. Zembowicz A, Carney JA, Mihm MC. Pigmented epithelioid melanocytoma: a low-grade melanocytic tumor with metastatic potential indistinguishable from animal-type melanoma and epithelioid blue nevus. *Am J Surg Pathol* 2004;28:31–40.

49. Zembowicz A, Knoepp SM, Bei T, et al. Loss of expression of protein kinase a regulatory subunit 1alpha in pigmented epithelioid melanocytoma but not in melanoma or other melanocytic lesions. *Am J Surg Pathol* 2007;31(11):1764–1775.

50. Berk DR, LaBuz E, Dadras SS, et al. Melanoma and melanocytic tumors of uncertain malignant potential in children, adolescents and young adults–the Stanford experience 1995–2008. *Pediatr Dermatol* 2010;27(3):244–254.

51. Plaza JA, Ortega PF, Stockman DL, et al. Value of p63 and podoplanin(D2–40) immunoreactivity in the distinction between primary cutaneous tumors and adenocarcinomas metastatic to the skin: a clinicopathologic and immunohistochemical study of 79 cases. *J Cutan Pathol* 2010;37(4):403–410.

52. Mambo NC. Eccrine spiradenoma: clinical and pathologic study of 49 tumors. *J Cutan Pathol* 1983;10:312.

53. Massoumi R, Paus R. Cylindromatosis and the CYLD gene: new lessons on the molecular principles of epithelial growth control. *Bioessays* 2007;29(12):1203–1214. Review.

54. Haupt HM, Stern JB, Berlin SJ. Immunohistochemistry in the differential diagnosis of nodular hidradenoma and glomus tumor. *Am J Dermatopathol* 1992;14:310.

55. Nandeesh B, Rajalakshmi T. A study of histopathologic spectrum of nodular hidradenoma. *Am J Dermatopathol* 2011; Epub ahead of print.

56. Leboit P, Sexton M. Microcystic adnexal carcinoma of the skin: a reappraisal of the differentiation and differential diagnosis of an under-recognized neoplasm. *J Am Acad Dermatol* 1993;29:609.

57. Kao GF, Graham JH, Helwig EB. Aggressive digital papillary adenocarcinoma. *Arch Dermatol* 1984;120:1612.

58. Kao GF, Helwig EB, Graham JH. Aggressive digital papillary adenoma and adenocarcinoma: a clinicopathological study of 57 patients, with histochemical, immunopathological and ultrastructural observations. *J Cutan Pathol* 1987;14:129–146.

59. Hsu HC, Ho CY, Chen CH, et al. Aggressive digital papillary adenocarcinoma: a review. *Clin Exp Dermatol* 2010;35(2):113–119. Review.

60. Umbert P, Winkelmann RK. Tubular apocrine adenoma. *J Cutan Pathol* 1976;3:75.

61. Vanatta PR, Bangert JL, Freeman RG. Syringocystadenoma papilliferum: a plasmacytotropic tumor. *Am J Surg Pathol* 1985;9:678.

62. Kazakov DV, Requena L, Kutzner H, et al. Morphologic diversity of syringocystadenocarcinoma papilliferum based on a clinicopathologic study of 6 cases and review of the literature. *Am J Dermatopathol* 2010;32(4):340–347. Review.

63. Headington JT. Tumors of the hair follicle: a review. *Am J Pathol* 1976;85:479.

64. Brownstein MH, Shapiro L. Desmoplastic trichoepithelioma. *Cancer* 1977;40:2979–2986.

65. Kallioinen M, Twoani M-L, Dammert K, et al. Desmoplastic trichoepithelioma: clinicopathologic features and immunohistochemical study of basement membrane proteins, laminin and type IV collagen. *Br J Dermatol* 1984;111:571–577.

66. Takei Y, Fukushiro S, Ackerman AB. Criteria for histologic differentiation of desmoplastic trichoepithelioma (sclerosing epithelial hamartoma) from morphea-like basal cell carcinoma. *Am J Dermatopathol* 1985;7(3):207–221.

67. Palmirotta R, Savonarola A, Ludovici G, et al. Association between Birt Hogg Dube syndrome and cancer predisposition. *Anticancer Res* 2010;30(3):751–757. Review.

68. Headington JT. Tumors of the hair follicle. A review. *Am J Pathol* 1976;85:480–505.

69. Ackerman AB, de Viragh PA, Chongchitnant N. *Neoplasms with Follicular Differentiation*. Philadelphia, PA: Lea & Febiger, 1993:359–420.

70. Schirren CG, Rutten A, Kaudewitz P, et al. Trichoblastoma and basal cell carcinoma are neoplasms with follicular differentiation sharing the same profile of cytokeratin intermediate filaments. *Am J Dermatopathol* 1997;19(4):314–350.

71. Prioleau PG, Santa Cruz DJ. Sebaceous gland neoplasia. *J Cutan*

Pathol 1984;11:396.

72. Shalin SC, Lyle S, Calonje E, et al. Sebaceous neoplasia and the Muir Torre syndrome: important connections with clinical implications. *Histopathology* 2010;56(1):133–147. Review.

73. Ringel E, Moschella S. Primary histiocytic dermatoses. *Arch Dermatol* 1985;121(12):1531–1541. Review.

74. Newman B, Hu W, Nigro K, et al. Aggressive histiocytic disorders that can involve the skin. *J Am Acad Dermatol* 2007; 56(2):302–316.

75. Tajirian AL, Malik MK, Robinson-Bostom L, et al. Multicentric reticulohistiocytosis. *Clin Dermatol* 2006;24(6):486–492. Review.

76. Sangüeza OP, Salmon JK, White CR Jr, et al. Juvenile xanthogranuloma: a clinical, histopathologic, and immunohistochemical study. *J Cutan Pathol* 1995;22:327.

77. Zelger B, Cerio R, Soyer HP, et al. Reticulohistiocytoma and multicentric reticulohistiocytosis: histopathologic and immunophenotypic distinct entities. *Am J Dermatopathol* 1994;16:577.

78. Paulli M, Berti E, Rosso R, et al. CD30/Ki-1–positive lymphoproliferative disorders of the skin: clinicopathologic correlation and statistical analysis of 86 cases. A multicentric study from the European Organization for Research and Treatment of Cancer Cutaneous Lymphoma Project Group. *J Clin Oncol* 1995;13:1343.

79. Karp DL, Horn TD. Lymphomatoid papulosis. *J Am Acad Dermatol* 1994;30:379.

80. Klco JM, Welch JS, Nguyen TT, et al. State of the art in myeloid sarcoma. *Int J Lab Hematol* 2011;33(6):555–565.

81. Akin C. Clonality and molecular pathogenesis of mastocytosis. *Acta Haematol* 2005;114:61–69.

82. Chase DR, Enzinger FM. Epithelioid sarcoma: Diagnosis, prognostic indicators, and treatment. *Am J Surg Pathol* 1985;9:241.

83. Armah HB, Parwani AV. Epithelioid sarcoma. *Arch Pathol Lab Med* 2009;133(5):814–819. Review.

84. Kanitakis J, Schmitt D, Thivolet J. Immunohistologic study of cellular populations of histiocytofibromas ("dermatofibromas"). *J Cutan Pathol* 1984;11:88.

85. Colome-Grimmer MI, Evans HL. Metastasizing cellular dermatofibroma. A report of two cases. *Am J Surg Pathol* 1996; 20(11):1361–1367.

86. Tetzlaff MT, Xu X, Elder DE, et al. Angiomatoid Spitz nevus: a clinicopathological study of six cases and a review of the literature. *J Cutan Pathol* 2009;36(4):471–476. Review.

87. Zelger B, Sidoroff A, Stanzl U, et al. Deep penetrating dermatofibroma versus dermatofibrosarcoma protuberans. *Am J Surg Pathol* 1994;18:677.

88. Llombart B, Monteagudo C, Sanmartín O, et al. Dermatofibrosarcoma protuberans: a clinicopathological, immunohistochemical, genetic (COL1A1-PDGFB), and therapeutic study of low-grade versus high-grade (fibrosarcomatous) tumors. *J Am Acad Dermatol* 2011;65(3):564–575.

89. Fretzin DFJ, Helwig EB. Atypical fibroxanthoma of the skin. *Cancer* 1973;31:1541.

90. Reed RJ, Harkin JC. *Supplement: Tumors of the peripheral nervous system. 2nd series, Fasc. 3.* Washington, DC: Armed Forces Institute of Pathology, 1983.

91. Hajdu SI. Schwannomas. *Mod Pathol* 1995;8:109.

92. Fisher WC, Helwig EB. Leiomyomas of the skin. *Arch Dermatol* 1963;88:510.

93. Carlson JA, Dickersin GR, Sober AJ, et al. Desmoplastic neurotropic melanoma: a clinicopathologic analysis of 28 cases. *Cancer* 1995;75:478.

94. George E, McClain SE, Slingluff CL, et al. Subclassification of desmoplastic melanoma: pure and mixed variants have signifi-

cantly different capacities for lymph node metastasis. *J Cutan Pathol* 2009;36(4):425–432.

95. Kucher C, Zhang PJ, Pasha T, et al. Expression of Melan-A and Ki-67 in Desmoplastic Melanoma and Desmoplastic Nevi. *Am J Dermatopathol* 2004;26:452–457.

96. Fukunaga M. Expression of D2-40 in lymphatic endothelium of normal tissues and in vascular tumours. *Histopathology* 2005;46(4):396–402.

97. Patrice SJ, Wiss K, Mulliken JB. Pyogenic granuloma (lobular capillary hemangioma): A clinicopathologic study of 178 cases. *Pediatr Dermatol* 1994;8:267.

98. Hashimoto H, Daimaru Y, Enjoji M. Intravascular papillary endothelial hyperplasia. a clinicopathologic study of 91 cases. *Am J Dermatopathol* 1983;5:539.

99. Rao B, Unis M, Poulos E. Acroangiodermatitis: a study of ten cases. *Int J Dermatol* 1994;33:179.

100. Chor PJ, Santa Cruz DJ. Kaposi's sarcoma: a clinicopathologic review and differential diagnosis. *J Cutan Pathol* 1992;19:6.

101. Ensoli B, Sgadari C, Barillari G, et al. Biology of Kaposi's sarcoma. *Eur J Cancer* 2001;37:1251–1269.

102. Krell JM, Sanchez RL, Solomon AR. Diffuse dermal angiomatosis: a variant of reactive cutaneous angioendotheliomatosis. *J Cutan Pathol* 1994;21(4):363–370.

103. Kim S, Elenitsas R, James WD. Diffuse dermal angiomatosis: a variant of reactive angioendotheliomatosis associated with peripheral vascular atherosclerosis. *Arch Dermatol* 2002;138(4): 456–458.

104. Rongioletti F, Rebora A. Cutaneous reactive angiomatoses: patterns and classification of reactive vascular proliferation. *J Am Acad Dermatol* 2003;49(5):887–896.

105. Mark RJ, Tron LM, Sercarz J, et al. Angiosarcoma of the head and neck: The UCLA experience 1955 through 1990. *Arch Otolaryngol Head Neck Surg* 1993;119:973.

106. Shon W, Jenkins SM, Ross DT, et al. Angiosarcoma: a study of 98 cases with immunohistochemical evaluation of TLE3, a recently described marker of potential taxane responsiveness. *J Cutan Pathol* 2011;38(12):961–966.

107. Sangüeza OP, Walsh SN, Sheehan DJ, et al. Cutaneous epithelioid angiomatous nodule: a case series and proposed classification. *Am J Dermatopathol* 2008;30(1):16–20.

108. Santa Cruz DJ, Aronberg J. Targetoid hemosiderotic hemangioma. *J Am Acad Dermatol* 1988;19:550.

109. Mentzel T, Partanen TA, Kutzner H. Hobnail hemangioma ("targetoid hemosiderotic hemangioma"): clinicopathologic and immunohistochemical analysis of 62 cases. *J Cutan Pathol* 1999;26:279.

110. Hunt SJ, Santa Cruz DJ, Barr RJ. Microvenular hemangioma. *J Cutan Pathol* 1991;18(4):235–240.

111. Dotz W, Prioleau PG. Nevus lipomatosus cutaneus superficialis: A light and electron microscopic study. *Arch Dermatol* 1984; 120:376.

112. Brook CGD, Valman HG. Osteoma cutis and Albright's hereditary osteodystrophy. *Br J Dermatol* 1971;85:471.

113. McGavran MH, Binnington B. Keratinous cysts of the skin. *Arch Dermatol* 1966;94:499.

114. Sperling LC, Sakas EL. Eccrine hidrocystomas. *J Am Acad Dermatol* 1982;7:763.

115. Zvulunov A, Amichai B, Grunwald MH, et al. Cutaneous bronchogenic cyst: delineation of a poorly recognized lesion. *Pediatr Dermatol* 1998;15(4):277–281. Review.

116. Smith JD, Chernosky ME. Apocrine hidrocystoma (cystadenoma). *Arch Dermatol* 1974;109:700.

117. Meeker HJ, Neubecker RD, Helwig EG. Hidradenoma papilliferum. *Am J Clin Pathol* 1962;37:182.

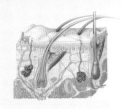

炎症过程可累及皮肤附属器，包括毛发、皮脂腺、小汗腺、大汗腺和指（趾）甲（如汗腺炎、毛囊炎）。某些肿瘤性疾病的表现可近似于炎症过程。

Ⅶ A　病理改变累及毛囊

炎症过程可以表现为脱发或局限于毛囊的炎症性皮疹。痤疮及其相关疾病表现为毛囊扩张并充满角蛋白[1, 2]。

1. 伴有轻微炎症
2. 淋巴细胞浸润为主
3. 伴有显著的嗜酸性粒细胞
4. 中性粒细胞显著
5. 浆细胞显著
6. 纤维化和化脓性毛囊疾病

Ⅶ A1　伴有轻微炎症

可见毛囊改变，伴有稀疏细胞浸润，主要为淋巴细胞。雄激素性秃发和拔毛癖为典型疾病。这些疾病可能会导致非瘢痕性脱发，至少在脱发的早期阶段毛囊的数量是正常的（表Ⅶ.1）。

表Ⅶ.1　非瘢痕性脱发（毛囊密度正常）

项目	临床特征	毛囊小型化程度（0～+++）	休止期毛囊计数	炎症细胞	其他组织学特点
遗传/雄激素性秃发	男性头顶、前额、双颞部毛发稀疏；女性头顶毛发稀疏，但保持前额发际线外观	++	平均16.8%	淋巴细胞；真皮浅层血管周围（37%病例）	可有浅表性毛囊周围纤维化
斑秃	圆形脱发斑，头皮弥漫性脱发（全秃），头发和体毛弥漫脱失（普秃）；可见"感叹号"状毛发	+++	平均27%，>50%支持斑秃	淋巴细胞；在急性期，毛球周围、终毛周围呈蜜蜂群状；在慢性期或复发时可见小型化的毛发	绒毛状发，色素管型纤维索可见黑色素沉积，毛母质角质形成细胞内和细胞间水肿
急性休止期脱发	弥漫性毛发变稀疏	无	>15% 提示 >20% 可能 >25% 确认 通常不大于50%	无	恢复期，可近似正常头皮
慢性休止期脱发	弥漫性毛发变稀疏	无	平均11%	无	可近似正常头皮
拔毛癖	斑片状或弥漫性毛发长短不一，可见断发	无	升高（>15%）	无	毛囊结构扭曲；生长期毛发被拔出后的空毛囊；毛发软化；色素管型；毛球周围出血

雄激素性秃发

临床特征　雄激素性秃发有家族发病倾向，可能与基因遗传相关。发干逐渐变细和变短，而真正的秃发出现较晚。这一毛囊退化过程缓慢进展、逐渐加重，头皮被或多或少地显露出来。上述情况也可以发生于女性，但发病率和严重程度均较低，所以明显的秃头并不常见。

组织病理　病情进展情况可以通过环钻活检标本横向切片来进行评估[3, 4]。评估毛囊变小最有效的方法是测量平均毛干直径，可借助光学测微尺这种相对简单的方式来完成。这种方法，可以对切片上所有的毛囊进行评估，也可以直接计算出生长期、休止期、退行期毛囊的数量和比例[5]。毛囊大小的缩小是随机的，因此在初始阶段，正常的毛囊和数量逐渐增多的萎缩变小的毛囊同时存在，而到了终末期，毛囊萎缩变小会更加明显而持久。同时，伴随着毛囊萎缩变小，休止期毛囊的比例会逐渐增多，包括呈棒状结构的正常主囊，渐进加重的小型化毛囊或持续处于休止期的残余毛囊（休止期生发单位）。这些结构的出现，代表休止期毛囊的残余上皮不再响应刺激而返回到生长期。最终，可能出现毛囊的密度降低。毛囊漏斗部周围纤维增生，最终造成毛囊局部瘢痕化，从而导致毛囊密度的减少。毛囊萎缩变小导致真皮深层和皮下组织中空毛囊鞘数量增多。

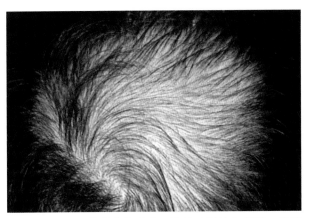

临床图ⅦA1.a. *雄激素性秃发*。常见于男性头顶部，受累毛发毛囊生长期缩短，导致终末期毛发逐渐向毳毛样毛发转变

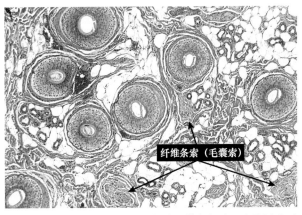

图ⅦA1.a. *雄激素性秃发，中倍镜，横向切片*。在浅层皮下组织内，可以看到终末生长期毛囊的下段结构，同时可见纤维条索（毛囊索）数量增多

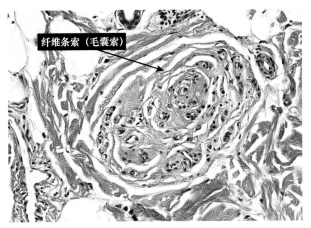

图ⅦA1.b. *雄激素性秃发，高倍镜，横向切片*。纤维条索（毛囊索）特征性的表现为呈同心圆排列的疏松纤维血管组织，类似于塌陷的纤维鞘。纤维条索源自缩短的毛囊，其原因可以是毛囊的小型化或者是休止期毛囊比例增高

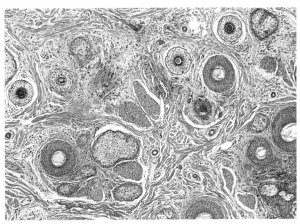

图ⅦA1.c. *雄激素性秃发，中倍镜，横向切片*。疾病早期，毛囊密度保持正常。毛囊的大小差异很大，毳毛毛囊的数量不同程度地增多。有时可见退行期和休止期毛囊的比例增高

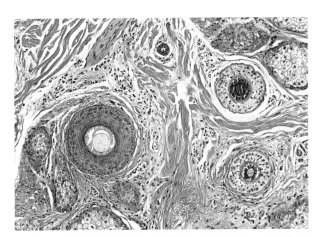

图ⅦA1.d. *雄激素性秃发，中倍镜，横向切片*。在更高的放大倍率下可见粗细不等的毛干。终毛直径大于0.06mm，毳毛直径小于0.03mm，中间类型毛发的直径介于两者之间。上述三种类型的毛发在本张横向切片上均能见到，其位置处在略低于毛囊峡部的水平（内根鞘完全角化，但仍完整）

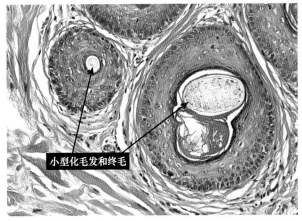

图ⅦA1.e. *雄激素性秃发，高倍镜，横向切片*。在毛囊漏斗部水平，可见一小型化毛发与一根终毛相邻排列

拔毛癖

临床特征　强行撕脱毛干导致受累的头皮区域的毛发变细、参差不齐，形成断发残根。如果损伤区域较为局限，临床上偶尔可类似于斑秃。毛囊破坏和缺失偶可伴有头皮损伤的证据，包括糜烂和结痂。

组织病理　在活检标本中最重要的发现是退行期毛发的增加（高达75%），色素缺陷和管型，毛球损伤的证据，以及毛发软化（毛球中可见完整的、充分发育的、但出现变形的终末期毛发）[6]。有时，可出现因毛干被撕脱而形成的仍处于生长期的空毛囊。可见毛球上皮较严重的扭曲，有时可见明显的出血。毛干撕脱可能造成毛乳头和毛球周围结缔组织的黑素颗粒沉积。色素管型亦常见于毛囊峡部或漏斗部。

毛囊内有扭曲卷绕的发干是拔毛癖特征性的改变。毛干纵向开裂，其间夹有出血，称为"汉堡包征"[7]。毛囊球部不同程度的损伤且无显著的炎症细胞浸润。拔毛癖病理改变没有毛囊的小型化或深部毛囊周围炎症细胞浸润，可通过此特点与斑秃相

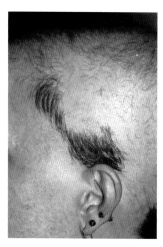

临床图ⅦA1.b. *拔毛癖*。患有妄想症的中年女性患者，存在"拔发"行为，导致其头皮部出现散在分布的界线清晰的脱发区

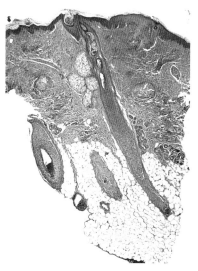

图ⅦA1.f. *拔毛癖，低倍镜*。在扫视放大倍率下，每张横向切片上的毛囊数量大致正常，可见轻微的、以浅层为主的炎症细胞浸润

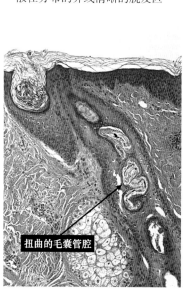

扭曲的毛囊管腔

图ⅦA1.g. *拔毛癖，中倍镜*。常可见到毛囊扭曲变形，本图片中显示为扭曲的毛囊管腔

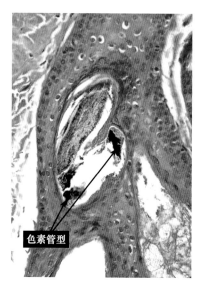

色素管型

图ⅦA1.h. *拔毛癖，高倍镜*。毛囊管腔内出现色素管型（色素性团块）是拔毛癖的特征性改变

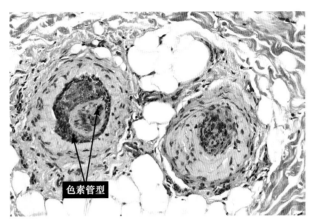

图Ⅶ**A1.i.** *拔毛癖，高倍镜*。在本例横向切片上可见褐色色素管型

鉴别。组织学上，牵拉性脱发的早期改变与拔毛癖类似，但受累及的毛囊较少，变化不太明显，且毳毛被保留。

休止期脱发

临床特征 休止期脱发是指处于毛发生长周期中休止期的毛发脱落数量增多或过度脱落。出现休止期脱发会有一些诱因，或者患者处于一些疾病状态，包括化疗和多种可致人衰弱的疾病，这些因素改变了毛发生长期的持续时间而导致脱发，并且导致休止期毛干脱落。被拔出或脱落的休止期毛发可见毛干底部呈现棒状外观，因此，此类状态的毛发通常被称为"球棒状"毛发。

Ⅶ A 病理改变累及毛囊

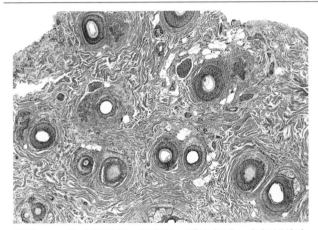

图Ⅶ**A1.j.** *休止期脱发，低倍镜，横向切片*。在扫视放大倍率下，可见毛囊直径均匀一致，分布密度正常。正如在疾病的早期所见，退行期和休止期毛囊的比例增加，毛囊峡部或略深一点的层面为最佳的观察水平，此处及位于脂肪层内的更深层面均无炎症细胞浸润

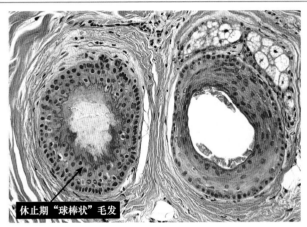

图Ⅶ**A1.k.** *休止期脱发，高倍镜，横向切片*。图片左侧可见一休止期（球棒状）毛发，其易于辨识的特点是，毛干充满整个毛囊管腔，通过外围的嗜酸性区域与外毛根鞘相融合，出现上述形态学变化的原因是外毛根鞘角化

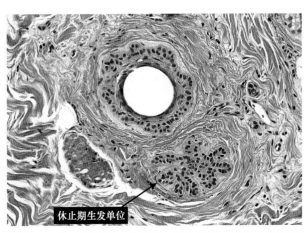

图Ⅶ**A1.l.** *休止期脱发，中倍镜，横向切片*。图片中呈不规则小岛状的基底样细胞团块，是处于休止期的生发单位，即休止期毛囊的残存上皮成分。休止期脱发，此类结构增多

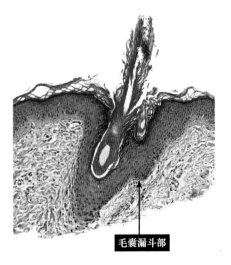

图Ⅶ**A1.m.** *毛发角化病，低倍镜*。在活检组织的中心部位可见毛囊边缘处上皮内陷，此变化与毛囊口显著的角化过度有关

组织病理　休止期脱发没有显著的真皮内炎症细胞浸润，也没有毛囊和毛干萎缩变小的征象，除非是在雄激素性秃发或其他退行性脱发基础上出现的休止期脱发[8]。正常休止期毛囊的比例达到15%～25%被认为是不正常的，并提示可能为休止期脱发的表现，如果活检取自于恢复期的极早期，可见到处于早期生长期的再生毛囊，如果已有相当程度的恢复，表现也可完全正常[9]。

毛发角化病

毛发角化病是一种常见的毛囊角化过度性的遗传性疾病，最常累及上臂、大腿的伸侧和臀部。其特点是小的以毛囊为中心的角化丘疹、周围可有红斑，这些小丘疹的存在使皮肤呈现鸡皮疙瘩样外观。相关疾病可包括萎缩性毛发角化病、面颈部毛囊性红斑黑变病和寻常性鱼鳞病[10]。

坏血病

参见图ⅦA1.o～图ⅦA1.q。

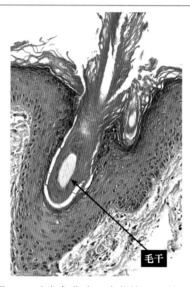

图ⅦA1.n. *毛发角化病，中倍镜*。毛囊上皮和邻近的表皮可见轻度的棘层肥厚。典型的角化过度性鳞屑可见正角化和角化不全，毛囊周围真皮内仅见极轻微的炎症细胞浸润

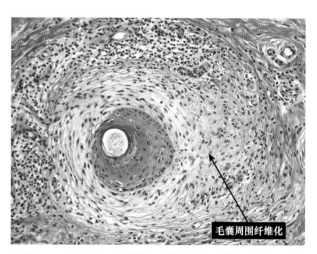

图ⅦA1.o. *坏血病，中倍镜*。下肢取材，横向切片，可见一毛干偏离中心位置的终末期毛囊，局部外毛根鞘上皮变薄，同时可见毛囊周围纤维化、淋巴细胞浸润、毛囊右侧可见红细胞外溢

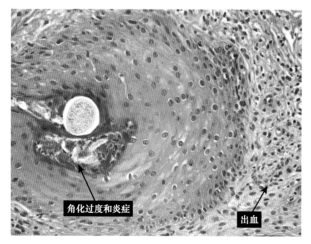

图ⅦA1.p. *坏血病，中倍镜*。另一切片中，可见毛囊管腔扭曲，以及角化过度和少量中性粒细胞浸润，周围基质中可见红细胞外溢

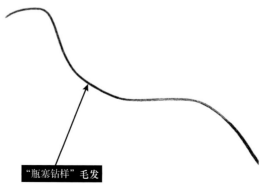

图ⅦA1.q. *坏血病*。拔出自同一患者下肢的毛发，呈现特征性的"瓶塞钻样"（corkscrew）形态

鉴别诊断

毛囊成熟障碍性疾病

　　雄激素性秃发

　　休止期脱发

　　拔毛癖

　　坏血病

　　维生素A缺乏症（蟾皮病）

毛囊角化性疾病

　　毛发角化病

　　小棘苔藓

　　套叠性脆发病（Netherton综合征）

小棘毛壅病

寻常痤疮

Favre-Racouchot 综合征（结节性弹性组织变性伴囊肿和黑头粉刺）

黑头粉刺痣

Bazex综合征（毛囊性皮肤萎缩）

ⅦA2　淋巴细胞浸润为主

毛囊病变伴有以淋巴细胞为主的炎症细胞浸润。伴有炎症的毛囊性疾病，多数情况下，可导致瘢痕性脱发，表现为毛发缺失并代之以纤维化（表Ⅶ.2）。

表Ⅶ.2　瘢痕性秃发（毛囊密度降低）

疾病	临床模式	炎症类型	毛囊炎症部位	其他组织学特点	弹力纤维染色
毛发扁平苔藓（及其变异型）	头皮散在分布形状不规则的毛发脱失斑，毛囊周围有脱屑和红斑	淋巴细胞性	峡部和漏斗部下部；界面出现苔藓样改变，偶尔可见胶样小体，有时累及毛囊之间表皮	漏斗部颗粒层增厚，毛囊上皮和真皮间常可见裂隙，血管和小汗腺周围无炎症细胞浸润	毛囊上1/3形成楔形瘢痕
盘状红斑狼疮	典型皮损的脱发区域伴有头皮发红、萎缩，毛囊漏斗部扩张和角栓形成，病变区域中央可出现色素减少	淋巴细胞、浆细胞性	通常累及毛囊漏斗部，也可累及整个毛囊。界面空泡化或苔藓样浸润，与扁平苔藓相比，胶样小体并不常见，但表皮受累则较为常见	真皮浅层和深层血管周围及小汗腺周围可见炎症细胞浸润。真皮黏蛋白常增多。表皮基底膜带可出现增厚	大片的瘢痕累及真皮全层，伴毛囊周围弹力鞘的破坏
中央离心性瘢痕性秃发	脱发区域中心位于额、顶部，呈离心性进展	淋巴细胞性	漏斗部下部和峡部，无界面改变	早期，可见内毛根鞘的过早剥离，外毛根鞘偏心性变薄，随之出现同心层状纤维化	宽幅的纤维索被弹力鞘包裹，同时，因真皮"收缩"，导致弹力纤维弥漫增粗
秃发性毛囊炎	头顶（后部）多发性脓疱或大片的脱发斑，伴有红斑和脓疱，周边结痂	中性粒细胞性和淋巴细胞性	毛囊内和毛囊周围，累及漏斗部和峡部	类似于细菌性毛囊炎（可代表处于炎症反应阶段的中央离心性瘢痕性秃发）	不适用本项评估
瘢痕疙瘩性痤疮	丘疹、脓疱和小面积的脱发区，累及项部和枕部。充分发展的病例形成斑块状瘢痕疙瘩	淋巴细胞和浆细胞性（脓疱处取材可见中性粒细胞）	漏斗部下部和峡部	毛囊被破坏，毛干碎片可作为刺激因素导致其出现纤维化改变	不适用本项评估
头皮分割性蜂窝织炎	坚实和具有波动感的结节，伴有局灶性脓液溢出，好发于头顶后部和顶部皮肤	淋巴细胞、中性粒细胞和浆细胞性	最初，炎症累及位于真皮下部和皮下组织的毛囊，随后累及至毛囊的浅表部位	早期脱发是由毛发转入退行期/休止期造成的，随后，毛囊被破坏，形成肉芽组织、窦道，并出现纤维化。后期，皮脂腺遭到破坏	不适用本项评估

斑秃

临床特征　斑秃的特点是头皮出现一个或数个毛发完全或接近完全缺失的局限区域[11]。临床上炎症表现不明显，保留有毛囊开口。整个头皮的毛发缺失称为全秃，全身或接近全身的毛发缺失称为普秃。本病可累及眉毛和睫毛，伴有甲的凹陷性改变。本病绝大多数可自行缓解，但也有少数患者出现永久性脱发。在活动性脱发区域，可见到本病特征性的表现，即短的、存在折损的毛干，即"感叹号"样毛发。

组织病理　斑秃具有诊断意义的病理学表现是在生长期或早期退行期毛囊的毛球周围区域出现淋巴细胞浸润[12]。在残存的萎缩上皮周围和塌陷的毛囊鞘中可见淋巴细胞浸润。同时，处于毛发生长期的毛囊基质上皮可见稀疏的淋巴细胞浸润。毛囊结构尺寸迅速减小，趋于小型化，其结果是导致毛囊在真皮中所处的位置更为表浅[13]。小型化的毛囊主要为早期或晚期退行期毛囊。在恢复期，可见大量小型化的生长期毛囊，并可见一些毛球周围淋巴细胞浸润。病程较长的病例，淋巴细胞浸润会有所减少。

对于病程较长的、严重的普秃和全秃患者（十年或更长时间），功能性的毛囊结构数量可减少并可看到一些毛根鞘的瘢痕化改变。在横向切片上可见毛囊漏斗部扩张，如同瑞士奶酪，可以作为斑秃诊断的另一条有用的线索[14]。如果在疾病的早期取材，在横向切片上，可以观察到毛囊数量并没有减少，但毛囊进入持续的休止期（休止期生发单位），正常呈球棒状的休止期毛囊数量减少。

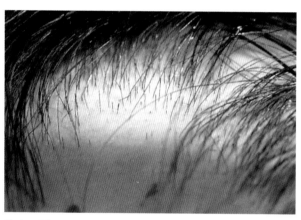

临床图ⅦA2.a. *斑秃*。边界清楚的脱发斑片周边可见 "感叹号" 样毛发（近端逐渐变细），通常皮损内注射皮质类固醇治疗有效

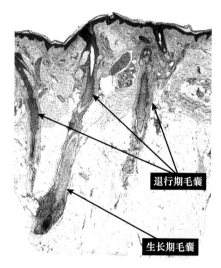

退行期毛囊

生长期毛囊

图ⅦA2.a. *斑秃，低倍镜，纵向切片*。图片中可见三个退行期毛囊，其特征是护膜呈明显的嗜酸性。图片中央退行期毛囊下方的皮下组织内可见一个处于终末生长期的毛囊，其周围可见炎症。纵向切片上，退行期毛囊并不常见，除非增加切片的数量

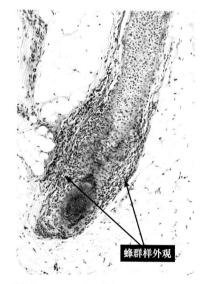

蜂群样外观

图ⅦA2.b. *斑秃，高倍镜，纵向切片*。仍然是图ⅦA2.a中所见的终末生长期毛囊，其毛球周围环绕着密集的（蜂群样）淋巴细胞浸润

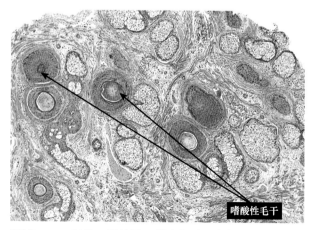

嗜酸性毛干

图ⅦAa2.c. *斑秃，低倍镜，横向切片*。本例图片中所见毛发，其毛干出现不同程度的嗜酸性改变，提示这些毛发处于从退行期向休止期过渡的不同阶段。在本切片水平未见淋巴细胞浸润，此时需要与休止期脱发相鉴别

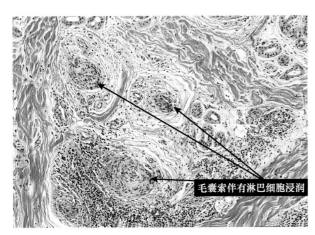

图VIIA2.d. *斑秃，中倍镜，横向切片*。在真皮-皮下组织交界处可见较多数量的毛囊索，提示处于休止期的毛囊增多，以毛囊索为中心，可见明显的淋巴细胞浸润

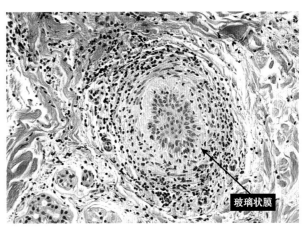

图VIIA2.e. *斑秃，高倍镜，横向切片*。在退行期和休止期毛囊逐渐向真皮内退缩的过程中，毛囊周围可见对此过程产生影响的淋巴细胞浸润，嗜酸性玻璃状膜是退行期毛囊的特征

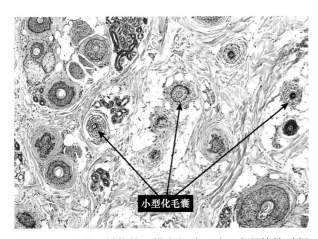

图VIIA2.f. *斑秃，低倍镜，横向切片*。对于病程持续时间较长的斑秃，退行期和休止期毛囊数量增加，并且开始出现小型化毛囊

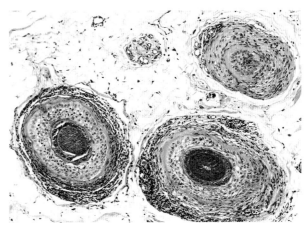

图VIIA2.g. *斑秃，中倍镜，横向切片*。皮下组织横向切片中，易于观察到毛球周围淋巴细胞浸润。因为在横向切片上可以观察到活检标本中的全部毛囊，故易于观察者对毛囊索和退行期毛囊数量增多的情况做出评估

毛发扁平苔藓

临床特征　毛发扁平苔藓是指扁平苔藓部分或全部皮损中出现毛囊受累的情况，本类型扁平苔藓主要累及头皮。最初，可仅见毛囊性丘疹或毛囊周围红斑；然而，随着进行性的毛发脱落，头皮部位形成不规则形状的瘢痕性脱发性的萎缩性斑片[15]。腋窝和耻骨区也可累及，并在这些部位出现瘢痕性脱发。在无毛的皮肤上可以看到角化过度的毛囊性丘疹。毛发区域的瘢痕性脱发和无毛皮肤的角化过度性毛囊性丘疹同时出现称为Graham-Little综合征。毛发扁平苔藓可与典型扁平苔藓损害共存，包括皮肤、黏膜和指（趾）甲的典型改变。面部线状毛发

扁平苔藓导致瘢痕的形成亦见报道。

前额纤维化性秃发是毛发扁平苔藓的变异型，在前额头皮形成带状皮损，多见于绝经期妇女[16]。新近有研究表明，该病的组织病理学特征性改变还包括面部毳毛毛囊受累，临床上表现为小丘疹[17]。

组织病理　毛发扁平苔藓的最早期皮损可见毛囊周围局灶性、致密带状淋巴细胞浸润，以毛囊漏斗部和峡部为主[18]。最初，毛囊下段不受累及。常见外毛根鞘基底层的空泡化改变和角质形成细胞坏死。此外，可见正角化过度和毛囊角栓。一些活检可见毛囊之间表皮与毛囊同时受累。在进一步发展的皮损中，可见毛囊周围纤维化和毛囊漏斗部和峡

部的上皮萎缩等特征性改变。毛囊隆突是毛囊干细胞所在的位置，疾病累及该位置可导致永久性瘢痕性秃发。晚期病例可见脱发，受到破坏的毛囊被垂直走行的纤维束所取代，其中包含有变性的弹力纤维团块。终末期的瘢痕性脱发，已无毛囊结构存在，有学者将其称为Brocq假性斑秃。

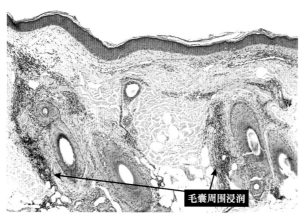

图VIIA2.h. *毛发扁平苔藓，低倍镜，纵向切片*。在扫视放大倍率下，可以看到绝大部分位于毛囊周围的、主要累及毛囊峡部和漏斗部下部的密集的淋巴样细胞浸润。纵向切片上，可充分显示毛囊之间表皮的情况，大多未受影响

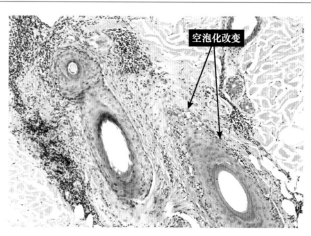

图VIIA2.i. *毛发扁平苔藓，中倍镜，纵向切片*。淋巴细胞性炎症浸润，伴有毛囊上皮外层的空泡化改变

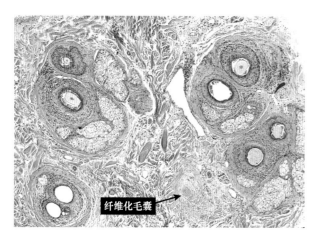

图VIIA2.j. *毛发扁平苔藓，低倍镜，横向切片*。在横向切片上可较好地辨识毛囊缺失（即瘢痕形成），同时可见明显的毛囊周围淋巴样细胞浸润

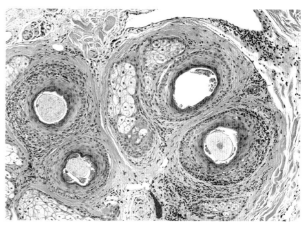

图VIIA2.k. *毛发扁平苔藓，中倍镜，横向切片*。在毛囊峡部水平，空泡化改变、毛囊周围纤维化和炎症最为显著

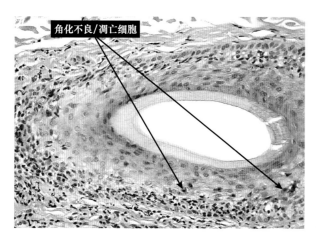

图VIIA2.l. *毛发扁平苔藓，高倍镜，横向切片*。淋巴细胞浸润使得毛囊上皮和真皮之间的界面变得模糊不清，并可见角质形成细胞空泡化和角化不良/凋亡

中央离心性瘢痕性秃发

临床特征 因为很多类型的瘢痕性脱发具有相似的临床表现和组织病理学特征，以致难以明确区分，因此，有学者提出了中央离心性瘢痕性秃发（CCCA）这一集合性的概念，用于表述上述具有重叠性的多种疾病[19]。CCCA包括几种类型的永久性脱发，具有以下共同的特点：脱发集中在头皮头顶后部或顶部；呈慢性和进行性进展，最终脱发；皮损对称性地向外扩展，以周边区域病情活动最为活跃，临床和显微镜下可在这些区域找到炎症活动的证据[20]。

组织病理 中央离心性瘢痕性秃发具有以下所有的组织学特征：外毛根鞘上皮偏心变薄，以峡部和下漏斗部层面最突出，使毛干和毛囊内容物贴近真皮。同心板层状纤维组织增生（"洋葱皮"样纤维化）和纤维化区域周边慢性炎症浸润，包括淋巴细胞和浆细胞[21]。随后，发干迁移进入真皮，刺激引发肉芽肿性炎症和上皮破坏。最后，毛囊被垂直走向的结缔组织带所取代，形成"毛囊性瘢痕"。偶尔，这些组织学特征也可能出现在其他类型的瘢痕性脱发中。CCCA也可表现为下列三种疾病的组织学模式：毛囊变性综合征、假性斑秃模式和秃发性毛囊炎[22]。可根据患者出现的某些病理特征将其进一步归类于某一上述病理模式当中。例如，非洲裔CCCA患者表现出毛囊变性综合征的模式特点，内毛根鞘往往表现出过早脱落[23]。秃发性毛囊炎的组织学特征是毛囊中心性的、中性粒细胞性炎症，常见于取材于扩张性皮损边缘的脓疱。

头皮盘状红斑狼疮

参见临床图ⅦA2.c，图ⅦA2.q～图ⅦA2.v。

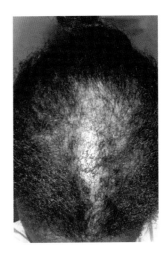

临床图ⅦA2.b. *中央离心性瘢痕性秃发*。最常发生于非洲裔美国人，累及顶部头皮，本病所造成的脱发是永久性的

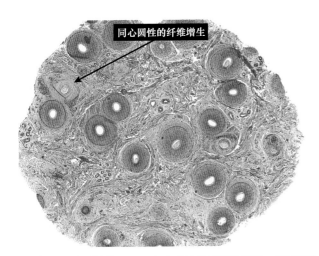

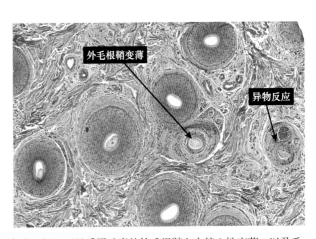

图ⅦA2.m和图ⅦA2.n. *中央离心性瘢痕性秃发，横向切片*。真皮上部，可见受累毛囊的外毛根鞘上皮偏心性变薄，以及毛囊周围纤维化，表现为呈同心性、板层状纤维组织增生，纤维化组织的周围可见淋巴细胞、浆细胞性炎症浸润，在此切面中，正常可见的皮脂腺明显缺失

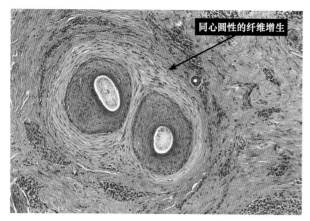

图ⅦA2.o. *中央离心性瘢痕性脱发，横向切片*。受累的毛囊出现早期毛囊周围纤维化，伴有一些单个核细胞浸润

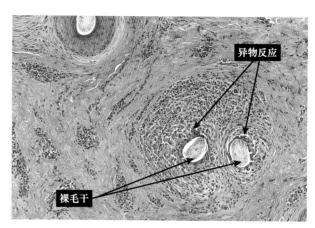

图ⅦA2.p. *中央离心性瘢痕性秃发，横向切片*。毛囊上皮可以被完全破坏，导致毛干裸露，引发肉芽肿性炎症反应

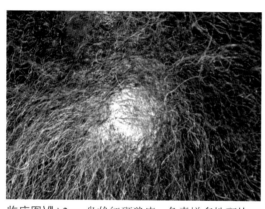

临床图ⅦA2.c. *盘状红斑狼疮*。色素增多性斑块，其内部的炎症反应伴有毛囊角栓形成，导致永久性脱发

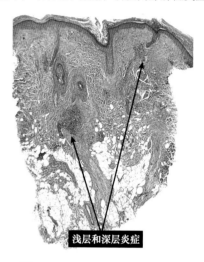

图ⅦA2.q. *头皮盘状红斑狼疮，低倍镜*。低倍镜下，浅层和深层的血管与毛囊周围通常可见显著的炎症浸润

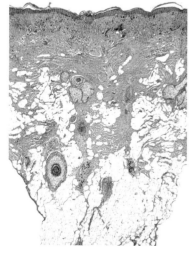

图ⅦA2.r. *盘状红斑狼疮，低倍镜*。某些病例，正如本例图片所示，炎症细胞浸润可以相当稀疏。在扫视放大倍率下可见毛囊数量减少

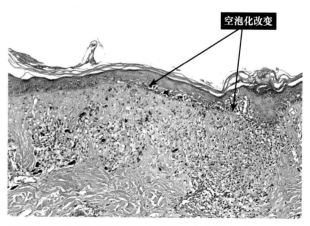

图ⅦA2.s. *盘状红斑狼疮，中倍镜*。如同其他类型的红斑狼疮，表皮可出现萎缩，空泡化改变和界面皮炎。浅层浸润主要由淋巴细胞构成，同时可见显著的色素失禁

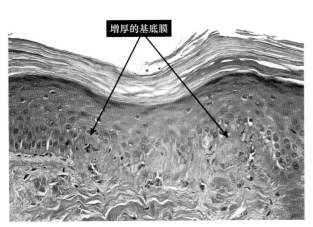

图ⅦA2.t. *盘状红斑狼疮，高倍镜*。通过仔细观察可以发现表皮角化过度和基底膜带增厚，真皮乳头层可见内含色素的巨噬细胞

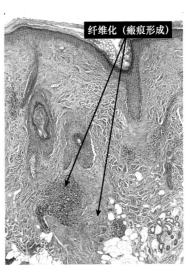

图ⅦA2.u. *盘状红斑狼疮，中倍镜*。毛囊周围的炎症浸润与毛囊部位最终出现的瘢痕形成和纤维化有关

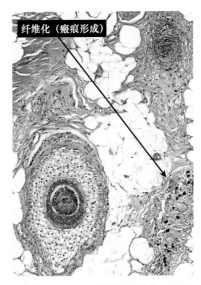

图ⅦA2v. *盘状红斑狼疮，中倍镜*。在皮下脂肪组织中，先前毛囊所处的位置可以见到内含色素的巨噬细胞。然而，此病理特点并非本病所特有，在其他形式的脱发中亦可见到

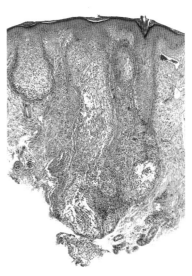

图ⅦA2.w. *毛囊黏蛋白病，低倍镜*。在扫视放大倍率下，可见毛囊上皮因其内部出现多数透明间隙而增宽，位于其上方的表皮无受累[23]

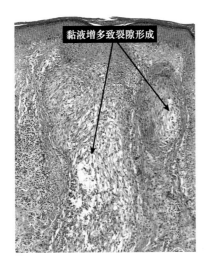

图ⅦA2.x. *黏蛋白性脱发，中倍镜*。毛囊角质形成细胞苍白淡染，许多区域，可见相邻的角质形成细胞彼此分离，血管周围和毛囊周围可见淋巴样细胞浸润

黏蛋白性脱发

黏蛋白性脱发可以发生于儿童，但更多见于成人。本病可发生于三种不同的背景条件下：一是最主要的特发性形式；二是与恶性肿瘤相关；三是继发于炎症。组织学特点是毛囊黏蛋白沉积、毛囊上皮的黏蛋白积聚[24]。

玫瑰痤疮

玫瑰痤疮是一种很常见的疾病，尽管有很多关于该病的理论，但病因仍不明确。临床最常见的特点是暂时性或持久性面中部红斑，可见血管扩张，常伴有丘疹和脓疱。玫瑰痤疮大致可分为四种亚型：红斑毛细血管扩张型、丘疹脓疱型、肥大增生型（以增厚为特征，如鼻赘、耳垂肥大等）和眼型（如眼睑炎、结膜炎等）[25]。

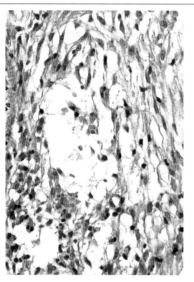

图Ⅶ**A2.y.** *黏蛋白性脱发，高倍镜*。毛囊上皮因出现广泛的酸性黏多糖沉积而显得较为透亮，毛囊上皮内同时可见小的、无明显异型性的淋巴样细胞浸润。通过阿新蓝或胶体铁染色可进一步证实酸性黏多糖的存在，其主要成分是透明质酸，可以通过透明质酸酶将其消化去除

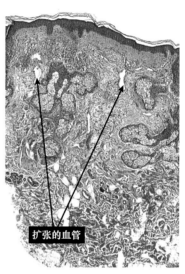

扩张的血管

图Ⅶ**A2.z.** 玫瑰痤疮，*低倍镜*。面部皮肤取材，可见明显的皮脂腺，淋巴样细胞浸润和毛细血管扩张

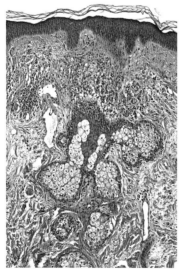

图Ⅶ**A2.za.** 玫瑰痤疮，*高倍镜*。炎症浸润可出现在血管周围、间质内和毛囊周围

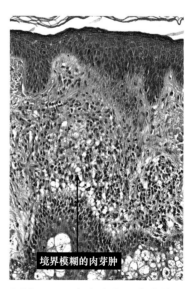

境界模糊的肉芽肿

图Ⅶ**A2.zb.** 玫瑰痤疮，*高倍镜*。本例图片中的炎症浸润表现为境界不清的肉芽肿样结构

鉴别诊断

斑秃

盘状红斑狼疮

黏蛋白性脱发/毛囊黏蛋白病

亲毛囊性蕈样肉芽肿

毛发扁平苔藓

Fox-Fordyce病

汗管淋巴样增生伴脱发

线状苔藓

慢性毛囊炎

玫瑰痤疮

口周皮炎

播散性复发性漏斗部毛囊炎

痘疮样痤疮（坏死性痤疮）

VIIA3 伴有显著的嗜酸性粒细胞

此类疾病可见显著的嗜酸性粒细胞浸润，可外渗进入毛囊结构。嗜酸性脓疱性毛囊炎为典型疾病[26]。

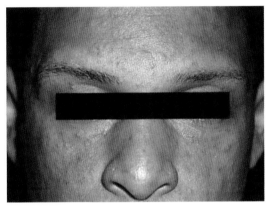

临床图VIIA3. *嗜酸性脓疱性毛囊炎*。常见于HIV感染患者的面部，表现为顽固的瘙痒性红色丘疹

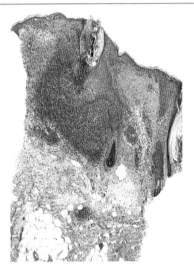

图VIIA3. a. *嗜酸性脓疱性毛囊炎，低倍镜*。在此钻取标本的中央，可见一毛囊，其上半部分被致密的炎症细胞浸润所累及

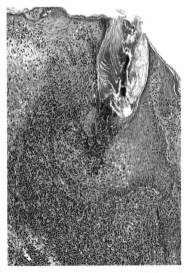

图VIIA3. b. *嗜酸性脓疱性毛囊炎，中倍镜*。炎症浸润累及毛囊上皮、皮脂腺导管和小叶，以及周围的真皮

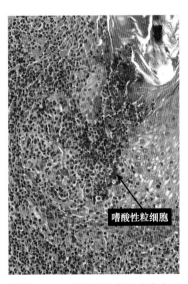

图VIIA3. c. *嗜酸性脓疱性毛囊炎，高倍镜*。炎症浸润以中性粒细胞为主，伴有大量嗜酸性粒细胞

嗜酸性脓疱性毛囊炎

临床特征 本病好发于面部、躯干和手臂，可见呈大片状分布的瘙痒性、毛囊性丘疹和脓疱。病损区域可表现出多种不同的形态，如皮损中央部位愈合和向周边蔓延。本病也可发生于HIV感染患者[27]。毛囊外皮损累及掌跖部皮肤，也可出现头皮瘢痕性脱发。也可伴有外周血白细胞和嗜酸性粒细胞中度升高。

组织病理 受累毛囊可以从皮脂腺及其导管至整个漏斗部均出现明显的海绵水肿伴有炎症细胞外渗[28]。最初，淋巴细胞和少量嗜酸性粒细胞移入表皮，略呈弥散分布状态，进一步发展出现微脓疱并最终在漏斗部形成嗜酸性脓疱[29]。毛囊相邻的表皮可能受累形成嗜酸性微脓肿。相邻的真皮层可见到血管周围淋巴细胞和大量的嗜酸性粒细胞浸润。

鉴别诊断
嗜酸性脓疱性毛囊炎
新生儿中毒性红斑
Ofuji综合征
真菌性毛囊炎

ⅦA4 中性粒细胞显著

毛囊的炎症浸润中含有中性粒细胞，可导致毛囊被破坏。疖为典型疾病[30]。

急性深在性毛囊炎（疖）

临床特征 疖由葡萄球菌感染引起，表现为毛囊周围红肿并伴有触痛，终末期排出脓液和坏死物。

组织病理 疖的组织病理学表现为毛囊周围出现包含有纤维素样物质和许多中性粒细胞的坏死区。在坏死痂的深部，皮下组织内形成大的脓肿。革兰氏染色显示脓肿中央有呈小簇状分布的葡萄球菌。

头癣

头癣是指发生在头皮，累及毛发的皮肤癣菌感染。毛发受累可能是"发内"（毛干内）或者是"发外"。

Majocchi肉芽肿

临床特征 偶见由红色毛癣菌引起的局限的、无症状的、结节性毛囊周围炎，常被称为Majocchi肉芽肿。最早报道是发生在儿童头皮的感染，但最

常见发病部位是下肢，并可见与之有关的跖部感染，特别见于刮腿毛的女性[31]。

组织病理 切片显示结节性毛囊炎和毛囊周围炎，并形成真皮脓肿。经PAS染色或六胺银染色，毛发和毛囊内及真皮的炎症浸润区域均可见到大量的菌丝和孢子，病灶直径可达到6mm，位于毛囊内的病灶相对会小一些。真菌成分通过破损的毛囊壁进入真皮。在一片中央坏死（偶尔可化脓）的真皮区域和周边，可见到炎症浸润细胞，包括淋巴样细胞、巨噬细胞、上皮细胞和散在的多核巨细胞。

单纯疱疹病毒性毛囊炎

病毒性毛囊炎可由单纯疱疹病毒和水痘-带状疱疹病毒引起，但水痘-带状疱疹病毒更容易累及毛囊。在早期病变，疱疹病毒性毛囊炎表现为淋巴细胞性毛囊炎，可不伴有对该病具有诊断价值的组织学改变——上皮形态改变。单纯累及毛囊，在带状疱疹中并不少见[32, 33]。

鉴别诊断
浅表性毛囊炎
急性细菌性毛囊炎
毛囊性脓疱疮（Bockhart脓疱疮）
假单胞菌性毛囊炎
寻常痤疮
二期梅毒性脱发
深在性毛囊炎
疖，痈
须部毛囊炎，脱发性
须部假性毛囊炎
坏疽性脓皮病
毛囊闭锁性疾病
分割性蜂窝织炎/脓肿性穿掘性毛囊周围炎
化脓性汗腺炎
聚合性痤疮
真菌性毛囊炎
Majocchi肉芽肿（红色毛癣菌）
黄癣（许兰毛癣菌）
马拉色菌毛囊炎
病毒性毛囊炎
暴发性痤疮

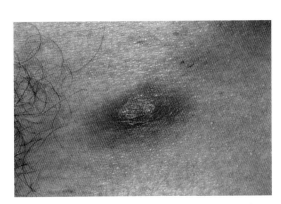

临床图VIIA4.a. *疖*。由金黄色葡萄球菌感染所引起，急性期表现为红肿并伴有触痛的结节

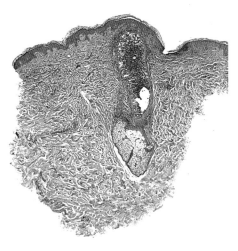

图VIIA4.a. *急性毛囊炎*。在扫视放大倍率下基本无法与嗜酸性脓疱性毛囊炎相鉴别。毛囊上皮可见致密的炎症细胞浸润，其外周可见血管周围炎症细胞浸润

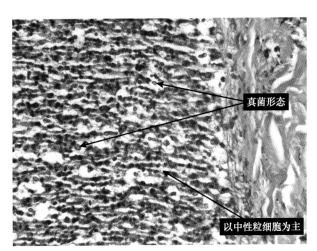

真菌形态

以中性粒细胞为主

图VIIA4.b. *急性毛囊炎，高倍镜*。毛囊上皮内的炎症浸润以中性粒细胞为主，可见嗜酸性粒细胞，但范围及程度不及嗜酸性脓疱性毛囊炎。可以见到马拉色菌孢子，通常为常驻真菌，某些情况下也可以转化为致病菌

VII A5 浆细胞显著

炎症浸润中可见大量浆细胞，在大多数情况下，常为伴有淋巴细胞的混合性浸润。瘢痕疙瘩性毛囊炎（痤疮）为典型疾病。

项部瘢痕疙瘩性毛囊炎（痤疮）

临床特征 颈部瘢痕疙瘩性毛囊炎是发生在男性项部的一种慢性毛囊炎，可导致形成肥大性瘢痕[34]。在疾病早期，可见毛囊性丘疹、脓疱，偶尔形成脓肿。最终皮损会逐渐变为硬化性的纤维结节[35]。

组织病理 深在性毛囊炎逐步发展导致毛囊破坏和皮肤纤维化改变。晚期病变可见广泛的纤维化和瘢痕形成，偶尔可伴发瘢痕疙瘩。

头癣

在头癣的炎症浸润中可以见到明显的浆细胞。上述表现可以类似于多种可导致瘢痕性脱发的疾病，包括毛囊炎、慢性疖、秃发性毛囊炎、头部毛囊周围炎、分割性蜂窝织炎、盘状红斑狼疮、牵拉性脱发，以及湿疹和银屑病[36]。

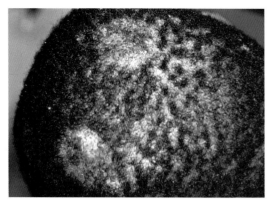

临床图VⅢA4.b. *头癣*。在非洲裔美国儿童中，头皮脱屑性斑片伴有脱发，是头癣较为常见的表现

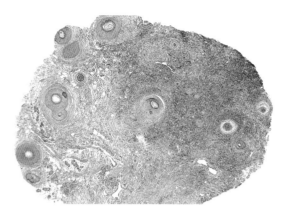

图VⅢA4.c. *头癣，低倍镜，横向切片*。本例图片中，广泛的炎症已导致毛囊破坏和瘢痕形成

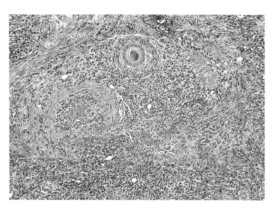

图VⅢA4.d. *头癣，中倍镜，横向切片*。可见致密的混合性炎症细胞浸润

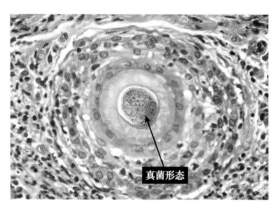

图VⅢA4.e. *头癣，高倍镜，横向切片*。小毛囊周围可见中性粒细胞和其他炎症细胞浸润。毛干内可见真菌成分，构成毛发内真菌感染

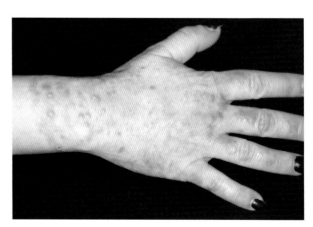

临床图VⅢA4.c. *Majocchi肉芽肿*。如图所示，环状斑块，其内可见鳞屑性丘疹，通过对丘疹性皮损进行KOH刮片法检查，证实本病诊断

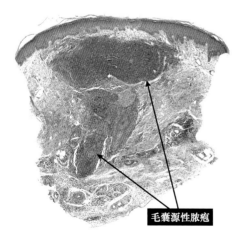

图VⅢA4.f. *Majocchi肉芽肿，低倍镜*。在扫视放大倍率下，可见真皮浅层脓肿

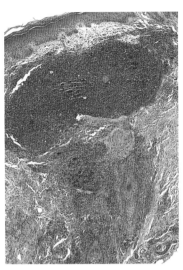

图ⅦA4.g. *Majocchi肉芽肿，低倍镜*。在扫视放大倍率下可见真皮浅层脓肿

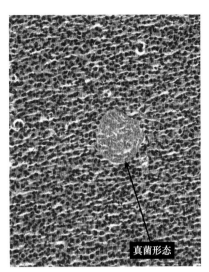

图ⅦA4.h. *Majocchi肉芽肿，高倍镜*。在HE染色切片中仔细观察可发现位于毛干内部的、呈淡蓝染色的真菌菌丝

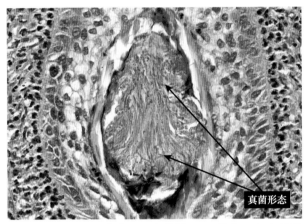

图ⅦA4.i. *Majocchi肉芽肿，高倍镜*。PAS染色，在大量的中性粒细胞浸润区域（脓肿）内，可见毛干片段被为数众多的微生物体所取代

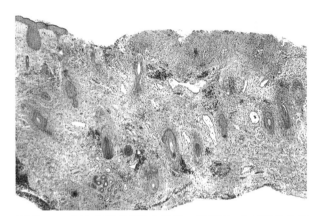

图ⅦA4.j. *单纯疱疹病毒性毛囊炎，低倍镜*。在扫视放大倍率下可见溃疡形成，血管周围和毛囊周围炎症浸润，通常为混合性浸润，包括急性和慢性炎症细胞。早期皮损通常表现为无表皮受累的淋巴细胞性毛囊炎

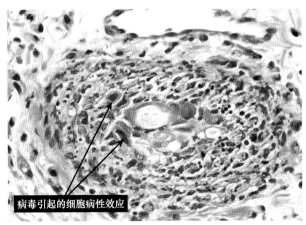

图ⅦA4.k. *单纯疱疹病毒性毛囊炎，高倍镜*。毛囊上皮可见广泛破坏，此变化与含有大量中性粒细胞的炎症浸润有关。毛囊角质形成细胞可见核染色质边集，并可出现多核，此类变化也可见于受累毛囊上方的表皮

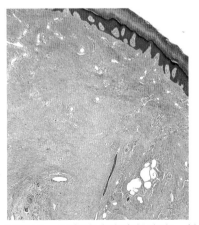

图ⅦA5.a. *项部瘢痕疙瘩性痤疮，低倍镜*。在真皮深部可见几根毛干，其周围可见慢性炎症浸润和广泛的瘢痕组织形成

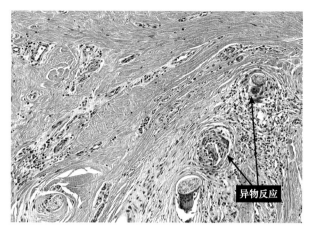

图ⅦA5.b. *项部瘢痕疙瘩性痤疮，中倍镜*。慢性炎症导致真皮纤维化改变，游离毛干周围可见肉芽肿性炎症

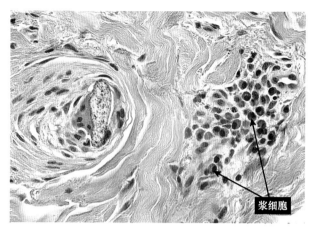

图ⅦA5.c. *项部瘢痕疙瘩性痤疮，高倍镜*。图中可见毛干成分被多核巨细胞吞噬，炎症浸润中还含有大量的浆细胞

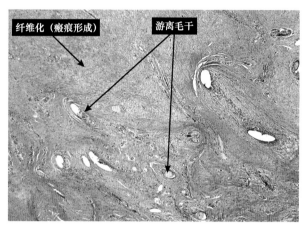

图ⅦA5.d. *项部瘢痕疙瘩性痤疮，中倍镜*。晚期皮损，游离毛干引发的慢性炎症导致真皮致密的纤维化

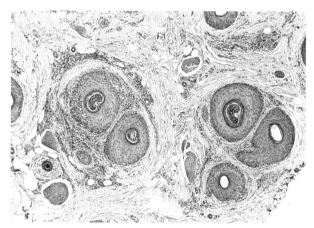

图ⅦA5.e. *头癣，低倍镜，横向切片*。本例图片中的炎症浸润位于毛囊周围和间质内，以淋巴细胞和浆细胞为主

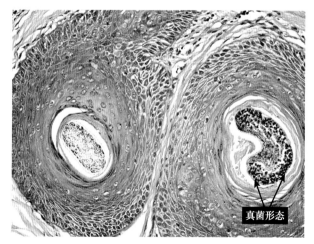

图ⅦA5.f. *头癣，高倍镜，横向切片*。在横向切片上，PAS染色突出显示了真菌孢子和菌丝，是断发毛癣菌造成的发内感染的特征性表现，但并不是每一个毛囊均受到累及

鉴别诊断

瘢痕疙瘩性毛囊炎（痤疮）

真菌性毛囊炎

二期梅毒性脱发

Ⅶ A6 纤维化和化脓性毛囊疾病

这类疾病可见真皮广泛纤维化，并可见毛囊来源的角蛋白形成的隧道，毛发嵌入，以及与之相关的异物炎症反应。浸润的炎症细胞除淋巴细胞之外，可见大量中性粒细胞和浆细胞。

毛囊闭锁三联症（化脓性汗腺炎，聚合性痤疮，头部脓肿性穿掘性毛囊周围炎）

临床特征 毛囊闭锁三联症所包含的三种疾病具有相似性，常常可以见到两个或三个疾病出现在同一个患者身上。所有这三种疾病均表现为慢性、复发性、深在性的毛囊炎，进而导致脓肿和窦道的形成，以及瘢痕形成。化脓性汗腺炎常累及腋窝和肛门生殖器区域[37]。在疾病的急性期可见红色伴有触痛的结节，随后出现波动感，排出脓液后愈合。慢性患者的深层脓肿通过窦道排出脓液，导致严重的瘢痕形成。聚合性痤疮主要发生在背部、臀部和胸部，很少出现在面部或四肢。除了粉刺之外，可以见到具有波动感的、向外排出脓液或黏液样物质的结节，以及通过相互贯通的窦道向外排脓的深在性脓肿。头部脓肿性穿掘性毛囊周围炎可累及头皮和项部，如果患者在头皮部位出现上述性质的结节和脓肿，也被称为头皮分割性蜂窝织炎[38, 39]。藏毛窦通常也被认为是本组疾病的一部分（毛囊闭锁四联症）。

组织病理 早期病变可见毛囊角化过度伴随毛囊扩张和堵塞。毛囊上皮增生或被破坏。起初仅有轻微的炎症，最终发展为毛囊周围炎，可广泛累及真皮深部的网状层或皮下组织，浸润的炎症细胞由中性粒细胞、淋巴细胞和组织细胞组成。脓肿的形成首先破坏皮脂腺结构，之后则是其他皮肤附属器。发生于腋窝和腹股沟区的化脓性大汗腺炎，顶泌汗腺被炎症过程所累及，通常为继发性改变。针对上述炎症性破坏，残存的角蛋白和嵌入的毛发周围出现肉芽肿性改变，包括淋巴细胞、浆细胞和异物多核巨细胞。脓肿进一步发展累及皮下组织，内衬表皮组织的引流窦道形成。在愈合区域，可见广泛的纤维化。

化脓性汗腺炎

参见临床图 Ⅶ A6.a，图 Ⅶ A6.a ～图 Ⅶ A6.d。

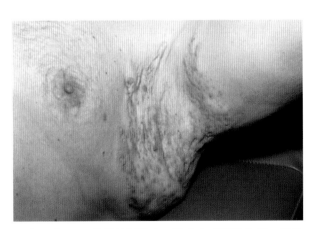

临床图 Ⅶ**A6.a.** *化脓性汗腺炎。*腋窝出现排脓窦道，是化脓性汗腺炎的特征

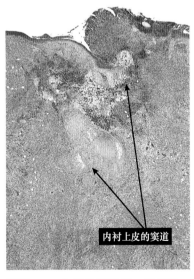

内衬上皮的窦道

图 Ⅶ**A6.a.** *化脓性汗腺炎，低倍镜。*本例图片可见一与表皮内陷有关的溃疡区域，整个真皮内可见致密的炎症反应

头皮分割性蜂窝织炎

参见图ⅦA6.e ～图ⅦA6.g。

秃发性毛囊炎

临床特征 秃发性毛囊炎患者头皮可见散在分布、缓慢增大的萎缩性脱发区域，周围可见毛囊性

脓疱[40]。在某些情况下，其他有毛区域，如胡须、阴毛、腋毛、眉毛和睫毛区也可被累及。本病的临床表现代表了中央离心性瘢痕性秃发的炎症阶段，可见脓疱、红斑、结痂和细菌重叠性感染。

组织病理 如同其他类型的慢性深在性毛囊炎，如项部瘢痕疙瘩性毛囊炎和须部毛囊炎，在

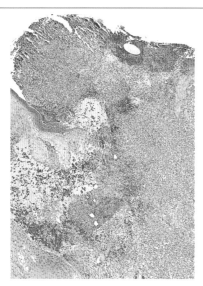

图ⅦA6.b. *化脓性汗腺炎，中倍镜*。溃疡边缘上皮增生，炎症浸润致密，通常可见由中性粒细胞形成的脓肿

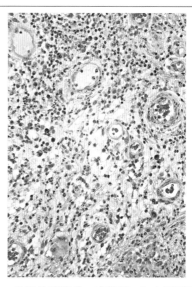

图ⅦA6.c. *化脓性汗腺炎，高倍镜*。如本例图片所示，真皮层可见肉芽组织样病理改变，伴有混合性的急性和慢性炎症浸润，还可以见到广泛的纤维化和肉芽肿性炎症，上述病理变化可能无法同表皮囊肿破溃所造成的组织病理变化相鉴别

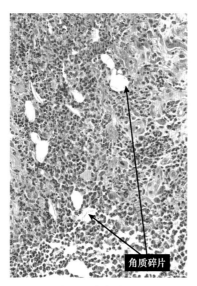

角质碎片

图ⅦA6.d. *化脓性汗腺炎，高倍镜*。可出现角蛋白碎片（常呈灰色，如本图所示），可以诱发中性粒细胞性炎症浸润，通常表现为肉芽肿反应

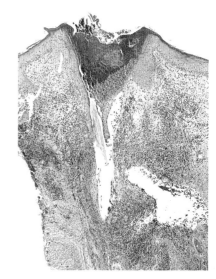

图ⅦA6.e. *头皮分割性蜂窝织炎，低倍镜*。早期病变可见毛囊堵塞伴急性毛囊周围炎。最终，毛囊被破坏，取而代之的是致密的混合性炎症反应。上述表现很难与化脓性汗腺炎相鉴别

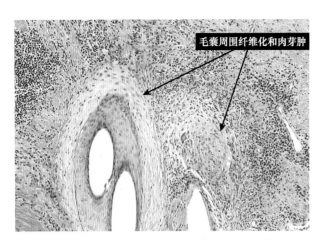

图ⅦA6.f. *头皮分割性蜂窝织炎，中倍镜*。毛囊周围出现纤维化，伴有针对包裹内容物的肉芽肿性炎症。晚期皮损可见窦道形成

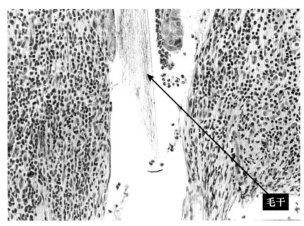

图ⅦA6.g. *头皮分割性蜂窝织炎，高倍镜*。毛囊上皮几乎完全被破坏，残留的毛干暴露于真皮，其周边可见中性粒细胞、淋巴细胞、组织细胞和浆细胞的混合性炎症细胞浸润

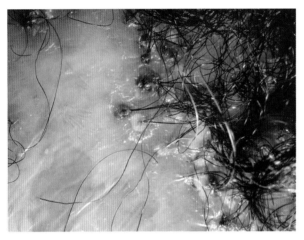

临床图ⅦA6.b. *秃发性毛囊炎*。中年男子瘢痕性脱发区可见角化过度的鳞屑痂，伴有毛囊性过度角化和红斑，以及毛囊性脓疱

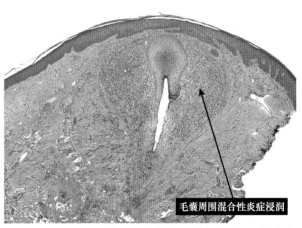

图ⅦA6.h. *秃发性毛囊炎，低倍镜，纵向切片*。早期病变表现为毛囊性脓疱伴有毛囊周围炎症，浸润炎症细胞以中性粒细胞为主，同时可见慢性炎症细胞

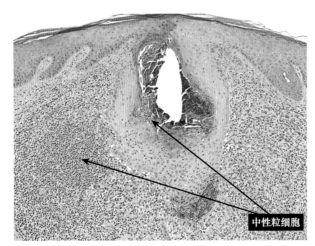

图ⅦA6.i. *秃发性毛囊炎，中倍镜，纵向切片*。晚期病变可见毛囊破坏、毛囊周围微脓肿形成，并可见周围真皮纤维化改变

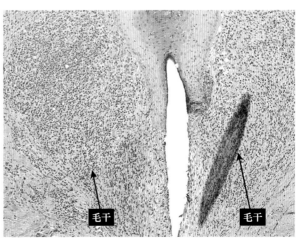

图ⅦA6.j. *秃发性毛囊炎，高倍镜，纵向切片*。毛干和毛囊角质物直接与真皮相接触，引起慢性肉芽肿性炎症

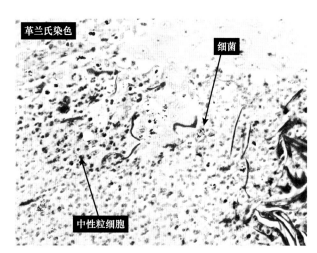

图ⅦA6.k. *秃发性毛囊炎，高倍镜，革兰氏染色*。脓疱性皮损可以继发于浅表细菌感染。革兰氏染色显示在毛囊周围的中性粒细胞浸润中有簇集的染色呈阳性的球菌

病变早期表现为毛囊周围炎症浸润，浸润的细胞主要为中性粒细胞，也包括淋巴样细胞、组织细胞和浆细胞[41]。炎症浸润进一步发展成毛囊周围脓肿，导致头发和毛囊被破坏。陈旧病变可见慢性肉芽组织，包含大量浆细胞，以及淋巴样细胞和成纤维细胞。通常情况下，在残存毛囊的周围可见异物巨细胞，在巨细胞附近可见角蛋白颗粒。愈合期，可见纤维化改变。如果形成增生性瘢痕，类似于项部瘢痕疙瘩性毛囊炎的病理改变，可见大量致密的硬化胶原束。

鉴别诊断
瘢痕疙瘩性毛囊炎（痤疮）
毛囊闭锁性疾病
藏毛窦
化脓性汗腺炎
聚合性痤疮
头部脓肿性穿掘性毛囊周围炎（头皮分割性蜂窝织炎）
深在性毛囊炎
须部毛囊炎，秃发性

ⅦB　病理改变累及汗腺

皮脂腺、小汗腺和大汗腺均可能受到炎症过程的累及（汗腺炎）。

1. 伴有轻微炎症
2. 淋巴细胞浸润为主

2a. 伴有浆细胞
2b. 伴有嗜酸性粒细胞
2c. 中性粒细胞浸润为主

ⅦB1　伴有轻微炎症

此类疾病，汗腺的颜色、大小或数量上存在异常，但仅伴有很少的炎症或无炎症。

小汗腺痣

临床特征　小汗腺痣非常罕见。患者可能表现为局域性多汗、一个孤立的排汗孔或呈线状排列的丘疹性病变[42]。在所谓的汗腺血管错构瘤中可有一个或多个结节，或孤立性的大斑块，常见于新生儿的肢端。也可出现明显的多汗和（或）疼痛。

组织病理　汗腺痣中可见汗腺腺体增大，或同时伴有腺体数量增多。有时可见汗腺导管增生，主要表现为管壁增厚和管腔扩张。小汗腺血管错构瘤中可见小汗腺数量增加，大量毛细血管围绕或混杂于汗腺结构之中。错构瘤中也可含有脂肪组织和毛发结构。

鉴别诊断
银中毒
汗管鳞状化生
小汗腺痣
小汗腺血管错构瘤
昏迷性水疱

ⅦB2　淋巴细胞浸润为主

此类疾病的主要特点是在汗腺周围出现以淋巴细胞为主的炎症浸润。线状苔藓为典型疾病[43]。

线状苔藓

临床特征　线状苔藓并不常见，好发于儿童。皮损好发于四肢、躯干或颈部，沿Blaschko线单侧分布[44]，皮损呈连续或间断性的条带状外观，由微微凸起的红色小丘疹组成，表面可见脱屑。皮损突然出现，通常在一年内消退。偶尔伴有瘙痒。

组织病理　虽然线状苔藓的组织学表现变化很大，但通常可见到浅层血管周围炎症性淋巴细胞浸润，夹杂着数目不等的组织细胞[45]。浆细胞和嗜酸性粒细胞罕见。局灶性的，在真皮乳头层可见炎症细胞呈带状浸润，炎症细胞可进入表皮下部，并可见基底层空泡化改变和坏死的角质形成细胞。其他的表皮组织学改变还包括海绵水肿和细胞内水肿，

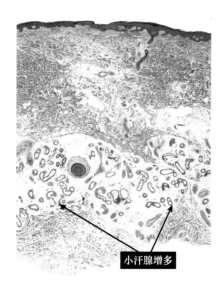

图ⅦB1.a. *小汗腺血管错构瘤，低倍镜。*真皮深层黏液基质中小汗腺数量增加

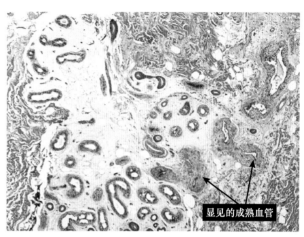

图ⅦB1.b. *小汗腺血管错构瘤，中倍镜。*如图所示，小汗腺可出现扩张，并可见到成熟血管数量增加

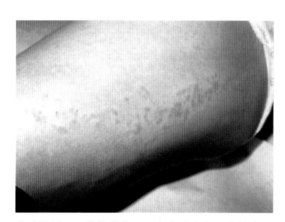

临床图ⅦB2. *线状苔藓。*一个女孩大腿上突然出现呈线状排列的红色丘疹

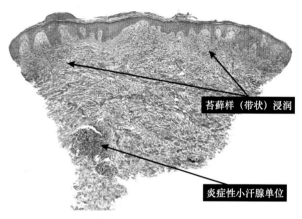

图ⅦB2.a. *线状苔藓，低倍镜。*真皮乳头层可见带状炎症细胞浸润。位于图片左下方的汗腺中可见炎症细胞浸润

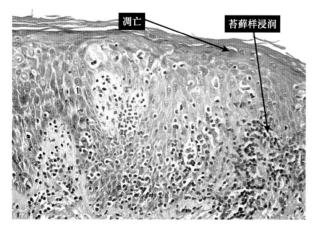

图ⅦB2.b. *线状苔藓，中倍镜。*可见淋巴细胞外渗进入表皮，仅伴有轻微的海绵水肿

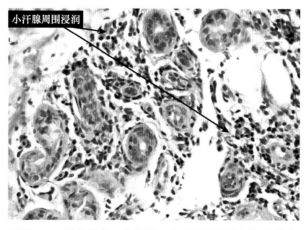

图ⅦB2.c. *线状苔藓，高倍镜。*小汗腺周围淋巴细胞浸润是线状苔藓的一个组织学特征

常伴随淋巴细胞外渗和局灶性角化不全。相对少见的，棘细胞层可有散在的坏死或凋亡的角质形成细胞，以及内含朗格汉斯细胞的角层下海绵水肿性水疱。真皮网状层毛囊和汗腺周围的炎症浸润是本病的显著特征。

鉴别诊断

红斑狼疮

汗管淋巴样增生伴脱发

线状苔藓

离心性环状红斑

慢性游走性红斑

VIIB2a　伴有浆细胞

这类疾病可见汗腺内及其周围以淋巴细胞为主的浸润及少量的浆细胞。

红斑狼疮

附加讨论，参见 III H.4 章节。

组织病理　红斑狼疮的组织学改变中，真皮的炎症细胞浸润通常以淋巴细胞为主，伴或不伴有浆细胞浸润[46, 47]。炎症浸润的分布状态可作为红斑狼疮的诊断线索。汗腺周围出现淋巴细胞和浆细胞浸润是该疾病的一个特征性组织学表现。在有毛发的区域，上述性质的炎症细胞浸润也可见于毛囊和皮脂腺周围。常可见到毛囊基底层水肿，这是在缺乏真皮表皮交界处改变时的诊断线索。病变进一步累及毛囊皮脂腺单位，炎症细胞浸润导致其萎缩和消失。在真皮上层可见呈斑片状的间质型炎症浸润，偶尔炎症浸润可延伸累及至皮下脂肪。

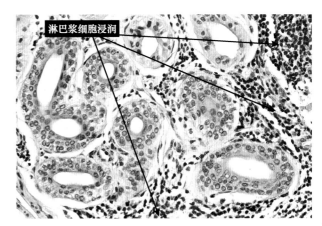

图VIIB2a.a. *红斑狼疮，高倍镜*。汗腺周围以淋巴细胞为主的炎症浸润，伴或不伴有少量浆细胞浸润，可视为红斑狼疮的诊断线索。环状红斑中也可出现汗腺周围淋巴细胞浸润

鉴别诊断

红斑狼疮

二期梅毒

腺性唇炎

慢性游走性红斑

VIIB2b　伴有嗜酸性粒细胞

在汗腺内及其周围可见淋巴细胞和嗜酸性粒细胞浸润[48]。

节肢动物叮咬

参见图VIIB2b.a和图VIIB2b.b。

鉴别诊断

昆虫叮咬反应

药物反应

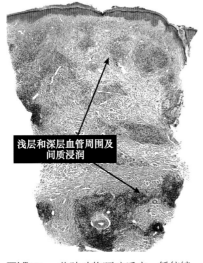

图VIIB2b.a. *节肢动物叮咬反应，低倍镜*。叮咬反应表现为浅层和深层炎症反应，可出现在血管周围、附属器周围或间质内

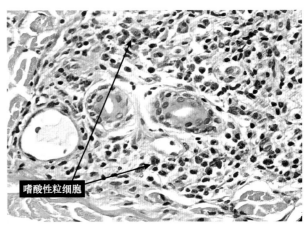

图VIIB2b.b. *节肢动物叮咬反应，高倍镜*。在小汗腺周围可见炎症反应，通常可见大量的嗜酸性粒细胞是本病的一个诊断线索

ⅦB2c 中性粒细胞浸润为主

汗腺内及其周围可见伴有中性粒细胞的炎症浸润。

嗜中性小汗腺炎

临床特征 本病常出现在血液系统恶性肿瘤细胞减灭性化疗后数天，好发于肢端，临床表现为红斑块[49]。有在诊断恶性肿瘤之前出现该疾病的报道，还有使用粒细胞集落刺激因子治疗后出现的病例，以及伴发其他恶性肿瘤的病例，提示本病可能与Sweet综合征有关，属于中性粒细胞性皮肤病的一种（另见 VC2章节）。本病皮损可为单发或多发，特征性地表现为大小不等的浸润性或水肿性的丘疹和斑块，可以无症状或有疼痛，皮损与Sweet综合征表现类似，病变通常呈红色，或者有色素增多和呈紫癜样改变。表皮通常无变化，偶见脓疱。

组织病理 可见汗腺周围数量不等的中性粒细胞和淋巴细胞浸润，伴有汗腺分泌上皮的坏死[50]。腺上皮可见单个细胞或整个上皮组织的细胞胞质嗜酸性增强、胞核变性，管壁完整性受到破坏。

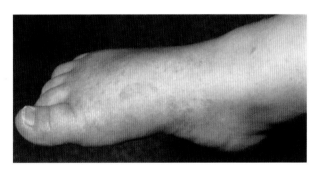

临床图ⅦB2c. *嗜中性小汗腺炎*。急性淋巴细胞白血病患儿，在接受维持化疗期间，出现了红色丘疹和斑块

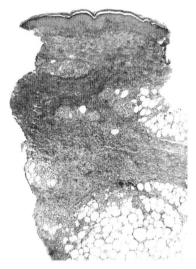

图ⅦB2c.a. *嗜中性小汗腺炎，低倍镜*。可见血管周围和小汗腺周围稀疏的炎症细胞浸润，主要位于真皮和皮下组织交界处

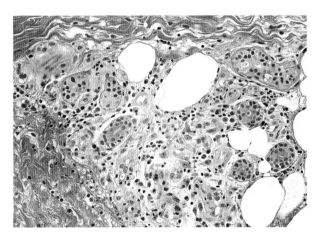

图ⅦB2c.b. *嗜中性小汗腺炎，中倍镜*。进一步仔细观察可发现，炎症浸润主要位于真皮和皮下组织交界处的小汗腺周围

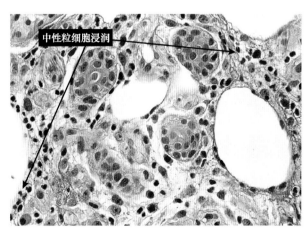

图ⅦB2c.c. *嗜中性小汗腺炎，高倍镜*。炎症浸润呈混合性，并含有中性粒细胞。小汗腺导管局部外观苍白淡染，符合早期坏死的组织学表现

中性粒细胞浸润

特发性复发性掌跖汗腺炎

临床特征　特发性复发性掌跖汗腺炎从组织学上很难与嗜中性小汗腺炎相区别。特发性掌跖汗腺炎主要发生在儿童，表现为发生于手掌、足跖或同时累及上述两个部位的、多发的伴有触痛的红色结节[51]。本病患者不伴有其他健康方面的问题。女性略多见，平均发病年龄为6岁[52]。部分患者出现低热。在大多数情况下，皮损可于3周左右时间内自行消退，但可能复发。不同于嗜中性小汗腺炎，该病与化疗药物的使用和（或）白血病无关。本病病因尚不清楚，但一些学者提出推测，可能是潮湿和（或）创伤造成小汗腺的破裂，随后诱发富含中性粒细胞的炎症反应过程。也有少量具有类似临床表现的病例报道，其发病与感染相关，包括假单胞菌[53]、沙雷菌属、肠杆菌属、葡萄球菌属、诺卡菌属和HIV。

组织病理　表皮改变不明显。真皮内，特别是真皮深层的汗腺周围可见中等密度的中性粒细胞浸润[54]。真皮血管周围和间质中亦可见中性粒细胞浸润，以及皮下组织内的局灶性浸润。汗腺上皮组织内可见中性粒细胞，可能与上皮的变性和（或）坏死有关。未见血管炎和（或）白细胞碎裂。传染性微生物特殊染色结果通常呈阴性。本病需要与其他富含中性粒细胞的炎症过程相鉴别，如Sweet综合征的早期皮损。Sweet综合征中性粒细胞的浸润程度更严重并伴有明显的真皮乳头水肿。荨麻疹也需要加以鉴别，该病除了中性粒细胞外，还有嗜酸性粒细胞和淋巴细胞浸润。从组织学上，本病很难与嗜中性小汗腺炎相区分。

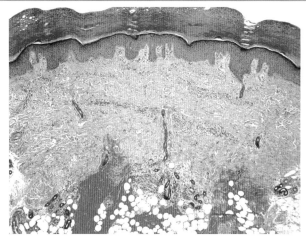

图ⅧB2c.d. 特发性复发性掌跖汗腺炎，低倍镜。可见稀疏的真皮浅层和深层炎症浸润，位于血管周围、汗腺周围和局灶间质内

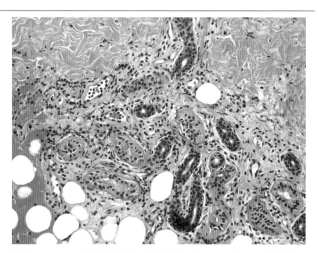

图ⅧB2c.e. 特发性复发性掌跖汗腺炎，中倍镜。中性粒细胞浸润主要集中在小汗腺腺体周围，也可见于汗腺上皮组织内

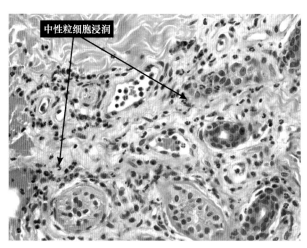

图ⅧB2c.f. 特发性复发性掌跖汗腺炎，高倍镜。炎症浸润细胞几乎全部为中性粒细胞

鉴别诊断

昆虫叮咬反应

嗜中性小汗腺炎

二期梅毒

特发性复发性掌跖汗腺炎

荨麻疹

Sweet综合征

细菌、非典型分枝杆菌和真菌感染

VIIC 病理改变累及神经

特异性累及神经的炎症反应过程在皮肤病理学范畴内较少见。

1. 淋巴细胞浸润

2. 混合性炎症细胞浸润

3. 肿瘤性浸润

VIIC1 淋巴细胞浸润

肿瘤亲神经性侵袭，特别是亲神经性黑素瘤，可能伴随着致密的淋巴细胞浸润，使得少量的梭形肿瘤细胞浸润变得难以辨认。下文所列的感染性疾病均表现为纯粹的或是以淋巴细胞为主的神经炎。

鉴别诊断

亲神经性黑素瘤

麻风

多神经炎

慢性游走性红斑

节肢动物叮咬反应

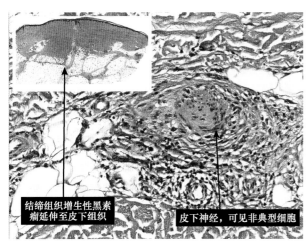

图VIIC1.a. *亲神经性黑素瘤，高倍镜（另见VIIC3章节）。* 黑素瘤病例中，淋巴细胞浸润，引起观察者对神经受累问题的关注

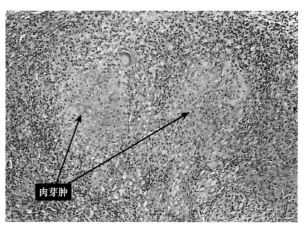

图VIIC2.a. *结核样型麻风，中倍镜。* 真皮内可见致密的肉芽肿性浸润

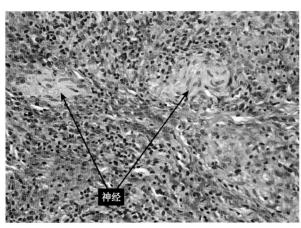

图VIIC2.b. *结核样型麻风，高倍镜。* 可见围绕在小的皮肤神经周围的肉芽肿性炎症

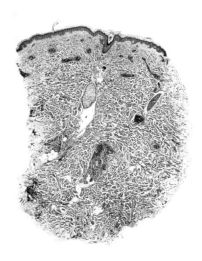

图VIIC2.c. *慢性游走性红斑，低倍镜。* 浅层和深层血管周围，以及附属器周围炎症细胞浸润，无明显间质内浸润

ⅦC2　混合性炎症细胞浸润

本组疾病可见混合性炎症细胞浸润累及神经。

麻风病致神经受累

临床特征　绝大多数麻风病皮损中可见神经受累[55]，以结核样型最显著。在各种类型的麻风病中，外周神经的病理学改变与病情的发展变化相平行，炎症反应类型相同，可采用相同的分级系统来评估病情，然而，与周围的皮肤组织相比，神经组织内的抗酸杆菌常呈对数级增高。结核样型麻风病的皮损表现为干燥、红色，伴有色素减少的丘疹或是边缘清晰的斑块。除了面部皮肤之外，麻木症状较为显著，可出现外周神经增粗。经过治疗，皮损可迅速消退。

组织病理　初期的结核样型麻风病可见沿着神经血管束排列的、由大的上皮样细胞构成的肉芽肿，周围有密集淋巴样细胞浸润。通常无朗汉斯巨细胞。皮肤神经可缺失（闭塞）或被呈袖套状的致密淋巴细胞浸润所侵蚀。很少能发现抗酸杆菌，即使是在神经组织中。结核样型麻风的另一种组织模式见于特定的反应状态（见下文）。

慢性游走性红斑伴神经受累

慢性游走性红斑的皮损与Lyme病有关，表现为淋巴细胞浸润，常伴有浆细胞，浸润通常位于血管周围，也可累及皮肤附属器，包括神经。

节肢动物叮咬反应伴神经受累

参见图ⅦC2.e。

鉴别诊断

麻风

慢性游走性红斑

节肢动物叮咬反应

ⅦC3　肿瘤性浸润

许多肿瘤性疾病偶可累及神经。转移性基底细胞癌、鳞状细胞癌通常侵犯至神经周围的间隙，而亲神经性黑素瘤往往侵袭神经内膜，周围伴有密集的淋巴细胞浸润，使得轻微的梭形肿瘤细胞浸润变得难于识别。

亲神经性黑素瘤

临床特征　亲神经性黑素瘤是一种侵袭至神经的黑素瘤。神经受累通常无特定的临床征象，偶尔有患者主诉疼痛或感觉异常。即使经过标准化的治疗，具有亲神经性的原发性黑素瘤的局部复发的风险增高，同时死亡率也会增高。

组织病理　亲神经性常见于结缔组织增生性黑素瘤[56]。可见已侵入皮肤神经的成束的梭形肿瘤细胞，通常位于纵向走行的梭形细胞成分（背景）当中，并伴有纤维化。然而，有一些亲神经性黑素瘤缺乏结缔组织增生性黑素瘤的晚期特点。其中，许多是梭形细胞黑素瘤的肢端雀斑样痣型或恶性雀斑样痣型，有些则是由上皮细胞组成。虽然亲神经的肿瘤细胞通常具有高度异型性，但某些情况下，因为肿瘤细胞稀疏地分布于神经内膜，以致难以辨认。在某些情况下，当出现淋巴细胞浸润神经时可引起人们对肿瘤性浸润的高度警惕。

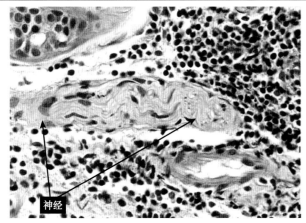

图ⅦC2.d. *慢性游走性红斑，高倍镜*。炎症浸润以淋巴细胞为主，偶见浆细胞（本例未见），可围绕小神经和小汗腺分布

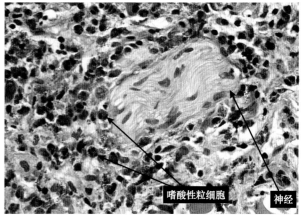

图ⅦC2.e. *节肢动物叮咬反应，高倍镜*。富含嗜酸性粒细胞的、由叮咬反应引起的炎症浸润，也可以表现为神经周围受累的模式

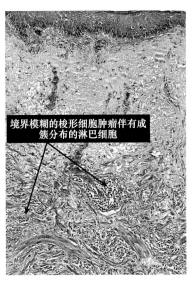

图 ⅦC3.a. *结缔组织增生性和亲神经性黑素瘤，中倍镜。* 在真皮中层可见少量的梭形细胞增生伴有淋巴细胞浸润

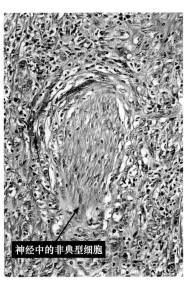

图 ⅦC3.b. *黑素瘤的亲神经性，高倍镜。* 如图所示，神经受累可非常轻微，淋巴细胞浸润提示可能存在神经受累的情况。本病例，肿瘤细胞位于神经内，而不是在神经周围。此类皮损，因存在神经受累而具有较高的局部复发率

鉴别诊断
亲神经性黑素瘤
亲神经癌和其他肿瘤

ⅦD　指（趾）甲的病理改变

一些炎症性皮肤病常出现在皮肤上，偶尔可累及甲，也可仅累及甲。此类疾病累及甲组织的病理反应模式特征与其他部位皮肤受累所呈现的病理特征存在重叠，但也有甲组织特有的组织学改变。

1. 淋巴细胞浸润
2. 淋巴细胞和中性粒细胞浸润
3. 水疱大疱性疾病
4. 寄生虫侵染

ⅦD1　淋巴细胞浸润

甲床和甲母质中淋巴细胞数量增加。炎症细胞浸润可分布于血管周围或呈弥散分布，可局限于真皮，或者累及表皮造成苔藓样、海绵水肿或其他的炎症反应模式。

肢端雀斑样痣黑素瘤

肢端雀斑样痣黑素瘤原位成分的周边区域，可类似于淋巴细胞浸润，因为呈苔藓样浸润的淋巴细胞使皮损局部的肿瘤性黑素细胞变得难以辨识，特别是在低倍镜下。

鉴别诊断
海绵水肿性皮炎
扁平苔藓
肢端雀斑样痣黑素瘤

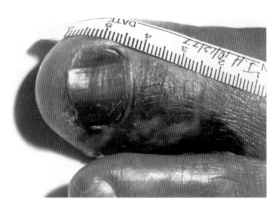

临床图ⅦD1. *肢端甲下雀斑样痣黑素瘤*。可见一面积较大的、色素不均匀的损害，从趾甲延伸到甲周皮肤。这种色素斑从甲延伸至甲周皮肤的现象称为Hutchinson征

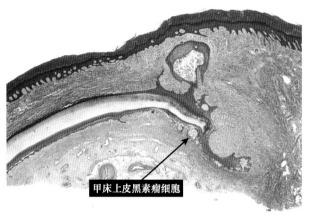

图ⅦD1.a. *肢端甲下雀斑样痣黑素瘤，低倍镜*。在扫视放大倍率下，此甲单位的切取活检标本仅在甲母质的真皮表皮交界处出现细微的变化

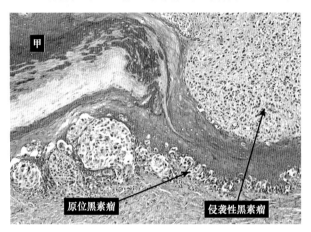

图ⅦD1.b. *肢端甲下雀斑样痣黑素瘤，中倍镜*。在此放大倍率下，可以看到甲母质的真皮表皮交界处有大小不等的、具有异型性的黑素细胞团块；在图片右上角的真皮内，可见黑素细胞的灶性聚集，伴有轻度淋巴样细胞浸润

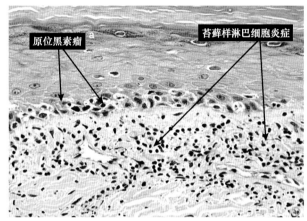

图ⅦD1.c. *肢端雀斑样痣黑素瘤，高倍镜*。在此区域，最显著的特征是真皮乳头层和表皮基底部弥漫性淋巴细胞浸润，偶尔致密的淋巴细胞可能会掩盖原位黑素瘤对表皮的轻度侵袭

ⅦD2 淋巴细胞和中性粒细胞浸润

当发生急性感染和坏疽性坏死时，真皮内可出现中性粒细胞浸润。与皮肤组织一样，甲板内出现中性粒细胞，则提示可能为真菌感染，或可被认为是银屑病或其相关疾病的征象[57]。

甲真菌病

临床特征　甲的真菌感染可能是最为常见的甲病[58]，包括四个主要类型：远端侧位甲下型、近端甲下型、白色表浅型和念珠菌性甲真菌病。远端侧位甲下型甲真菌病是最常见的类型，通常是由红色毛癣菌感染引起。真菌最初侵入甲下皮和侧缘甲皱襞，造成甲板发黄、甲剥离，并最终导致甲下角化过度。

组织病理　通常，甲癣可以通过截取甲板来进行组织学诊断，甲板活检显示角化过度。所有的甲组织活检标本均需要进行PAS染色，通过PAS染色可以显

示位于邻近甲床表皮的角质层下部和甲板的真菌体。甲床表皮可见棘层肥厚、海绵水肿、淋巴细胞和组织细胞外渗。在近端甲下型甲真菌病中，感染最初累及近端甲皱襞。白色表浅型甲真菌病由须癣毛癣菌引起，仅累及浅层甲板，此类型的甲真菌病一定发生在甲损伤的基础之上。HIV感染人群中，白色表浅型甲真菌病通常由红色毛癣菌引起。在慢性皮肤黏膜念珠菌病和HIV感染患者中，念珠菌可侵犯甲板和甲床。

鉴别诊断
银屑病
甲癣，甲真菌病

ⅦD3 水疱大疱性疾病

水疱大疱性疾病在皮肤的其他部位更为常见，也可累及甲。Darier病累及甲时，常可见特征性的临床表现，因此通常无须进行活检病理检查。

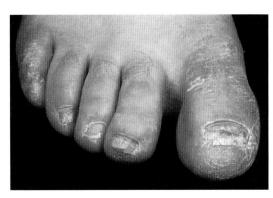

临床图ⅦD2. *甲癣*。由红色毛癣菌引起的慢性感染导致甲增厚，变黄，以及甲下碎屑

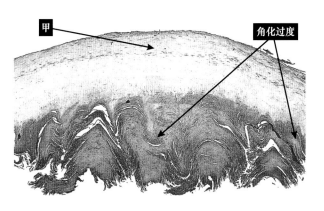

图ⅦD2.a. *甲癣，低倍镜*。图片显示了由层叠的角蛋白构成的甲板结构。甲板的腹侧表面可见乳头瘤样结构和角化不全，本例活检标本中未见甲床和甲母质

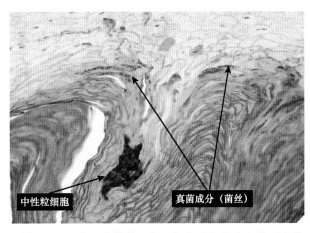

图ⅦD2.b. *甲癣，高倍镜*。在正角化过度伴有角化不全的鳞屑中，可见灶状分布的群集的中性粒细胞。在HE染色切片上可以观察到菌丝，但较为困难（往往需要借助于特殊染色）

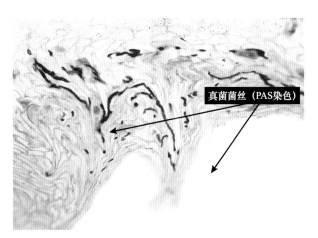

图ⅦD2.c. *甲癣，高倍镜，PAS染色*。PAS染色显示增厚的角质层内分隔的真菌菌丝

Darier病

临床特征　甲形态的改变通常伴随有该病的其他临床表现，单纯性的甲损害非常少见。甲的形态改变可发生于近端甲皱襞、甲母质、甲床和甲下皮。Darier-White病所致的甲母质改变通常位于远端甲半月。特征性的甲形态改变包括V形缺口、线性条纹、甲剥离和甲下角化反应，参见临床图ⅣD1.b。

组织病理　近端甲皱襞可出现角化性丘疹，其组织学表现类似于Hopf疣状肢端角化症的皮损。但是，除了表皮乳头状瘤样增生之外，还可见局灶性基底层上方棘层松解。组织学上，白甲是由于甲板下部发生局灶性的、持续存在的角化不全所造成的，上述变化与Darier-White病通常所造成的远端甲母质组织学改变有关[59]。

鉴别诊断

Darier病

天疱疮

多形红斑

中毒性表皮坏死松解症

大疱性表皮松解症

大疱性类天疱疮

ⅦD4　寄生虫侵染

疥疮是寄生虫侵染累及指（趾）甲的典型疾病[60]。

疥疮

临床特征和组织病理　疥螨可侵犯甲单位。疥

虫常存在于远端甲下角化过度的碎屑和甲下皮中，这可能是造成疥疮持续流行的原因[61]。挪威疥疮可引起严重的甲皱襞受累。

鉴别诊断

疥疮

挪威疥疮

（樊　昕　田艳丽　丛　林　郝震锋　译，
王文岭　杨蓉娅　审校）

参 考 文 献

1. Ioffreda MD. Inflammatory diseases of hair follicles, sweat glands, and cartilage. In: Elder D, Elenitsas R, Jaworsky C, Murphy G, Johnson B, eds. *Lever's Histopathology of the Skin*. Philadelphia, PA: Lippincott-Raven Publishers, 2008.
2. Stefanato CM. Histopathology of alopecia: a clinicopathological approach to diagnosis. *Histopathol* 2010;56(1):24.
3. Sperling LC, Winton GB. The transverse anatomy of androgenetic alopecia. *J Dermatol Surg Oncol* 1990;16:1127.
4. Whiting DA. Diagnostic and predictive value of horizontal sections of scalp biopsy specimens in male pattern androgenetic alopecia. *J Am Acad Dermatol* 1993;28:755.
5. Aslani FS, Dastgheib L, Banihashemi BM. Hair counts in scalp biopsy of males and females with androgenetic alopecia compared with normal subjects. *J Cutan Pathol* 2009;36(7):734.
6. Hautmann G, Hercogova J, Lotti T. Trichotillomania. *J Am Acad Dermatol* 2002;46(6):807.
7. Royer MC, Sperling LC. Splitting hairs: the 'hamburger sign' in trichotillomania. *J Cutan Pathol* 2006;33(suppl 2):63.
8. Headington JT. Telogen effluvium. *Arch Dermatol* 1993;129:356.
9. Sperling LL, Lupton GP. Histopathology of non-scarring alopecia. *J Cutan Pathol* 1995;22:97.
10. Hwang S, Schwartz RA. Keratosis pilaris: a common follicular hyperkeratosis. *Cutis* 2008 Sep;82(3):177–180. Review.
11. Wasserman D, Guzman-Sanchez DA, Scott K, et al. Alopecia areata. *Int J Dermatol* 2007;46(2):121.
12. Headington JT. The histopathology of alopecia areata. *J Invest Dermatol* 1991;96:69S.
13. Whiting DA. Histopathologic features of alopecia areata: a new look. *Arch Dermatol* 2003;139:1555.
14. Muller CS, El Shabrawi-Caelen L. 'Follicular Swiss cheese' pattern–another histopathologic clue to alopecia areata. *J Cutan Pathol* 2011;38(2):185.
15. Assouly P, Reygagne P. Lichen planopilaris: update on diagnosis and treatment. *Semin Cutan Med Surg* 2009;28(1):3.
16. Kossard S, Lee MS, Wilkinson B. Postmenopausal frontal fibrosing alopecia: a frontal variant of lichen planopilaris. *J Am Acad Dermatol* 1997;36:59.
17. Donati A, Molina L, Doche I, et al. Facial papules in frontal fibrosing alopecia: evidence of vellus follicle involvement. *Arch Dermatol* 2011;147(12):1424.
18. Tandon YK, Somani N, Cevasco NC, et al. A histologic review of 27 patients with lichen planopilaris. *J Am Acad Dermatol* 2008;59(1):91.
19. Sperling LC. Scarring alopecia and the dermatopathologist. *J Cutan Pathol* 2001;28:333.
20. Callender VD, Onwudiwe O. Prevalence and etiology of central centrifugal cicatricial alopecia. *Arch Dermatol* 2011;147(8):972.
21. Whiting DA, Olsen EA. Central centrifugal cicatricial alopecia. *Dermatol Ther* 2008;21(4):268.
22. Sperling LC, Solomon AR, Whiting DA. A new look at scarring alopecia. (Comment) *Arch Dermatol* 2000;136:235.
23. Sperling LC. Premature desquamation of the inner root sheath is still a useful concept!. *J Cutan Pathol* 2007;34(10):809.
24. Anderson BE, Mackley CL, Helm KF, et al. Alopecia mucinosa: report of a case and review. *J Cutan Med Surg* 2003;7:124.
25. Crawford GH, Pelle MT, James WD, et al. Rosacea: I. Etiology, pathogenesis, and subtype classification. *J Am Acad Dermatol* 2004;51:327.
26. Nervi SJ, Schwartz RA, Dmochowski M, et al. Eosinophilic pustular folliculitis: a 40 year retrospect. *J Am Acad Dermatol* 2006;55:285.
27. Piantanida EW, Turiansky GW, Kenner JR, et al. HIV-associated eosinophilic folliculitis: diagnosis by transverse histologic sections. *J Am Acad Dermatol* 1998;38:124.
28. Lankerani L, Thompson R. Eosinophilic pustular folliculitis: case report and review of the literature. *Cutis* 2010;86(4):190.
29. Scavo S, Magro G, Caltabiano R. Erythematous and edematous eruption of the face. Eosinophilic pustular folliculitis. *Intl J Dermatol* 2010;49(9):975.
30. Pinkus H. Furuncle. *J Cutan Pathol* 1979;6:517.
31. Mikhail GR. *Trichophyton rubrum* granuloma. *Int J Dermatol* 1970;9:41.
32. Boer A, Herder N, Winter K, et al. Herpes folliculitis: clinical, histopathological, and molecular pathologic observations. *Brit J Dermatol* 2006;154(4):743.
33. Oon HH, Lim KS, Chong WS, et al. Erythematous and edematous eruption of the face. Herpes folliculitis. *Int J Dermatol* 2010;49(9):973.
34. Quarles FN, Brody H, Badreshia S, et al. Acne keloidalis nuchae. *Dermatol Ther* 2007;20(3):128.
35. Shapero J, Shapero H. Acne keloidalis nuchae is scar and keloid formation secondary to mechanically induced folliculitis. *J Cutan Med Surg* 2011;15(4):238.
36. Mirmirani P, Willey A, Chamlin S, et al. Tinea capitis mimicking cicatricial alopecia: what host and dermatophyte factors lead to this unusual clinical presentation? *J Am Acad Dermatol* 2009;60(3):490.
37. Jemec GB. Clinical practice. Hidradenitis suppurativa. *N Engl J Med* 2012;366(2):158.
38. Scheinfeld NS. A case of dissecting cellulitis and a review of the literature. *Dermatol Online J* 2003;9(1):8.
39. Branisteanu DE, Molodoi A, Ciobanu D, et al. The importance of histopathologic aspects in the diagnosis of dissecting cellulitis of the scalp. *Roman J Morphol Embryol* 2009;50(4):719.
40. Powell JJ, Dawber RPR, Gatter K. Folliculitis decalvans including tufted folliculitis: clinical, histological and therapeutic findings. *Br J Dermatol* 1999;140:328.
41. Chiarini C, Torchia D, Bianchi B, et al. Immunopathogenesis of folliculitis decalvans: clues in early lesions. *Amer J Clin Pathol* 2008;130(4):526.
42. Chen J, Sun JF, Zeng XS, et al. Mucinous eccrine nevus: a case report and literature review. *Amer J Dermatopathol* 2009;31(4):387.
43. Zhang Y, Mc Nutt NS. Lichen striatus. Histological, immunohistochemical and ultrastructural study of 37 cases. *J Cut Pathol* 2001;28:65.
44. Muller CS, Schmaltz R, Vogt T, et al. Lichen striatus and blaschkitis: reappraisal of the concept of blaschkolinear dermatoses. *Brit J Dermatol* 2011;164(2):257.
45. Gianotti R, Restano L, Grimalt R, et al. Lichen striatus—a cha-

meleon: An histopathological and immunohistological study of forty-one cases. *J Cutan Pathol* 1995;22:18.

46. Tsokos GC. Systemic lupus erythematosus. *N Engl J Med* 2011; 365(22):2110.

47. Fu SM, Deshmukh US, Gaskin F. Pathogenesis of systemic lupus erythematosus revisited 2011: end organ resistance to damage, autoantibody initiation and diversification, and HLA-DR. *J Autoimmun* 2011;37(2):104.

48. Miteva M, Elsner P, Ziemer M. A histopathologic study of arthropod bite reactions in 20 patients highlights relevant adnexal involvement. *J Cutan Pathol* 2009;36(1):26.

49. Harrist TJ, Fine JD, Berman RS, et al. Neutrophilic hidradenitis: A distinctive type of neutrophilic dermatosis associated with myelogenous leukemia and chemotherapy. *Arch Dermatol* 1982;118:263.

50. Grillo E, Vano-Galvan S, Gonzalez C, et al. Letter: Neutrophilic eccrine hidroadenitis with atypical findings. *Dermatol Online J* 2011;17(9):14.

51. Stahr BJ, Cooper PH, Caputo RV. Idiopathic plantar hidradenitis: a neutrophilic eccrine hidradenitis occurring primarily in children. *J Cutan Pathol* 1994;21:289–296.

52. Lee WJ, Kim CH, Chang SE, et al. Generalized idiopathic neutrophilic eccrine hidradenitis in childhood. *Int J Dermatol* 2010;49(1):75.

53. Fiorillo L, Zucker M, Sawyer D, et al. The pseudomonas hot-foot syndrome. *N Engl J Med* 2001;345:335–338.

54. Shih IH, Huang YH, Yang CH, et al. Childhood neutrophilic eccrine hidradenitis: a clinicopathologic and immunohistochemical study of 10 patients. *J Am Acad Dermatol* 2005;52:963–966.

55. Ridley DS, Ridley MJ. The classification of nerves is modified by delayed recognition of *Mycobacterium leprae. Int J Lepr* 1986; 54:596.

56. Chen JY, Hruby G, Scolyer RA, et al. Desmoplastic neurotropic melanoma: a clinicopathologic analysis of 128 cases. *Cancer* 2008;113(10):2770.

57. Kouskoukis CE, Scher RK, Ackerman AB. What histologic finding distinguishes onychomycosis and psoriasis? *Am J Dermatopathol* 1983;5:501.

58. Singal A, Khanna D. Onychomycosis: Diagnosis and management. *Ind J Dermatol Venereol Leprol* 2011;77(6):659.

59. Zaias N, Ackerman AB. The nail in Darier–White disease. *Arch Dermatol* 1973;107:193.

60. Scher RK. Subungual scabies. *Am J Dermatopathol* 1983;5:187.

61. Nakamura E, Taniguchi H, Ohtaki N. A case of crusted scabies with a bullous pemphigoid-like eruption and nail involvement. *J Dermatol* 2006;33(3):196.

VII D　指（趾）甲的病理改变

皮下组织病变

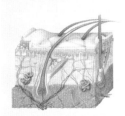

　　皮下组织疾病绝大部分为炎症性疾病，尽管也可以是肿瘤性疾病。发生于真皮的病变可以蔓延至皮下组织。可以根据炎症浸润主要位于脂肪小叶还是脂肪间隔，以及是否并发血管炎，对本组疾病进行分类[1]。尽管所有的脂膜炎都会或多或少具有一些混合性脂膜炎的特征（因为炎症浸润同时累及脂肪小叶和脂肪间隔），主要累及脂肪小叶的脂膜炎与主要累及脂肪间隔的脂膜炎通常在低倍镜下即可加以鉴别诊断[2]。最近的一份报告描述分析了55例沙特阿拉伯籍脂膜炎患者所具有的相似、重叠的临床表现，以及活检结果的重要意义。确诊为脂膜炎的共53例，其中结节性红斑28例，白细胞碎裂性血管炎7例，结节性血管炎4例，浅表血栓性静脉炎2例，嗜酸性脂膜炎3例，感染相关性脂膜炎5例，麻风结节性红斑、狼疮性脂膜炎、胰腺病性脂肪坏死和聚合性痤疮各1例，尚有2例未明确分类。组织学上，结节性红斑主要表现为以脂肪间隔为主的脂膜炎和混合性脂膜炎，而混合性脂膜炎见于大多数白细胞碎裂性血管炎，结节性血管炎主要表现为以小叶为主的脂膜炎和混合性脂膜炎[3]。

VIIIA　皮下血管炎和血管病（间隔或小叶）

真正的血管炎是指血管壁出现炎症和坏死。其他形式的血管病包括血栓形成、血栓性静脉炎、纤维内膜增生、钙化及血管壁的肿瘤性浸润。

1. 中性粒细胞性"血管炎"
2. 淋巴细胞性"血管炎"
3. 肉芽肿性"血管炎"

VIIIA1　中性粒细胞性"血管炎"

血管壁可见中性粒细胞和碎核存在，并伴有嗜伊红的纤维素样坏死。

皮肤/皮下结节性多动脉炎

另见 V B3章节。皮肤结节性多动脉炎是一种累及真皮或皮下脂肪间隔的动脉、小动脉的血管炎，较少伴有系统性表现，如发热、全身不适、肌痛、关节痛及神经病变。皮肤血管炎可作为全身系统性血管炎综合征的一个组成部分，如类风湿血管炎，抗中性粒细胞胞质抗体（ANCA抗体）相关的原发血管炎综合征（包括Wegener肉芽肿病、变应性肉芽肿病即Churg-Strauss综合征，显微镜下多血管炎），组织学上有重叠的表现[4]。系统性结节性多动脉炎经常以皮肤症状为首发，证实存在多器官受累，尤其是累及肾脏、心脏、肝脏是诊断为该病的必要条件。根据最新的回顾性研究，血管炎的组织病理学诊断必须结合病史、体格检查、实验室检查和（或）血管造影结果进而做出特异性诊断[5]。因此，任何一个独立的血管炎疾病的诊断均依赖于临床与病理的结合[6]。深达真皮网状层或皮下脂肪层的血管炎似乎与系统性疾病的关系更为密切，如恶性肿瘤或结缔组织病[7]。近期的一项回顾性研究中强调了区分浅表血栓性静脉炎和动脉炎的重要性[8]。小腿的静脉壁可见紧致的同心圆状排列的平滑肌，管腔较圆，内膜弹力纤维增生，类似动脉的特点；然而弹力纤维在静脉壁的平滑肌束中是比较明显的，但是在动脉壁肌层中则较为稀疏。

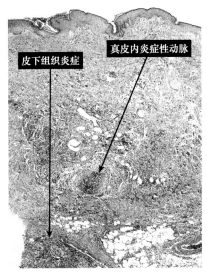

图VIIIA1.a. *皮下结节性多动脉炎，低倍镜*。真皮网状层深部至皮下脂肪组织浅层可见致密的血管周围炎症反应，甚至在扫视放大倍率下即可观察到累及中等大小血管的致密炎症细胞浸润

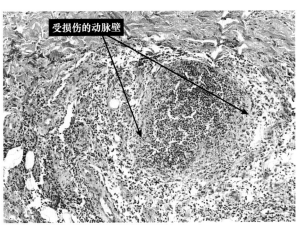

图VIIIA1.b. *皮下结节性多动脉炎，中倍镜*。该中型动脉可见广泛的中性粒细胞浸润和血管破坏

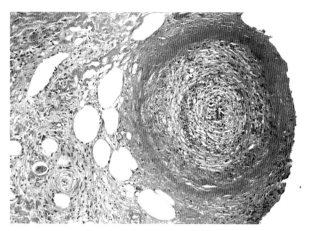

图ⅧA1.c. *皮下结节性多动脉炎，中倍镜*。镜下可见位于皮下脂肪层的中等动脉管腔闭塞，管壁可见急性、慢性混合炎症细胞浸润，血管周围可见出血和纤维蛋白

鉴别诊断
白细胞碎裂性血管炎
皮下结节性多动脉炎
浅表游走性血栓性静脉炎
麻风结节性红斑

ⅧA2 淋巴细胞性"血管炎"

"淋巴细胞性血管炎"这一概念尚存争议，以血管壁内出现淋巴细胞为特征的许多疾病最好归为淋巴细胞浸润。当发生血管壁损伤时才将其称为"血管炎"是比较恰当的，如结节性血管炎，即使并不存在中性粒细胞浸润或纤维素样变性[9]。

鉴别诊断
结节性血管炎
冻疮（参见ⅤB2章节）
血管中心性淋巴瘤

ⅧA3 肉芽肿性"血管炎"

血管壁的炎症浸润主要是包括了或多或少的上皮样组织细胞和巨细胞在内的混合炎症细胞浸润。其他炎症细胞还包括淋巴细胞和浆细胞，有时也会出现中性粒细胞和嗜酸性粒细胞。

硬红斑（结节性血管炎）

临床特征 硬红斑又称为结节性血管炎[10]。皮损好发于小腿，特别是小腿屈侧，临床表现为皮下浸润性结节，结节深在、局限、无痛，可伴有不同程度的触痛。炎症浸润可逐渐波及浅表皮肤，皮损演变为青红色斑块，可形成溃疡，愈合后留有萎缩性瘢痕。本病常有复发，且常由天气转冷所诱发。女性比男性更易受累。许多病例皮损PCR可检测到与结核分枝杆菌相同的基因序列，并且具有地域性，可能与当地结核病的发病有关[11, 12]。目前"结节性血管炎"的诊断多用于与结核病无关的硬红斑样皮损。

组织病理 与结节性红斑累及脂肪间隔不同，硬红斑（结节性血管炎）最初表现为小叶性脂膜炎，以脂肪小叶的炎症浸润和坏死为特征，较少累及脂肪间隔。是否将血管炎视为该病必要的诊断学特征，目前仍存在争议，但大部分硬红斑均可见血管炎改变[13]。脂肪坏死引起肉芽肿性炎症，上皮样细胞、巨噬细胞和（或）淋巴细胞、浆细胞围绕坏死区域形成广泛的炎症浸润带，并且在脂肪细胞间延伸，但也可以形成境界清楚的结核样肉芽肿。Ziehl-Neelsen分枝杆菌染色呈阴性。血管病变通常广泛且严重。密集的淋巴细胞和肉芽肿性炎症浸润小、中动脉和静脉，伴有血管内皮肿胀和血管壁水肿、内膜纤维性增厚及常见的管腔内血栓形成。管腔的改变引起局部缺血和脂肪干酪样坏死，当病变较为广泛时，可以导致其上方真皮受累和溃疡形成。坏死的脂肪组织可见脂肪囊腔，其周围可见无定形、细颗粒状的嗜酸性物质，含有一些固缩的细胞核。晚期皮损可见较多泡沫样组织细胞围绕在坏死的脂肪组织周围。

鉴别诊断
硬红斑/结节性血管炎
麻风结节性红斑（Ⅱ型麻风反应）
Wegener肉芽肿病
变应性肉芽肿病（Churg-Strauss血管炎）
Crohn病
巨细胞动脉炎

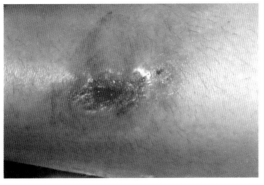

临床图VIIIA3. *硬红斑*。年轻女性，左胫前可见伴有触痛的溃疡性结节。结核分枝杆菌培养阴性

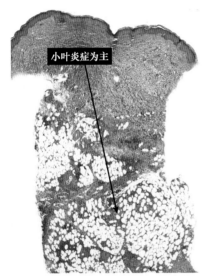

图VIIIA3.a. *硬红斑/结节性血管炎，低倍镜*。炎症主要累及皮下脂肪小叶，真皮、表皮炎症极少或无炎症

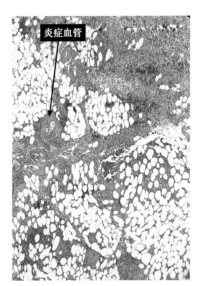

图VIIIA3.b. *硬红斑/结节性血管炎，中倍镜*。以小叶性脂膜炎为主，脂肪间隔略受累及

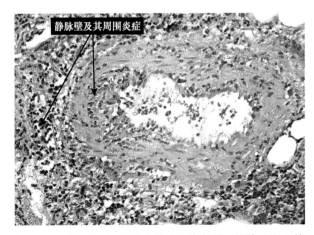

图VIIIA3.c. *硬红斑/结节性血管炎，高倍镜*。静脉壁和血管周围可见中等密度的淋巴样细胞浸润，也可以出现内膜增厚和管腔内血栓形成（本例未见此病理改变）

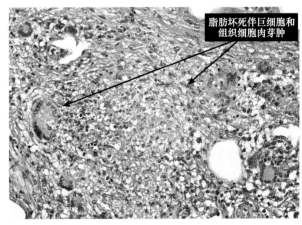

图VIIIA3.d. *硬红斑/结节性血管炎，高倍镜*。皮下脂肪浸润通常呈肉芽肿性，由组织细胞和巨细胞，以及混合性炎症细胞浸润构成

皮下血管炎和血管病（间隔或小叶）

VⅢB　无血管炎的间隔性脂膜炎

炎症浸润主要位于脂肪小叶间隔，尽管也可以有部分脂肪小叶受累。

1. 间隔性脂膜炎，淋巴细胞和混合性浸润
2. 间隔性脂膜炎，肉芽肿性
3. 间隔性脂膜炎，硬化性

VⅢB1　间隔性脂膜炎，淋巴细胞和混合性浸润

此型炎症浸润主要累及皮下脂肪间隔，尽管炎症可累及邻近部位的脂肪小叶。浸润的炎症细胞以淋巴细胞为主，也可见浆细胞和急性炎症细胞。

结节性红斑

临床特征　结节性红斑的病因复杂多样，往往不能予以明确，但以链球菌感染最为常见[14, 15]。在结节性红斑的急性期，可见突然出现的、触痛明显的、鲜红色或暗紫红色结节，轻微隆起于皮肤表面，好发于小腿伸侧，尽管皮损也可发生于其他部位，但绝大多数发生于前述好发部位。皮损不形成溃疡，通常于数周内消退，同时可间歇性地出现新发皮损，病情持续数月。皮损有触痛感，皮温升高，疾病急性期伴有发热、乏力不适、白细胞增多和关节痛。常见局灶性出血，类似软组织的挫伤样红斑。慢性结节性

红斑可以持续数月至数年，也称为游走性结节性红斑或亚急性结节性游走性脂膜炎。该病多见于单侧小腿，表现为一个或数个红色、伴有轻微触痛的皮下结节。绝大部分患者为女性，皮损孤立，近期有咽喉疼痛和关节疼痛病史。皮损向四周扩大、中央消退。

组织病理　早期急性皮损可见皮下脂肪间隔水肿，淋巴组织细胞浸润，其中混杂有少许中性粒细胞和嗜酸性粒细胞，也常见局灶性纤维素沉积和红细胞外溢。水肿的脂肪间隔周围可见致密的炎症浸润，并累及邻近脂肪小叶，脂肪细胞间可见花边样炎症细胞浸润，未见明显的脂肪坏死。早期皮损中可见呈丛状的巨噬细胞围绕小血管或者围绕一裂隙状结构，称为Miescher放射状结节。血管受累程度轻重不一，但还不足以诊断为血管炎。急性皮损后期可见明显的间隔增宽，脂肪小叶周围可见炎症和纤维素样变性。在浸润的炎症细胞中常见巨噬细胞，而中性粒细胞少见。脂肪小叶边缘的巨噬细胞吞噬脂质而呈泡沫样细胞外观。与早期皮损相比，晚期皮损常见疏松的肉芽肿结构，其中包含巨噬细胞和巨细胞，无脂质沉积。陈旧皮损可见间隔增宽和纤维化，浸润炎症细胞明显减少，但脂肪小叶周围可持续存在少许炎症细胞浸润。

一般情况下，慢性结节性红斑的组织学表现与急性结节性红斑后期表现相似。然而，肉芽肿和脂肪肉芽肿的形成更加显著，也可见血管增生、内皮增厚和红细胞外溢。

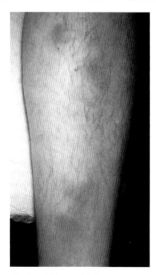
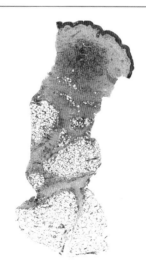
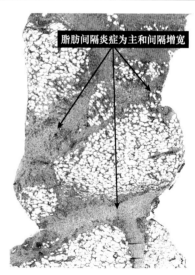

脂肪间隔炎症为主和间隔增宽

临床图VⅢB1. *结节性红斑。* 双胫前出现触痛性红色结节为典型表现

图VⅢB1.a. *结节性红斑，低倍镜。* 镜下可见纤维间隔明显增宽

图VⅢB1.b. *结节性红斑，中倍镜。* 皮下脂肪间隔水肿和纤维化，病变发展中期的皮损可见混合炎症浸润，并向邻近的脂肪小叶延伸

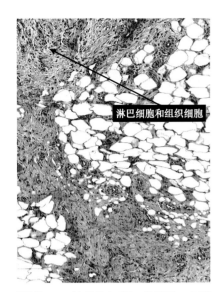

图ⅧB1.c. *结节性红斑，高倍镜*。血管炎未见，可见脂肪间隔纤维化

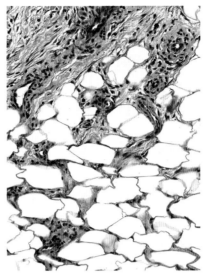

图ⅧB1.d. *结节性红斑，高倍镜*。增宽的脂肪间隔可见淋巴细胞和组织细胞浸润

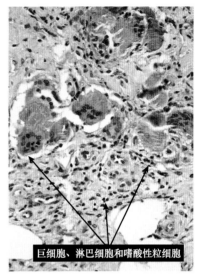

图ⅧB1.e. *结节性红斑，高倍镜*。可见巨细胞、淋巴细胞，偶尔可见嗜酸性粒细胞和中性粒细胞

鉴别诊断

结节性红斑和其变异类型

Crohn病

硬斑病

ⅧB2 间隔性脂膜炎，肉芽肿性

皮下肉芽肿可以表现为境界不清的上皮样组织细胞聚集，或是典型的上皮样细胞肉芽肿，也可以是坏死或者渐进性坏死区域周围由放射状排列的组织细胞形成的栅栏状肉芽肿。大部分肉芽肿性间隔性脂膜炎亦可以表现为小叶和间隔均受累的混合性脂膜炎（参见ⅧC5章节）。

皮下环状肉芽肿

临床特征 本病可见皮下结节形成，多见于儿童，可单独发病，也可伴有真皮损害[16]。皮下结节临床上类似于类风湿结节，但本病更倾向发生于腿部及双足，且没有关节炎病史。一种非常少见的、深在的、具有破坏性的环状肉芽肿也曾被描述，在累及间隔和小叶的混合性脂膜炎章节中也会谈及此类皮损（参见ⅧD6章节）。

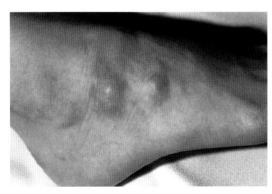

临床图ⅧB2. *皮下环状肉芽肿*。患儿足背部出现呈环形分布的皮下结节

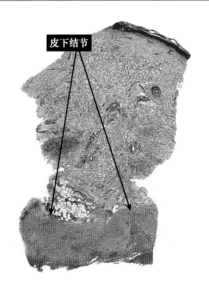

图ⅧB2.a. *皮下环状肉芽肿，低倍镜*。皮下脂肪间隔被炎症浸润和变性的结缔组织所取代

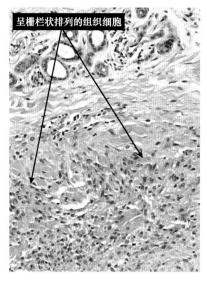

呈栅栏状排列的组织细胞

图Ⅷ**B2.b.** *皮下环状肉芽肿，中倍镜*。镜下可见栅栏状肉芽肿性炎症

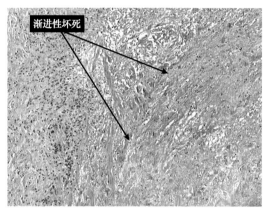

渐进性坏死

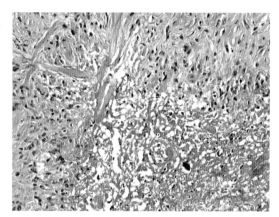

图Ⅷ**B2.c**和图Ⅷ**B2.d.** *皮下环状肉芽肿，高倍镜*。除了纤维化之外，变性的（渐进性坏死的）胶原纤维被栅栏状排列的组织细胞所包绕

　　组织病理　环状肉芽肿的皮下结节病灶通常比较大，可见呈栅栏状排列的组织细胞围绕在苍白淡染的变性胶原纤维及黏蛋白沉积区域周围；然而，活检中无明显黏蛋白沉积，或者病变中心区域出现较多纤维素样变性的病例亦有报道。组织学上需要与之相鉴别的疾病包括类风湿结节、类脂质渐进性坏死和上皮样肉瘤[17]。特别是在儿科患者中，诊断类风湿结节前，应先考虑到皮下环状肉芽肿的可能，这一点很重要。

表Ⅷ.1　几种脂膜炎的鉴别

项目	结节性红斑	硬红斑	结节性多动脉炎	结节病	环状肉芽肿
临床特点	胫前结节，伴有触痛	小腿屈侧，伴有触痛	好发于下肢	结节分布广泛	结节分布广泛
溃疡形成	无	可能	可能	无	无
分布	脂肪间隔	脂肪小叶	混合性	混合性	混合性
血管炎	无	大、小静脉和动脉	大血管，动脉	无	无
组织学	中性粒细胞，组织细胞	脂肪坏死，组织细胞	组织坏死，中性粒细胞	非干酪样坏死性肉芽肿	组织细胞呈栅栏状排列，渐进性坏死
参见章节	ⅧB1	ⅧA3	ⅧA1	ⅧC7b	ⅧB7

鉴别诊断

栅栏状肉芽肿

    皮下环状肉芽肿

    类风湿结节

结节病

瘰疬性苔藓

Crohn病

皮下感染

    梅毒

    结核病

Ⅷ B3 间隔性脂膜炎，硬化性

脂膜炎的硬化性改变可以从脂肪间隔开始，进而累及脂肪小叶。

硬皮病和硬斑病

临床特征 另见 VF1章节，硬斑病也被称为局限性硬皮病，区别于系统性硬皮病之处在于无指（趾）端硬化、雷诺现象和甲皱襞毛细血管改变[18]。许多硬斑病的患者有系统性的表现，如全身不适、乏力、关节痛、肌痛，以及自身抗体血清学阳性。

硬斑病的发病机制目前仍不清楚，但最终造成了胶原纤维的生成与破坏（降解）失衡。

组织病理 硬皮病和硬斑病皮下组织的改变显著[19]。硬斑病中，与真皮相比，皮下脂肪的炎症浸润通常更为严重。浸润的细胞为淋巴细胞和浆细胞，可以向上扩展至小汗腺。新生胶原的沉积和炎症浸润导致脂肪小叶间隔增宽。可见大面积的皮下脂肪组织被新生的、由纤细的、波纹状纤维构成的胶原所取代。早期炎症阶段血管的改变主要是内皮细胞肿胀和血管壁水肿。晚期硬化阶段，陈旧性的硬斑病皮损中心炎症浸润几乎完全消退，仅有部分皮下组织可见少许炎症细胞。线状、节段型、皮下型、泛发性硬斑病皮损下方的筋膜和横纹肌可以受到累及，其病理改变与发生于脂肪组织的纤维化和硬化相似。水肿和炎症细胞灶状聚集，导致肌纤维空泡化并彼此分离。疾病晚期，皮下组织中发生硬化和均质化的胶原区域可出现钙沉积。

系统性硬皮病早期皮损中的炎症反应较硬斑病的炎症反应轻，血管改变也比较轻微。但是在疾病后期，系统性硬皮病的血管病变较硬斑病更为显著，特别是皮下组织的血管改变，这些变化包括血管数量减少、管壁增厚和玻璃样变性，以及管腔变窄。

无血管炎的间隔性脂膜炎

ⅦB

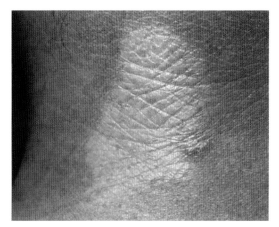

临床图Ⅷ B3. *硬斑病*。本病的斑块型在临床上表现为呈象牙白色的硬化性斑块

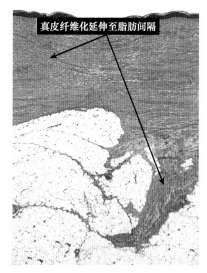

真皮纤维化延伸至脂肪间隔

图Ⅷ B3.a. *硬皮病/硬斑病，低倍镜*。该病晚期皮损镜下可见附属器结构消失，几乎见不到炎症细胞浸润，真皮网状层胶原硬化，延伸至皮下脂肪层，在间隔内形成增厚、玻璃样变性的胶原

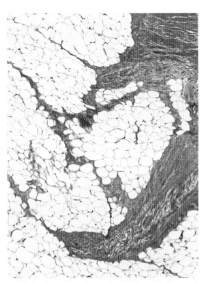

图ⅧB3.b. *硬皮病/硬斑病，中倍镜*。硬化的皮下脂肪间隔很少见到肉芽肿性炎症浸润，此变化见于结节性红斑晚期

鉴别诊断

硬皮病，硬斑病
嗜酸性筋膜炎
缺血性脂肪硬化症
脂性硬皮病
毒素引起的损害（toxins）

Ⅷ C　无血管炎的小叶性脂膜炎

炎症主要局限于脂肪小叶，尽管脂肪间隔也可受到一定程度的累及。

1. 小叶性脂膜炎，淋巴细胞为主
2. 小叶性脂膜炎，淋巴细胞、浆细胞为主
3. 小叶性脂膜炎，嗜中性
4. 小叶性脂膜炎，嗜酸性粒细胞显著
5. 小叶性脂膜炎，组织细胞显著
6. 小叶性脂膜炎，含有泡沫样细胞的混合性浸润
7. 小叶性脂膜炎，肉芽肿性
8. 小叶性脂膜炎，结晶沉积、钙化
9. 小叶性脂膜炎，坏死显著
10. 小叶性脂膜炎，幼稚脂肪模式
11. 小叶性脂膜炎，脂肪膜性

Ⅷ C1　小叶性脂膜炎，淋巴细胞为主

淋巴细胞为主要的炎症浸润细胞。

红斑狼疮性脂膜炎

临床特征　慢性皮肤红斑狼疮患者的皮损可以深在、单纯累及皮下脂肪组织，也可以同时伴有皮肤损害[20]。患者既可以患有慢性盘状红斑狼疮，也可以患有系统性红斑狼疮，皮损以硬化性皮下结节和斑块最为常见，多发生于躯干和四肢近端，特别是上臂和大腿的外侧及臀部。结节和斑块上方的皮肤无特异性改变。皮损疼痛，有发生溃疡的倾向，溃疡愈合后留有凹陷性瘢痕。结节、斑块表面的皮肤受累可出现毛发脱失、红斑、皮肤异色病和表皮萎缩。患者也可以仅出现局灶性的皮下脂肪萎缩凹陷。"深在性狼疮"这一概念过去用于狼疮性脂膜炎，也用于累及真皮和皮下组织的盘状红斑狼疮。

　　组织病理　可见深在的脂肪小叶和脂肪间隔淋巴细胞浸润。淋巴样细胞团块、淋巴小结和生发中心的形成较为常见。脂肪间隔和其上方真皮常见黏蛋白样水肿。真皮浅层和深层均可见血管周围淋巴细胞浸润，可伴有浆细胞或者表现为盘状红斑狼疮的组织学表现。一个特征性的表现是所谓的脂肪组织"透明坏死"，可见部分脂肪小叶中脂肪细胞的细胞核消失，变性的纤维素和其他蛋白成分沉积于残留的脂肪细胞与细胞外脂肪球之间的均质化的、嗜伊红基质区域。血管被淋巴细胞浸润，限定了血管腔的直径。陈旧性皮损可出现钙化。鉴别诊断包括皮下脂膜炎样T细胞淋巴瘤。近期的研究表明，可以根据以下特征对前述疾病进行鉴别：是否存在表皮受累，淋巴滤泡伴反应性生发中心，混合炎症细胞浸润伴有显著浆细胞、成簇的B淋巴细胞浸润和多克隆*TCR*基因重排[21]。少数病例亦可表现为单克隆基因重排，对于此类疑难病例的明确区分，有赖于长期的观察[22]。

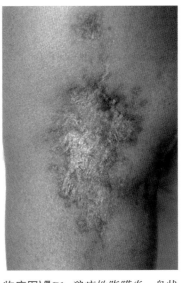

临床图ⅧC1. *狼疮性脂膜炎*。盘状红斑狼疮患者大腿外侧出现皮下组织硬化，伴有炎症后色素沉着或色素减退

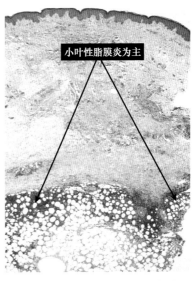

图ⅧC1.a. *狼疮性脂膜炎，低倍镜*。于真皮和皮下组织交界处可见致密的炎症细胞浸润，并且以间质模式延伸进入脂肪组织（C. Jaworsky）

小叶性脂膜炎为主

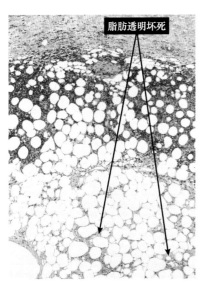

脂肪透明坏死

图ⅧC1.b. *狼疮性脂膜炎，中倍镜*。炎症浸润围绕在单个脂肪细胞周围，形成花边样结构（C. Jaworsky）

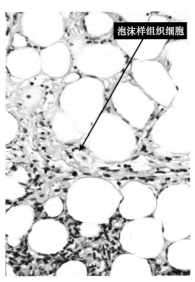

泡沫样组织细胞

图ⅧC1.c. *狼疮性脂膜炎，高倍镜*。泡沫样细胞提示脂肪细胞的损伤，也应注意到脂肪细胞间的透明基质，即"脂肪透明坏死"（C. Jaworsky）

鉴别诊断

深在性狼疮/狼疮性脂膜炎
结节性血管炎/硬红斑，无明显血管炎
类固醇后脂膜炎
皮下淋巴瘤-白血病

ⅧC2 小叶性脂膜炎，淋巴细胞、浆细胞为主

淋巴细胞和浆细胞是主要的炎症浸润细胞。此类情况更可能表现为间隔性脂膜炎或者混合性脂膜炎（参见ⅧB3和ⅧC1章节）。

无血管炎的小叶性脂膜炎

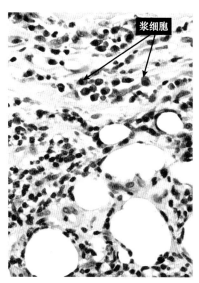

图VⅢC2.a. 狼疮性脂膜炎，高倍镜。淋巴细胞、浆细胞浸润使胶原纤维束间和脂肪细胞间的间距增大

鉴别诊断
深在性红斑狼疮
硬皮病

VⅢC3 小叶性脂膜炎，嗜中性

　　淋巴细胞和中性粒细胞为主要的炎症浸润细胞。下面所列的疾病更可能表现为混合性的小叶和间隔性脂膜炎（参见VⅢD1章节），也可以累及真皮。在某些胰酶性脂膜炎早期皮损中，皮下结节的活检标本仅表现为伴有中性粒细胞炎症反应的非特异性的坏死性脂膜炎。如果没有坏死，并且可以排除其他疾病，结合适当的临床背景资料，嗜中性脂膜炎有可能为皮下Sweet综合征[23]。

鉴别诊断
感染（蜂窝织炎）
坏死性筋膜炎
毛囊和囊肿破裂
胰腺性脂肪坏死
外伤性脂膜炎
皮下Sweet综合征

VⅢC4 小叶性脂膜炎，嗜酸性粒细胞显著

　　淋巴细胞、嗜酸性粒细胞为主要的炎症浸润细胞。下文所列疾病更可能表现为累及脂肪小叶和间隔的混合性脂膜炎（参见VⅢD3章节），也可以累及真皮。

鉴别诊断
嗜酸性筋膜炎
嗜酸性脂膜炎
节肢动物叮咬反应
寄生虫
过敏反应
Wells综合征

VⅢC5 小叶性脂膜炎，组织细胞显著

　　淋巴细胞和组织细胞是主要的炎症浸润细胞。下面列出的疾病更可能表现为累及脂肪小叶和脂肪间隔的混合性脂膜炎（参见VⅢD4章节）。

组织细胞吞噬性脂膜炎（皮下T细胞淋巴瘤伴噬血综合征）

　　临床特征　组织细胞吞噬性脂膜炎[24, 25]是一种致命的全身性疾病，主要表现为复发的、广泛分布的、疼痛性的皮下结节，伴有不适和发热。结节可以出血也可以形成溃疡。大多数病例可以出现全血细胞减少、肝脾大、进行性肝功能障碍。患者可能遵循一个长期慢性病程，也可能暴发起病。患者通常死于因凝血因子损耗所导致的出血。部分患者疾病表现仅限于皮肤和皮下组织，遵循一个良性病程。某些病例可能与病毒感染相关。

　　对于大多数病例而言，细胞吞噬性脂膜炎是恶性淋巴瘤的一种表现，异常的淋巴细胞刺激良性巨噬细胞参与到暴发性的吞噬红细胞的过程中。本病皮肤或皮下组织的活检中，淋巴瘤的表现可能明显，也可能不明显。CD56是自然杀伤细胞（NK细胞）的重要标志物，用于鉴别两种主要的皮下组织淋巴瘤：细胞毒性T细胞和NK/ T细胞淋巴瘤。CD56阴性病例往往倾向发生于年轻人，表现为全身皮下结节，无溃疡，皮下组织中可见中等大小淋巴瘤细胞浸润、散在的红细胞吞噬现象和片状坏死，真皮浅层肿瘤浸润很少，预后较好。CD56阳性病例多见全身皮肤溃疡性肿瘤，可见多形的淋巴瘤细胞和大面积坏死及较少的红细胞吞噬现象，可累及皮下组织，也往往可以累及整个真皮层，预后相对较差[26]。

　　组织病理　深部取材活检可见由巨噬细胞和混合炎症细胞浸润形成的皮下组织和真皮结节。皮下组织中的炎症可累及脂肪小叶，也可累及脂肪间隔，往往伴有出血和坏死。巨噬细胞核没有明显的异型

性。某些视野可见吞噬了红细胞、淋巴细胞和细胞碎片（称为伸入运动）的非常充盈的巨噬细胞，这些巨噬细胞常被称为"豆袋细胞"。某些患者的早期皮损可见相当致密的小淋巴细胞浸润，仅有局灶性的具有细胞吞噬作用的组织细胞浸润。早期皮损活检中淋巴瘤并不显见。其他器官受累可见相似的、具有细胞吞噬作用的巨噬细胞弥漫性地浸润肝、骨髓、脾、淋巴结、心肌、肺和胃肠道。具有细胞吞噬作用的巨噬细胞能够清除几乎所有

的骨髓成分。

鉴别诊断

组织细胞吞噬性脂膜炎

Rosai-Dorfman病

皮下组织细胞样Sweet综合征

非典型分枝杆菌感染

瘤型麻风

结节病

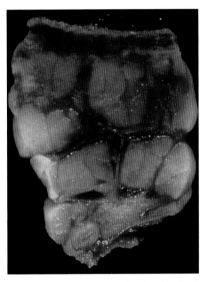

临床图ⅧC5. *组织细胞吞噬性脂膜炎*。皮肤结节横截面可见脂肪间隔、脂肪小叶的浸润和出血，也要注意到真皮出血（N.S. McNutt、A. Moreno、F. Contreras）

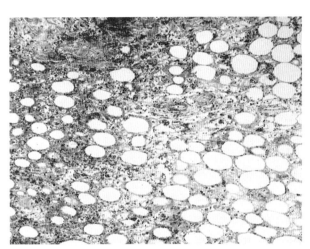

图ⅧC5.a. *组织细胞吞噬性脂膜炎，中倍镜*。可见脂肪组织出血性坏死，伴有淋巴细胞、巨噬细胞浸润（N.S. McNutt、A. Moreno、F. Contreras）

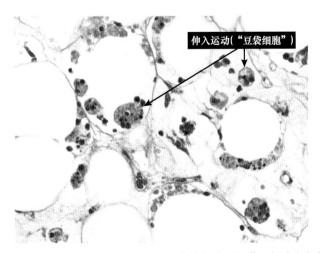

伸入运动（"豆袋细胞"）

图ⅧC5.b. *组织细胞吞噬性脂膜炎，高倍镜*。巨噬细胞和多核细胞吞噬淋巴细胞和红细胞，形成所谓的"豆袋细胞"（N.S. McNutt、A. Moreno、F. Contreras）

Ⅷ C6 小叶性脂膜炎，含有泡沫样细胞的混合性浸润

浸润的炎症细胞包括淋巴细胞、浆细胞、巨细胞及泡沫样组织细胞等多种细胞。

复发性发热性结节性非化脓性脂膜炎（Weber-Christian病）

临床特征 Weber-Christian病的诊断是一个排除性诊断[27]。目前已较少使用这个诊断名词，可能是由于之前归于Weber-Christian病范畴的许多疾病通过现在的实验室检查做出了更为明确的诊断，如红斑狼疮性脂膜炎、α₁抗胰蛋白酶缺乏性脂膜炎、组织细胞吞噬性脂膜炎和病原微生物感染性脂膜炎。该病经典的临床表现是分批出现的、发生于皮下脂肪的结节和斑块，伴有触痛，通常伴有轻度发热。皮损好发于下肢，但也可见于躯干、上肢，面部罕见。皮损可形成溃疡，愈后留有凹陷性瘢痕。皮损表面皮肤除轻微发红外，几乎无受累。总的来看，本病预后较好，病情发作呈逐渐减轻的趋势，并最终缓解。"Weber-Christian病"这一概念被某些学者使用得过于宽泛，已超出了其原本的定义范畴，即病因尚不明确、伴有结节性脂膜炎的临床综合征[28]。

组织病理 本病组织病理学上没有足够特异性的表现能同前文中所讨论的疾病鉴别开来。其形态学的经典描述是可分为三个发展阶段的小叶性脂膜炎，第一阶段是脂肪小叶急性炎症、脂肪细胞退化变性，伴有中性粒细胞、淋巴细胞和巨噬细胞的炎症浸润，以中性粒细胞浸润为主，但是不会发生脓肿。第二阶段为皮损出现数天后，炎症浸润散布并局限于脂肪小叶，主要的炎症细胞为泡沫样巨噬细胞，通常也伴有少量的淋巴细胞和浆细胞。泡沫样细胞可以比较大，其中部分细胞具有多个细胞核。泡沫样巨噬细胞取代了脂肪小叶和由于脂肪组织溶解所形成的脂质团块（囊泡）。有的病例，皮损穿通至皮肤表面，排出无菌的油样液体。第三阶段，临床上皮损出现凹陷和硬化，镜下可见脂肪小叶被大量的成纤维细胞、散在的淋巴细胞和少许浆细胞所取代，进而导致致密的纤维化。

Weber-Christian病也可导致系统性损害，包括肠系膜和大网膜脂肪受累、内脏脂肪组织受累，导致肝脏、脾脏的局灶性坏死，骨髓受累，大量油样液体集聚于腹膜腔和胸膜腔。

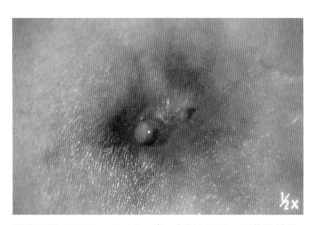

临床图Ⅷ C6. *Weber-Christian病*。小腿上可见一硬化性结节，已形成穿通，并排出混浊的、无菌的、油样液体，伴有坏死组织（N.S. McNutt、A. Moreno、F. Contreras）

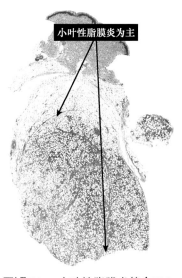

小叶性脂膜炎为主

图Ⅷ C6.a. *小叶性脂膜炎符合Weber-Christian病，低倍镜。* 致密的淋巴细胞浸润局限于脂肪小叶，境界清楚，不伴有血管炎

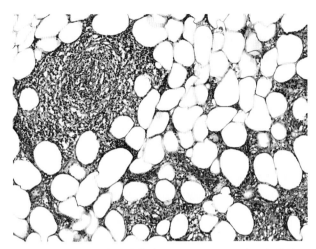

图ⅧC6.b. *小叶性脂膜炎符合Weber-Christian 病，高倍镜。*炎症浸润细胞主要是淋巴细胞、巨噬细胞和数量不等的中性粒细胞

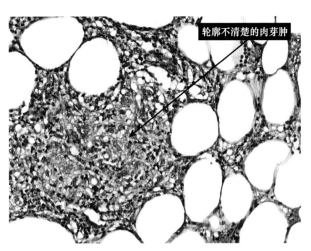

轮廓不清楚的肉芽肿

图ⅧC6.c. *小叶性脂膜炎符合Weber-Christian 病，高倍镜。*镜下可见一境界不清的肉芽肿，无血管炎，需要排除感染可能

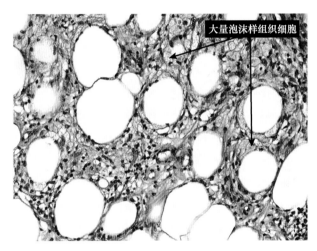

大量泡沫样组织细胞

图ⅧC6.d. *小叶性脂膜炎符合Weber-Christian 病，晚期皮损，中倍镜。*脂肪组织坏死，大部分被充满脂质的巨噬细胞和泡沫样细胞所取代

鉴别诊断

α₁抗胰蛋白酶缺乏性脂膜炎

Weber-Christian病

外伤性脂肪坏死

寒冷性脂膜炎

注射性肉芽肿

人为性脂膜炎

渐进性坏死性黄色肉芽肿伴副球蛋白血症

ⅧC7 小叶性脂膜炎，肉芽肿性

　　淋巴细胞和组织细胞为主要的炎症浸润细胞。除了硬红斑以外，因为该病通常与明显的血管炎相关，已经在ⅧA3章节进行了讨论，属于此范畴的疾病大部分为脂肪小叶和脂肪间隔共同受累的混合性脂膜炎（参见ⅧC5章节）。

皮下结节病

　　结节病可以表现为皮下结节，同发生于其他部位的皮损相似，以非干酪样上皮细胞肉芽肿为特征，通常仅伴有轻微的淋巴细胞浸润。本病的诊断，需基于对其他肉芽肿性疾病的排除，特别是感染性肉芽肿，以及病理和临床的结合分析。

鉴别诊断

硬红斑/结节性血管炎（在血管炎不明显的情况下）

栅栏状肉芽肿

　　皮下环状肉芽肿/假类风湿结节

　　类风湿结节

皮下结节病

结核病

Crohn病

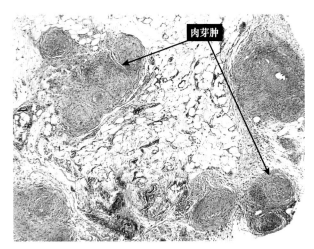

图Ⅷ C7.a. *皮下结节病，低倍镜*。在皮下脂肪组织内可见多个肉芽肿结构，伴有轻微的坏死

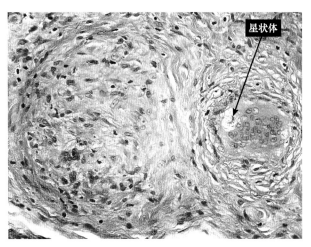

图Ⅷ C7.b. *皮下结节病，中倍镜*。肉芽肿境界清楚，由上皮样组织细胞和巨细胞，以及少量的淋巴细胞构成，巨细胞内可见星状体

Ⅷ C8 小叶性脂膜炎，结晶沉积、钙化

来源于游离脂肪酸的结晶沉积物和其他可沉积性盐类出现于脂肪小叶。

新生儿皮下脂肪坏死

临床特征 新生儿皮下脂肪坏死多见于早产儿或者曾使用产钳助产的足月儿[29]，或者有过胎儿窘迫症的病史[30]。出生后数天，皮下组织出现硬结和斑块。对于皮下结节数量较多的病例，皮损处可以排出干酪样物质，此现象较为少见。患儿的健康状况通常较好，结节可于数周或者数月内自然消退。

组织病理 脂肪小叶内出现局灶性的脂肪坏死伴有巨噬细胞和异物巨细胞浸润，巨噬细胞和异物巨细胞吞噬的脂肪沉积物含有脂肪结晶，形成放射状分布的针形裂隙。在坏死的脂肪组织中可见散在的钙沉积。一个重要的病理鉴别诊断是新生儿硬化症，该病炎症浸润较新生儿皮下脂肪坏死轻，常见于患有严重疾病的婴儿。

钙化性脂膜炎（钙化防御）

临床特征 钙化防御是一种少见的肾衰竭并发症，常伴发Ⅱ级或Ⅲ级甲状旁腺功能亢进。肥胖、女性、营养不良是本病可能的危险因素。紫色疼痛性皮损往往发生于躯干和肢端的网状青斑区域，可发生硬化，可迅速进展形成大疱、溃疡、焦痂和坏疽。本病预后极差，特别是皮损发生于近心端的患者，即使采取甲状旁腺切除术这种积极治疗。坏死和坏疽组织感染可发展为暴发性脓毒症。

组织病理 主要的组织病理学表现包括：①软组织及小血管钙化；②非特异性的小血管内膜增生，往往导致管腔狭窄；③不同程度的纤维蛋白血栓；④常出现皮肤、皮下组织缺血性坏死。无法辨别此病变过程中所累及的小血管是动脉还是静脉。某些病例也可以看到小血管的血管炎样改变，可见针对钙质的异物巨细胞反应和富含中性粒细胞的混合炎症细胞浸润。在钙化防御中，钙化、血栓形成与缺血性坏死的关系尚不清楚。某些相似的病例表现为皮下组织血栓性血管病但无钙化，可能代表疾病早期阶段或者与该病相关的皮损[31]。虽然尿毒症患者血管钙化较常见，但钙化防御并不多见。有假说认为，体内钙磷产物的增加，以及尚未明确的导致发生钙质沉积的诱发因素或物质，是皮肤组织钙沉积的必需条件。当予以单独考量时，前文所列出的皮肤钙化防御的病理变化是相对非特异性的，而把这些组织病理学特征综合起来考虑时，则可以做出皮肤钙化防御这一潜在致死性疾病的诊断，特别是有详细临床资料可供参考的情况下[32]。

鉴别诊断
新生儿硬化症
新生儿皮下脂肪坏死
痛风
草酸盐沉着症
钙化性脂膜炎

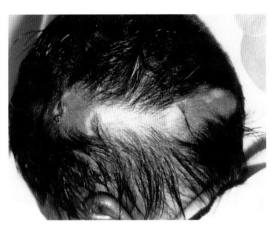

临床图ⅧC8.a. *新生儿皮下脂肪坏死*。健康的足月产新生儿头部出现硬化性斑块，伴有脱发，较为少见（P. Honig）

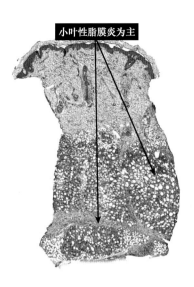

小叶性脂膜炎为主

图ⅧC8.a. *新生儿皮下脂肪坏死，低倍镜*。镜下可见小叶性为主的脂膜炎，其上方的真皮、表皮几乎没有炎症改变

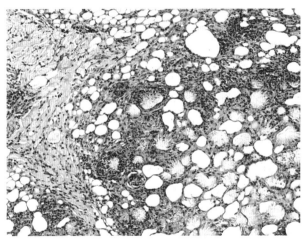

图ⅧC8.b. *新生儿皮下脂肪坏死，中倍镜*。皮下脂肪小叶内可见淋巴细胞浸润，伴有体积较大的巨细胞，偶尔可见较多的巨细胞，如本例所示

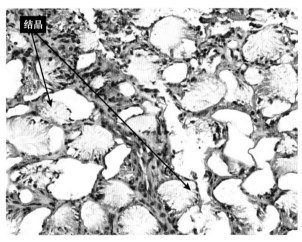

结晶

图ⅧC8.c. *新生儿皮下脂肪坏死，高倍镜*。巨细胞内可见呈放射状排列的针状裂隙，为本病的特征性组织学表现

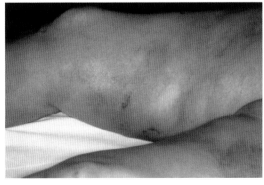

临床图ⅧC8.b. *钙化性脂膜炎*。甲状旁腺功能亢进患者出现红色、出血性、硬化性斑块，触之皮温降低

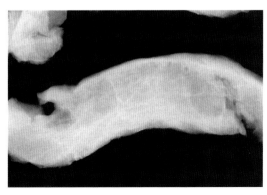

临床图ⅧC8.c. *钙化防御*。钙化防御患者皮肤活组织检查标本在X线下可见血管壁的线状钙化

无血管炎的小叶性脂膜炎

Ⅷ C

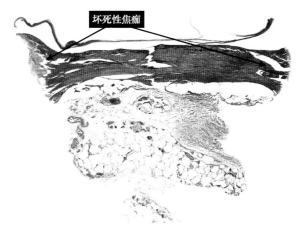

图ⅧC8.d. *钙化性脂膜炎，低倍镜*。尽管在低倍镜下皮下组织改变并不明显，但是真皮、表皮的坏疽性坏死提示存在相对深在的血管损伤

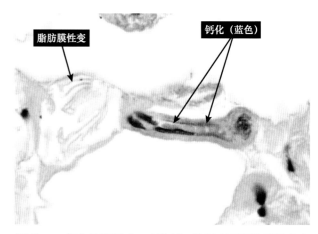

图ⅧC8.e *钙化性脂膜炎，高倍镜*。除了皮下脂肪膜性变之外，皮下组织小血管管壁内可见嗜碱性、细颗粒状物质，符合钙质沉积特征

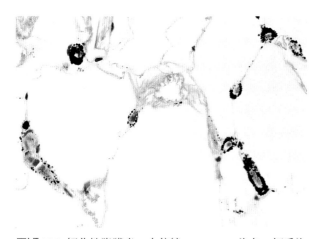

图ⅧC8.f. *钙化性脂膜炎，中倍镜*。von Kossa染色，钙质染色呈阳性，镜下可见钙质主要定位于皮下组织小血管壁的中层

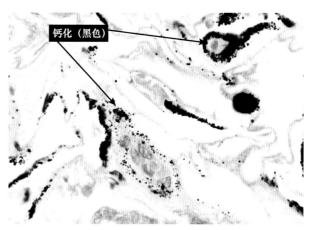

图ⅧC8.g. *钙化性脂膜炎，高倍镜*。von Kossa染色，可见呈颗粒状、无定形的钙质主要沉积于单个脂肪细胞间小血管壁的中层

ⅧC9 小叶性脂膜炎，坏死显著

脂肪坏死伴混合炎症细胞浸润。

胰腺疾病相关的皮下结节性脂肪坏死

　　临床特征　胰腺炎和胰腺肿瘤患者的脂肪酶释放入血，导致皮下脂肪出现结节性坏死[33]。结节性损害最常见于胫前，但也可见于大腿、臀部或其他部位。结节通常有触痛、发红及波动感，但是通过瘘管排出油性液体较为罕见。皮下结节出现时，胰腺炎的患者多数伴有腹痛，而胰腺癌患者可不伴有腹痛。踝关节疼痛是常见的早期症状。

　　组织病理　绝大多数伴发于胰腺疾病的皮下结节的组织病理学表现具有特征性。在脂肪坏死灶内可见"鬼影细胞"，表现为密集的、模糊的细胞轮廓，而无细胞核着色。在坏死脂肪细胞的胞质中可见钙化形成的嗜碱性颗粒，有时呈层状沉积于单个脂肪细胞周围，或者嗜碱性物质呈片状沉积于坏死脂肪的周围。脂肪坏死灶周围可见混合炎症细胞浸润，包括中性粒细胞、淋巴细胞、巨噬细胞、泡沫样细胞及异物巨细胞。皮损内可见广泛出血，陈旧性的皮损除了炎症细胞浸润外，尚可见纤维化和含铁血黄素沉积。在某些胰酶性脂膜炎早期皮损中，皮下结节仅表现为伴有中性粒细胞炎症反应的非特异性的坏死性脂膜炎。

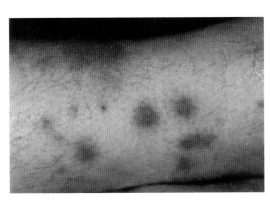

临床图ⅧC9. *胰腺性脂膜炎*。红色结节最常出现于小腿（N.S. McNutt、A. Moreno、F. Contreras）

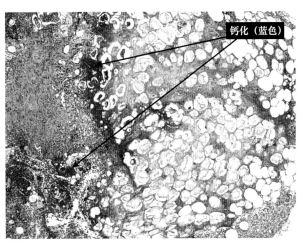

图ⅧC9.a. *胰腺性脂膜炎，低倍镜*。可见嗜碱性、颗粒状钙化物质，常见局灶性出血（N.S. McNutt、A. Moreno、F. Contreras）

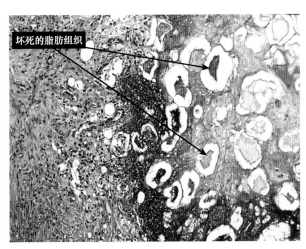

图ⅧC9.b. *胰腺性脂膜炎，高倍镜*。脂肪细胞坏死，坏死的脂肪细胞内含有呈嗜酸性的部分水解的脂肪沉积物

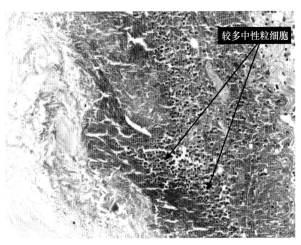

图ⅧC9.c. *胰腺性脂膜炎，高倍镜*。脂肪坏死和钙化区域的边缘可见较多中性粒细胞浸润

鉴别诊断

胰腺性脂膜炎

硬红斑（无明显血管炎）

伴有副球蛋白血症的渐进性坏死性黄色肉芽肿

梅毒树胶肿

梗死

脓肿

ⅧC10　小叶性脂膜炎，幼稚脂肪模式

由于萎缩或者发育障碍，脂肪小叶中出现幼稚的脂肪细胞。

局限性脂肪萎缩和脂肪营养不良

临床特征　局限性脂肪萎缩[34]和脂肪营养不良的临床表现相似，然而局限性脂肪萎缩表现为一个或者数个局限的、圆形的皮肤凹陷区，直径1cm至数厘米。与之不同，脂肪营养不良可见皮下脂肪大面积的缺失。大部分脂肪营养不良病例为头胸廓型，累及面部、颈部、上肢及上躯干部。该病可伴发于糖尿病和肾小球肾炎[35]，结缔组织性脂膜炎也可表现为脂肪萎缩性脂膜炎。

组织病理　脂肪营养不良的皮损表现为皮下脂肪组织的完全缺失，使真皮紧邻筋膜。局限性脂肪萎缩可分为两个类型：炎症型和非炎症型（也称退化型）。炎症型，通常为多发皮损，血管周围可见淋巴细胞浸润，脂肪小叶内可见散在弥漫性浸润，脂肪坏死区域可见巨噬细胞浸润。在退化型中，通常为孤立性皮损，镜下可见单个脂肪细胞体积减小，脂肪细胞彼此之间被大量的嗜伊红、透明物质分隔开来，在某些病例中则是被黏液样物质所分隔。

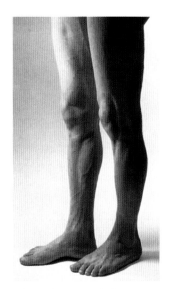

临床图ⅧC10. *脂肪萎缩*。具有胰岛素抵抗和高甘油三酯血症的中年男性由于皮下脂肪缺失，而显现出肥厚的肌肉

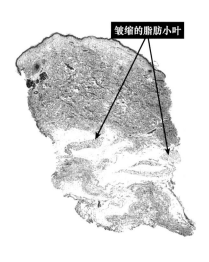

图ⅧC10.a. *脂肪萎缩，低倍镜*。在此放大倍率下可见皮下脂肪组织纤维化，脂肪小叶皱缩和细胞成分增多

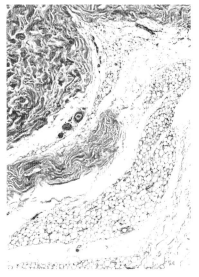

图ⅧC10.b. *脂肪萎缩，高倍镜*。单个脂肪细胞较小，脂肪组织并不是真的细胞成分增多，而是细胞变小、细胞核间距缩小所导致的主观印象

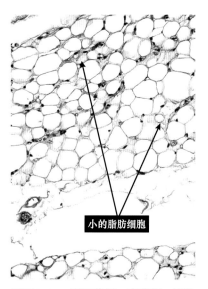

图ⅧC10.c. *脂肪萎缩，高倍镜*。脂肪细胞体积减小

鉴别诊断

脂肪萎缩

脂肪营养不良

ⅧC11　小叶性脂膜炎，脂肪膜性

此类疾病镜下可见淋巴细胞、浆细胞、巨细胞及组织细胞等多种炎症细胞浸润。

脂肪膜性改变和脂肪膜性脂膜炎

临床特征　患有严重的淤积性皮炎、糖尿病或者其他原因引起的小腿动脉功能不全的患者可以出现皮下组织的硬化性斑块，皮损可出现疼痛和皮肤凹陷，但很少发生溃疡[36]。

组织病理　界定本病的依据是在显微镜下见到脂肪沉积物周围脂肪膜性改变或者"囊腔样结构"[37]。

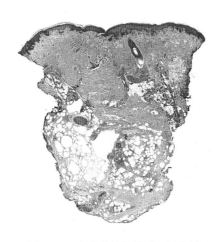

图ⅧC11.a. *脂肪膜性脂膜炎，低倍镜*。皮下脂肪组织可见脂肪间隔和脂肪小叶的纤维化及囊腔的形成，并伴有轻度的慢性炎症浸润

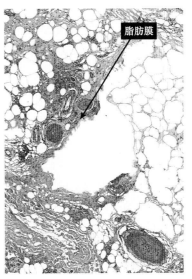

图ⅧC11.b. *脂肪膜性脂膜炎，中倍镜*。脂肪组织内可见不同大小的囊性结构，被嗜伊红物质围绕

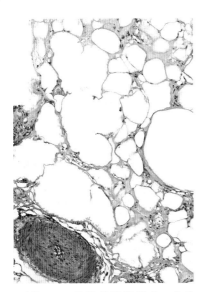

图ⅧC11.c. *脂肪膜性脂膜炎，中倍镜*。脂肪细胞大小和形态各异

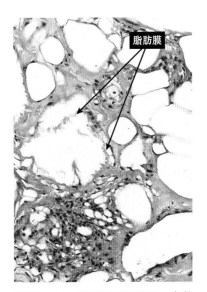

图ⅧC11.d. *脂肪膜性脂膜炎，高倍镜*。羽毛状的嗜伊红物质围绕囊腔，PAS染色呈阳性

通过深达脂肪层的活检标本可见小叶性脂膜炎，以及皱缩的脂肪小叶周围局灶性巨噬细胞浸润和纤维化。在脂肪小叶与脂肪间隔的交界区域可见脂肪囊腔，内衬薄层嗜伊红蛋白层，并有纤细的羽状突起伸入至脂肪空腔内，此嗜伊红的薄层结构称为脂肪膜，PAS染色和弹性纤维染色呈阳性。早期皮损有局灶性的脂肪坏死，类似于由血供不足所造成的脂肪坏死。脂肪膜性改变也可见于红斑狼疮性脂膜炎和硬斑病。

鉴别诊断

脂肪膜性脂膜炎

Rothmann-Makai脂肪肉芽肿病

轻链病相关的肉芽肿性脂膜炎

坏疽性脓皮病，早期

渐进性坏死性黄色肉芽肿

脂性硬皮病

ⅧD 混合性小叶和间隔性脂膜炎

肿瘤性浸润、由创伤或者感染导致的炎症，不会受到皮下组织解剖学上间隔结构的限制。

1. 伴有出血或硬化
2. 伴有较多中性粒细胞
3. 伴有较多嗜酸性粒细胞
4. 伴有较多淋巴细胞
5. 伴有细胞吞噬性组织细胞
6. 伴有肉芽肿

ⅧD1 伴有出血或硬化

由创伤导致的炎症易于出现出血、中性粒细胞浸润，晚期皮损可出现硬化。

物理、化学因素所导致的脂膜炎

临床特征　创伤可以由物理或化学性损伤引起，如注射有毒物质导致的损伤。物理性损伤可以由钝性的压力或撞击、寒冷[38]、过热、电损伤引起，所有这些损伤因素都可以导致皮下组织形成坚实的结节。私自注射毒性物质可以导致怪异的临床和组织学表现。经常在大腿和下腹部进行胰岛素注射可以引起皮下组织病变。注射盐酸哌替啶和喷他佐辛可以产生创伤性脂膜炎。出于美容目的，而使用某些油状液体如液状石蜡、硅酮等也可以引起脂膜炎[39]。精神疾病患者和吸毒者可能会有意无意地给自己注射一些异物，如排泄物或者牛奶，有时用于稀释或戒除毒品[40]。这些各种各样的物理、化学损伤所导致的皮下组织硬化性结节的形成，可能会经历液化、溃烂、排出脓液或浓稠油状液体的过程。愈合后留有凹陷性瘢痕。极端寒冷所导致的皮损包括结节或斑块，暴露于低温环境后1～3天出现，并可在两周内自行消退。而过热和电损伤所造成的损害，通常伴有溃疡和焦痂形成。

组织病理　注射不同的有毒物质可以导致表现各异的急性炎症性的病理学改变，伴有中性粒细胞聚集、局灶性脂肪坏死和出血。陈旧病变可见淋巴细胞和巨噬细胞浸润，并伴有纤维化，通常无血管炎改变。偏振光显微镜下可以在注射部位发现异物。注射油状液体导致形成许多内部充填有脂肪组织的袋状结构，即"脂肪囊肿"，其周围往往伴有纤维化反应，同时可见泡沫状巨噬细胞。在常规制片过程中，脂肪组织被消解后，形成"瑞士奶酪样外观"。由寒冷造成的创伤早期可以在真皮和皮下组织连接部位的深层血管丛周围见到淋巴细胞和巨噬细胞浸润，在冻伤中也可以见到同样的改变。寒冷损伤第3天，反应最为严重，皮下脂肪组织中可见脂肪细胞破裂，伴有"脂肪袋状结构"形成，其周围有淋巴细胞、巨噬细胞、中性粒细胞浸润，偶尔可见嗜酸性粒细胞。

鉴别诊断

创伤性脂膜炎

寒冷性脂膜炎

注射造成的脂膜炎，包括人为性脂类

钝性创伤：硬化性脂肪肉芽肿

硬皮病/硬斑病

脂性硬皮病

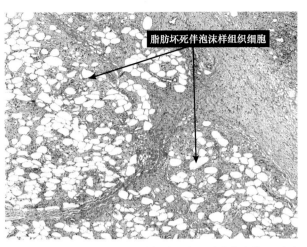

图ⅧD1.b. *创伤性脂膜炎，中倍镜*。除了纤维化之外，可见轻度的混合炎症细胞浸润，包括淋巴细胞、泡沫样组织细胞

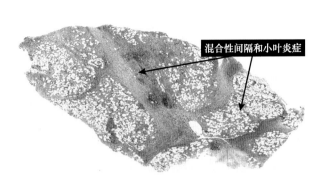

图ⅧD1.a. *创伤性脂膜炎，低倍镜*。炎症累及脂肪小叶和脂肪间隔，可见广泛的纤维化

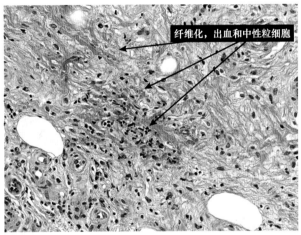

图ⅧD1.c. *创伤性脂膜炎，中倍镜*。镜下可见局灶性出血，伴有小簇状中性粒细胞浸润

ⅧD2　伴有较多中性粒细胞

皮下组织中可见中性粒细胞弥漫性浸润，并且沿筋膜延伸。

坏死性筋膜炎

临床特征　坏死性筋膜炎，最常由A组β溶血性链球菌引起，典型表现为迅速扩展的红斑，伴有疼痛[41]。与丹毒相比，本病红斑境界更加模糊，并且沿着筋膜发展形成无痛性溃疡和坏死，而丹毒更多的是累及浅层皮肤，筋膜炎则延伸至更为深

在的皮下组织。全部丹毒病例均由β溶血性链球菌引起，主要为A组，而蜂窝织炎的致病因素则更为广泛[42]。

组织病理　组织学表现以伴有坏死的急、慢性炎症为特征，通常情况下可见到血栓形成，是由炎症过程造成的血管壁损伤所致。区别坏死性筋膜炎与危害性较小的浅表性蜂窝织炎的关键特征为炎症所处的位置，前者的炎症除了真皮之外还可以累及皮下脂肪组织、筋膜和肌肉。在清创手术时可以进行冰冻切片检查。在特定的临床背景下，在前述深在部位出现水肿和中性粒细胞支持坏死性筋膜炎诊断。在早期皮损中可能不会出现明显的坏死，细菌感染的证据往往并不明显。

鉴别诊断

坏死性筋膜炎（细菌感染）

脓肿

北美芽生菌病

坏疽性脓皮病（真皮亦受累）

坏疽性臁疮

α₁抗胰蛋白酶缺乏性脂膜炎

感染（蜂窝织炎）

头部分割性蜂窝织炎（脓肿性穿掘性毛囊周围炎）

化脓性汗腺炎

破裂的毛囊和囊肿

混合性小叶和间隔性脂膜炎　ⅧD

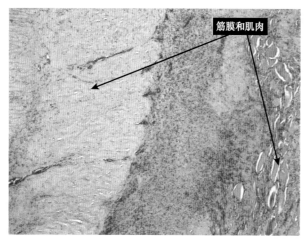

图ⅧD2.a. *坏死性筋膜炎，低倍镜*。子宫切除患者合并葡萄球菌感染，发生肌肉和筋膜坏死

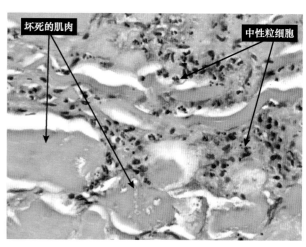

图ⅧD2.b. *坏死性筋膜炎，高倍镜*。坏死的肌肉区域可见变性的中性粒细胞浸润

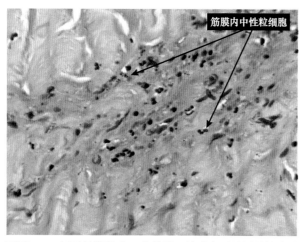

图ⅧD2.c. *坏死性筋膜炎，高倍镜*。筋膜内可见局灶性水肿和中性粒细胞浸润。在某一特定的活检标本中，即使缺乏组织坏死，如果筋膜处出现中性粒细胞浸润，结合相应的临床资料，即可符合坏死性筋膜炎的诊断

ⅧD3 伴有较多嗜酸性粒细胞

脂肪小叶和脂肪间隔出现个别、甚或较多的嗜酸性粒细胞。

嗜酸性筋膜炎（Shulman综合征）

临床特征　嗜酸性筋膜炎[43]是一种类似硬皮病样的疾病，以深部筋膜的炎症和增厚为特征。该病往往在运动之后迅速发病，伴有疼痛、肿胀及逐渐发展的皮肤硬化，导致浅静脉周围皮肤出现较深的沟槽样结构。该病往往伴有外周血嗜酸性粒细胞增多和高丙种球蛋白血症，与再生障碍性贫血有关。嗜酸性筋膜炎常累及一个或者多个肢体，仅有少数

患者出现躯干部位的皮损，面部几乎不受累。几乎所有已报道的病例中，均未出现雷诺现象和硬皮病所导致的内脏损伤。该疾病具有多样化的病程：一些患者可自行缓解，一些通过使用皮质类固醇激素获得改善，同时还有一些患者病情不断出现反复。嗜酸性筋膜炎与泛发性硬斑病有许多共同特点，均表现有筋膜炎症和纤维化，以及外周血嗜酸性粒细胞增多和高丙种球蛋白血症。另外，在相当多的患者中可以出现抗核抗体阳性。"深在性硬斑病"这一术语类似于深在性红斑狼疮，被用于描述本病。

组织病理　筋膜明显增厚，均质化，伴有弥漫的单核细胞炎症浸润。某些病例，筋膜的炎症浸润混杂有嗜酸性粒细胞，筋膜下的骨骼肌可见肌纤维变性和严重的炎症浸润，伴有嗜酸性粒细胞和局灶性瘢痕形成；而在另外的一些病例中，骨骼肌可不受累及。在大部分病例中，分隔深部脂肪小叶的纤维性间隔与正常皮下结缔组织相比增厚、淡染、更为均质化，出现透明变性。另有一些病例，真皮网状层深部的胶原纤维淡染、均质化，而整个皮下脂肪层被水平走向的、增粗的、均质化的胶原纤维所取代，并与筋膜相融合，仅见少数成纤维细胞。

鉴别诊断
嗜酸性筋膜炎
嗜酸性脂膜炎
节肢动物叮咬反应
寄生虫侵染

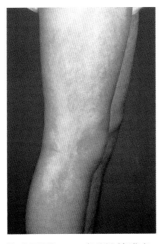 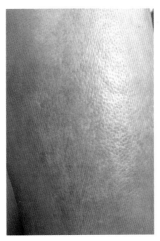

临床图VIIID3.a. *嗜酸性筋膜炎。*
大腿外侧皮肤肿胀和硬化

临床图VIIID3.b. *嗜酸性筋膜炎。*
皮肤硬化伴有表面细小凹陷
形成,需要与硬斑病相鉴别

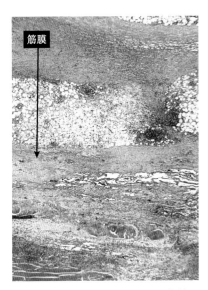 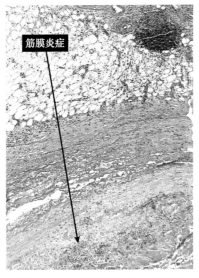 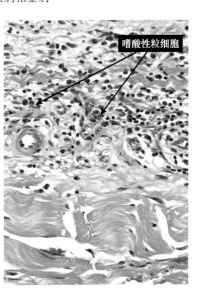

图VIIID3.a. *嗜酸性筋膜炎,低倍镜。*
深部活检可见皮下脂肪组织位于镜下
图像的上半部分,下半部分为筋膜,
皮下脂肪间隔显著增厚,伴有明显的
炎症反应,局灶性波及脂肪小叶

图VIIID3.b. *嗜酸性筋膜炎,中倍镜。*
皮下脂肪间隔纤维化和炎症,局灶性
累及脂肪小叶

图VIIID3.c. *嗜酸性筋膜炎,高倍镜。*
嗜酸性粒细胞通常不会像本例所示
的大量出现,在某些病例中嗜酸性粒
细胞很少或者缺如

VIIID4　伴有较多淋巴细胞

皮下组织弥漫性淋巴细胞浸润。

皮下脂膜炎性或亲脂性T细胞淋巴瘤

临床特征　皮下脂膜炎性或亲脂性T细胞淋巴瘤[44]可出现皮下结节,通常位于四肢。一些患者可伴有噬血综合征。

组织病理　本病组织学模式与血管中心性淋巴瘤有交叉重叠,镜下可见血管壁浸润,往往伴有皮下组织浸润。组织学特征包括密集的皮下组织浸润,呈脂肪间隔和脂肪小叶混合性分布模式。肿瘤细胞具有与中等大小或大细胞多形性T细胞淋巴瘤相似的细胞学特征,形状不规则,核深染、大小不一, 核仁小,极少数情况下,可见明显的间变大细胞。对于伴有噬血现象的病例,非肿瘤性的巨噬细胞吞噬红细胞的现象可出现在皮下组织浸润灶或者骨髓中。可出现局灶性的核碎裂和

右侧竖排文字: 混合性小叶和间隔性脂肪炎　VIII

脂肪坏死，可伴有肉芽肿性炎症反应。肿瘤细胞表达成熟的辅助性T细胞标记，但可出现CD5和CD7的表达缺失。在扫视放大倍率下，皮下T细胞淋巴瘤类似于脂膜炎，某些病例，小的多形性T细胞占主导地位，此类细胞的浸润没有明显的恶性表现，即便在高倍镜下仔细观察亦是如此。脂肪小叶淋巴样细胞浸润被称为淋巴细胞性小叶性脂膜炎，此概念代表和涵盖了一组组织学、免疫表型及分子学不尽相同的谱系性疾病，其范围从明确的良性疾病到明确的肿瘤性疾病。可以通过淋巴细胞的非典型性、吞噬红细胞作用、T细胞共同标记的缺失、CD4/CD8比率的降低和*TCR*基因重排来帮助确定此类皮下T细胞淋巴瘤的恶性本质，然而某些病例仍难以进行精确的分类[45]。皮肤γ/δT细胞淋巴瘤已作为暂定名称被世界卫生组织列入淋巴瘤的分类中。这种侵袭性淋巴瘤，当累及皮下脂肪时，其组织学表现可类似于侵袭性较弱的皮下脂膜炎样T细胞淋巴瘤（α/β）和深在性红斑狼疮，在这种情况下就需要多部位组织活检及较长时间的临床观察，以获得正确的诊断[46]。

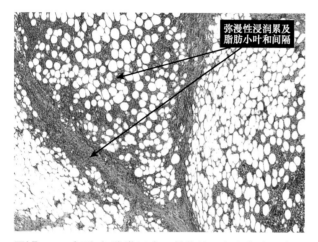

图Ⅷ**D4.a.** *皮下T细胞淋巴瘤，低倍镜*。脂肪小叶和脂肪间隔的炎症浸润类似脂膜炎症性疾病，但浸润非常致密（P. Leboit和T. McCalmont）

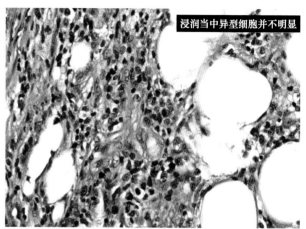

图Ⅷ**D4.b.** *皮下T细胞淋巴瘤，高倍镜*。在不同大小的巨噬细胞、淋巴细胞及嗜酸性粒细胞等构成的异质性浸润当中，肿瘤性淋巴细胞往往并不显眼。在这种情况下基因分型可以作为一个有效的辅助诊断手段（P. Leboit 和T. McCalmont）

鉴别诊断

狼疮性脂膜炎

慢性淋巴细胞白血病

皮下T细胞淋巴瘤

组织细胞吞噬性脂膜炎（早期皮损）

Ⅷ**D5 伴有细胞吞噬性组织细胞**

吞噬红细胞的组织细胞弥漫性的浸润皮下组织。以Rosai-Dorfman为典型疾病[47]。

窦性组织细胞增生症伴巨大淋巴结病（Rosai-Dorfman病）

临床特征　巨大的颈部淋巴结，通常双侧分布、不伴有疼痛症状，是本病最常见的临床表现。本病通常属于良性疾病，尽管倾向于形成巨大肿块，并且可以播散累及淋巴结和结外部位。本病大多数病例可自行缓解，某些病例病情可持续存在，很少引起死亡。皮肤是最常见的淋巴结外受累器官，有超过10%的患者可以出现皮肤受累，典型皮损表现为丘疹和结节。也有同样比例的患者出现软组织受累，通常为皮下组织。偶尔软组织的病变可表现为乳房肿块或脂膜炎。尽管上述病症有着明显的联系，但当本病的皮肤表现发生在老年人和种族更为多元化的群体时，与本病的系统型相比，伴发全身症状的可能性较低[48]。

组织病理　损害中可见多形性浸润，其中以含有大量胞质的组织细胞最为显著。偶尔组织细

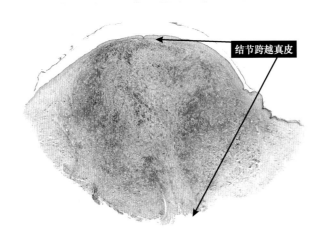

结节跨越真皮

图VIIID5.a. *Rosai-Dorfman病，低倍镜*。结节状浸润跨越真皮层，进入皮下组织，结节中心细胞苍白淡染（W. Burgdorf）

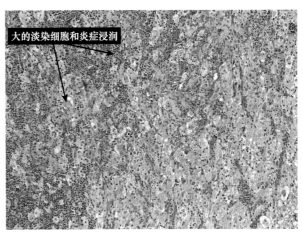

大的淡染细胞和炎症浸润

图VIIID5.b. *Rosai-Dorfman病，中倍镜*。呈条索状排列的苍白淡染的淋巴窦组织细胞混有深染的淋巴细胞为典型病理模式（W. Burgdorf）

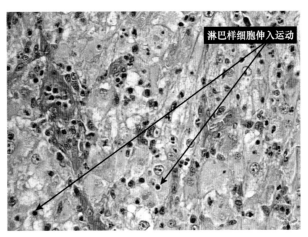

淋巴样细胞伸入运动

图VIIID5.c. *Rosai-Dorfman病，高倍镜*。镜下可见数目众多的体积较大的组织细胞，其中部分细胞吞噬淋巴细胞，即所谓的淋巴细胞吞噬现象/伸入运动（W. Burgdorf）

胞可为多核或者有泡沫样的胞质。本病标志性的组织学特征则是淋巴细胞的伸入运动，有时红细胞也可以被吞噬。在淋巴结内，窦腔明显扩张并充满炎症细胞，特别是组织细胞，这些组织细胞往往具有丰富的泡沫状胞质，亦可出现伸入运动现象，组织细胞S-100阳性，但CD1a为阴性，不包含Birbeck颗粒，约有50%的组织细胞CD30阳性。

鉴别诊断

α₁抗胰蛋白酶缺乏性脂膜炎（晚期皮损）

组织细胞吞噬性脂膜炎（晚期皮损）

Rosai-Dorfman病

VIIID6 伴有肉芽肿

肉芽肿性炎症累及皮下组织。

分枝杆菌性脂膜炎

脂肪分枝杆菌感染可以导致分枝杆菌性脂膜炎，其表现可以类似结节性红斑或硬红斑。抗酸杆菌特殊染色和培养对于确定病原性分枝杆菌非常重要。非结核分枝杆菌感染多见于结核发病率较低的国家和免疫缺陷个体[49]。许多此类患者，肉芽肿性改变可能并不明显或缺如，因此对患者罹患本病的可能性保持高度怀疑是很重要的，此时则需要通过改良的抗酸染色来证明是否存在分枝杆菌感染。

VIIID　混合性小叶和间隔性脂膜炎

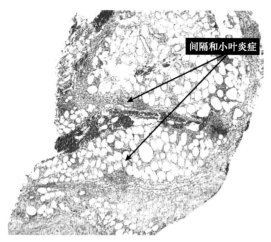

图ⅧD6.a. *分枝杆菌性脂膜炎，低倍镜*。分枝杆菌直接感染皮下脂肪引起脂肪间隔和小叶性脂膜炎（N.S. McNutt, A. Moreno, F. Contreras）

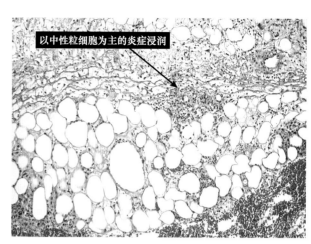

图ⅧD6.b. *分枝杆菌性脂膜炎，中倍镜*。炎症浸润中混合有群集的中性粒细胞（N.S. McNutt, A. Moreno, F. Contreras）

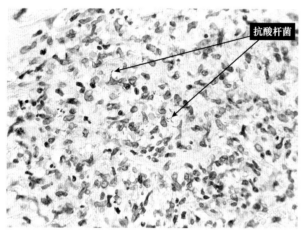

图ⅧD6.c. *分枝杆菌性脂膜炎，高倍镜*。分枝杆菌染色可见较多红染的抗酸杆菌（N.S. McNutt, A. Moreno, F. Contreras）

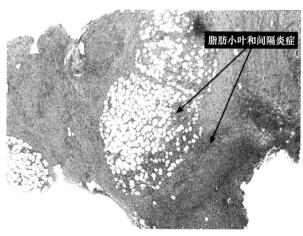

图ⅧD6.d. *麻风结节性红斑，低倍镜*。在扫视放大倍率下，组织学结构类似结节性红斑，此外，麻风结节性红斑还可以见到脂肪小叶中大血管的闭塞，其周围可见致密的炎症细胞浸润

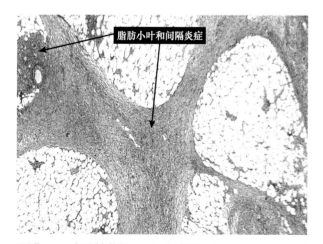

图ⅧD6.e. *麻风结节性红斑，低倍镜*。镜下可见脂肪间隔致密的炎症细胞浸润，脂肪小叶可有局灶性累及，血管受累也比较明显

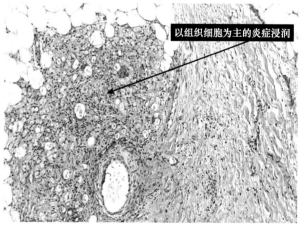

图ⅧD6.f. *麻风结节性红斑，中倍镜*。脂肪小叶边缘可见由组织细胞和巨细胞组成的肉芽肿。组织细胞内可见清晰的透亮区

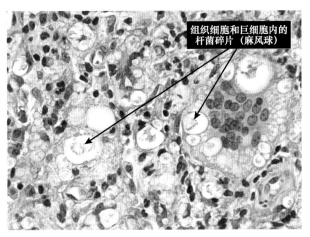

图ⅧD6.g. *麻风结节性红斑，高倍镜。*仔细观察泡沫样巨噬细胞和巨细胞内的透明区域，其中可见大量杆菌碎片团块（麻风球），此类泡沫样细胞被称为"麻风细胞"和"Virchow"细胞

麻风结节性红斑（Ⅱ型麻风反应）

　　临床特征　麻风结节性红斑最常见于瘤型麻风，较少见于界限类偏瘤型麻风[50]。免疫复合物的产生和沉积及补体活化被认为是最主要的发病机制，而新的研究数据表明，细胞介导的免疫反应在发病中也发挥着重要的作用。麻风结节性红斑以中性粒细胞浸润、伴有血管炎和（或）脂膜炎为特征。病变处有免疫复合物和补体的沉积，以及麻风分枝杆菌抗原。麻风结节性红斑中主要的T细胞类型是CD4$^+$ T细胞，与之相反，瘤型麻风则以CD8$^+$ T细胞为主[51]。此类皮损可发生于正在接受治疗或未经治疗的麻风病患者，临床上，皮损泛发，伴有发热、全身乏力、关节痛、白细胞增多。皮肤可见伴有触痛的红色斑块和结节，以及红斑，偶尔可见紫癜和水疱，但溃疡罕见。

　　组织病理　皮肤和皮下组织病变表现为与慢性多菌型麻风病表现相重叠的急性炎症病灶。多形核中性粒细胞可以较少，或者较为丰富，以致形成皮肤脓肿伴有溃疡形成。含有杆菌碎片的泡沫样巨噬细胞较为常见，在某些患者的病灶中见不到细菌的残留，经Wade-Fite染色可以看到巨噬细胞呈颗粒状粉红着色，提示存在有分枝杆菌碎片。某些病例可发生坏死性血管炎，累及动脉、静脉和毛细血管，此类患者可出现皮肤浅表溃疡。

　　鉴别诊断
　　结核病
　　Crohn病

三期梅毒树胶肿
麻风结节性红斑
慢性结节性红斑
栅栏状肉芽肿
　　皮下环状肉芽肿/假类风湿结节
　　类风湿结节
分枝杆菌性脂膜炎
皮下结节病

ⅧE 皮下脓肿

　　皮下组织可见群集的中性粒细胞和坏死物质，其周围通常由肉芽组织和纤维化物质所包绕。

ⅧE1 伴有中性粒细胞

　　脓肿中央含有脓液，脓液黏稠是由其内含有来自中性粒细胞和死亡微生物的DNA片段造成的。

暗色丝孢霉病囊肿

　　临床特征　暗色丝孢霉病[52]是由暗色丝状真菌引起的皮下组织或者系统性感染，该类真菌具有暗色菌丝。暗色丝孢霉病实际上是一个组织病理学概念，描述了一类疾病，此类疾病可以由许多不同的微生物引起，可以有多种不同的临床表现。皮下组织暗色丝孢霉病典型表现为发生于成年男性四肢的孤立性脓肿或结节，询问患者有时会有创伤或者刺伤病史。

組織細胞和巨細胞内的杆菌碎片（麻风球）

皮下脓肿

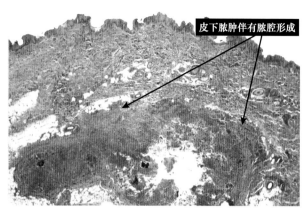

图ⅧE1.a. *暗色丝孢霉病囊肿（脓肿）*。皮下结节由成片的中性粒细胞组成，在更高的放大倍率下可见真菌菌丝

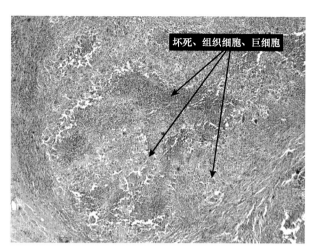

图ⅧE1.b. *暗色丝孢霉病囊肿，低倍镜*。真皮内可见致密的炎症浸润，中央可见群集的中性粒细胞，周围包绕肉芽肿性炎症

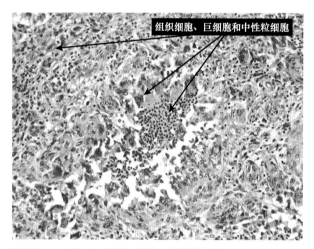

图ⅧE1.c. *暗色丝孢霉病囊肿，中倍镜*。镜下可见中性粒细胞性脓肿与含有组织细胞和多核巨细胞的肉芽肿性炎症交替出现

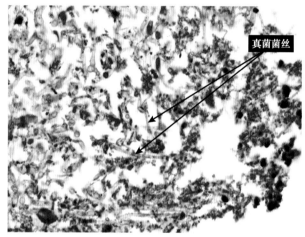

图ⅧE1.d. *暗色丝孢霉病囊肿，高倍镜*。在中性粒细胞聚集区域可以看到真菌结构，真菌可能含有也可能不含褐色色素

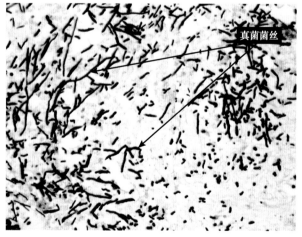

图ⅧE1.e. *暗色丝孢霉病囊肿，高倍镜、Gomori染色*。通过银染色突出显示了暗色丝孢霉病囊肿中的微生物（真菌）

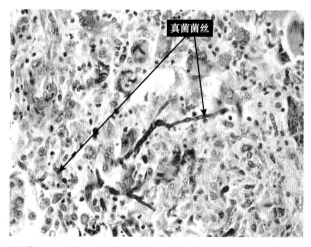

图ⅧE1.f. *暗色丝孢霉病囊肿，高倍镜、PAS染色*。微生物（真菌）PAS染色亦呈阳性

组织病理　皮下组织暗色丝孢霉病的皮损在组织学上开始表现为较小的、卫星状的化脓性肉芽肿性炎症。炎症区域逐渐扩大，常形成单个的大空腔，周围包绕纤维性囊壁，即所谓的暗色丝孢霉病囊肿。处于病灶中央的大空腔内充满由多形核白细胞和纤维蛋白形成的脓液，腔隙周围可见肉芽肿反应，由组织细胞，包括上皮样组织细胞和多核巨细胞、淋巴细胞及浆细胞构成。仔细观察可以在组织或者脓液中找到与病情相关的碎屑状物质。可以在空腔内或其边缘寻找到病原体，且通常存在于组织细胞内。菌丝往往有不规则的分支，菌丝分隔处可见缩窄。如果存在菌丝体，与在足菌肿中所见到的紧密排列的菌丝体相比，其排列较为松散，并非总会见到明显的色素。

鉴别诊断

急性或慢性细菌性脓肿

深部真菌感染

暗色丝孢霉病囊肿

北美芽生菌病

着色芽生菌病

皮肤链格孢病

副球孢子菌病

球孢子菌病

孢子丝菌病

原藻病

分枝杆菌性脂膜炎

（ 王文岭　刘振锋　田艳丽　王聪敏　郝震锋
译，杨蓉娅　审校 ）

参考文献

1. Ter Poorten MC, Thiers BH. Panniculitis. *Dermatol Clin* 2002;20:421–433.
2. Requena L, Yus ES. Panniculitis. Part I. Mostly septal panniculitis. *J Am Acad Dermatol* 2001;45:163–183.
3. Chopra R, Chhabra S, Thami GP, et al. Panniculitis: clinical overlap and the significance of biopsy findings. *J Cutan Pathol* 2010; 37(1):49–58.
4. Chen KR, Carlson JA. Clinical approach to cutaneous vasculitis. *Am J Clin Dermatol* 2008;9(2):71–92. Review.
5. Carlson JA. The histological assessment of cutaneous vasculitis. *Histopathology* 2010;56(1):3–23. Review.
6. Morgan AJ, Schwartz RA. Cutaneous polyarteritis nodosa: a comprehensive review. *Int J Dermatol* 2010;49(7):750–756.
7. Sanchez NP, Van Hale HM, Su WP. Clinical and histopathologic spectrum of necrotizing vasculitis. Report of findings in 101 cases. *Arch Dermatol* 1985;121:220–224.
8. Chen KR. The misdiagnosis of superficial thrombophlebitis as cutaneous polyarteritis nodosa: features of the internal elastic lamina and the compact concentric muscular layer as diagnostic pitfalls. *Am J Dermatopathol* 2010;32(7):688–693.
9. Kossard S. Defining lymphocytic vasculitis. *Australas J Dermatol* 2000;41:149–155.
10. Rademaker M, Lowe DG, Munro DD. Erythema induratum (Bazin's disease). *J Am Acad Dermatol* 1989;21:740.
11. Bayer-Garner IB, Cox MD, Scott MA, et al. Mycobacteria other than Mycobacterium tuberculosis are not present in erythema induratum/nodular vasculitis: a case series and literature review of the clinical and histologic findings. *J Cutan Pathol* 2005;32:220–222.
12. Chen YH, Yan JJ, Chao SC, et al. Erythema induratum: a clinicopathologic and polymerase chain reaction study. *J Formos Med Assoc* 2001;100:244–249.
13. Segura S, Pujol RM, Trindade F, et al. Vasculitis in erythema induratum of Bazin: a histopathologic study of 101 biopsy specimens from 86 patients. *J Am Acad Dermatol* 2008;59(5):839–851.
14. Winkelmann RK, Forstrom L. New observations in the histopathology of erythema nodosum. *J Invest Dermatol* 1975;65:441.
15. Requena L, Requena C. Erythema nodosum. *Dermatol Online J* 2002;8:4.
16. Rubin M, Lynch FW. Subcutaneous granuloma annulare. *Arch Dermatol Syphiligr* 1966;93:416.
17. Requena L, Fernández-Figueras MT. Subcutaneous granuloma annulare. *Semin Cutan Med Surg* 2007;26(2):96–99. Review.
18. Fett N, Werth VP. Update on morphea: part I. Epidemiology, clinical presentation, and pathogenesis. *J Am Acad Dermatol* 2011;64(2):217–228. Review.
19. Winkelmann RK. Panniculitis in connective tissue disease. *Arch Dermatol* 1983;119:336.
20. Tuffanelli DL. Lupus panniculitis. *Sem Dermatol* 1985;4:79.
21. Massone C, Kodama K, Salmhofer W, et al. Lupus erythematosus panniculitis (lupus profundus): clinical, histopathological, and molecular analysis of nine cases. *J Cutan Pathol* 2005;32:396–404.
22. Park HS, Choi JW, Kim BK, et al. Lupus erythematosus panniculitis: clinicopathological, immunophenotypic, and molecular studies. *Am J Dermatopathol* 2010;32(1):24–30.
23. Chow S, Pasternak S, Green P, et al. Histiocytoid neutrophilic dermatoses and panniculitides: variations on a theme. *Am J Dermatopathol* 2007;29(4):334–341.
24. Hytiroglou P, Phelps RG, Wattenberg DJ, et al. Histiocytic cytophagic panniculitis: Molecular evidence for a clonal T-cell disorder. *J Am Acad Dermatol* 1992;27:333.
25. Craig AJ, Cualing H, Thomas G, et al. Cytophagic histiocytic panniculitis–a syndrome associated with benign and malignant panniculitis: case comparison and review of the literature. *J Am Acad Dermatol* 1998;39(5 Pt 1):721–736. Review.
26. Takeshita M, Okamura S, Oshiro Y, et al. Clinicopathologic differences between 22 cases of CD56-negative and CD56-positive subcutaneous panniculitis-like lymphoma in Japan. *Hum Pathol* 2004;35:231–239.
27. Ciclitira PJ, Wight DGD, Dick AP. Systemic Weber–Christian disease. *Br J Dermatol* 1980;103:685.
28. White JW Jr, Winkelmann RK. Weber–Christian panniculitis: a review of 30 cases with this diagnosis. *J Am Acad Dermatol* 1998;39:56–62.
29. Norwood-Galloway A, Lebwohl M, Phelps RG, et al. Subcutaneous fat necrosis of the newborn with hypercalcemia. *J Am Acad Dermatol* 1987;16:435.
30. Burden AD, Krafchik BR. Subcutaneous fat necrosis of the newborn: a review of 11 cases. *Pediatr Dermatol* 1999;16:384–387.
31. Zembowicz A, Navarro P, Walters S, et al. Subcutaneous thrombotic vasculopathy syndrome: an ominous condition reminiscent of calciphylaxis: calciphylaxis sine calcifications? *Am J Dermatopathol* 2011;33(8):796–802.
32. Essary LR, Wick MR. Cutaneous calciphylaxis. An under recog-

nized clinicopathologic entity. *Am J Clin Pathol* 2000;113:280–287.

33. Hughes PSH, Apisarnthanarax P, Mullins JF. Subcutaneous fat necrosis associated with pancreatic disease. *Arch Dermatol* 1975;111:506.

34. Peters MS, Winkelmann RK. The histopathology of localized lipoatrophy. *Br J Dermatol* 1986;114:27.

35. Chartier S, Buzzanga JB, Paquin F. Partial lipodystrophy associated with a type 3 form of membranoproliferative glomerulonephritis. *J Am Acad Dermatol* 1987;16:201.

36. Snow JL, Su WP. Lipomembranous (membranocystic) fat necrosis. Clinicopathologic correlation of 38 cases. *Am J Dermatopathol* 1996;18:151–155.

37. Alegre VA, Winkelmann RK, Aliaga A. Lipomembranous changes in chronic panniculitis. *J Am Acad Dermatol* 1988;19:39.

38. Duncan WC, Freeman RG, Heaton CL. Cold panniculitis. *Arch Dermatol* 1966;94:722.

39. Winer LH, Steinberg TH, Lehman R, et al. Tissue reactions to injected silicone liquids. *Arch Dermatol* 1964;90:588.

40. Forstrom L, Winkelmann RK. Factitial panniculitis. *Arch Dermatol* 1974;110:747.

41. Lancerotto L, Tocco I, Salmaso R, et al. Necrotizing fasciitis: Classification, diagnosis, and management. *J Trauma Acute Care Surg* 2012;72(3):560–566.

42. Wong CH, Wang YS. The diagnosis of necrotizing fasciitis. *Curr Opin Infect Dis* 2005;18:101–106.

43. Helfman T, Falanga V. Eosinophilic fasciitis. *Clin Dermatol* 1994;12:449.

44. Perniciaro C, Zalla MJ, White JW Jr, et al. Subcutaneous T-cell lymphoma: Report of two additional cases and further observations. *Arch Dermatol* 1993;129:1171.

45. Magro CM, Crowson AN, Kovatich AJ, et al. Lupus profundus, indeterminate lymphocytic lobular panniculitis and subcutaneous T-cell lymphoma: a spectrum of subcuticular T-cell lymphoid dyscrasia. *J Cutan Pathol* 2001;28:235–247.

46. Aguilera P, Mascaró JM Jr, Martinez A, et al. Cutaneous gamma/delta T-cell lymphoma: a histopathologic mimicker of lupus erythematosus profundus (lupus panniculitis). *J Am Acad Dermatol* 2007;56(4):643–647.

47. Perrin C, Michiels JF, Lacour JP, et al. Sinus histiocytosis (Rosai-Dorfman disease) clinically limited to the skin: An immunohistochemical and ultrastructural study. *J Cutan Pathol* 1993;20:368.

48. Wang KH, Chen WY, Liu HN, et al. Cutaneous Rosai–Dorfman disease: clinicopathological profiles, spectrum and evolution of 21 lesions in six patients. *Br J Dermatol* 2006;154:277–286.

49. Inwald D, Nelson M, Cramp M, et al. Cutaneous manifestations of mycobacterial infection in patients with AIDS. *Br J Dermatol* 1994;130:111.

50. Hussain R, Lucas SB, Kifayet A, et al. Clinical and histological discrepancies in diagnosis of ENL reactions classified by assessment of acute phase proteins SAA and CRP. *Int J Lepr* 1995;63:222.

51. Kahawita IP, Lockwood DN. Towards understanding the pathology of erythema nodosum leprosum. *Trans R Soc Trop Med Hyg* 2008;102(4):329–337.

52. McGinnis MR. Chromoblastomycosis and phaeohyphomycosis: New concepts, diagnosis, and mycology. *J Am Acad Dermatol* 1983;8:1.